系統看護学講座

専門分野

地域・在宅看護の実践

地域・在宅看護論 2

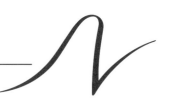

河原加代子	東京都立大学大学院教授	
山田 雅子	聖路加国際大学大学院教授	
秋山 正子	株式会社ケアーズ白十字訪問看護ステーション統括所長	
井口 菊代	社会福祉法人世田谷区社会福祉事業団訪問看護ステーション芦花	
岩本 大希	ウィル訪問看護ステーション江戸川所長	
加藤 希	中央パートナーズ株式会社代表取締役・東京ひかりナースステーション所長	
小池 裕美	公益財団法人日本訪問看護財団立あすか山訪問看護ステーション	
榊原 千秋	訪問看護ステーションややのいえ統括所長	
佐藤 直子	東京ひかりナースステーション部長	
柴田 亜希	埼玉県立大学准教授	
島田 珠美	川崎大師訪問看護ステーション統括所長	

島田　恵　東京都立大学大学院准教授
清水　準一　東京医療保健大学教授
髙橋　恵子　埼玉県立大学教授
高橋　洋子　公益財団法人日本訪問看護財団立おもて参道訪問看護ステーション所長
竹森　志穂　聖路加国際大学大学院准教授
原口　道子　公益財団法人東京都医学総合研究所主席研究員
平原　優美　公益財団法人日本訪問看護財団立あすか山訪問看護ステーション統括所長
堀内　園子　グループホームせせらぎホーム長
松下　祥子　前東京家政大学准教授
矢田　明子　Community Nurse Company株式会社代表取締役
米澤　純子　文京学院大学教授

医学書院

系統看護学講座　専門分野

地域・在宅看護論[2]　地域・在宅看護の実践

発　　行	1997 年 2 月 1 日	第 1 版第 1 刷
	2001 年 2 月 1 日	第 1 版第 6 刷
	2002 年 1 月 6 日	第 2 版第 1 刷
	2008 年 4 月 15 日	第 2 版第 10 刷
	2009 年 1 月 15 日	第 3 版第 1 刷
	2012 年 2 月 1 日	第 3 版第 6 刷
	2013 年 1 月 6 日	第 4 版第 1 刷
	2016 年 2 月 1 日	第 4 版第 4 刷
	2017 年 1 月 6 日	第 5 版第 1 刷
	2021 年 2 月 1 日	第 5 版第 5 刷
	2022 年 2 月 15 日	第 6 版第 1 刷Ⓒ
	2024 年 2 月 1 日	第 6 版第 3 刷

著者代表　河原加代子

発 行 者　株式会社　医学書院
　　　　　代表取締役　金原　俊
　　　　　〒113-8719　東京都文京区本郷 1-28-23
　　　　　電話　03-3817-5600(社内案内)
　　　　　　　　03-3817-5657(販売部)

印刷・製本　大日本法令印刷

ISBN978-4-260-04714-2

はしがき

●改訂の背景

　「地域・在宅看護論」は，看護基礎教育の内容と方法を検討し，教育カリキュラムの改正案を示すことを目的に，2018（平成30）年4月から2019（令和元）年9月まで全10回にわたって開催された「看護基礎教育検討会」の議論により設定された教育内容である。

　厚生労働省は，第1回「看護基礎教育検討会」の「開催要項」において「少子高齢化が一層進む中で，地域医療構想の実現や地域包括ケアシステム構築の推進に向け，人口及び疾病構造の変化に応じた適切な医療提供体制の整備が必要」であり，「これらの変化に合わせて，患者のケアを中心的に担う看護職員の就業場所は，医療機関に限らず在宅や施設等へ拡がっており，多様な場において，医師など多職種と連携して適切な保健・医療・福祉を提供することが期待されており，患者の多様性・複雑性に対応した看護を創造する能力が求められている」と，看護基礎教育の内容を見直す趣旨を述べている。

　「看護基礎教育検討会」での議論を受け，在宅で療養生活を送る人々と家族をその対象としてきた従来の「在宅看護論」は，地域で暮らすすべての人々を対象とする「地域・在宅看護論」に変更され，内容も大きく拡充されることとなった。また，応用的な教育内容であることを示した統合分野という区分が廃止され，それに伴い統合分野であった「在宅看護論」は，「基礎看護学」の次に位置づけられる専門分野「地域・在宅看護論」として，地域に暮らす人々の理解とそこでの看護の教育内容が強化されたのである。

●「地域・在宅看護論」のとらえ方

　看護の対象である人間は，周囲の環境から影響を受け，環境との相互作用のなかでたえず変化をしながら生活を営む存在である。そのうえで，外部からの刺激に巧みに対応し，患者の生命力の消耗を最少にするように環境を整え，健康の回復に寄与することが看護学の根底をなす考え方である。「地域・在宅看護論」の学習の目的は，人々が暮らす地域という環境において，対象者の「生きること」を支えるという，看護の基本となるものを理解することである。

　地域・在宅における看護は，人々が地域において，自分なりの健康で，自分の望む暮らしを送ることができ，また病気になっても住み慣れた地域で暮らすことができ，そして，その人の人生の最終段階にあたっては，自分の望む最期を，自分が望む場所で遂げることができるという，対象者や家族の望みや願いの実現を支えるものである。このような，対象者の，そして家族の「生きること」を支えるためには，1人ひとりの生き方に応じた医療とケアを，卓越した技能をもって提供する専門性が必要となる。日々の暮らしを支えるという，一見簡単にみえる地域・在宅における看護は，対象者の個別性に応じると同時に，医療とケアの提供にあたっては看護師の独創性も要求される。

　地域でのケアが進められるなかで，看護には，①対象者を全人的にとらえてその暮らしを重視する，②暮らしの場を熟知する，③対象者を取り巻く環境やシステム，人的・物的資源の活用に能力を発揮する，という専門性が明確化され，求められてきた。たとえば，

在宅で療養をしている医療依存度の高い対象者のケアでは，在宅での日々の健康状態を的確に判断・評価するとともに，緊急時には医療施設も含めた地域での対応を，看護師の臨床判断・実践能力をもって適切に行わなければならい。さらに，地域での暮らしの継続を支援するためには，地域のさまざまな人的・物的資源を巻き込み，効果的に活用することが必要である。

そのほか，地域の社会資源の活用や地域ネットワークの構築に向けても，看護師が専門性を発揮して独自の役割を担うことが，今後ますます求められる。たとえば，看護師が対象者の暮らしのなかからデータを収集し，その結果に基づいて行政などに新しいサービスの提案を行う，対象者の「生きること」を支えるために必要な社会資源を新たに創造するなどである。さらに，個別の看護実践にとどまらず，経験や技術を共有することで，エビデンスに基づいた地域における看護実践の向上に寄与することも求められている。

このように地域では，社会情勢の変化や医療の発展に伴う医療・介護に対する人々のニーズの変化に対応するため，実に多様な看護が行われている。地域・在宅における看護は，これからさらに発展する看護領域であり，「地域・在宅看護論」は看護師にますます期待される看護を学ぶ教育内容である。

●改訂の趣旨

本書は，「看護基礎教育検討会」の議論をふまえ，『系統看護学講座　在宅看護論』を大幅に改訂したものである。看護の対象が「在宅の療養者とその家族」から「地域で暮らすすべての人々」に変更されたことに伴い，対象論や看護の役割などの概論，看護過程や看護技術，取り上げる事例，在宅も含めた地域におけるマネジメントなど，すべての内容を根本的に見直した。たとえば「食生活の援助」1つをとっても，在宅の療養者とその家族以外を対象とした医療保険・介護保険の制度外の予防的介入や，医療・介護・福祉の専門職だけに限らない幅広い連携・協働の視点を盛り込む必要があった。

また，人々の暮らし，人々が暮らす地域，ライフステージや健康レベル，多様な看護の場，従来の枠をこえた多職種連携・協働，看護の創造についての内容を盛り込むため，これまで1巻構成だった『系統看護学講座　在宅看護論』を，2巻構成に変更した。1巻目にあたる『系統看護学講座　地域・在宅看護論[1]地域・在宅看護の基盤』は，地域における人々の暮らしと健康，暮らしの基盤としての地域，看護の対象者，人々の暮らしを支える看護，看護の実践の場と連携，法制度などを内容とし，看護学を学びはじめたばかりの低学年から使用できるテキストとなっている。2巻目にあたる『系統看護学講座　地域・在宅看護論[2]地域・在宅看護の実践』は，看護過程，看護技術，時期別の看護，事例，多職種連携・協働，マネジメントなどを内容とし，看護学の学習がある程度進んで，地域・在宅看護実習を控えた段階に対応するテキストとなっている。

今回の改訂によって，地域において，人々の暮らしのなかで看護を提供することの意義やおもしろさに気づいてもらえることを願う。「看護基礎教育検討会」の求める「将来を担う看護師」の育成に資する内容を目ざしたが，まだ十分でない点もあるかと思う。ぜひ忌憚のないご意見をいただければ幸いである。

2022年2月

著者を代表して

河原加代子

目次

序章 **地域・在宅看護の実践**

山田雅子

第1章 **地域・在宅看護の展開**

清水準一・松下祥子

第2章　暮らしを支える看護技術

山田雅子・髙橋恵子・佐藤直子・竹森志穂・加藤希・河原加代子・
島田珠美・清水準一・榊原千秋・平原優美・原口道子・岩本大希

第3章 地域・在宅における時期別の看護

島田恵

第 **4** 章 # 地域・在宅看護の事例展開

平原優美・島田珠美・小池裕美・高橋洋子・井口菊代・堀内園子・秋山正子

第5章 地域共生社会における多職種連携・多職種チームでの協働

山田雅子・矢田明子

<table>
<tr><td>第6章</td><td colspan="2">地域・在宅看護マネジメント
山田雅子</td></tr>
</table>

第7章　地域・在宅看護活動の創造と展開例

米澤純子・柴田亜希

付章　資料編

清水準一・松下祥子・河原加代子

地域・在宅看護論［1］・［2］総目次 （本書は地域・在宅看護論［2］です）

序 章

地域・在宅看護の実践

「暮らしている人への看護」って，どういうもの？

　この序章では，高齢者が介護を要する状況になった場面を例に，暮らしている人を暮らしのなかで看護するとは，どういうことかを物語形式で紹介する。登場するのは『地域・在宅看護論[1]地域・在宅看護の基盤』の序章にも登場した斎田家の人々であり，そのエピソードから5年ほど前のできごとである。

● 病院における看護

　皆さんが実習で訪れる病院は，非日常的な空間であり，そこでの規則やルールに従って，時間やふるまいを管理することが多く，患者が自分らしく暮らすことは容易ではない。看護師にとって病院は自分たちのテリトリー（ホーム）であるの対して，患者にとって病院はアウェイな場になることもあり，病院というシステムのなかで，自分の考えを医療者に向け，ざっくばらんに話せる患者は多くないことに気づくのは重要なことである。

　しかしながら病院は，外来で地域の暮らしとつながっており，病棟も退院というプロセスを通して地域での暮らしにつながっている。暮らしている人が一時病院を利用して，そして暮らしに戻っていくのだということを念頭におき，病院に勤務する看護師も患者の暮らしぶりを理解しながら，看護計画を「患者とともに立案する」姿勢が求められる。

● 暮らしのなかでの看護

　看護は病院の中だけではなく，人々が暮らしている家や施設，あるいは地域のなかでも展開される。人々の暮らしの現実や暮らし方は多様であり，それらはその人や家族が長い歩みのなかで築いてきたものである。そのなかで看護師は，患者らにとってのホームである暮らしの場におもむき，「迎えられる側」あるいは「対等の相談相手」として，対象者や家族らとパートナーシップを築き，相手の暮らし方を最大限に尊重しながら，看護する。その人の希望がかなえられるよう，ほかの医療職や福祉職・介護職，ボランティア，企業や学校，近所の人々などと連携・協働しながら，医療保険や介護保険のしくみのもとで看護し，ときには自由な発想と工夫で看護を創造する。

序章に登場する**斎田家**とそれを支える人々

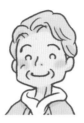

斎田ひろ子(80歳)

看子の祖母（まさ子の実母）。昭和の激動の時代のなかで，夫を支え，家事と育児を一手に引き受けてきた。

祖父

32年前に他界

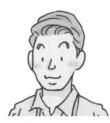

岩田さん

斎田家の近くにある福祉用具店の福祉用具専門相談員。

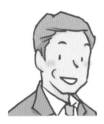

斎田のり夫
(54歳)

看子の父。会社員。斎田家には婿養子として入っている。

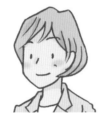

斎田まさ子(53歳)

看子の母。病院勤務の看護師。母の協力を得ながら，看子を育てている。

仕事仲間

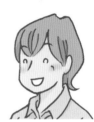

佐藤さん

まさ子の看護師仲間。介護支援事業所に勤め，看護師のほかにケアマネジャーの資格ももつ。頼れる存在。

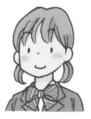

斎田看子(15歳)

斎田家の長女で，祖母が大好きな高校1年生。こののち，父と母の病気を経験し，看護師の道を志すようになる。

友人

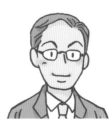

吉野さん

佐藤さんの友人の理学療法士。適切なシーティングの普及を目ざすNPO団体の代表を務めている。

A　療養者と家族の思いから始まる看護

● 介護生活のはじまり──介護は突然やってくる

考えてみよう!

　私は斎田看子，現在，高校1年生。両親と祖母の4人で暮らしている。父も母も仕事をしていて忙しい毎日を送っていたため，私は小さいころ，祖母によくめんどうをみてもらった。祖母は「まさ子とはあまり遊んであげられなかったから」と言って，たくさん遊んでもくれた。私は祖母から昔の話を聞くのが好きだった。いまと違って便利な生活用品やサービスはなく，医療も身近でなかった時代のなか，祖母は専業主婦として仕事一辺倒の祖父を支え，子どもを育て，曾祖父の介護までひとりでこなし，毎日がとても忙しかったという。そんな時代を生きてきたせいか，80歳になったいまでも，毎日，家の仕事や運動を欠かさない，がんばり屋で気丈な祖母だった。

ひろ子の時代の育児や介護は，現代とどんな違いがあるだろうか。

　ある朝，祖母は腰痛のため立ち上がれなくなった。草木の手入れのために庭仕事をした翌日だった。両下肢に力が入らないと言い，両手を持って体を引き上げ，立ち上がらせようとすると，激痛を訴えた。

ひろ子はなぜ毎日，家の仕事や運動を欠かさずに，がんばっていたのだろうか。

　母は，祖母が骨粗鬆症による腰痛があり，女性外来に通っていたのを知っていた。看護師である母は，祖母から聞いた医師の説明や，持ち帰ってきた検査結果の数値から，祖母の骨粗鬆症の重症度が高いこともわかっていたという。そのため，母は祖母がいつかは骨折をして寝たきりになると考えていたそうだが，このときは痛がっている祖母の姿を見て，あせっていた。「介護は突然やってくる」とは言うが，こんなに突然，その日が来るとは思っていなかったからだ。

どのような人が骨粗鬆症になりやすいだろうか。重症度の高いひろ子にはどんな症状があっただろうか。

　母と私は，床に座り込んでいる祖母をとりあえずベッドの上に上げようと考えたが，痛がってどうにもこうにも動かすことができない。母は，まず痛みを軽くできないかと思いをめぐらし，以前処方された消炎鎮痛効果のある坐薬が冷蔵庫にあるのを思い出した。母は，祖母に説明して坐薬を使い，ベッドまで動かせるくらい痛みが治まるよう祈った。

まさ子は，このとき，どんな気持ちであせっていたのだろうか。

看子の視点

- 祖母は，私たちには毎日，元気そうな姿を見せていたけど，骨粗鬆症が進み，身体を動かすのがつらかったようだ。私たちに迷惑をかけたくないと，がんばっていたのかもしれない。
- 母は，いつかこの日が来るかもしれないと予想はしていたようだが，祖母が昨日まで元気に動いていたので，あまりに突然のできごとで驚いていた。あとで聞くと，仕事がちょうど忙しい時期で，余裕がなかったそうだ。

イメージをふくらまそう

あなたや家族が突然，病気や障害で寝たきりになったら，暮らしはどのように変化するだろうか？ 家族と自身の仕事や学校生活にはどんな影響があるだろうか？ トイレやお風呂，食事や買い物をどのようにしたら暮らしつづけられるのだろうか。

● 本人と家族の思いが起点になる

考えてみよう！

　消炎鎮痛薬の坐薬がきくのを待つ間，私は母に「救急車を呼ばなくていいの？」聞いた。

　「そうねえ，救急車ねえ。腰椎の圧迫骨折だったら，痛みをコントロールして胴まわりを固定して安静にしているだけだからね。入院してもどうかな。高齢者には入院生活はきついから，このまま家にいたほうがいいかもよ」

　「え，でも，立ち上がれなかったら，トイレとかどうするの？　私も学校あるし，お母さんだって仕事でしょ？」

　「そうだけどね。ひろ子おばばはいつも言ってたでしょ。ひとりでトイレに行けてお尻も自分でふけるのがありがたいって。入院したら，おむつになっちゃうかもしれないから，それもかわいそうだと思うのよね」

　そのうち，祖母の表情がやわらぎ，話ができるようになった。消炎鎮痛薬がきいてきたようだ。

　「どう？　動いてみる？　これからベッドに移りますね。ほら看子，おばばの腰を両手で支えてね，まっすぐにして動かさないように。まず，四つばいにするからね」

　母と私は祖母を支えて四つばいにし，椅子の座面に手をついてもらった。そして，足の指を立ててもらい，ゆっくり上体を起こして立ち上げて，そろそろとすり足でベッドまで移動した。ベッドの端にお尻が乗ったところで，母が大きなポリ袋を祖母のお尻の下に敷き込み，お尻を支点として体を滑らせ，ベッドの中央に寝かせた。

　「はい，お疲れ様。お母さま，いまは少し薬がきいてるけど，それが切れるとまた痛いですよ。しばらく痛いのが続くし，どうしたい？　入院する？」

　母は，落ち着いた口調で聞いた。すると祖母はきっぱりと言った。

　「入院は絶対いやですよ。こんな痛いのに救急車なんて乗ったら死んでしまう」

　「なんで？　腰骨が折れているんですよ」

　「入院したら寝たきりになるかもしれないでしょ。それはいやなの。絶対によくなるから，ここがいい」

　「そうですか。前から言ってましたもんね」

　私は心配になって，「お母さん，だいじょうぶ？　どうするの？」とたずねると，母は笑顔で，「わからないけど，年とったら，おばばの言うとおりにしてあげるって，ずいぶん前に約束してるから，やってみようか。まずはどうすればいいかな」と言った。

まさ子が「このまま家にいたほうがいいかも」と考えたのはなぜだろうか。

ひろ子のこの言葉には，どのような思いが込められているだろうか。

自宅にある物を使って看護を行う方法を知っておくと，どんなときに役だつだろうか。

「入院する？」から「そうですか。前から言ってましたもんね」の間の母子のやりとりにはどのような意味があるだろうか。

ひろ子とのこのような約束には，まさ子のどのような思いが込められているだろうか。

看子の視点

- 家族の危機に直面して私はどうしてよいかわからずおろおろしてしまったけれど，母はすぐに落ち着きを取り戻して対応していた。祖母になにかあったら自宅で介護しようと，前々から覚悟を決めていたそうだ。

- 祖母は以前，膝が痛くて一時階段の上り下りができなくなったが，医師の指導で筋力をきたえて回復したことがあった。椅子を使ったトレーニングなども毎日欠かさず行っていた。今回も自分の力で回復するという強い思いがあったのかもしれない。

B さまざまな人たちが力を合わせる看護

横のつながりでチームをつくる

考えてみよう！

母は，祖母の在宅療養をどのように進めるべきかを考えた。このままベッドで安静を保つのもよいかもしれないが，廃用が進む可能性もあるし，本人もそれをおそれるだろう。腰の安静を保ちつつ，動かせるところを使いながら，食べて，トイレに行って，体の清潔を保つほうがいい——。といっても，訪問看護の経験のない母には，その具体的な方法がよくわからなかった。そこで母は，勤務先の病院の連携会議でよく一緒に仕事をする看護師資格をもつ介護支援専門員（ケアマネジャー）の佐藤さんに相談することにした。

母が電話で今朝からの経過を説明すると，佐藤さんは「よくベッドに戻せましたね」と，2人の活躍をたたえてくれた。そして，母にこう聞いた。

「ご家族としては，どうしたいですか？」

「いろいろと心配なことはありますが，本人の意思を尊重して家で療養することがよいのではないかと考えています」

すると佐藤さんは，「わかりました。ではお母様が家で療養するためにどうしたらよいか，一緒に考えていきましょう」と言ってくれた。そのうえで，「その腰痛は骨粗鬆症以外の原因は考えられませんか」と質問した。確かに，骨粗鬆症以外の可能性もないとは言えない。佐藤さんと母は話し合い，がんの骨転移の可能性もあるが，痛みが強いいまの段階では病院に行かないほうがよいという考えでまとまった。そして佐藤さんは，家族と家の中の状況をいろいろと確認してくれ，当面すべきことをいくつか提案してくれた。

その後，母と私は，佐藤さんの提案に従って，近くの福祉用具店を探し，すぐに必要な介護用ベッド，ベッドからの立ち上がり用の手すり，歩行器の3点をレンタルすることにした。対応してくれた店の福祉用具専門相談員の岩田さんは，事情を話すと，すぐに祖母に合う品を選んで自宅まで届けてくれた。祖母は早速それらを使って立ち上がり，歩行器に身体を預けながら，トイレまで移動することができた。また，万が一のために，尿とりパッドやおむつを準備し，腰部の安静のためのコルセットも用意した。夕方には，佐藤さんを通じて依頼した医師が訪問診療に来てくれて，祖母の在宅療養がスタートしたのである。

> このような危機に際して，ひとりで考えず，誰かに相談することは，どのような意味があるだろうか。

> 佐藤さんはなぜ「家族がどうしたいか」を聞いたのだろうか。

> 佐藤さんはなぜ，骨粗鬆症以外の原因が考えられないかと，聞いたのだろうか。

> 佐藤さんの相談の受け方から，どのようなことが学べるだろうか。

> とり寄せた福祉用具を使って腰痛のある人をベッドから立たせるにはどうすればよいだろうか。

まさ子の視点

- 訪問看護や在宅療養支援の経験豊富な佐藤さんに相談できてたすかった。自分ひとりだったら，どこまで対応できたかわからない。
- 当事者は視野が狭くなりがちだけど，佐藤さんと話し合うことで広い視野で考えをまとめることができた。
- まだ要介護認定されていない母の相談は地域包括支援センターが担当するのがルールだけど，佐藤さんは要介護者を担当する居宅介護事業所に勤務先していながら，ボランティアで母にかかわってくれた。よい仲間をもって，とても感謝している。

● 本人と家族の協力で危機に立ち向かう

考えてみよう！

　1か月後，祖母は要介護2と判定された。佐藤さんは正式に祖母の担当になった。佐藤さんは早速，母と相談しながらケアプランを作成し，福祉用具や訪問看護などのサービスが導入された。

　祖母は，寝たきりになりたくないと，腰の痛さに耐えながら，リハビリテーションに励んだ。母と私は，祖母の強い意思に感心しながら，祖母が自分ではできない身のまわりのことを介助した。家の中でのリハビリテーションもかなり進み，外で散歩できるまで回復した。斎田家ではこのように，3世代の女系家族が協力して「家族の一大事」に立ち向かったのである。

介護保険サービスの導入によって，家族の暮らし方はかわるだろうか。

リハビリテーションとして家でできることはなにがあるだろうか。

まさ子の視点

- 母に介護が必要になり，家族の暮らしは大きく変化したけど，入院したくないという母の思いをかなえるために家族で協力することができてよかった。
- 家族だけでは，母の在宅療養を支えるのはむずかしかっただろう。介護保険サービスや佐藤さんたちの協力が欠かせなかったと思う。

● 地域の互助の力を活用する

考えてみよう！

　その後も祖母は，自宅で療養を続けることができていたが，1年が過ぎたころから，しだいに認知機能の低下を思わせる様子がみられるようになった。立ち上がることや歩くことを異様にこわがるようになり，足がふるえて前に一歩踏み出すのに時間がかかるようになった。あるときは，車から降りるのに1時間以上もかかったことがあった。

　そこで車椅子を導入することになり，福祉用具専門相談員の岩田さんに選んでもらった。しかし祖母の背中は彎曲しているため，なかなか身体に合う車椅子がない。佐藤さんと岩田さんと母が話し合い，祖母には適切なシーティング（▶10ページ）が必要との結論になった。たまたま佐藤さんの友人によい人がいるというので相談することになった。病院勤務のかたわらシーティングの普及のためのNPO法人を運営している，理学療法士の吉野さんだ。

　数日後，吉野さんが斎田家を訪問してくれた。吉野さんは，祖母の身体の特徴を詳しく調べ，足の筋肉のつっぱりぐあいや椎骨の可動性，手足関節可動域などを確認したうえで，車椅子の座面の高さや角度，バックレストの角度や丸みなどを調整し，適切なシーティングのアドバイスをくれた。そのおかげで，祖母はよい姿勢を保つことができるようになった。吉野さんはその後もボランティアでかかわってくれた。

認知症の人が体験する世界とはどのようなものだろうか。

ひろ子が車椅子生活になることへの，まさ子や看子の気がかりはなんだろうか。

身体に合った車椅子のポイントはなんだろうか。

吉野さんのようなボランティアの存在は，地域の医療にどのような影響を与えているだろうか。

まさ子の視点

- 母には段差が断崖のように見えているのかもしれない。車椅子もしかたがないと思ったが，車椅子で移動できるように家の中を整備するのがたいへんだった。
- シーティングには詳しくなかったので，佐藤さんの人脈でよい人を紹介してもらいとてもたすかった。3人だけではむずかしかったかもしれない。

C 長期的なかかわりが必要になる看護

● 療養者と家族の今後を考える

考えてみよう!

　佐藤ケアマネジャーは，担当する斎田家の今後のことを考えていた。斎田家には，自宅で介護するだけの人材はいるように思われるが，認知症が進むひろ子の介護を今後も家族だけで担うことができるのかと危惧した。介護疲労で家族がギブアップするリスクを低減させておくために，なんらかの対応が必要と考えていた。ひろ子の血液データはまったく異常がみられず，血圧も正常で生活習慣病とは縁遠い体質であることがわかっていた。そのため，長期にわたる介護計画をたてる必要があると考えたのである。

> 看護師資格をもつケアマネジャーには，どのような強みがあるだろうか。

　また，訪問看護スタッフが来たとき以外は，ひろ子が日中ひとりで家にいることが気になっていた。ひろ子の認知機能の低下は，日中人と話す機会が少ないことが影響していると考えられた。そこで佐藤ケアマネジャーは，まさ子にデイサービスの利用などを考える時期に来たと伝えることにした。

　「最近，ひろ子さんのことで気になることはありませんか」

　「気になることと言えば，先日は，ちょっと考えられないようなお化粧をしていたことがありました。それから，銀行の書類にサインをするとき，自分の名前を書けなくなっていましたね。やはり認知症でしょうか」

> 佐藤ケアマネジャーは，なぜこのような話の切り出し方をしたのだろうか。

　「毎日一緒に暮らしているとわかりにくいかもしれませんが，認知症を疑って対応をお考えになったほうがよいと思います」

　「やはりそうですか……。長くなりますかね」

> このときのまさ子の気持ちは，どのようなものだろうか。

　「ひろ子さんは骨粗鬆症以外に大きな病気をおもちでないし，10年くらいはお考えになっておいたほうがよいと思います」

　「10年ですか，そうですよね……」

> 10年間，介護が続くとはどのような状況か，自分におきかえて想像してみよう。

　「その間，まさ子さん1人でがんばりつづけると息が切れてしまうこともあるので，ひろ子さんをよくわかってくれる介護の人とつながっておくことも大事かと思います。たとえばデイサービスかなと考えています。日中ひとりで自宅にいるよりは，人と接する機会が増えますから，認知症の進行を遅らすことになるかもしれませんし。どうでしょう，考えてみませんか」

　たしかに，まさ子は最近，介護を毎日続けていくことに不安をかかえていた。仕事には休みがあるが，家庭内の介護は当然ながら休みがない。看護師として母を介護するだけの知識や体力，気力はあるが，これが10数年続くことを考えると，佐藤さんの提案を受け入れたほうがよいと考えた。

> まさ子は，どのような気持ちで，提案を受け入れたのだろうか。

佐藤さんの視点

- 長期の介護のために，いまのうちから家族以外が介護することに，本人と家族が慣れておく必要があると考えた。
- まさ子さんは看護師なので，自分でずっと介護したいという気持ちもあるだろう。その気持ちも尊重しなければならない。

● 家族全員で今後について話し合う

　佐藤ケアマネジャーは，ひろ子が会話のできるうちに，もう1つすべきことがあると考えていた。家族内で「人生会議」（▶10ページ）を行うことである。

　「まさ子さん，ご主人や看子さんはどのように考えているのでしょうか。ご家族全員で長期にわたる介護生活をどうしていきたいのかを話し合う，よい機会と思いますが，どうですか？」

　「うーん，そうですね。ただ，夫はおそらく，早く施設に入れたほうがいいんじゃないかと言うと思います」

　話を聞くと，のり夫はひろ子の自宅での療養に消極的な姿勢で，これまで介護を手伝うこともほとんどないことがわかった。数日後，まさ子は気持ちを整理して，のり夫に，母の介護期間は10年くらい続く可能性が高いこと，自分はまだ在宅でがんばりたいと思っていることを伝えたが，のり夫の姿勢はかわらなかった。

　佐藤は，家族がなんらかの納得点に到達するのを支援しようと，家族全員が参加する話し合いを提案した。後日，斎田家の自宅で，ひろ子を含む斎田家の家族全員と，佐藤が参加する話し合いがもたれた。のり夫は，まさ子の負担とひろ子の安全を考えて認知症が進むひろ子の在宅療養に反対し，施設への入所を希望した。看子は，もっと自分も介護を手伝いたい，いましかないからなにかしてあげたいという意見だった。まさ子は2人の話を聞いて，次のように言った。

　「母と以前，老衰の場面を描いたドキュメンタリーを見たことを思い出しました。食事ができなくなっても点滴や経管栄養をせずに，静かに人生を終えた人の姿を見て，母は『あれいいわねえ』と言って，私が『ああいうふうになりたい？』と聞いたら，『うん』って言ったんです。施設に入所すれば家族の手がかからなくなるわけじゃなく，私は仕事から施設に寄って帰るより，自宅にいてくれたほうがらく。でも，のり夫さんが入所というのもわかる。何日かデイサービスをお願いしてみて，いままより自分たちの時間も大事にすることをそろそろ始めたほうがよいと思っています。看子がそんなふうに考えてくれているなら頼もしいわ」

　佐藤は，それぞれの話を聞き，家族を大切にしたいという根っこの思いは同じだと感じた。佐藤は最後に，ひろ子に「まさ子さんたちと一緒にいたいですか？」と聞くと，ひろ子は「はい」と答えた。それを聞いてのり夫も，認知症の人に接したことないけど，施設はもう少し先でもよいかと言った。

　佐藤は，家族全員がひろ子の意向を尊重したいと考えていることを確認し，ケアプランの方向性に，デイサービスの利用を含めることになった。

佐藤ケアマネジャーが，家族内で人生会議を行う必要があると考えたのはなぜだろうか。

介護について，家族のなかでも考え方にさまざまな違いがある場合は，どのように支援すればよいだろうか。

この話し合いで，佐藤ケアマネジャーはどのような役割を果たすべきだろうか。

この母子のやりとりは，ひろ子の今後の人生を考えるうえで，どのような意味をもつだろうか。

家族それぞれが自分たちの暮らしにかかわる重要なことについて意見を言うことにはどのような意義があるだろうか。

佐藤ケアマネジャーは，なぜひろ子にこのような質問をしたのだろうか。

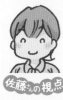

佐藤さんの視点

- 暮らし方の方針を決めるためには，家族全員の納得が必要。それを家族だけで話し合ってくださいと言うだけではなく，看護師として自分がかかわる必要があると思った。
- このような話し合いでは，誰の意見に従うのかを決めるのではなく，みんなが同じ思いであることを確認することが大切だと思っている。

斎田家のケースからみえてくること

　斎田家に，ある日突然介護がやってきた日から，その後の暮らしのめどがたつまでの状況の一端をみてきた。そこからこうした患者や家族を対象とした地域・在宅看護の要点を2つあげ説明したい。

● 本人の希望を軸に看護するということ

　斎田家の人々は「こうしたい」という希望がはっきりしている。ひろ子は，「病院には行きたくない，家にいたい」と言い，まさ子はその希望にそいたいと言った。このように，病気やけがが生じたときに，どのように医療や介護を利用するかを決めるのは当事者（患者・家族）である。地域・在宅看護実践においては，暮らしている人を対象とするため，当事者たちの意思に基づき看護することがより一層重要となる。なぜなら，人は自由に暮らしており，その自由を奪う権利は医療者にはないからである（例外として「精神保健福祉法」や「感染症法」に基づく強制入院などがある）。

　看護師は，患者や家族がよりよい選択をするよう，意思決定支援を行う。斎田家の今後の暮らし方については大筋のところで家族の意見が一致していたが，患者本人とほかの家族成員の間で意見が分かれることも多い。こうした事例では，倫理調整を通して，家族皆が納得して暮らし方を選択できることを目ざして支援する姿勢が看護師には求められる。

● 患者や家族の自立を目ざしてチームで看護するということ

　暮らしには，食事，排泄，入浴，歯みがき，着がえなどの基本的な行為が含まれる。また病気からの回復を目ざして治療，リハビリテーションを含め，養生を自分たちで行うことも含む。看護はそれらをたすけるための知識と技術を広くもつが，看護職単独で一家族のニーズにこたえることはむずかしい。地域・在宅看護実践では，医師，看護職，介護職，リハビリテーション職，福祉用具専門相談員などが専門性を発揮し，多様な暮らしのニーズにこたえることが不可欠となる。それぞれの役割分担はどこでも誰でも同じではなく，その地域がもつ医療・福祉資源の状況や個別の力量にも影響を受けるが，看護師は一緒に働く多職種の様子を見ながら，そのチームでの看護師としてどのような役割を発揮したらよいか判断していく。たとえばチーム内の医師が在宅医療に不慣れであれば，看護師は医師の役割をサポートするだろうし，排泄介助や食事介助など，生活行動の支援に不慣れな看護師であれば，介護職がそれをカバーしてくれることもある。

　やってあげる看護ではなく，なにをすれば患者・家族が自立して暮らすことができるのかを，当事者を含めて多職種で理解し合いながら，それぞれが役割を検討することが地域・在宅看護実践のポイントである。

※シーティング：椅子・車椅子を利用して生活する人に，座位に関する評価と対応を行うこと。
※人生会議：将来に受ける医療・ケアについて本人や家族と意思決定をしていくプロセスであるアドバンスケアプランニング（ACP）の愛称（▶第2章C，65ページ）。

第 1 章

地域・在宅看護の展開

> | 本章の目標 | □ 地域・在宅看護過程の特徴，各段階におけるポイントを理解する。 |
> |---|---|
> | | □ 地域・在宅看護の特性をふまえた地域・在宅看護過程の展開方法を理解する。 |
> | | □ 看護を展開するなかで，地域・在宅看護を発展させる視点をもつことの重要性を理解する。 |

A　地域・在宅看護における看護過程

1　看護過程とその意義

　看護過程とは，「対象者にとって必要な援助を見きわめ，提供するための手段・方法論」[1]である。看護過程は大別して，①アセスメント，②看護問題の明確化(看護診断)，③計画立案，④実施，⑤評価の5つの構成要素からなり，連続的，循環的なプロセスであり，「最適かつ個別的な看護を提供するための組織的・系統的な看護実践方法の1つ」[2]とされる。

　看護過程が適切に展開された場合，病気や障害により多岐にわたる苦痛を感じている対象者やその家族などのニードに合った個別性のある援助が可能となる。展開の途中で対象者やその家族などに変化が生じた場合でも，再度のアセスメントや計画の修正が行われ，的確な看護援助を行うことができる方法となっている。

　看護過程の使用は，看護師にとっても有益である。看護師のクリティカルシンキング❶の能力が高まるほか，みずからの看護行為の根拠を整理し，記録されたプロセスをふり返ることで，看護師としての成長をもたらすことが期待されている。

　また，地域・在宅看護の現場では，専門分野の異なる幅広い職種や他施設・事業所と連携して看護を展開することが多いため，みずからの看護行為の根拠を明確にし，看護過程の展開の意義について説明できるようにしておくことは，チームでの活動において有益である。

> **NOTE**
> **❶クリティカルシンキング**
> 　主観や感情に流されず，客観的かつ論理的に思考することをいう。批判的思考と訳されるが，「批判的」とは情報をうのみにしたり，よく考えずに判断をしたりせず，健全な批判的精神で「それでよいか」「正しいか」を思考するという意味である。

2　地域・在宅看護における看護過程の基本

　地域・在宅看護における看護過程は，それ以外の領域における看護過程と基本的にはかわるものではない。しかし病院で展開される看護過程などと比べると，いくつかの特徴がある。

---

1) 坂下貴子：第3章A節看護過程とは．茂野香おるほか著：専門分野　基礎看護学②基礎看護技術Ⅰ(系統看護学講座)．p.218，医学書院，2019.
2) 日本看護科学学会看護学学術用語検討委員会第9・10期委員会：看護学を構成する重要な用語集．p.7，日本看護科学学会，2011.

1 対象や看護のかかわり方の多様性

　地域・在宅看護は，超高齢社会において，加齢とともに病気や障害をかかえる高齢者を支える備えとして充実がはかられてきた側面がある。その高齢者には，要介護状態でベッド上での生活を余儀なくされている人もいれば，日常生活にはおおむね問題がなく，外来通院で抗がん薬治療を受けている人，あるいは認知症によって独居での生活に支障が出はじめた人，慢性的な膝の痛みのために外出が困難な人などがおり，さまざまなニードに対応した支援が必要となっている。もちろん，地域・在宅看護の対象者は，高齢者だけではない。健康相談に来た地域住民，終末期のがん患者，難病患者，身体・精神障害者・児など，幅広い年齢層の，さまざまな疾患・障害を有した人びとの療養や生活を支援する。

　地域・在宅看護では，看護過程により対象者にどのようなニードがあり，看護が必要とされるのかを明らかにしたとしても，その展開は病院における看護よりもさまざまな要素が加わるため，複雑なものとなる。たとえば地域・在宅看護の現場では訪問看護だけでなく，外来部門や退院支援部門，地域包括支援センターなどのさまざまな部署や立場で看護師が対象者にかかわる。そのため，看護計画を立案する際は，自分がどの立場であるのをふまえて具体的な支援内容を考えることが必要である。

2 生活環境や家族への視点

◆ 居宅の意義

　病院や施設などでは，治療や看護を効果的・効率的に行うために居住環境が設計されているが，在宅療養を行う住居は必ずしもそうではない。在宅療養を行うには不便であったり危険であったりするような場合がある。その一方で療養者にとって居宅などの住み慣れた環境には安心感があり，病院から自宅へ戻ってきたがん患者のがん疼痛（とうつう）が軽減する場合もみられる。

◆ 家族への視点

●**療養者にとっての家族の存在**　近年は独居世帯の増加が著しいとはいえ，ともに生活する家族がいる場合もまだ多い。療養者と家族のかかわりは多様であり，日々の大半を療養者の介護にあてている人もいれば，介護にあてる時間は少ないが就労により経済的に支えている人もいる。また，独居といっても実態はさまざまであり，家族が近所に住んでいて頻繁に様子を見に来る場合や，電話やインターネットサービスを使って連絡をとり合っている場合もある。いずれにせよ，多くの療養者にとって家族はかけがえのない存在である。

●**家族の受けとめ**　家族が，療養者とのかかわりをどのように受けとめているかもさまざまである。介護を生きがいのように感じている場合もあれば，負担を重く感じている場合もある。またこれらは，その家族においてつねに

一定というわけではなく，状況によって変化する場合がある。家族が過度に負担やストレスを感じていると，高齢者虐待につながる場合もある。そのため，看護過程においては，対象者本人だけでなく家族に対するアセスメントも重要となる。

　看護計画に対する家族の受けとめ方も考える必要がある。家族には家族の生活があり，看護師が対象者にとって望ましいと判断した計画であっても，その内容や方法が同じ家の中で暮らす家族にとって「自分の生活の妨げ」と受けとめられることもある。また，本人と家族成員の間で意見が分かれる場合もある。このように，看護計画の立案にあたっては対象者だけではなく，家族の意向についても，並行してアセスメントをする必要がある。こうした場合，家族が話し合いなどを通じて個人や家族として意思決定ができる力をはぐくむ，エンパワメント❶とよばれる支援が必要となる場合もある。

◆ 地域への視点

　加えて，対象者が居住する地域を考える必要がある。対象者の生活は，地域社会（コミュニティ）のなかに根ざしており，対象者の生活に必要な買い物ができる店舗や散歩に適した公園といった物理的な環境の把握に加え，その地域でともに生活をしてきた友人や，近隣住民，地域のボランティア組織のメンバーなどが，インフォーマルサポートとして対象者の生活をどのようなかたちで支えているかを把握したうえで，看護計画を検討する必要がある。

3　時間的な広がりとストレングスへの着眼

◆ 地域・在宅看護の時間的な広がり

　地域・在宅看護では，看護師がかかわりをもちはじめた時点で，すでに病気や障害と長期にわたってかかわってきた対象者が少なくない。とくに高齢者は，持病の症状に加齢に伴う心身の変化が加わり，生活するうえでの数多くの困難が生じている場合がある。

　長い療養生活のなかでは，病気の進行や症状の悪化がみられることも多い。看護師が医師などと協働して病気の将来的な状況を想定し，現時点で最も有効と考えられる看護介入を，最も適切な時期に計画したとする。しかし，対象者の状況によっては，それを説明することが病気の進行を自覚させ，機能の低下や喪失という過酷な将来像を提示することにつながり，意欲を低下させることがおこりうるため，対象者に最適なタイミングをはかる必要がある。

　また，地域・在宅看護では，病棟での看護のように看護師が毎日のように対象者にかかわるということは少ない。訪問看護や外来での相談などであれば，数日から数週間の間隔を空けて対象者にかかわることになる。この場合，「訪問や相談の場でなにをするか」という計画だけではなく，対象者が次の機会まで安心して生活できるよう，先々を予測したうえで計画を立案し，実施する必要がある。

　このように，対象者にどのようなタイミングで説明をし，実施することが

NOTE

❶エンパワメント
　看護においては，人間のもつ潜在的な力を重視し，対象者とのパートナーシップを構築しながら，対象者がコントロールを再獲得していくようにするアプローチという意味で用いられる。

望ましいのかといった観点から，療養生活の時間的な広がりに着目をした看護過程を展開する必要がある。

◆ 対象者のストレングスへの着眼

　このような長年の療養生活において，対象者や家族が自分たちでじょうずに工夫し，対処して生活してきた体験に注目することも大切である。ともすると対象者の問題点をさがすことに目が行きがちであるが，こうした対象者のストレングス（強み）を看護過程に反映させると，対象者にとっても違和感がなく実施しやすいものになる。

4　多様な生活と価値観を把握する

　言うまでもなく，地域で暮らす人々の人生や生活はさまざまであり，その価値観も百人百様である。他者からすれば大差ないように思える生活上の経験，家族とのかかわりなどの1つひとつにおいて，人によってとらえ方が異なることをあらためて心にとどめておく必要がある（●column「対象者の生活に合わせて看護を提供することとは」）。

　とくに対象者や家族それぞれが，どのような意図をもって在宅療養を始めたのかという点は重要である。病院での治療が終わり，望んで在宅での療養生活を始めた人もいれば，緩和ケア病棟への入院を希望しながらも病床に空きがなく，やむをえず在宅療養をしているという人もいる。

　「病院は，疾病の診断や治療，リハビリテーションなどを行うための場所」という認識は，対象者や家族，医療職の双方がほぼ一致していると考えられる。しかし，在宅療養に対する認識は人によって異なり，とくに対象者・家族と医療職で差のある場合が多い。在宅療養には，「病気や障害の継続的な治療」という側面と，「自分らしい人生を歩むための生活」という側面があ

---

column　対象者の生活に合わせて看護を提供することとは

　対象者の生活に合わせて看護を提供するということに，なかなか想像がつかない人もいるかもしれない。そこで，料理店でのさまざまな「おもてなし」を考えてみよう。ある寿司店では，そのときどきに最善と思われる食材を使い，その食材に最適な調理を施すだけでなく，ふだんから常連客の1人ひとりに合わせた寿司を提供することを心がけている。

　たとえば塩分を控えめにしている客には，昆布じめという方法で魚にうま味を加えたり，柑橘の果汁をかけたりすることで，あまり塩分を使わなくても楽しめるような工夫をしている。

　初見の客についても，ゆきとどいた配慮を行う。たとえばカウンターに座ったところできき手を確認し，客が取りやすい角度で寿司を並べる。

　このような客に合わせた「おもてなし」の配慮と確かな技術の提供が，客を喜ばせ，店を繁盛させている。

　看護においても参考になる点があるのではないだろうか。

り，もし看護師が病院と同様に治療やリハビリテーションだけを優先させる対応をとったり，対象者の人生や生活のあり方にそぐわない提案や指導を行ったりした場合は，対象者から「自身の生活をおびやかす存在」としてとらえられてしまう可能性もある。

このように，地域・在宅看護では看護師自身の先入観や価値観だけで判断することなく，対象者が暮らしてきた生活の多様性や療養生活に対する意向や価値観をていねいに確認し配慮しながら，看護過程を展開する必要がある。

5 生活を支える制度・支援体制とケアマネジメント

◆ 医療・福祉制度の理解の重要性

地域・在宅看護における看護師の役割や看護の提供の仕方や時間，サービス利用にかかる自己負担額などは，介護保険や健康保険をはじめとした医療制度，障害者福祉や生活保護といった社会保障制度とも密接に関連している。そのため看護過程の展開においても，これらの制度を理解し，対象者の状況から制度が利用可能か，実際に利用しているのかについても配慮する。

◆ 看護師の役割の多様性

▌対象者に応じた役割

対象者の在宅療養を支援する保健・医療・福祉の専門家や家族や地域の支援者を加えたチームにおいて，看護師が担う役割は対象者のニードや要望に応じて変化する。類似の疾患や症状をもつ対象者について作成されたケアプランであっても，それとは看護師の役割が異なる場合がある。

▌看護師が果たすべき役割の検討

● 医療処置と生活ケアの両方ができる職種　看護師は，医師の指示のもとで医療処置やリハビリテーションを行うほか，日常生活上のケアの実施や，介護指導などの広範なサービスを提供することが求められている。地域・在宅での支援チームのなかで，看護師は医療処置が行える数少ない職種である。在宅療養では，医療処置と生活面のケアが一体的に行われることも多く，看護師の果たす役割は大きい。

● 役割分担の明確化と連携　対象者の状況に応じて，誰が日々の処置やケアを行うのかを含め，各職種がなにを担い，看護師がなにをするかを検討する必要がある。たとえば，近年，家族に加え，研修を受けた介護職などが経管栄養や吸引などの処置を行えるようになった。こうした処置や関連するケアを介護職や家族が行う場合と看護師が行う場合とでなにがかわるのかを考えつつ，全体としての効果や安全性についても考えてゆく必要がある。

たとえば清潔面でのケアにおいて，看護師が訪問をしない日の清潔のケアは家族や介護職が行うという場合があるだろう。看護師が訪問しない日にケアを実施した家族や介護職から情報を得て，皮膚トラブルの有無などを確認することができれば，異常に対して早期に対応できる。また，家族や介護職が安全・安楽に実施ができるよう家族等に留意すべき点を伝えることなども

重要である。このように，地域・在宅看護では十分な情報交換や問題提起が相互に行われ，それぞれの専門性が最大限発揮される，相補的で自律性のある関係性のチームづくりが必要になる。

● **介護報酬の問題**　訪問看護サービスの介護報酬は訪問介護よりも高く設定されており，訪問看護を多く利用すれば給付限度額とのかね合いで，ほかのサービスが利用できなくなったり，対象者の自己負担額が高くなったりする。そのような意味でも，有効な役割分担と連携が重要になるのである。

◆ ケアマネジメントの視点

対象者に効果的かつ効率的な支援をもたらすためには，ケアマネジメントの視点が必要となる。介護保険では，介護支援専門員（ケアマネジャー）がケアプランというかたちで，どのサービスをどのように提供するかを設計している。介護保険の利用者でない場合には，障害者サービスにおける相談支援専門員などが設計を担当する。このような公的な担当者がいない場合には，療養者や家族自身が行う場合もある。看護師はチームの一員として，こうしたケアプランの内容をふまえた看護計画を検討するとともに，積極的に意見交換を行い，ケアプランの立案・修正にも貢献する必要がある。

地域・在宅における看護過程の展開では，関連する社会保障制度を十分に理解したうえで，在宅療養にかかわるチームのメンバーの能力が相互に十分に発揮され，対象者が質の高い在宅療養を送れるように，看護師が果たす役割を柔軟に対応させながら，看護を提供しているのである。

これまで述べてきたように，地域・在宅看護では，対象者個人のその時点でのヘルスアセスメントにとどまらず，住宅改修のような居宅環境の改善，地域社会への着眼，関連する制度の利用状況の把握も必要である。また，とくに家族が対象者の在宅療養の継続において重要な役割を担っていることを理解し，対象者の価値観や意向をふまえて，看護過程を展開する必要がある。

3 地域・在宅看護における看護過程の展開

1 看護過程の展開に必要な枠組み

本項では，地域・在宅看護における看護過程の展開を段階的に説明するが，その前に，対象者をとらえてゆくアセスメントの枠組みについて触れる。

看護のアセスメントの枠組みとして，ヘンダーソンによる「14の基本的ニーズ」，オレムによる「セルフケア理論」，ロイによる「適応モデル」，ゴードンによる「機能的健康パターン」などが知られている。地域・在宅看護においてもこれらの枠組みは有用である。ただし，具体的な事例に基づいて検討すると，これまで述べてきたような特徴にうまくあてはまらず使用しづらいとの報告もある。

地域・在宅看護の対象者は疾病の慢性期や回復期にあることが多く，身体・精神機能の低下している人が多いことから，機能低下に過度に注目した

問題志向型で看護過程を展開すると，あまりにも多くの看護問題が抽出され，なにが重要な問題であるのかわかりづらくなるのである。

◆ ICF モデルと地域・在宅看護過程

　世界保健機関（WHO）が 2001 年に発表した**国際生活分類** international classification of functioning, disability and health（**ICF**）の概念のほうが，上述の看護理論のモデルよりも，地域・在宅看護にあてはまりやすい。専門分野の「基礎看護学」の「看護学概論」のなかで障害の概念について学んだように，ICFには「心身機能・身体構造」や「健康状態」以外に，「活動」「参加」「環境因子」「個人因子」といった項目が含まれているためである。ICF にもとづけば，たとえば「足の切断によって心身機能の低下がみられる」などの場合でも，本人の意思のもと，適切な義足や車椅子の使用，バリアフリーといった「環境」，それを支える社会保障制度が備わっていれば，アスリートとして「活動」し，パラリンピックなどの大会への「参加」も可能になりうることが理解しやすくなるのである。

　また介護保険のケアマネジメントでは，インターライ方式❶，日本訪問看護財団方式❷，として知られるアセスメントツールが利用されており，在宅看護でもオマハシステム❸が使われはじめている。

2　アセスメント

◆ 情報収集

▌ 情報収集の項目
　B-2-1「情報収集項目」（●24 ページ）を参照のこと。

▌ 情報の入手方法
　❏1 **情報源**　情報収集を行う情報源としては，以下がある。

　①**記録物**　まずは看護記録などの記録物を見るところから始めることが一般的である。看護の提供の場によってさまざまな記録物があるが，病院であれば看護記録のほか，医師の診療録やそのほかの職種の記録物，検査データや薬品の処方などが電子カルテとしてまとまっていることが多い。訪問看護ステーションでもタブレット端末などを利用した記録物の電子化が進んでいるが，紙の記録物がファイルにとじてある場合もある。訪問看護では，訪問看護記録だけでなく，訪問看護指示書や報告書，介護保険利用者であれば，居宅サービス計画書（ケアプラン）やサービス担当者会議の議事録なども有用な情報源である。

　②**対象者・家族，地域住民からの直接的な情報収集**　まず対面でのコミュニケーションがあげられるほか，電話やインターネットなどの通信を介した情報収集がある。いずれにせよ，相手の関心や興味に合わせて，会話を引き出す工夫をしながら，看護師として必要な情報も引き出していく。

　対面でのコミュニケーションの場合には，対象者の観察，バイタルサインの測定やフィジカルアセスメントを一体的に行う場合も多い。こうした観察

▢ NOTE

❶**インターライ方式**
　国際的な研究組織であるインターライが 2009 年に開発したアセスメント方式である。これまでのMDS 方式を再構築したもので，多職種による切れめのないケアの提供に適している。

❷**日本訪問看護財団方式**
　公益財団法人日本訪問看護財団が開発したアセスメントとケアプランのための方式である。とくに医療ニーズと介護ニーズをあわせもつ要介護者のケアプランの作成に適している。

❸**オマハシステム**
　アメリカのネブラスカ州オマハの訪問看護師協会が開発したアセスメントツールである。看護ケアを可視化し，どのような介入の結果どのように変化したのかが点数で示されるため，看護の定量的評価ができる。

は, 訪問看護などでは衣服の着脱を伴ってていねいに行うこともあるが, 外来での看護の場合は, そこまではむずかしい場合も多い。しかし外来での看護は, 経過を定点で観察するのに向いており, 月に1度の通院時のコミュニケーションで対象者の認知症に気づく場合などがある。また, 地域・在宅看護としては, 地域での健康相談の場面があげられる。この際は, 椅子にかける様子を見て膝関節症の存在に気づくなど, 状況に応じて情報収集のタイミングを逃さないことが重要である。

[2]**段階的な情報の入手**　地域・在宅看護の場合, 対象者とかかわりはじめた当初から多くの情報が体系的に収集されることはあまりない。はじめて外来に相談に訪れた場合には, 対象者の相談内容を中心に必要なところから関連する情報を収集し, 回を重ねるごとに要点をしぼって情報を入手していく。訪問看護の場合は, 退院時カンファレンスではじめて対象者と会い, 初回訪問で契約に必要な情報の確認を中心に行い, 2回目の訪問から居宅や家族の状況について確認していく。地域・在宅看護の場面では, このように段階的に情報を入手していく場合が多い。

[3]**情報の時期と更新**　記録物にある情報は, 定期的に更新する必要がある。過去に誰かが聞いたのと同じことを繰り返したずねるのは, 対象者や家族の負担が大きいだろうと考えて躊躇するかもしれない。しかし時間がたっている情報を確認しないで進めると, 本人の認識とずれたまま看護過程を展開することになり, 実施の段階になって本人の意向とまったく異なった計画となっていることがわかるなどということがある。対象者の負担を考慮しつつも, 計画の基盤となるような内容については定期的に確認することが必要である。

訪問開始時にはADLが比較的自立していた人も, 10年も経過すれば要介護状態となっている場合がある。このように地域・在宅看護では, 経過の長い対象者が多いため, その情報の入手がいつであるのか, ほかに更新された情報はないのかを確認する必要がある。

◆ 分析

収集された情報は多方面にわたり, これらを整理し分析してゆく際に, 情報関連図としてまとめると状況の解釈や判断に有意義である。

情報関連図の作成方法はさまざまであるが, 「顕在化した現象」「潜在的な現象」とそれらを悪化させる原因や強みとなる要因, 支援の状況について矢印を用いて関連性を示し, 状況を分析・解釈していくことが多い。前述のとおり, 同じ現象でも対象者によって認識はさまざまであることから「理解」や「意向」なども組み入れて検討するとよい。

◆ 看護問題の明確化

実際に計画をたてるにあたっては, 収集した情報からアセスメントされたいくつもの項目のなかから, 具体的な看護問題❶を明確化することが必要になる。

NOTE
❶看護問題は, 看護上の問題や看護課題などと表現されることもある。

▌地域・在宅看護における看護問題の明確化

　急性期での看護過程の展開では，なんらかの疾病や合併症などにより機能が低下した部分や，リスクの予防にはたらきかけるといった看護問題が多い。しかし地域・在宅看護では，疾病や加齢に伴う身体・精神機能が一定程度低下した状態で安定している対象者も多く，標準との比較で考えれば，多くの検討すべき看護問題があるととらえられてしまう側面がある。

　実際には，それらの問題は，対象者や家族が長年の生活のなかで対処してきている場合があり，看護師が介入すべき問題とその必要性が低い問題が混在しているのである。

▌看護問題の表現

　看護問題の表現には，NANDA-I の看護診断など，さまざまなものがある。河野は，地域・在宅看護における看護問題の表現方法として，「○○の維持・促進」（強み着眼型），「○○のリスク」（リスク着眼型），「○○」（問題着眼型）といったコード型の簡潔な記述でまとめる方法と，「どのような解釈・判断をもとに看護問題を設定しているかという情報を文章に含めて表現する」文章型の2つを提案している[1]。看護問題の特性や対象者の個別性を的確に表現するために，これらを使い分けて使用していくのが望ましいだろう。

　また，すでになんらかのサービスや福祉用具などが導入されている場合には，実際には深刻な問題でありながら顕在化せず，すぐには把握しづらい場合もある。このようにサービス等の導入により，状態がかろうじて維持されている場合もあるため，導入されたサービスがない状態を想定して検討してみるのも有意義である。

3　看護計画の立案

◆ 優先順位の設定と問題の再検討

　看護問題には優先順位をつけ，優先度の高いものから介入していく。生命にかかわるような安全上の問題の優先度を高くするというのが一般的である。

　ただし地域・在宅看護では，これまでに述べてきたように1つの問題にさまざまな要素がからむ。トイレまでの歩行ができるような介入と，歩行時の転倒リスクを防ぐ介入は同時に行わなければならないし，歩いて体を動かさないと食欲や排泄，睡眠などにも大きな影響が出る場合もある。

　そのため，多数の細かい看護問題を設定すると，複数の問題が等しく重要で，どれが欠けても対象者の生活がなりたたず，とても優先順位がつけられないという状況が生じやすい。しかし一方で，1つの看護問題にさまざまな内容を盛り込むと，どうしても複雑な表現になり，他者にわかりにくいものになる可能性が高い。

　そこで地域・在宅看護の看護過程においては，看護問題の優先順位にあま

1）河野あゆみほか著：強みと弱みから見た在宅看護過程——＋総合的機能関連図．p.18，医学書院，2018.

りこだわるよりも，検討している看護問題間の関連性を正確に理解し，看護問題の設定によって適切なケア方法の検討ができるような設定にすることを優先して考えたほうが有意義である。

◆ 看護目標（短期・長期）の設定

　看護目標の設定は，共通認識をもった看護実践や，評価の際の指標に有用である（●plus「看護目標の設定がむずかしい」）。看護目標は通常，短期目標，長期目標の２つに分けて設定される。地域・在宅看護の場合，短期目標はおおむね２か月から３か月程度での達成を想定し，看護問題ごとの到達目標として考えるとたてやすい。長期目標は半年から１年またはそれ以上の期間での達成を想定し，その目標にいたるまでどのような看護が必要かを検討するのに使用する。長期目標は看護計画を総合的な視点でとらえ，個別の計画との整合性を確認するうえで有意義に活用できる。

◆ 計画の立案・記述

　看護の具体的な計画は，看護問題ごとに OP（観察計画），TP（処置・ケア実施計画），EP（教育的計画）に分けて記述するのが一般的である。

　前述した地域・在宅看護における看護過程の特徴をふまえて記述していくことになるが，さまざまな立場の人が支援にかかわることから，自分がどのような立場でかかわる看護師であるか，自分以外の家族や介護職などがその問題にどのようにかかわるのかといったことを確認・検討し，補足的に記述しておくとよいだろう。

4 実施

　看護計画の実施にあたっては，より具体的な実施計画として時系列にそって援助の内容や順序をまとめたり，個別の処置やケアの手順書を準備したりしておくとよい。使用物品は各家庭において異なることが多く，手順につい

---

plus	看護目標の設定がむずかしい

　とくに地域・在宅看護においては，複数の重大な問題が相互にからみ合って悪循環が生じており，どこから手をつけたらよいのかわからず，看護目標をたてにくい場合があるだろう。たとえば認知症や精神障害があるケースで，医学的な側面や安全の面から服薬アドヒアランスが重要と判断するが，日常生活がかなり混乱していて，安定した服薬など到底できそうもないという状況もありうる。その場合，日常生活が安定する支援を優先して行った結果，服薬アドヒアランスにつながるということもある。どこからときほぐせばよいかは，一般的な優先順位と一致しないことがある。

　このような「急がばまわれ」の対応は，他職種のチームメンバーと話し合ったりするなかで導き出されることがある。先入観にとらわれず，対象者にとって適切な計画を導き出すように心がけよう。

ても重要な点は共通するが，必ずしもマニュアルなどに記載されたとおりに行われるわけではない。対象者それぞれに応じた使用物品や手順を確認しておく必要がある。

　しかも実施の際は，そのときどきの状況に合わせて使用物品や手順を修正しながら実施することになる。そのことをあらかじめ想定し，いくつかの選択肢を用意しておけると望ましい。

　看護記録は，実施内容や実施後の状況をふまえて作成する。

5 評価と修正

　実施後，適切なタイミングで，看護計画に記載された「期待される成果」が，設定した期間までに達成できたのかを評価する。看護目標によっては，看護師による評価だけでなく，対象者やその家族などによる主観的な評価も含めることが望ましい。加えて，介護保険におけるサービス担当者会議のような多職種によるカンファレンスの結果などもふまえ，定期的に看護計画を修正することが必要である。

B　地域・在宅看護過程の展開方法

1　地域・在宅看護過程の特徴

1 地域・在宅看護過程の展開の思考

● **地域・在宅看護過程の目的と看護師の役割**　医療機関における看護過程は，治療をおもな目的として展開されている。それに対して，地域・在宅看護過程は，治療をしながら，障害をもちながら，住み慣れた自宅などで，自分の意思によって希望する生活を継続できるよう支援することを目的に展開される。このため，看護師の役割は，療養者や家族の生活の基盤となる健康状態の維持，症状の改善，症状の予見，症状や異常の早期発見・早期対処を基本に，医療職が常時いない自宅でも療養者や家族が療養生活を継続できるように支援することとなる。

● **地域・在宅看護過程の展開における基本的な考え方**　地域・在宅看護過程の展開においては，療養者の心身の健康状態や，家族や介護の状況，暮らし方・価値観，居住地域の状況を考察することが必要である。療養者の現在の状況には，これまでの歴史（人生）が深くかかわっており，今後もその影響を受けながら生きていく。またその療養生活は，居住地域の影響も大きく受けている。それらを考察したうえで，**在宅療養生活の希望**を主におき，広い視野でその人の療養人生を支援する看護過程の展開が必要となる。

　地域・在宅看護を行う看護師は，これまでの医療機関における看護過程でアセスメントしたような内容に加え，療養者や家族の療養生活への思い，過

去と予測する近い未来，遠い未来という時間軸，暮らしを続けるという視点，居住地域を意識して看護過程を展開していくことが必要となる。

2 地域・在宅看護過程の構成要素とその特徴

　地域・在宅看護過程は，医療機関で行う看護過程と同じ構成要素をもち，情報収集ーアセスメントー看護問題の明確化(看護診断)ー目標の設定ー計画ー実施ー評価を繰り返し行っていく(●図1-1)。地域・在宅看護における情報収集の範囲は広く，心身の健康問題などの基本的な項目に加えて，家族状況や介護状況，在宅療養生活への希望，住宅環境，経済状況，居住地域の情報なども加わる。また，目標の設定(長期目標・短期目標，優先順位)，計画(誰がなにをどのように行うか)にも特徴がある。次項以降で，これらの構成要素を説明していく。

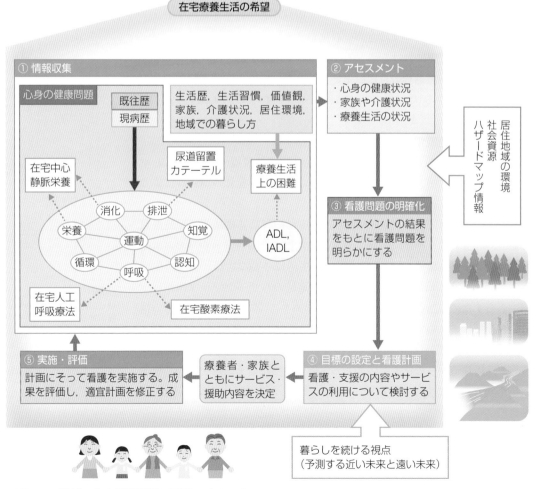

●図1-1　地域・在宅看護過程の展開のイメージ

2 地域・在宅看護過程における情報収集とアセスメント

1 情報収集項目

◆ 基本的な情報収集項目と情報の把握

■ 基本的な情報収集項目

　前述のとおり，地域・在宅看護で行う情報収集の範囲は広い。これは，在宅療養生活には，療養者の疾患や心身の状態のみならず，生活歴や生活習慣，価値観，楽しみや趣味，家族の介護状況，経済状況，居住環境，地域での暮らし方，在宅療養生活への希望などが，提供される看護の内容に深くかかわってくるからである。

　さらに，居住地域についても詳しく情報収集する必要がある。①地形，交通事情，商店などの生活に必要な施設，他者との交流の場や娯楽，観光スポットなどの居住地域の環境，②居住地域の社会資源，③居住地域のハザードマップ情報などは，地域で暮らすための基礎となる情報であり，アセスメントや看護計画などに関連するため，収集が必要である。

　○**表1-1**に在宅看護における基本的な情報収集項目をあげた。なかでも，とくに地域・在宅看護過程の目標設定で重要となってくる**在宅療養生活への希望**は，必ず収集する（○ plus「ICFの概念からみた基本的情報収集項目」，26ページ）。

■ 療養者の居住地域情報の収集

　基本的な情報収集項目に加え，療養者の居住地域の環境の実態（暮らしやすさ，療養のしやすさ）を把握して理解することで，療養者の個別性により配慮した療養生活への支援につながる。

　● **居住地域の情報の整理**　居住地域や市区町村の統計基本情報，保健医療福祉施設，社会資源・制度の情報，および生活圏である居住地からおおよそ半径2kmの範囲の環境（地形，交通事情，生活に必要な店舗・施設，生活にうるおいを与える場所・イベント），居住地域のハザードマップ情報は，地域で暮らすための基礎となる情報となる（○表1-2，27ページ）。これらの情報は，表などにまとめて整理しておく。

　● **地図上での可視化・地区踏査**　そのうえで，これらの情報を白地図上に書き込み，居住地からの位置関係やおおよその移動時間を確認したり，療養上気にかかる場所に実際に行って，現地を確認したりするとよいだろう（**地区踏査❶**）。

　地域を観察する際は，①生活や療養に必要な店舗や施設の場所，②移動に関する情報，③災害発生の想定区域を意識して行うとよい。②については，療養者の移動手段（徒歩，自転車，〔電動〕車椅子，自家用車，電車，バス，タクシー，福祉車両），移動をたすけてくれる人（家族，福祉制度などのサー

NOTE

❶地区踏査は，公衆衛生看護活動において地域アセスメントのための情報収集の1つの方法として使われる言葉である。地域やそこに暮らす人々の文化を理解するために，フィールドワークで情報を把握することをさす。地域・在宅看護においては，療養者と家族の居住地域の環境を把握し，療養者と家族の支援に役だつ情報を収集するために地域を実際に観察するという意味で用いる。

◐表1-1　地域・在宅看護における基本的情報収集項目

1. 療養者の概要

年齢，性別，家族構成，家族内での役割，職業，生活歴，生活習慣，価値観(大切にしている思い)，信条，理解力，療養者の心理社会的発達段階・発達課題

2. 療養者の健康問題

現疾患・現病歴・治療の方針・予後，既往歴，疾病の受け入れぐあい，訪問看護を利用するにいたった経緯，日常生活動作(ADL)，手段的日常生活動作(IADL)，障害とその程度，医療処置内容

3. 家族

家族成員の就学・就職状況・健康問題，家族内の関係性，介護協力体制
　• 介護者について
　　年齢，性別，家族内での役割，職業，生活歴，価値観(大切にしている思い)，介護への思い
　　現疾患・現病歴，既往歴，介護能力，疲労，介護内容と介護時間
　　副介護者の有無

4. 在宅療養生活への希望(療養者，家族)

療養者や家族の療養生活への思い，療養生活における目標，生活習慣，趣味，嗜好，介護方法などに関する療養者・家族の思いや希望

5. 居住環境

賃貸か持ち家か，エレベーターの有無，住居の間取り(療養者の居室，トイレ，洗面所，浴室，玄関，廊下)，動線，移動の障害となるもの

6. 経済状況

収入や貯蓄の有無，保障や手当などの取得状況，家計の管理者，お金の使用に関する考え方など

7. 利用しているサービス

介護保険制度(介護度，サービス内容)，障害者総合支援制度，医療費の助成，身体障害者手帳などの取得の有無

8. 居住地域の環境等

◐表1-2(◐27ページ)を参照

9. 暮らしを続ける視点・予測する近い未来と遠い未来

疾患や治療の見通しによる療養形態の予測，家族の介護力の変化の予測，家族周期段階別にみた基本的発達課題(◐30ページ)

ビス，ボランティア)などを把握したうえで，よく利用する店舗や施設までの距離や高低差，交通量，歩道の有無，杖や車椅子での通行のしやすさを把握する。

　これらの情報は，地域・在宅看護過程のアセスメントや看護計画などに影響する。

2　情報源と情報収集の方法

　医療機関と異なり，地域・在宅看護では積極的に情報収集を行わなければ手に入らない情報が多い。さらにケアチームで効果的な支援を行うためには情報を適切に共有しなければならない。

◆ 療養者の全体像を把握するための情報源

　療養者の全体像を把握するためには，本人をはじめとして，次にあげるよ

うな療養者の疾病・健康管理を担当している人々や，療養生活を支えている
人々からの情報が有用である。

（1）療養者本人

| plus | **ICF の概念からみた基本的情報収集項目** |

　世界保健機関（WHO）が 2001 年に発表した国際生活機能分類 International Classification of Functioning, Disability and Health（ICF）は，地域・在宅看護における情報収集・アセスメントを行ううえで参考になる概念である。ICF は，保健医療福祉の幅広い分野の従事者が療養生活の機能や疾病の状態について共通理解しやすい概念となっており，わが国の在宅看護の歴史のなかで大切にされてきた療養生活（ADL，IADL など）への支援，在宅療養生活への希望（主として「参加」

部分に相当）への支援が表現されている。地域・在宅看護で重要な療養生活の状況と，在宅療養生活への希望は，国際的にも欠くことのできない情報であることがわかる。

　ICF の概念を地域・在宅看護に適用する例として，ICF の概念図を◉図 A に，これに地域・在宅看護で扱う情報をあてはめたものを◉図 B に示した。地域・在宅看護過程を展開するうえで，参考にしてほしい。

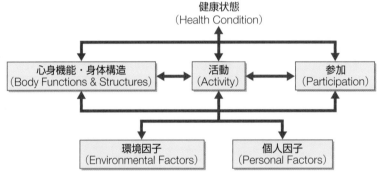

◉図 A　ICF の概念図

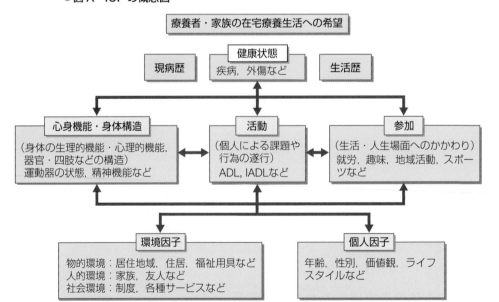

◉図 B　ICF の概念図に地域・在宅看護で扱う情報を加えたもの

●表1-2　療養者の居住地域の情報収集項目

1. 居住地域の統計基本情報
面積，人口（人口密度），平均年齢，世帯数・高齢者世帯数，高齢者数・高齢化率

2. 地形・交通事情
土地の高低差，坂・傾斜，道路環境（道幅，歩道の有無），交通量，公共交通機関

3. 療養生活に必要な店舗・施設
スーパーマーケット，ドラッグストア，コンビニエンスストア，ホームセンターなどの生活用品の販売店，介護用品・福祉用具の販売店，それぞれの店の品ぞろえ，配達サービスの有無，市役所や出張所，銀行，郵便局

4. 生活にうるおいを与える場所・イベント
人との交流の場，公民館，観光スポット，公園，散歩によいルート，娯楽施設，祭りなどのイベント，それぞれの場所のバリアフリー環境やトイレの有無

5. 医療保健福祉施設
病院（診療科，病床数），診療所（訪問診療の可否），保健所・保健センター，地域包括支援センター，相談支援事業所，訪問看護ステーション，訪問介護事業所，訪問入浴介護事業所，通所介護・通所リハビリ（デイサービス・デイケア）事業所，短期入所生活・療養介護（ショートステイ）施設，居宅介護支援事業所，配食サービス，老人福祉センター ＊小児の場合は，障害児相談支援事業所，児童発達支援・医療型児童発達支援事業所，放課後デイサービスなどが加わる。

6. 療養者が利用可能な社会資源や制度	
担当部局・相談窓口	地域包括支援センター・相談支援事業所・保健所・市区町村の担当部局，暮らしやまちの保健室など相談窓口
居住地域の自治体の制度	身体障害者手帳・精神障害者保健福祉手帳・療育手帳などの保持者へのサービス，難病対策，各種手当，おむつの支給やバス・タクシーの助成，非常用電源の購入費用補助事業等の地域独自事業，避難行動要支援者名簿など
居住地域の互助	買い物や受診などの同行サービスをしてくれる有償ボランティアなどの民間団体，高齢者見まもりボランティア，NPO法人，社会福祉協議会，民生委員など

7. 地域のハザードマップ情報など
災害発生の想定区域，災害時の避難経路や方法，避難所・福祉避難所の場所（電源を使用する医療機器を使用している場合），電力会社の患者登録が可能地域か否か，使用している医療機器供給会社の近隣支店の連絡先

（2）同居している家族や，家族介護者，キーパーソンとなっている家族
（3）保健医療福祉関係者（主治医・家庭医，看護師，保健所や市町村の保健師，理学療法士，作業療法士，言語聴覚士，栄養士，歯科衛生士など），介護保険制度によって福祉サービスを利用している人であれば介護支援専門員（ケアマネジャー），ホームヘルパー，デイサービスやデイケアなどのスタッフなど

◆ 情報収集における注意点

▋ 情報収集における特徴

● **時間的な制約がある**　初回面接は時間を十分にとって行うことが望ましいが，ある程度の期間にわたって時間と場所を共有する医療施設での看護と異なり，地域・在宅看護の場面ではむずかしいことも多い。たとえば訪問看護の場合は，1回の訪問看護提供時間は通常30〜90分くらいである。その短時間のなかで，情報を収集し，同時にアセスメントを行い，必要な看護を

提供しなければならない。

● **関係性に応じて伝えられる情報も多い**　生活歴など人生の歴史に関する話は，その内容の性質から1回の面接や訪問では聞くことはむずかしく，訪問を重ねて療養者や家族とよい関係性をつくっていくなかで少しずつ伝えられることが多い。そのため，看護師はつねに傾聴する姿勢をもち，あせらずに情報を得ていくことが肝要である。

　また，療養者や家族の本音も，訪問を重ねて信頼関係を築いたあと，看護師が注意深く観察したり傾聴する姿勢をみせたりするなかで得られていくものである。療養者や家族から正確に情報を得るためには，その家庭内のコミュニケーションのあり方や，言葉として発せられる情報の裏にある真意を読みとることも必要である。

▎ 守秘義務およびプライバシーの保護

　情報を得る際に注意しなければならないのは，当然のことではあるが，看護師として守秘義務をまもること，プライバシーを保護することである。地域・在宅看護は，多数の職種が支援にかかわり，チームで支援することが多い。しかし同じ療養者や家族の支援者だからといって，本人の了解なく情報を共有してよいというわけではない。看護の契約時に，必要な情報を関係者と共有することについて包括的に同意を得る場合も増えているが，本人の了解もなく情報が行き交っている状況は，療養者・家族の不信感をまねき，その結果，地域・在宅看護の提供がむずかしくなってしまうこともある。

▎ 訪問していない時間におこりうることの予測

　地域・在宅看護においては，現在の状態だけではなく，「看護師が訪問していない時間におこりうることを予想し，予防が可能なこと，早期発見・早期対処が必要なことを念頭におきながら観察することが重要である。褥瘡や感染症，疾病の悪化，そのほかの異常の発生，家族介護者の疲労などは，問題が小さいうちに，早めに発見して対処すれば解決できることが多い。そうすれば，入院をせざるをえない状態になることを防ぐことができる。

　たとえば，高齢者におこりやすい脱水は，バイタルサインの変化，皮膚や口唇の乾燥，食欲の減退，食事・飲水量の減少，下痢，利尿薬の服用，意識の鈍化などから早期発見ができる。トイレへの介助を申しわけなく思い，意識的に飲水量を減らしている人もいるため，早めに対応して脱水による全身状態の悪化を防ぐ。

3 情報の整理とアセスメントの展開

　療養者・家族の希望する在宅療養生活にそった看護目標や計画を策定するにあたっては，基盤となる基本的情報の収集したのち，それを整理し，それに基づくアセスメントを行うことが重要である。収集した基本的情報の整理・アセスメントの展開方法を以下に概説する。

◆ 情報の整理

1 病態の関連の整理　収集した基本的情報を整理するときには，まず既往歴と現病歴をもとに，疾患を原因としてあらわれている，または今後あらわれてくるであろう症状や障害を明らかにする（●図1-1, 23ページ）。たとえば，慢性閉塞性肺疾患（COPD）では呼吸機能障害が主となってあらわれるが，進行すると循環機能障害である肺性心（右心不全）をおこす。肺性心は，低酸素症が続いて肺動脈が収縮し，肺動脈性肺高血圧症が生じた結果である。このように呼吸と循環は密接に関係していることなどを念頭におき，病態の関連を整理していく。

2 医療処置の確認　病態が整理できたら，それをもとに必要な医療処置を確認していく。たとえば，COPD の療養者であれば在宅酸素療法（HOT）を行う必要がある（●第2章 E-7「呼吸・循環に関する地域・在宅看護技術」, 174ページ）。それぞれの処置に関して，たとえば通常の酸素流量は1Lで，入浴時などの労作時は2Lに増量するなどの医師の指示を確認する。

3 ADL・IADLの確認　次に，これらの病態から日常生活動作 activities of daily living（ADL）・手段的日常生活動作 instrumental ADL（IADL）の状況を確認する。ADL は，食事，起居移動，清潔，更衣，トイレ動作などに代表され，IADL としては電話や買い物，食事の支度，洗濯，財産管理などがあげられる。

4 生活に関する療養者と家族の状況　居住地域の確認，そして療養者の生活歴や生活習慣，価値観，家族や介護状況，経済状況，居住環境，地域の暮らし方などの情報，さらに居住地域の環境，社会資源，ハザードマップ情報などの情報を加えることで，療養生活を困難にしていることがらをアセスメントする。

5 看護問題の明確化　これら症状・障害・医療処置，ADL・IADL，生活に関する療養者と家族の状況，居住地域などの情報から，療養者の心身の健康問題，家族や介護状況，療養生活の状況をアセスメントし，看護問題を明らかにする。

◆ アセスメントの展開方法

療養者，家族，介護力，家族の発達課題，住環境，地域資源，経済力などの情報を得てアセスメントを行う。問題を考える際に必要なのは，まず療養者・家族の**要望** demands と**ニーズ** needs は異なるという認識である。

たとえば，療養者・家族から「殿部に褥瘡があり座位がとれないため，食事も排泄もすべて寝たまま行うので手伝ってほしい」という要望があったとする。このとき看護師は，「褥瘡を早く治して，座位で ADL を行えるようになりたい」というニーズに気づき，そのことを療養者・家族と話し合って問題の解決に向けて支援する必要がある❶。

▮ 家族全体のアセスメント

療養者・家族のニーズをアセスメントするときは，1人ひとりのニーズの

□NOTE
❶ただし，療養者・介護者が意識していないニーズをアセスメントしていく際は，ニーズの充足（問題の解決）が療養者・家族の在宅療養への希望と乖離しないように注意することも重要である。

ほかに「家族全体としてのニーズ」があること，療養者と家族のニーズが異なる場合があることに注意してアセスメントする。

● **要望の整理と調整**　家族全体として「自分の家族・家庭をどのようにしたいか」などの考えが明確な場合はニーズをとらえやすいが，それぞれの家族成員が違う要望をもっているときは 1 人ひとりの要望を整理し，家族全体としての要望を調整し，折り合いをつけていく作業が必要である。

● **基本的発達課題を考慮した看護支援**　家族全体のニーズを考えるときは，家族の家族周期の段階に応じた基本的発達課題を考えることも必要である。
▶**表 1-3**（▶31 ページ）は，発表から 40 年以上たったいまでも援用される望月らの作成した家族周期段階別にみた基本的発達課題である。家族や男女の役割，社会資源など，現在と異なる部分もあるが，いまでも参考になる部分が多い。それぞれの家族周期の課題に目を向け，家族それぞれが発達課題を達成するために必要な看護支援を考える。

　たとえば，青年期を迎え，これから独立を考えている子がいる家族があるとする。子の独立は，家族周期❶の段階では排出期にある家族の発達課題である。しかし，子が介護役割の一部を担っているため，親子ともに子がこの家庭から離れることはむずかしいと考えている場合，子の自立と，子が独立したあとの家庭の再構築に困難が生じる（▶5「地域・在宅看護過程をさらに発展させる視点」，46 ページ）。

　これに対して，看護はどのような支援を考えたらよいであろうか。子が担っている介護役割はなにか，それを補完するものはないか，その介護内容は，看護を強化することによって軽減しないかなど，課題解決へのさまざまな方向性が考えられる。もちろんこの課題を解決するためには，看護師ひとりの力では及ばず，医師・保健師・理学療法士・作業療法士・ホームヘルパー・ケアマネジャーなどの支援チームが，方針を統一し支援していくことが必要である。家族全体のニーズをとらえ，多職種チームで支援を考え，看護師としてなにができるかを考えることは，看護師の重要な役割である。

▍居住環境に関するアセスメント

　1 **住居**　在宅療養者が生活する場である住居が，どの程度使いやすいかをアセスメントすることは重要である。まず，住居が借家であるか，持ち家であるかの情報は，家屋に不ぐあいがあった場合に住宅改修が容易にできるか否かを判断する大きなカギとなる。

　また，玄関，廊下，居室，トイレ，洗面所，浴室などの位置や広さ，段差の有無，手すりの有無は，移動や排泄などの ADL にかかわる事項となる。とくに居室・廊下・玄関は転倒の頻度が高い場所である。療養者が転倒しにくい環境になっているか，療養者の動きとともによく観察することが必要である。

　2 **室温と湿度**　脳血管障害や自律神経障害など体温調整機能に障害がある療養者は，室温によって体温が左右されるため，室温の調整は重要である。夏季の室温は，なるべく外気温との差を 5℃ 以内にし，室温が 22〜28℃ となるように調整する。冬季の室温は，20±2℃ とする。湿度は 50±5% を保

NOTE

❶**家族周期**
　家族を個人の成長と同様に発達し，発達段階を経ていくものととらえ，その周期（ライフサイクル）を概念化したものである。さまざまなモデルが提唱されているが，わが国では家族発達段階の概念をはじめて導入した家族社会学者の森岡清美が提唱し，望月嵩らが整理した▶**表 1-3** のモデルが普及している。

◉ 表 1-3　家族周期段階別にみた基本的発達課題

	基本的発達課題(目標)	目標達成手段(経済)	役割の配分・遂行	対社会との関係	備考
婚前期	• 婚前の二者関係の確立 • 身体的・心理的・社会的成熟の達成	• 経済的自立の準備 • 新居の設定(親との同居・別居)	• 正しい性役割の取得 • 結婚後の妻の就業についての意見調整	• 相互の親族や知人の是認の確保	• 性衝動のコントロール • デイト文化の確立
新婚期	• 新しい家族と夫婦関係の形成 • 家族生活に対する長期的基本計画 • 出産計画	• 安定した家計の設計 • 耐久消費財の整備 • 長期的家計計画(教育・住宅・老後) • 居住様式の確立 • 出産育児費の準備	• 性生活への適応 • 夫婦間の役割分担の形成 • 夫婦の生活時間の調整 • 生活習慣の調整 • リーダーシップ・パターンの形成	• 親や親戚との交際 • 近隣との交際 • 居住地の地域社会の理解 • 地域の諸団体活動への参加	• 社会的諸手続き(婚姻届・住民登録)の完了
養育期	• 乳幼児の健全な保育 • 第2子以下の出産計画 • 子の教育方針の調整	• 子の成長にともなう家計の設計 • 教育費・住宅費を中心とした長期家計計画の再検討	• 父・母役割の取得 • 夫婦の役割分担の再検討 • リーダーシップ・パターンの再検討	• 近隣の子どもの遊戯集団の形成 • 保育所との関係 • 親族との関係の調整(祖父母と孫)	• 妻の妊娠時への夫の配慮
教育期	• 子の能力・適性による就学 • 妻の再就職と社会活動への参加 • 子の進路の決定 • 家族統合の維持	• 教育費の計画 • 住宅の拡大 • 建設費の計画 • 老親扶養の設計 • 余暇活動費の設計 • 子の勉強部屋の確保	• 子の成長による親役割の再検討 • 子の家族役割への参加 • 夫婦関係の再調整 • 余暇活動の設計 • 家族の生活時間の調整 • 妻の就業による役割分担の調整	• 老親扶養をめぐっての親族関係の調整 • PTA活動への参加 • 婦人会, 地域社会活動への参加 • 婦人学級・成人学級など学習活動への参加 • 夫の職業活動の充実	• 家族成員の生活領域の拡散への対処
排出期	• 子どもの就職・経済的自立への配慮 • 子の情緒的自立への指導 • 子の配偶者選択・結婚への援助	• 子の結婚資金の準備 • 老後の生活のための家計計画 • 子の離家後の住宅利用の検討	• 子の独立を支持するための役割 • 子の離家後の夫婦関係の再調整 • 子の離家後の生活習慣の再調整	• 地域社会活動への参加 • 奉仕活動への参加 • 趣味・文化活動への参加	• 妻の更年期への対処
老年期	• 安定した老後のための生活設計 • 老後の生きがい・楽しみの設計	• 定年退職後の再就職 • 老夫婦向きの住宅の改善 • 健康維持への配慮 • 安定した家計の維持 • 遺産分配の計画	• 祖父母としての役割の取得 • やすらぎのある夫婦関係の樹立 • 夫婦としての再確認 • 健康維持のための生活習慣	• 子どもの家族との関係の調整 • 地域社会活動・奉仕活動・趣味・文化活動参加の維持 • 子どもの家族との協力関係の促進 • 老人クラブ • 老人大学への参加 • 地域活動への参加(生活経験を社会的に生かすこと)	• 健康維持 • 内閉的生活の傾向への対処
孤老期	• ひとりぐらしの生活設計	• ひとりぐらしの家計の設計 • ひとりぐらしの住宅利用 • 遺産分配の計画	• 子どもによる役割の補充 • 社会機関による役割の補充	• 社会福祉サービスの受容 • 老人クラブ・老人大学への参加 • 新しい仲間づくり, 友人関係の活用	• 孤立はしても孤独にならないこと

(望月嵩・本村汎編：現代家族の危機. pp.12-13, 有斐閣, 1980 による)

つのがよい。しかし，療養者の温度・湿度に対する好み，冷暖房器具の設置状況などは，個人や家庭によってそれぞれ違う。病状に影響しないように留意しながら，療養者本人にとって快適な室温と湿度に調整する。

　3 照明・色彩・騒音　一般に病室に適するといわれる採光や照明，色彩などはあるが，療養者の疾患によっては明るい照明が不快になる場合があり，色彩についてもそれぞれの好みがある。自宅でその人らしく生きるために在宅療養しているという基本を押さえながら，介護・看護に必要な要件を満たすように調整する。

　①**照明**　療養者の生活や医療処置，看護行為に必要な照度を確保するためには，カーテンやブラインドの開閉による採光の調節，部屋全体を照らす全体照明や，小面積を照らす局所照明の利用などの工夫がある。療養者の好みや希望を聞きながら，これらの工夫を活用して照明を考える。

　②**色彩**　色彩は，●**表1-4**に示すような心理的・生理的な影響を療養者に与えるといわれている。色の心理的・生理的作用は，療養者の療養生活場所を彩る色を，療養者の好みや希望を聞きながら提案するときの参考になるだろう。

　③**騒音**　騒音と感じる音は人によって異なり，どんなに小さな音であってもその人が不快と感じれば騒音となりうる。騒音の発生源を除去したり遠ざけたり，騒音となりうるものをあらかじめ除去しておいたり，騒音防止の対策を整えたりすることが必要である。たとえば，吸引器は作動音や作動に伴う振動音が生じるため，夜中の吸引時は音をできるだけ押さえるなど，近隣にも配慮する必要がある。吸引器と台との間に防音マットを敷き，振動による音を最小限にするなどの工夫を行う。

　住環境を含む療養環境調整については，第2章E-1「療養環境調整に関する地域・在宅看護技術」で解説している（●86ページ）。

　4 電気設備　人工呼吸器，酸素濃縮器，輸液ポンプ，吸引器など，生命維持に必要な医療機器を使用している場合，これらの機器を安全に使用する

●**表1-4　おもな色の心理的，生理的作用**

作用	色彩
(1)大きさの規制	・大きく感じさせる色(膨張色・黄系統) ・小さく感じさせる色(収縮色・青)
(2)進出後退色	・進出感を与える色(黄・赤系統) ・後退感を与える色(青)
(3)温度感規制	・暖かく感じさせる色(赤・黄系統) ・冷たく感じさせる色(青)
(4)陽気・陰気の感情刺激	・陽気にさせる色(白・黄・赤) ・陰気にさせる色(黒・紺の暗色)
(5)食欲増進	・増進させる色(赤・緑・青)
(6)刺激・沈静	・刺激する色(赤・黄)・沈静させる色(緑・青)

(氏家幸子：基礎看護技術，第3版．p.180，医学書院，1990による)

○表1-5　在宅医療住宅の住宅面積に応じた主開閉器の定格電流

住宅面積（m²）	主開閉器（A）
50（15坪）以下	40
70（20坪）以下	40
100（30坪）以下	50
130（40坪）以下	60
170（50坪）以下	75

（電気設備学会　在宅医療を考慮した屋内配線システム調査研究委員会：在宅医療を考慮した屋内配線システム調査研究報告書．p.94，電気設備学会，2001による，一部抜粋）

ための電気設備関係の確認が必要となる。

①**家庭の電気容量の確認**　医療機器と家庭用電機製品は同時に使用されていることが多いため，これらの電気容量を確認し，契約電気容量を確認する。医療機器を使用した在宅療養家庭に必要な主開閉器（メインブレーカー）❶の電気容量（アンペア：A）を住宅面積ごとに示したものが，○**表1-5**である。

②**家庭内の配線の確認**　家庭内の配線はいくつかの回路に分岐されており，分電盤❷を見ると，各部屋などへの分岐がわかる。1つの分岐回路に医療機器と家庭用電機製品を併用している場合，電気容量をこえてブレーカーが落ちることがある❸。医療機器に使用する分岐回路は，一般電化製品と区別して使用するよう配慮が必要である。

③**電源のとり方**　医療機器は2極接地極付プラグ（通称3Pプラグとよばれる）❹を使用していることが多いため，3Pコンセントまたは接地（アース）を取りつけることが望ましいとされている。タコ足配線によるコードの発熱や，抜けかかったプラグにたまったほこりに湿気が加わることで発火する場合があるので注意が必要である。

■ **社会資源に関するアセスメント**

１ **社会資源の活用**　在宅療養における問題の解決は，看護師ひとりの力では不可能なことも多いため，専門職のチームの力や，制度，地域のサービスを利用していく。チームを組む職種としては，医師，保健師，理学療法士，作業療法士，ホームヘルパー，ケアマネジャーなどがあり，支援の方針を統一して進めていく。

公的な制度や地域のサービスとしては，「介護保険法」や「障害者の日常生活及び社会生活を総合的に支援するための法律」（障害者総合支援法），「身体障害者福祉法」などに基づくサービス，市区町村や保健所などの自治体が行うサービスなどがある。これらのサービスは要介護度や障害の程度，訓練の必要性などに応じて給付される（○表1-6，34ページ，表1-7，35ページ）。

さらに公的な制度や地域のサービス以外にも，近隣の知り合いがときどき安否の確認に来てくれるなどのインフォーマルサービスがある。近隣や地域組織，ボランティアグループなどの活動を利用することもできる。親しいお茶飲み友達がいたり，地域の趣味サークルや自治会活動，暮らしやまちの保健室などの身近な場に足を運んだりしていれば，いつもの様子と違ったり急

━ **NOTE**

❶**主開閉器**
　アンペアブレーカーともよぶ。電線から家屋に配線を引き込む際の大もとのブレーカーで，これを閉じれば家屋内の配線に流れる電流が遮断される。

❷**分電盤**
　主開閉器を通した配線を各部屋に分配する配線用ブレーカーが収められている設備である。通常，漏電ブレーカーや主開閉器も一緒に収められていることが多い。

❸人工呼吸器と炊飯器などが一緒の分岐回路になっており，炊飯器の電源を入れたところブレーカーが落ちた例がある。

❹**2極接地極付プラグ**
　一般的な2つのプラグだけでなく，感電防止や静電気除去のためのプラグが1つ加わった3Pタイプのプラグである。

◉表1-6　介護保険制度における介護給付・予防給付サービス

		要介護（介護給付）	要支援（予防給付）
居宅サービス	訪問サービス	訪問介護	介護予防訪問介護
		訪問入浴介護	介護予防訪問入浴
		訪問看護	介護予防訪問看護
		訪問リハビリテーション	介護予防訪問リハビリテーション
		居宅療養管理指導	介護予防居宅療養管理指導
	通所サービス	通所介護（デイサービス）	介護予防通所介護
		通所リハビリテーション（デイケア）	介護予防通所リハビリテーション
	短期入所サービス	短期入所生活介護（ショートステイ）	介護予防短期入所生活介護
		短期入所療養介護（ショートステイ）	介護予防短期入所療養介護
	福祉用具レンタル・購入など	福祉用具貸与	介護予防福祉用具貸与
		特定福祉用具販売	特定介護予防福祉用具販売
		居宅介護住宅改修費	介護予防住宅改修費
	施設・居住サービス	特定施設入居者生活介護（有料老人ホーム）	介護予防特定施設入居者生活介護
	ケアマネジメント	居宅介護支援	介護予防支援
地域密着型サービス		認知症対応型通所介護	介護予防認知症対応型通所介護
		小規模多機能型居宅介護	介護予防小規模多機能型居宅介護
		認知症対応型共同生活介護（認知症高齢者グループホーム）	介護予防認知症対応型共同生活介護（認知症高齢者グループホーム）
		定期巡回・随時対応型訪問介護看護，夜間対応型訪問介護，地域密着型特定施設入居者生活介護，地域密着型介護老人福祉施設入居者生活介護，地域密着型通所介護（療養通所介護含む），看護小規模多機能型居宅介護	
施設サービス		介護老人福祉施設（特別養護老人ホーム），介護老人保健施設（老人保健施設），介護医療院，介護療養型医療施設（療養病床など）	

に来なくなったりすれば誰かが異変に気がつき，その結果，医療保健福祉サービスにつながることもある。このように，地域の互助の役割は大きく，個人や地域とのつながりが重要である。

　　②社会資源の利用に関するアセスメント　療養者や家族にとって必要な社会資源は，療養者と家族のアセスメントを行い，問題が抽出されることで明らかになってくる。たとえば，疾患によりADLが低下し，日常生活に支障があるが，家族も高齢で疾患をもつために介護ができない状況にある療養者の場合，介護保険制度の利用が可能であれば，訪問介護を利用することなどが考えられる。

　　ただし，療養者が利用できる社会資源は，居住の地域によって異なるものや，支給金額の上限が異なるものもある。居住地域の社会資源を知っておき，なにが利用でき，なにが利用できないか，今後どのようなサービスが必要か

表1-7　障害者総合支援法の障害福祉サービス等の体系

自立支援給付費		地域生活支援事業
介護給付	・居宅介護(ホームヘルプ) ・重度訪問介護 ・同行援護 ・行動援護 ・重度障害者等包括支援 ・短期入所(ショートステイ) ・療養介護 ・生活介護 ・障害者支援施設での夜間ケア等	理解促進研修・啓発 自発的活動支援 相談支援 成年後見制度利用支援 成年後見制度法人後見支援 意思疎通支援 日常生活用具給付または貸与 手話奉仕員養成研修 移動支援 地域活動支援センター 福祉ホーム その他の日常生活または社会 生活支援
訓練等給付	・自立訓練(機能訓練, 生活訓練) ・就労移行支援 ・就労継続支援(A型, B型) ・就労定着支援 ・自立生活援助 ・共同生活援助(グループホーム)	
自立支援医療(更生医療, 育成医療, 精神通院医療)		
補装具の支給		
相談支援		

を整理しておくとよい。

③ 相談窓口の整理　制度を利用するには, 誰に相談すればよいのか, 相談窓口も整理しておくとよい。介護保険制度を利用するのであれば介護支援専門員❶に, 障害者(児)の場合は相談支援専門員❷に相談する。介護保険制度も含めて広い範囲での心身の健康問題や地域のケアシステムの調整については, 保健所などの保健師に相談できる。また, 地域包括支援センター❸では, 高齢者の介護・医療・保健・福祉の総合相談ができる。経済的な問題については, 福祉事務所などのケースワーカーや, 市区町村の担当部署に相談する。

④ 社会資源の選択　社会資源の選択にあたっては, 療養者と家族のアセスメントから明らかになった問題と, 療養者の経済状況や地域の社会資源の状況から, 利用すべきものを考えていく。また, 経済状況は家庭によって異なり, お金に対する考え方もそれぞれ違う。経済状況の制約があるなかで, どの社会資源を優先して利用すべきかなどについて, アセスメントに基づき療養者・家族と相談していく。

家族の介護力のアセスメント

① 家庭内の介護状況　近年の少子高齢社会のなかで, 家庭の平均世帯人員数は2020年(令和2年)現在2.21人となり[1], 家庭内で介護を担う人が少なく, 高齢者が高齢者を介護することもあたり前のように見受けられるようになった。

NOTE

❶介護支援専門員
　介護保険制度においてケアマネジメントや相談支援などの役割を果たす職種である(◯第6章「地域・在宅看護マネジメント」, 358ページ)。ケアマネジャーとよばれることが多い。

❷相談支援専門員
　障害者等の相談に応じ, 助言や連絡調整等の必要な支援を行うほか, サービス利用計画の作成を行う。相談支援専門員になるには, 障害者の保健・医療・福祉・就労・教育の分野における相談支援・介護などの業務経験(3〜10年)があり, 所定の研修を修了することが必要である。

❸地域包括支援センター
　地域包括ケアの中核機関として市町村が設置するものである。介護予防や介護に関する相談支援などの機能をもつ(◯第6章「地域・在宅看護マネジメント」, 358ページ)。

1)　総務省:令和2年国勢調査人口等集計結果　結果の要約. 2021年(https://www.stat.go.jp/data/kokusei/2020/kekka.html)(参照2021-12-27)

　現代の家族がおかれる生活環境として，家庭内で介護を行いにくい次のような状況がある。

(1) 家族構成員の人数減

(2) 高齢者の増加

(3) 介護に取り組みにくい職場環境

(4) 女性の社会活動の活発化による「女性が介護をする」というこれまでの意識の変化

(5) 家族構成員のそれぞれが自己実現の意思をもって生活している

　介護保険制度は，こうした社会の変化に対応すべく，介護の社会化をはかったものであるが，それでもなお，家庭内での介護が必要であるのが現状である。

　②**家族内での役割のアセスメントと再構築への支援**　家族に疾病や障害をもつ人があらわれた場合，療養者が以前に担っていた役割，また介護を担うことになった家族がそれまでに担っていた役割は，ほかの家族が代行することになる。そして新たに介護という役割が発生する。担わなければならない役割は，家事・育児・介護・経済的基盤などさまざまあり，家族内でうまくこれらの役割の再構築ができればよいが，役割負担が大きすぎる，役割分担ができない，などがあると，家族としての生活ができなくなる場合がある。

　③**社会資源の導入による負担軽減**　家族内の役割には，家族にしかできないものと，家事や看護・介護など社会的に支援できるものがある。療養者・介護者・家族の役割をアセスメントし，役割のうち社会的に支援できる役割は社会資源を導入するなどして介護者や家族の負担を軽減するとともに，家族内での役割の再構築をはかれるように支援していく。

▌介護負担に関するアセスメント

　「介護」というと，介護負担などの後ろ向きのイメージで語られることが多い。しかし実際の家族介護者は，介護する親や配偶者，子どもなどに「いままで一緒に暮らしてきて(育ててもらって)介護は当然の恩返し」「最期まで一緒にいてほしい」などの思いをもったり，看取った際は「介護をやりとげた満足感」をもったりするなど，前向きな気持ちで介護を行っていることも多い。

　ただ介護の過程では，介護そのものの負担に加え，夜間の介護による睡眠時間の削減，介護による時間的拘束などによる身体的・精神的負荷により，介護者が大きなストレスをかかえ，健康問題としてあらわれてくることがある。介護者が倒れ，療養者と共倒れとなることは避けなければならない。

　看護師には，介護者の負担をアセスメントし，共倒れを未然に防ぎ，ゆたかな介護につなげる役割がある。

　①**介護者の身体的負担**　たえまなく行う介護のため，食事をとる時間，睡眠時間，排泄する時間，入浴する時間などが確保できず，介護者の ADL が制限される。また，これらによって栄養障害や睡眠障害，療養者を持ち上げるなどの動作を繰り返したことで発生する腰痛，トイレに行く時間がないことによる便秘や膀胱炎などの健康問題が生じる(◯表 1-8)。

表1-8　介護者の身体的負担を示す項目とアセスメント要素

1. 〈栄養障害〉にかかわる状況

- 食事時間が短い
- 食事量の減少に伴い体重の減少がある
- 食事時間が不規則である
- 簡便食品を多用している
- 空腹感がなく食事をスキップする
- 胃腸症状がある

2. 〈睡眠障害〉にかかわる状況

- 夜間の介護量が多い
- 夜間介護の代行者，支援者がいない
- 昼間の介護中に居眠りするなど睡眠不足をうかがわせる行動がある
- 睡眠不足による身体疲労が強い
- ヘルパーや訪問看護師の夜間呼び出しに抵抗がある

3. 〈疲労の蓄積〉にかかわる状況

- 腰痛がある
- 疲労による介護や家事への影響がある
- 他者に介護を任せることができない
- 被介護者が介護者の休息の必要性を理解できない
- 福祉サービスの介護代行機関を利用していない

4. 〈生活必須行動の制限〉にかかわる状況

- 家事，排泄，清潔などの日常生活行動に支障がある
- 膀胱炎・便秘をおこすことがある
- 住宅構造に介護上の問題がある
- 外出の必要な用件が行えない

5. 〈ケア・医療処置のための疲労〉にかかわる状況

- 医療器具のトラブルに対応できない
- 処置部位の異常を指摘できる
- 身体疲労の少ない方法で処置部位の管理をする工夫がない

（川村佐和子ほか：平成12年度厚生省老人保健健康増進等事業プロトコールの普及に関するモデル事業研究報告書. p.90, 全国訪問看護事業協会, 2001 による, 一部改変）

②介護者の精神的負担　これから何年続くかわからない介護に対する将来への不安，もともとの療養者との関係から生じる葛藤などがある（◯表1-9, 38ページ）。

③介護者の経済的負担　介護に専念するために退職するなど収入が減ること，介護・医療費に対する支出が増えることなどがある（◯表1-10, 38ページ）。

④介護者の社会的負担（親族・家族関係を含む）　特定の家族成員が可能な以上の介護を担うことをしいられること，仕事の継続がむずかしくなること，社会との交流が減り孤立していくことなどがある（◯表1-11, 39ページ）。

経済力のアセスメント

対象者に経済的基盤があることは，在宅療養継続のために欠かせないことである。家庭内でおもに家計を支えている人は誰か，在宅療養生活を継続するに必要な収入や貯蓄があるかなどについて確認しておく。また，医療保険

◎表 1-9　介護者の精神的負担を示す項目とアセスメント要素

1.〈将来への不安〉にかかわる状況

- 被介護者の回復の見込みは少ない
- 介護の長期化の可能性はあるが，家族全員の一致した受け入れ姿勢がみられない
- 失業，離婚など生活設計の破綻にいたる可能性がある
- 緊急事態での医療施設への入院がスムーズではない
- 孤立し相談相手がいない

2.〈被介護者との関係不良〉にかかわる状況

- 介護開始前からの関係性が影響している（親子，夫婦，嫁姑関係など）
- ケアの不十分さや暴言など，被介護者への虐待，介護放棄がみられる
- 被介護者は介護者の世話に協力的でない
- 介護者へのねぎらいの言葉はない
- 言語コミュニケーションが不可能なためにいらだちやすい
- 医療器具の装着を被介護者が納得していない

3.〈医療器具管理に対する過度の緊張〉にかかわる状況

- 医療器具のトラブルに対応できない
- 応急処置をして訪問看護師または医師を呼ぶ対応ができる
- 医療処置への恐怖感をもっている
- 十分な観察もなく医療処置を行っている
- 過度に厳密な手順で医療処置を行っている

4.〈介護サービス利用への心理的抵抗〉にかかわる状況

- 介護サービス利用を親戚や家族が了解していない
- 介護サービス利用を介護者の怠惰と感じる
- ヘルパー，訪問看護師を客待遇する
- ヘルパー，訪問看護師に家庭内にふみ込まれると感じる
- ヘルパー，訪問看護師は介護者の慣れた方法を無視する

（川村佐和子ほか：平成 12 年度厚生省老人保健健康増進等事業プロトコールの普及に関するモデル事業研究報告書．p. 91，全国訪問看護事業協会，2001 による，一部改変）

◎表 1-10　介護者の経済的負担を示す項目とアセスメント要素

1.〈家計収入の減少〉にかかわる状況

- 介護のための遅刻・休職などにより職場で減給扱いされている
- 失業している
- パートの仕事を失った
- 子供の養育・教育費用を圧迫している
- 結婚などの行事遂行に支障をきたしている
- 生活設計は破綻に近い

2.〈介護・医療費の増加〉にかかわる状況

- 低所得のなかでの医療費の割合が高くなる
- 切り詰めた生活になり健康への影響がある
- 介護用具への支出が多い
- 入院費用の支出が多い
- 親族からの経済的支援はない

（川村佐和子ほか：平成 12 年度厚生省老人保健健康増進等事業プロトコールの普及に関するモデル事業研究報告書．p. 91，全国訪問看護事業協会，2001 による）

○表 1-11　介護者の社会的負担を示す項目とアセスメント要素

1.〈親族・家族関係が不良〉にかかわる状況

- 家族内の役割が良好に遂行されない
  （親子，夫婦，嫁姑関係などが悪化し家族機能が崩壊に向く）
- 親族が介護者に過剰な介護役割を期待している
- 家族が介護継続を受け入れている
- 冠婚葬祭の家庭行事の遂行に支障がある

2.〈仕事の継続が困難〉にかかわる状況

- 介護のために職場に遅刻する
- 介護のために職場を休むことがある
- 介護疲労のために仕事内容に支障をきたす
- 介護のために転職・辞職を考える
- 仕事継続のための家族の協力はない
- 転職・辞職は自己実現の機会の剥奪となる
- 転職・辞職は家計をおびやかすため在宅介護を断念する

3.〈社会との交流が減る〉にかかわる状況

- 活用できる社会資源について理解していない
- 外出・外泊が不可能で，社会資源にアクセスできない
- 友人との交流は途絶えた
- 地域との交流がなく，地域での活動にも参加できない
- 仕事に行かないので職場を通しての社会情報も得られない

4.〈世間体を気にする〉にかかわる状況

- 介護状態であることを世間には隠している
- 近隣の援助は受け入れない
- 「介護は家族ですべき」へのこだわりが強く，介護サービス利用への抵抗を示す
- 結婚や就職に被介護者の存在はマイナスと考える
- 医療器具を装着した被介護者を見苦しいと感じる

（川村佐和子ほか：平成 12 年度厚生省老人保健健康増進等事業プロトコールの普及に関するモデル事業研究報告書．p. 92，全国訪問看護事業協会，2001 による，一部改変）

や介護保険の受給資格があることや，年金，生活保護などの生活の保障の状況，居住している地域で支給される手当なども必要な情報である。誰が家計を管理しているか，お金の使用に関する考え方や，決定者が誰かなども必要な情報となる。

　そのうえで，認知症などのため判断能力が低下し，財産の管理や日々のお金の管理ができなくなるとアセスメントした場合には，成年後見制度❶を利用するなどの解決方法も検討する（●318 ページ）。

居住地域のアセスメント

● **生活のしやすさ・療養のしやすさ**　居住地域の統計情報や地区踏査で得た情報を基に，「生活のしやすさ」「療養のしやすさ」をアセスメントする。毎日の生活には，買い物や通院，市役所や保健所，銀行などでのさまざまな手続きなどが必要になる。そこまでの移動について，土地の高低差，坂・傾斜，道路環境（道幅，歩道の有無），交通量，公共交通機関などを考える必要がある。居住する自治体の医療保健福祉の制度，利用できる施設，社会資源などを確認する。自治体で独自に行っている制度や手当もあるので，見落と

NOTE

❶成年後見制度

　認知症・知的障害・精神障害などの障害により判断能力が不十分な人のために，家庭裁判所によって選ばれた後見人が，本人の財産の管理や身上保護などを行い，財産管理や身上保護，権利擁護を行う制度である。家庭裁判所が法定人を選ぶ法定後見制度と，本人が選ぶ任意後見制度がある。

さず確認するように気をつける。

● **楽しみや娯楽**　そのうえで，人が暮らしていくには楽しみや娯楽も必要である。趣味や生活習慣，年間のイベントなどを療養者や家族から聞き，地域の観光スポットや娯楽施設などを把握しておくと，長期目標や看計計画にいかすことができる。たとえば，次の**事例❶**のＡさんのようなケースがある。

事例❶

　交通事故による脊髄損傷でリハビリテーションを行い，家で車椅子での生活を始めたＡさん。この地域で年に1度行われる歴史絵巻さながらの武者行列祭りが幼少期から大好きで，元気なときは毎年観覧し，ときには行列に参加もしていた。交通事故後，Ａさんはリハビリテーションに気持ちが向かない時期もあったが，看護師と話し合って「武者行列祭りに車椅子で行って観覧する」ことを目標にしてからは，外出できるように身体機能を整えようと，リハビリテーションに励んでいる。

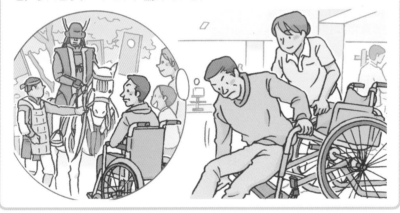

● **災害**　また災害時を想定して，ハザードマップを確認し，避難場所や避難経路，避難方法をアセスメントしておく。看護学生Ｂの地区踏査の際の気づきを**事例❷**で紹介する。

事例❷

　地域・在宅看護実習で，看護学生Ｂは，高齢でひとり暮らしをしている男性のＣさんの家を訪れた。Ｃさんは最近，下肢の衰えが進んだように感じていた。住まいはアパートの2階で，周囲の土地は高低差が少なく，買い物には杖歩行で行けているが，階段の昇降がきつくなってきたという。

　Ｃさんの話を聞いた看護学生Ｂは，住まいをアパートの1階やバリアフリー住居に移すことができたらよいと考えたが，住み慣れた場所をかえることや引っこしは現実的にはむずかしいとも感じた。周辺を地区踏査してみると，Ｃさんの住まいは複数の川に囲まれた低地であり，周辺には水門や葦（よし）の群生が点在していた。町内の各所には浸水時に配布する土嚢（どのう）袋が備蓄されており，大雨などで洪水が予想されるときには各自が土嚢をつくり，玄関先などに設置するよう態勢がとられていた。ハザードマップをみると，過去に何度も洪水があり，浸水想定地域となっていた。

　看護学生Bは，地区踏査後，Cさんがもしこの地域で1階に住んだら，洪水のたびに土嚢を設置することはできないと考えた。少しの浸水であれば2階にいるほうが安全であり，災害時の備えとして考えても，階段を昇降できる筋力を維持することが大切と気づいたのであった。

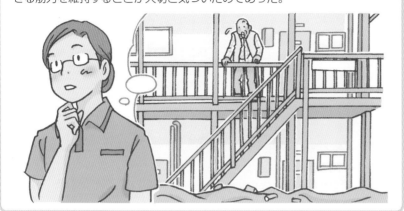

③ 地域・在宅看護過程における看護目標の設定・計画

❶ 目標設定のポイント

　アセスメントによって問題（看護問題）が明らかになると，そこから看護目標が導き出される。目標の設定にあたってのポイントをみていく。

　前述のとおり地域・在宅看護における目標には，長期目標と短期目標がある。長期目標は，療養者・家族の在宅療養への希望にそうもので，達成に数か月から数年かかることもある。短期目標は，長期目標を達成するために先に達成しておく必要がある目標で，数週間から数か月で達成できるものとする。

◆ 優先順位の検討

　訪問看護では訪問時間や回数に制約があるため，看護目標に優先順位をつけて支援に取り組んでいく場合がある。問題とその目標の優先順位をつける際には，以下の点に留意する。

　1 生理的ニードと危険の回避　医療機関で展開される看護過程と同様に，マズローA. H. Maslow❶の5段階のニードで基盤となる生理的ニード，つまり生命の維持にかかわることがらは優先して支援する（◐図1-2）。これに加えて地域・在宅看護では，現在は現象としてあらわれていないが，疾患の進行などにより生命の維持や安全・安楽が妨げられると予測できることを優先する問題としてあげ，継続して注意を向けて支援していく。

　2 療養者・家族の希望　地域・在宅看護では，療養者・家族の在宅療養の希望にそうという点が優先順位を左右する。たとえば，自己実現のニード

□ NOTE
❶ マズロー（1908〜1970）は，アメリカの心理学者で，基本的欲求段階説を提唱した。これは，人間の基本的な欲求を5段階に分けたもので，下層のニードが満足されると，新しい価値観によって1段高い層のニードが出現するという考え方である。

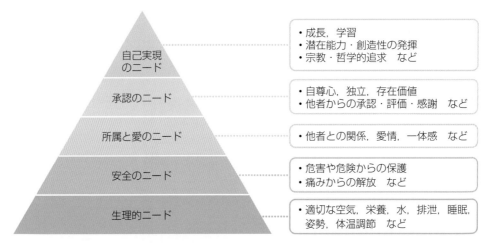

●図1-2　マズローの欲求(ニード)の階層
最下層の生理的ニード，つづいて下から2段目の安全のニードにかかわる問題が看護上優先される。

の優先順位を高くすることはままある。

　疾患のため間欠的導尿を行う場合，医療機関では夜間に数回の希望があっても，看護師が療養者のおぼつかない足どりを支えながらトイレまで移動し，導尿の介助を行うことができる。しかし在宅療養では，その看護師の役割を担うのは家族であり，医療機関と同様の介助を行うとなると，介護家族は夜間に数回の排泄介助のために起きなければならず，睡眠も分断される。これが続くと，介護家族に身体的負担と精神的負担が重くのしかかる状態になることがある。

　実際，追いつめられた状態になり，「このままでは2人とも共倒れになってしまう。いっそここから飛びおりてしまおうかと思う」などと訪問看護師に話す家族介護者もいる。

　この場合，看護師はどうするべきだろうか。感染予防などのためには間欠的導尿を行うほうがよいであろう。しかし，介護負担を考え，在宅療養を継続していく視点で考えると，間欠的導尿を継続するよりも，膀胱留置カテーテルで管理するほうがよいのではないかとも考えられる。現在のこの状況を医師に報告し，相談することが優先課題となるだろう。

2　地域・在宅看護計画の立案

　地域・在宅看護計画の立案のポイントについて，事例を通して考えていく。**事例❸**のDさんの例をみてみよう。

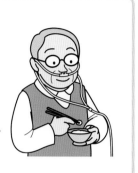

事例❸ COPD で在宅酸素療法開始となった D さん

　D さん(75 歳, 男性)は, 慢性閉塞性肺疾患(COPD)で入院し, 在宅酸素療法(HOT)を開始して在宅療養となった。妻とふたり暮らしの D さんは, 入院前は家に帰ったら, 毎週通っていた公民館の将棋クラブに行くことを楽しみにしていた。しかし, 家での生活は酸素吸入していても息切れを感じ, ADL もままならなかった。また, 酸素濃縮器や酸素ボンベの使い方も, 酸素吸入しての入浴方法もよくわからない状況であった。

◆ 事例における看護目標

　この場合の D さんの長期目標は,「呼吸困難による苦痛なく日常生活を送ることができ, 将棋クラブに行けるようになること」である。これは D さんの在宅療養への希望であり, D さんの QOL には欠かせないものである。最終的にこの長期目標が達成されるように支援するが, 達成にはいくつかの問題を解決しないと到達しない。このいくつかの問題の解決が短期目標としてあげられるものである(●図 1-3)。

　短期目標は, まず「家庭で酸素吸入をしながらの日常生活が整えられること」, 次に「外出ができるようになること」というように段階を追ったものになる。また, この事例での短期目標の優先順位としては, 呼吸という生理的ニードが満たされていないことから, その解決が順位の高い目標となる。

◆ 地域・在宅看護計画の立案のポイント

●**地域・在宅看護計画のたて方**　看護計画は, まず長期目標で目ざす方向を決めてから, より具体的な短期目標をたてていく。計画には, ①誰が(どんな職種が), ②いつ, ③なにを, ④どのように, ⑤いつまでに行うのかを明記する。目標達成時期が設定されていない計画は評価ができないため, 療

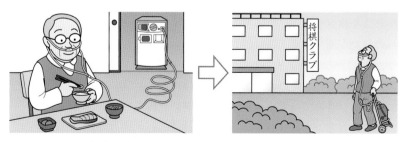

a. 短期目標	b. 長期目標
家庭で酸素吸入しながらの日常生活が整えられる。	将棋クラブに行ける。

●**図 1-3　短期目標と長期目標**

養者・家族にとって無理がなく，達成可能な時期を設定する。

● **Dさんの看護計画**　**事例❸**のDさんの短期目標を「家庭で酸素吸入をしながら呼吸困難なくADLが行える」にしたとする。その場合はまず，「なぜADLで呼吸困難が生じているのか」を把握する必要があるだろう。自宅での動作は入院時とは異なり，負荷がかかったものとなっているかもしれない。それを予想して自宅でのADLと呼吸困難の状態を把握することから始める。

　ここでは，①看護師が(誰が)，②週2回の訪問時に(いつ)，③AさんのADLと呼吸困難の状態を(なにを)，④下記の3点について(どのように)，⑤2週間以内に確認する(いつまでに行う)などと，具体的に検討していく。

（1）Aさんの家屋の状況(居室の場所，家屋での動線)，ADLの状況，呼吸困難感，バイタルサイン，経皮的動脈血酸素飽和度(SpO_2)の観察・測定。

（2）訪問看護以外の時間での呼吸困難の状況をAさん・妻からよく聞く。

（3）酸素吸入しながらの入浴方法を説明指導し，入浴介助をしながら呼吸状態を観察する。

◆ サービスの検討と導入

　つづいて，サービスの検討と導入について，**事例❹**のEさんのケースを通してみていく。サービスの種類や頻度，ケアの細かい手順や内容は，療養者・家族の希望，また経済状況によっても左右される。

> **事例❹　在宅療養生活を望む高齢難病療養者夫婦**
>
> 　Eさん(70歳，男性)は，筋萎縮性側索硬化症(ALS)の療養者である。運動機能がほぼ全廃で，ADLは全介助，在宅人工呼吸療法を行っている。妻も70歳であり，全介助の夫を移動させるほどの介護力はない。Eさん夫妻は「皆さんの力を借りながら自宅で静かに暮らして生きたい」「年金生活のなかでまかなえるサービスを利用したい」と在宅療養生活を希望している。

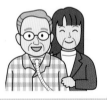

▌サービスの検討

　まず，アセスメントから明らかになった問題の解決に必要な援助を考え，それを行うために必要なサービスを検討する。この事例の場合，まず診療を継続して受けたいが，屋外への移動が簡単にできる状態ではないという状況がアセスメントできる。そこから，①訪問診療を受けること，②人工呼吸器の管理や吸引などの医療処置，全身の管理のために訪問看護を受けること，が必要なサービスとしてあげられる。さらに，③生活支援のため訪問介護を受けること，④臥床のまま浴槽に入れるように訪問入浴介護を受けること，などが必要なサービスとしてあがるだろう。

　このほか，療養者や家族のさまざまな不安を緩和し，前向きに療養生活を送るためには，同病者とその家族どうしの交流や情報交換は有効である。患者会やピアグループ，家族の会などの情報を提供するなどの支援も大切であ

る。また，社会福祉協議会や NPO 法人，企業や大学ボランティアなど民間のボランティア団体などの活用は，療養者や家族の社会的交流の促進や孤立無援感の緩和に役だつものであり，近隣に適切な資源があれば紹介するのもよいだろう。

4 地域・在宅看護の実施と評価

1 実施後のアセスメント

◆ 記録と継続的なアセスメント

●**実施後の記録とアセスメント**　計画にそって看護を実施したのち，必ず記録を行う。そこで得られた情報は次のアセスメント情報になり，次の計画につながっていく。

　事例❸(○43ページ)の D さんについて，看護師が計画どおり ADL と呼吸困難の程度や状態を観察したところ，寝室が 2 階であり，酸素カニューレのホースを延長させて 2 階に上がっていたが，その際の階段の昇り降りで息切れをおこしていたこと，また医師の指示どおりの酸素吸入量で入浴をしていたが，入浴中にバイタルサインや SpO_2 の変化があり，息切れを感じていたことがわかった。

●**計画の追加・修正**　このことから，さらに計画が追加され，療養者・家族と寝室を 1 階にすることを相談するとともに，入浴中に酸素消費量が上がることから，主治医に入浴時の状況，データを報告し，入浴中の酸素吸入量を増加する指示を得る相談を追加した。

　このように計画は，訪問を重ねるごとに追加・修正され，より具体的なものとなっていく。

◆ サービス導入後の注意点

　サービスの導入後，サービスが在宅療養生活にどのような影響を与えているか把握する必要がある。サービスの導入によってたすけられる反面，暮らしがかわる，家族の介護に影響を及ぼす，などがあるからである。E さんのその後をみてみよう。

> **事例❹**（つづき）
> 　E さんに，訪問看護が導入されることになった。訪問看護師は，用手的呼吸介助などの排痰法を念入りに行ったが，訪問の時間帯の最後に実施したため，痰の排出が時間差でおこり，妻は訪問看護師が帰ったあとに何度も痰の吸引を行わなければならず負担となった。

　訪問中に行われる看護ケアのなかには，療養者の身体状況に影響するものもある。事例のようなことがあると，療養者の状態は一時的によくなっても，介護者の負担を大きくさせることになってしまう。訪問中の看護ケアの順番

などが，その後の介護に及ぼす影響についても考慮しなくてはならない。

2 評価

　実施された看護計画について，目標達成時期に目標が達成できたかを評価する。短期目標のうち達成されたこと，達成されなかったことを評価し，長期目標の達成を目ざして，次の目標に向かう。

　事例❸のDさんの場合，「家庭で酸素吸入をしながら呼吸困難なくADLが行える」という短期目標が達成できたら，「将棋クラブに行く」という長期目標に向かって，次のステップである酸素吸入しながら外出ができることへと，短期目標がかわっていく。このように，評価から，さらなる情報収集，アセスメント，問題の明確化，目標設定，計画，実施，評価へと地域・看護過程は循環していく（◉図1-1，23ページ）。

5 地域・在宅看護過程をさらに発展させる視点

　これまでは，療養者や家族の現状の課題への取り組みが主となることが多かった地域・在宅看護過程ではあるが，今後の在宅療養の拡大や地域包括ケアの実現に向け，家族全体の将来の療養生活や療養者・家族のQOLを考えたロングタームケア❶，制度化されていない，あるいは制度の谷間にあるニーズを拾うケアに目を向けていく取り組みが必要である。

◆ 将来の家族全体の課題やニーズ

　現在の療養者・家族の健康問題に対する看護過程の展開とともに，将来おこるであろう家族全体の課題やニーズについても目を向ける必要がある。

　「基本的発達課題を考慮した看護支援」（◉30ページ）で述べたように，家族にはそれぞれ，年齢に応じた発達課題があるが，介護によってその達成をあきらめたり，達成が困難になったりする状況がある。たとえば，医療的ケア児（◉第4章B「医療的ケア児の事例展開」，252ページ）など障害をもつ子どもを介護する親は，一生介護だけを担いつづけるのかと葛藤しながら，地域社会とのつながりや就業などをあきらめているという状況もあるだろうが，親もひとりの人間であり人生がある。そのほか，近年顕在化してきているヤングケアラー❷の問題もある。ヤングケアラーの自立や人生への影響（介護のため就職・結婚をあきらめるなど）が指摘されている。成人して自立している子の場合でも，介護のために妊娠・出産をあきらめるなどの状況が考えられる。このほか介護の負担が子育てや仕事，人生設計に大きな影響を及ぼしたり，老後の時期を配偶者の介護に費やし，自身の健康状況も悪化して共倒れの危機に陥ったりなど，さまざまな状況が考えられる。

　課題は多岐にわたるが，これらは看護師ひとりの力では対応できないことも多いため，多職種の支援チームで支援方針を検討したり，利用できる社会資源の情報を収集したりしながら取り組んでいく。

NOTE
❶ロングタームケア
　体系的・総合的なケアを障害の前段階から終末期まで長期間にわたって継続的に提供すること。アメリカで発展した考え方である。

NOTE
❷ヤングケアラー
　家族の介護を担う18歳未満の子どものことをいう。

◆ 看取りの支援

　家族は，療養者を看取ったあと，大切な人を喪失した深い悲嘆や情緒的苦痛を感じる。これが場合によっては病的な悲嘆に移行してしまうこともある。また，長年介護を行っていた家族は，療養者がいない生活に変化したことを受け入れることがむずかしい場合も多い。

　このような家族（遺族）には，グリーフケア❶が必要である。グリーフケアは，現状では診療報酬上の評価がなく，制度化されてはいない。しかし多くの訪問看護師が，時をおいて家族を訪れ，遺族の語りの傾聴といった情緒的なサポートなどを行っている。訪問看護で親しく時間と状況を共有していたからこそ遺族の気持ちに寄り添える，看護師の支援の1つである。

◆ 制度の谷間の支援

　訪問看護は，医療保険制度・介護保険制度・障害者総合支援制度などの制度のもとで活動している。しかし，実際の現場では，前述のグリーフケアのように制度にはなく診療報酬でも評価されていないが，療養者・家族にとって必要な支援がある。たとえば難病などで病状の変化が激しい療養者が通院する場合，通常の福祉サービスの移動支援では対応できないことがある。この場合，移動時の看護などが必要だが，現在は「制度の谷間」❷となっている状態である。このような「制度の谷間」を埋める看護支援について考えたり，制度化につながるような調査研究を行ったり提言を行ったりするような意識や行動が看護師にも必要である。在宅療養の現場では，療養者・家族のQOLを向上するための課題が山積しており，それに気づき社会にはたらきかける看護師の活動が期待されている。

6　地域・在宅看護の標準化に向けた取り組み

　看護過程を用いると，療養者に関する情報や問題が整理され，さらにこれまでのケアの経過などをケアチームで共有することができるようになる。これにより，看護ケアの質が保証され，一貫性をもった支援の継続につながる。この視点を拡大して，どの地域でも，どの施設においても一定レベル以上のケアが提供されるようにするための取り組みが行われている。

　地域・在宅看護で提供する技術やサービス，看護上の判断などを標準化するものとして，クリニカルパスや看護プロトコールが活用されている。療養者・家族の個別性を最大限に引き出す支援のために，これらを活用するとともに，個別の状態をよく把握し，個別の看護過程を展開することが必要である。

1　クリニカルパス

　在宅療養に関するクリニカルパスは，特定の疾患や生活障害をもつ療養者に対して，時期に合わせて目標と方法を示したものである（●第6章「地域・

在宅看護マネジメント」,358ページ)。このパスを利用するのは,療養者,家族,支援チームである専門職であり,それぞれがどの時期になにを行うのか,なにを確認するのか,共通の認識をもって行動ができる。在宅療養に関するクリニカルパスは,疾患や状況などに応じてさまざまなものがつくられており,生活障害をもつ療養者の在宅療養開始から安定した療養生活へ移行する在宅療養開始後2か月間に焦点をあてたものや,神経難病であるALSの難病関連事業の利用支援に関するものなどもある。

2　看護プロトコール

　看護プロトコールとは,訪問看護師が療養者宅で医療処置などを安全に実施・管理できるようにするために,訪問看護ステーションなどで示される施設内の基準である。看護プロトコールとして,①各医療処置などのプロトコール適用条件,②医療処置など療養者に対する看護支援目標,③医療処置に伴う異常・トラブル,④アセスメントならびに医師への報告基準,⑤判断樹,⑥医療処置管理協定書が作成されている(◉付章B,400ページ)。

第 2 章

暮らしを支える看護技術

本章の目標	□「暮らしの場」で看護を行う前に押さえておくべき心構え，対象者やその家族との対話・コミュニケーションについて理解する。
	□「暮らしの場」で看護を行うために必要な家族を支える援助について理解する。
	□「暮らしの場」で看護を行うために必要な安全対策と事故防止の知識について理解する。
	□ 対象者の希望する暮らしを支えるさまざまな地域・在宅看護技術について学ぶ。

A 暮らしの場で看護をするための心構え

　地域・在宅看護は，対象となる人の暮らしの場を意識して行うため，実践にあたってとくに心にとめておくべきことがらがいくつかある。

1 地域・在宅看護実践とは

◆ その人の「暮らしにくさ」に着目する

　地域・在宅看護実践は，病気や障害，加齢などに関連した「暮らしにくさ」を体験している人々，これから体験するかもしれない人々を対象にする。これらの人々は，自分で自分の生き方を選択し，それがうまくいくように「なんとかしていく力」をもっている。このことを前提にしてかかわるのが，地域・在宅看護実践の1つの特徴である。地域・在宅看護における看護師の役割は，その人がこれまでの経験などから自身の「なんとかしてきた力」に気づき，今後の「なんとかしよう」と挑戦することを支持し，応援していくことである。

　人が「暮らしにくさ」を体験しているということは，それを暮らしやすくかえるというニーズをもっている状態と言いかえることができる。つまり，地域・在宅看護実践においては，「暮らし方を見直す」ことに挑戦していく人々を看護する視点が重要である。

◆ 暮らしをかえる意思決定を支える

　暮らしをかえることは，「なにかを決める」ことから始まる。つまり，未来の暮らし方に対してなんらかの**意思決定**をしていくところに，看護師としてかかわることになる。身近な例をあげてみよう。たとえば2型糖尿病と診断された人が「運動や食事のあり方を見直さないと腎臓がわるくなって，透析になりますよ」と言われたらどうだろうか。たぶんその後は毎回の食事の内容が気になり，通勤だけでは1日3,000歩程度にしかならない万歩計を見ては，ため息をつくかもしれない。こうした人の，「電車から自転車通勤にかえる」「ランチを外食から野菜が多く入った弁当にかえる」などという，

暮らしをかえる意思決定を支えることが看護となる。

◆ 意思決定を支えるとはどういうことか

●**意思決定とその支援**　看護の対象となる人の意思決定を支えるには，その人や家族の意思を引き出し，それを尊重し，支えつづけることが重要である。人は生きていくなかで，大小さまざまなことがらについて意思決定している。たとえば「今日はなにを着るのか」といった，きわめて日常的で小さな意思決定がある一方，新型コロナウイルス感染症（COVID-19）に罹患して重症になったとき，入院して人工呼吸器を装着する医療を受けたいかどうかといった，生命維持にかかわる重大な意思決定もある。病気や障害によって暮らしを見直す帰路にたたされていることも多い。そのような人は，「この先，自分のからだはどうなるのか」「治療法はあるのだろうか」「暮らし方をかえなければならないのか」「仕事や生活はどうなるのだろうか」「施設に入らないといけないのだろうか」など，さまざまな迷いのなかにいるだろう。看護師はそれぞれのことがらについて，その人や家族の意思が十分にいかされるように支えていく。

●**意思決定に欠かせないプロセス**　時と場合によって意思決定の仕方は異なっても，意思決定には欠かせないプロセスがある。

(1)意思決定するまでに必要な情報を相手の能力に応じて提供し，それに対する反応をみることを繰り返す。

(2)関係者（家族，主治医，ケアマネジャーなど）の意向を聞きとり，それぞれが大事と考えている点を明らかにし，それが異なる場合は倫理調整をはかる❶。

(3)「最終的になにを決めるのか」を決定し，可能性のある選択肢をしぼり込み，それぞれのメリットとデメリットを整理する。

(4)ひとりで決めるか，誰かと相談して決めるか，このような状態になったらどう決めるかなど，決め方の選択肢を提示する。

　そのうえで，意思決定支援において忘れてはならないのは，意思決定後にその実現を支えることと，そして一度決めても撤回してよいと保証することである。人生の重大な決定であり，迷いつづけるのは当然のことである。撤回となっても，もう一度やり直せばよいのである。

●**意思決定支援にあたって**　なお，これまで「なにかをかえる」意思決定を中心に述べてきたが，「なにもかえない」「なにもしない」という意思決定もある。新たな挑戦はせず，現在できるだけの日常に価値をおいて暮らしていくことなどである。もちろんこの場合も，看護師はその意思を受けとめ，応援するのである。

　地域・在宅看護実践では，暮らしの場の選択，医行為の実施の有無，受給する介護保険サービスの選定など，意思決定支援を行う場面がたくさんある。看護師は，自分の価値観を意識しながら，対象者とその家族がなにを考え，どのような思いをもっているかに関心をもち，対話を続け，なにかをきめなければならないタイミングをともにし，対象者とその家族がきめることを支

▭ NOTE

❶倫理調整

　倫理調整とは，対象者や家族，あるいは集団の権利をまもるために，倫理的な課題を見きわめ，価値の対立構造を明らかにし，解決方法を見いだすなどの調整をはかることをいう。

えつづけるという態度でのぞむ。決して，きめることをせいたり，きめられないことをせめたりはしない。人生において先の見えないことは多いのである。

2 地域・在宅看護実践に欠かせない要素

これまで地域・在宅看護実践では，意思決定を支える看護が重要であることを述べてきた。ここでは，地域・在宅看護実践にあたって欠かせない2つの要素について説明する。

1 チームで支えるという意識をもつ

◆ 看護師だけでは支えられない

1つめは，看護師が自分ひとりでがんばろうとせず，つねに多職種チームで支えるという意識をもつことである。地域・在宅看護実践では，病院のような単一組織での実践ばかりでないため，それぞれ所属も背景も違う専門職が連携・協働することになる。対象者の暮らしは，看護師だけで支えきれるものではないことを知ろう。

● **法的な制限** まず，他職種と連携・協働するにあたっては，それぞれの職種の「できること」「できないこと」の法的な範囲を知ることが欠かせない（◉第5章B，342ページ）。たとえば，看護師は処方箋を発行できない，看護師は手術を行えない，看護師は死亡診断ができない，介護職に医行為を指示できないなど，「医師法」と「保健師助産師看護師法」に定められている医行為（医療行為ともいう）の制限を知ることは，業務がシステム化されていない地域・在宅場面においてはとくに重要である❶。このように，1つの職種ができることは限られているのである。

● **訪問という業務形態に伴う制限** また，暮らしの場を訪問する場面では，看護師がすべてを引き受けることができないと知ることが重要である。たとえば生活面においても，1日に複数回，それも日々違う時間にニーズがある排泄介助のすべてを看護師が引き受けることはできず，家族や訪問介護員（ホームヘルパー）との連携・協働は欠かせない。

また，現在の医療は，疾病のメカニズムの解明が進み，治療の選択肢が増え，人々の暮らしの価値観も多様化したため，個別性がとても高まってきている。また，それぞれの職種の専門分化も進んでいる。それだけに，単一の職種の能力や機能だけで効果的な支援を行うのは限界があり，多職種が協力し合ってそれぞれの能力と役割を最大限に発揮する必要がある。

◆ チームで支えるとはどのようなことか

地域・在宅の現場では多くの場合，それぞれの職種は別々の機関に所属しており，お互いがよりよいパートナーシップを築き，対象者をチームとして支えることが重要である。これまで連携・協働と併記してきたが，それぞれ

□ **NOTE**

❶**医行為（医療行為）**

医行為（医療行為）は，医師の医学的判断および技術をもってするのでなければ人体に危害を及ぼし，または危害を及ぼすおそれのある行為をいう。

医行為には，医師でしか行えない絶対的医行為と，医師以外の者も行える相対的医行為があり，看護師は，「保健師助産師看護師法」第5条に規定される「診療の補助」として医師の指示のもとに相対的医行為を業として行うことができる。また，第37条の規定に基づき，緊急時の応急処置などを行うことができる。

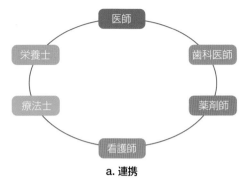

a. 連携
役割分担され，それぞれがシステムによって
つながっている。

b. 協働
役割を重ね合い，弱みと強みを補い合って
全体として機能している。

◯**図 2-1　連携と協働のイメージ**

意味合いが異なり，状況に応じて両者を意識してイメージを具現化することが必要である。◯**図 2-1** に連携と協働それぞれのイメージを示した。実際にはもっと多くの職種がかかわっているが，例として理解してほしい。

● **連携**　連携は，それぞれの役割が「分担」されていて，自分の役割をこえるところは他職種にバトンタッチするイメージである。対象者になんらかの症状が出て，医師に診察や処方箋を依頼する，新たな福祉用具が必要になり，福祉相談員に相談するなどが典型例である。

● **協働**　協働は，自分の役割に限界線を引くのではなく，多職種がたすけ合って対象者を支えるイメージである。おおまかな役割分担はあるものの，「重なり合って」いる部分については，誰がそれをやるのかをその場や事例に応じて柔軟に対応することを特徴とする。

　たとえば排泄介助は，法律で業務独占されている行為ではない。そのため，看護職や介護職だけが行うのではなく，理学療法士や薬剤師，場合によっては医師とも協力し合ってよい行為である。

　在宅療養者をチームで支える場合にとくに重要になるのは協働である。なぜなら，地域や施設の特徴によって，職種の配置にはむらがあるからである。ある職種が少なければ，一般的にはその職種が担う役割であっても，担える人が担っていこうという柔軟さが求められる。

● **チームづくり**　療養者を支えるよいチームをつくり上げるためには，互いがそれぞれの「できること」と「できないこと」，「強み」と「弱み」を知り，それを尊重したうえでたすけ合う姿勢が重要となる。こうした姿勢でコミュニケーションをはかれば信頼関係が生まれ，1＋1の力で2以上の成果を上げることができる。こうした関係性のあり方が**パートナーシップ** partnership とよばれるものである。パートナーシップは，2者以上間の協力関係，提携をいう。医療においては，共通の目標に向けた医療者間のパートナーシップの構築が重視されている。パートナーシップは，専門職間だけでなく，チームの一員である対象者や家族との間でも構築していくものである（◯B-1「対象者と看護師のパートナーシップ」，57 ページ）。

●**IPW**　近年，人々のよりよい健康（well-being）を目ざすための保健医療福祉の総合的なアプローチとして，**専門職間の協働実践** inter-professional work（**IPW**）が国際的に注目されている。IPW は，さまざまな領域の専門職が，それぞれの技術と知識を提供し合い，相互に作用しながら，療養者や家族とともに同じ目標の達成を目ざすアプローチである。その力を養うための教育を**専門職連携教育** inter-professional education（**IPE**）といい，重要性がますます高まっている❶。

2 パートナーシップを築く

　地域・在宅看護実践のもう1つの欠かせない要素は，パートナーシップである。看護師は，他職種や対象者本人，その家族と信頼関係を築くことが重要である。とくに看護師の場合，対象者や家族の思いにふれなければ十分な役割を果たせないため，相手のふところに入り，対象者や家族が心を開いてくれるような関係づくりが重要になる。そこで，ここでは「相手のふところに入るための心得」を示していく。

　なお，対象者や家族を念頭において説明するが，内容はすべての人間関係に共通するものである。また，ここで示すのは最も基本的な心得である。先輩看護師に聞けば，もっと多様な心得を知ることができるだろう。

◆ 相手のテリトリーに配慮する

　まず大切な心得は，相手のテリトリーに配慮することである❷。たとえば家を訪問する場合は，すでに玄関先から相手のテリトリーであり，立ち入る際には許可を得る。それは顔見知りの間がらであっても同様である。家の中に入ったら，なにをするにも相手の許可を得てから行う。物を少し移動する，片づけるなどの場合も同様である。ティッシュを1枚使う際も，相手の許可を得る。相手のテリトリーに配慮することは，相手を尊重することである。

　自分のテリトリーに無作法に侵入してくる看護師に対して信頼をいだく人はいないだろう。パートナーシップの関係性で接するとは，その人を尊重していることを行動で示すことである（◯column「入院や入所など自宅以外で療養する人のテリトリー」）。

◆ 約束をまもる

　これも基本的なことがらであるが，相手と信頼関係を築くためには約束をまもることが不可欠である。

　訪問看護の場面でよくあるのが，前の訪問先で時間が延長したり，渋滞に巻き込まれたりして，予定の訪問時間に遅れてしまうことである。看護師が忙しいことはわかっているだろうから，少し待たせても許してくれるだろうなどと考えるのは甘えであり，必ず事前に連絡を入れよう。対象者や家族は，何時間も前から準備を整え，時計を見ながら待っていることもめずらしくない。数分の遅刻でも，事前の連絡がなければ信頼をそこないかねない。

　これは病院や施設などにおいても同じであり，訪室の約束をしたなら，そ

□ NOTE
❶**IPW と IPE の展開**
　すでに病院では IPW が実践されていることが診療報酬の評価の対象になっている。また，医療系の大学では，IPE の一環として，複数の医療系学部による共同教育などが行われている。

□ NOTE
❷**テリトリー**
　テリトリー territory は，領域，領土，縄ばりをいう。他人に侵入されたり，侵害されたりすることを不快に思うパーソナルスペース（個人空間）という意味合いでも使われる。

の時間に遅れないようにしなければならない。病棟では予定外のことも多いため，あらかじめ約束の時間に幅をもたせておくなどの工夫が必要だろう。

　もし約束がまもれなかった場合は，あたり前のことだが，まず言い訳をせずにあやまることが大切である。

◆ 肯定から始める

　その人の現実を否定せず，肯定することから始めよう。たとえば，その人の暮らしは，その人の現実である。部屋の中にごみが堆積していても，使用済みの紙おむつがたくさん干してあっても，冷蔵庫から腐ったにおいが漂ってきても，それがその人の暮らしの現実であり，まずはその現実を受けとめる姿勢が重要である。むしろ，そのような暮らしぶりを他人である自分に見せてくれたということが貴重だと理解しよう。そして次に，その人がこのような暮らしになったわけを語るのに耳を傾けよう。

　なにもできなくても，そのような姿勢でいれば，次回も会ってくれるかもしれない。会ってくれるということは，この看護師だったら自分の暮らしを見せてもよいと思われているということである。それはつまり，その人が看護師を受け入れる扉を開けてくれているということになる。もしその扉が閉じてしまったら，看護師はかかわることができず，支援もできなくなってしまう。

◆ 相手の反応をよくみる

　自分が言いたいことを伝えるだけでは，信頼関係の構築にはいたらない。自分の言葉が相手に伝わっているのかなど，相手の反応をよくみながら考え，コミュニケーションをはかろう❶。相手の反応をみるためには，言うまでも

NOTE

❶看護師は往々にして，自分が指導したい内容を一方的に告げる傾向がある。「看護師さんは言いたいことだけ言って出て行った」「これを読んでおいてくださいとパンフレットを渡されただけだった」という話をよく聞く。

> **column**　入院や入所など自宅以外で療養する人のテリトリー
>
> 　自宅はその人のテリトリーであり，たいていの医療職は訪問時に療養者のテリトリーを侵害しないように最大限に配慮する。では，病院に入院している患者や施設に入所している療養者の場合はどうだろうか。
>
> 　入院患者にとって病室は自宅と同じくらいプライベートな空間であるにもかかわらず，テリトリーとして扱われないことも多い。医療職は「失礼します」とは言いながら返事を待たずに入ったり，患者の許可なく物を移動したりすることがある。確かに，病室は病院の所有物であり，内側から鍵をかけられず，多くの場合はカーテンで仕切られているだけだが，自宅と同じような配慮が必要である。
>
> 　たとえば看護師が来室した際，オーバーテーブル上のコップやティッシュの箱の位置を勝手に直しはじめたら，患者はどう感じるだろうか。顔には出さなくても患者は不快に思うだろう。もし患者が意図して手の届くその場所に置いたのに，勝手に移動されたせいで手が届かなくなったりしたら，不快どころではなくなる。たとえ病室であっても，自宅と同じように，入室するときは許可を待つ，入室後は患者の物をじろじろ見ない，患者の物に触れるときには許可をもらうなどの配慮が必要である。

ないが，まず生身の相手に勇気をもって声をかけることが必要である。相手のことを知ろうと看護記録などを読むことも大切だが，まず直接かかわり，反応を引き出して相手を知ることが，信頼関係を築くうえで重要である。

　在宅療養者や家族の場合，聴力の低下した人や聴覚に障害のある人も多い。看護師がそれに気がつかず，療養者や家族が前に説明したことと違うことをしたり，繰り返し質問したりすると，「あの人は理解度が乏しい」などと評価してしまうことすらある。

　相手の反応をきちんとみることは，相手のニーズに即した看護を行ううえで欠かせない。そうしたことの積み重ねにより，パートナーシップ（▶B-1「対象者と看護師のパートナーシップ」，57ページ）は築かれる。話すことが苦手な療養者や家族もいるだろうが，それでもきちんと反応を受けとろうとする態度が重要である。

◆「暮らしの専門家」は本人であり，看護師ではない

　人には基本的人権としての自由権があり，他人の権利を侵害したり，公共の福祉に反したりしない限り，自由に暮らす権利をもっている❶。誰も他人に「あなたはこう暮らしたらよい」とか，「自宅での暮らしは無理ですね」などと指示することはできない。どう暮らしたらよいかを決めるのは，その人自身である。

　そのうえ，人は誰よりも自身の人生や生活について熟知している「自分の暮らしの専門家」である。けっして，看護師がその人以上の専門家ではない。

　看護師にできるのは，対象者とその周囲の人々が納得して暮らせるように舵とりをすることである。入院患者に対して本人の思いにもふれず，「この人は認知症があるから施設退院で調整しよう」などと，はじめからその人の暮らし方を決めてかかわる態度は，パートナーシップとはいわない。

▭ NOTE

❶自由権
　日本国憲法第22条1項には「何人も，公共の福祉に反しない限り，居住，移転及び職業選択の自由を有する」とあり，入院患者が「家に帰りたい」と言えば，それを妨げることはできない。

---

column　認知症と思われる人への声かけ

　相手と何度か会うことができたら，もっと距離を近づけたいと思うかもしれない。ただし認知症と思われる人の場合，これまでのかかわりを記憶していない可能性があり，注意する必要がある。

　たとえば，「こんにちは。先週もお会いしましたね」などとあいさつしたら，どうだろう。認知障害の状況にもよるが，まったく覚えていなかった場合，「知らない人がなれなれしく声をかけてきた」と思うかもしれない。疑いながらも話を合わせようとしたり，なじみの人にしがみついたりするかもしれない。そうした反応をみて，「やだ，忘れちゃったの？」などと言うものなら，覚えていない自分をせめ，ふさぎ込んでしまうかもしれない。

　このようなケースも想定し，毎回きちんと相手の反応をみながら，ていねいにあいさつの方法を吟味しよう。

B セルフケアを支える対話・コミュニケーション

　人は本来，誰しも自分の健康をセルフケアする力をもつ。人々は，健康の保持・増進，疾病の予防・早期発見・早期治療，リハビリテーション，または終末期療養といった状況のなかで，それぞれの目的に合わせて自分の健康をセルフケアし，自分らしい暮らしを送っている。しかし高齢化の進展に伴い，医療・介護の資源に限りがあるなかで，地域で暮らす人々の多くが自分らしい暮らしを送るためには，セルフケア力に一層みがきをかける取り組みが必要である。

　看護師が活動する場は，医療機関や診療所だけでなく，人々が暮らす地域・在宅へと広がっている。訪問看護のニーズが年々高まりをみせるほか，看護師が地域のさまざまな場所で相談支援業務を担うことも多くなっている。このような地域・在宅看護のニーズの拡大のなかで，看護師には対象者のセルフケア力を引き出す役割が期待されている。そのためには，看護師が対象者やその家族と対話・コミュニケーションを重ねて信頼関係を構築し，それをパートナーシップへと発展させ，よきパートナーとしてその人がもつ力を最大限に発揮できるよう，支えていくかかわりが必要である。

1 対象者と看護師のパートナーシップ

　看護師は，対象者(その家族を含む，以下同じ)とパートナーを組み，その人が大切にするものを尊重し，その人がもつ力を最大限に発揮できるように支えていく。対象者のよきパートナーになるためには，信頼関係をつくり，それをパートナーシップに発展させることが重要である。そこで，対話・コミュニケーションを学ぶ前に，対象者と看護師のパートナーシップとはどのようなものかを説明する。

1 対象者と看護師のパートナーシップのタイプ

　対象者と看護師のパートナーシップとは，両者が対等の立場で，同じ目標に向かい取り組むことである。このパートナーシップは，ピープル-センタード-ケアという考え方[1]から，対象者と看護師の関係を①アプローチ型，②サポート型，③共同推進型の3タイプに類型化する[2]。ピープル-センタード-ケアとは，当事者が主体的に個人や地域社会の健康課題の改善に向けて力を発揮できるよう，当事者と医療職がともに取り組んでいくという考え方である❶。

> **NOTE**
> ❶世界保健機構(WHO)では，2007年から保健医療サービスの利用者を中心としたケアを発展させるための取り組みの1つとしてPeople at the Center of Care をあげ，2016年には世界保健総会でFramework on integrated, people-centered health servicesを採択している。

1) 髙橋恵子・亀井智子・大森純子ほか：市民と保健医療従事者とのパートナーシップに基づく「People-Centered Care」の概念の再構築，聖路加国際大学紀要 4：9-17，2018．
2) 髙橋恵子・亀井智子・大森純子ほか：上掲論文．

□1 **アプローチ型**　まだ明確な問題意識をもたない対象者とのパートナーシップである。看護師はその人がより健康に過ごせるように，その人がもつ力への気づきを促すアプローチをする。

□2 **サポート型**　病気や障害があり，症状や困りごとなどの健康課題があるなかで，自分の力を出しきれずに生活している対象者とのパートナーシップである。看護師は，対象者の健康行動の状況に合わせてその人の力を引き出しサポートする。

□3 **共同推進型**　健康課題に対してすでに自分の力を発揮し，主体的に取り組む対象者とのパートナーシップである。看護師は，対象者の主体的な取り組みを推進する。

2 対象者と看護師のパートナーシップに必要な要素

　対象者と看護師とのパートナーシップには，関係基盤を示す「互いを理解する」「互いを信頼する」「互いを尊重する」，行動姿勢を示す「互いの持ち味を活かす」「互いに役割を担う」「共に課題を乗り越える」「意思決定を共有する」「共に学ぶ」という，8つの構成要素が不可欠となる[1]。

関係性を示す要素

□1 **互いを理解する**　健康課題の改善に向けて，対象者と看護師がともに歩み寄り，互いをわかり合うことである。具体的には，互いに自己紹介をし，互いの役割や長所，そして考えや気持ちを理解していることをさす。

□2 **互いを信頼する**　健康課題の改善に向けて，対象者と看護師が互いを信じ合うことである。具体的には，互いにケアのパートナーとして認め合い，ケアについて率直に意見を伝え合い，安心してケアに参加できることをさす。

□3 **互いを尊重する**　健康課題の改善に向けて，対象者と看護師が互いに尊敬し合い，敬意をもって接することである。具体的には，互いの意見や気持ちを尊重し合い，互いの役割や存在に敬意をもって接することをさす。

行動姿勢を示す要素

□4 **互いの持ち味を活かす**　健康課題の改善に向けて，対象者と看護師が互いの知恵と技を出し合うことである。具体的には，相手への期待を伝え合い，互いの意見をケアに反映させることをさす。

□5 **互いに役割を担う**　健康課題の改善に向けて，対象者と看護師が互いに役割を担うことである。具体的には，ケアのなかでそれぞれの役割をもっていること，その役割を実行することに責任をもって取り組むことをさす。

□6 **共に課題を乗り越える**　健康課題を乗りこえるために，対象者と看護師がともに努力し合うことである。具体的には，直面する課題に対して，ともに考え，たとえ意見が異なっても納得するまで話し合い，取り組むことをさす。

□7 **意思決定を共有する**　健康課題の改善に向けて，対象者と看護師が，同じ目標でものごとの決定を共有することである。具体的には，同じ目標を

1）髙橋恵子・亀井智子・大森純子ほか：前掲論文.

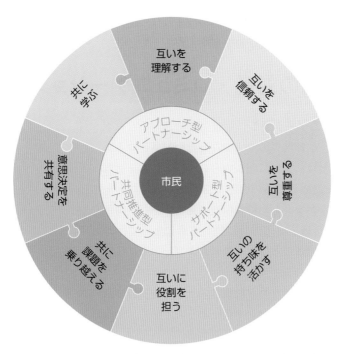

○図 2-2　市民と医療従事者とのパートナーシップの型と要素
（聖路加国際大学国際地域連携センター PCC 開発・地域連携室：PCC ガイド
——People-Centerd Care ピープル・センタード・ケア～市民が主体となる
ケア～，2017 による）

共有し，対等な立場で話し合って決め，決めたことに納得し，ケアに参加することをさす。

　⑧**共に学ぶ**　健康課題の改善に取り組む過程で，対象者と看護師が互いに学び合うことである。具体的には，健康課題の改善に役だつ情報を互いから得ること，そして，互いから学んだことを伝え合うことをさす。

　前述の対象者と看護師のパートナーシップの 3 タイプと，これらの 8 要素との関連を示したのが○**図 2-2** である。なお，この図は，地域に暮らす人々全体を対象としたモデルのために「市民」という言葉が使われているが，ここでは対象者に読みかえて学んでほしい。

3　対象者と看護師とのパートナーシップに基づくケアの効果

　ピープル−センタード−ケアの考え方に基づいて対象者と看護師がパートナーシップを構築し，ともに健康課題に取り組むことで，対象者と看護師は互いの力を出し合い，ともに定めた目標の達成に近づくことができる。

　対象者は，看護師との取り組みの過程で，多くの健康情報を得ることができる。看護師との関係性が深まれば，健康情報を見きわめる力❶をみがくことができるだろう。また，対象者の健康課題に取り組む意欲やセルフケア力が高まり，その結果，生活の質の向上も期待できるだろう。

　このような変化は，対象者との取り組みの過程で，看護師にもあらわれる。看護師の学びやスキルアップ，ケアへの意欲の向上などが期待できる。

□NOTE
❶この力がヘルスリテラシーである。ヘルスリテラシーは，専門学会によれば，一般的に「健康に関連する情報を探し出し，理解して，意思決定に活用し，適切な健康行動につなげる能力のこと」とされる。ただし厳密な定義についてはいろいろな議論があると付記されている（日本ヘルスリテラシー学会サイト「学会の概要」＜http://plaza.umin.ac.jp/HealthLiteracy/＞＜参照 2021-08-12＞）。

　看護師の取り組みによって多くの人々のセルフケア力が高まれば，個人を
こえ，地域社会における健康課題の改善にも効果を発揮するだろう。

2 対象者と看護師の対話・コミュニケーション

● パートナーシップ構築とコミュニケーション　対象者と看護師のパート
ナーシップが構築されるためには，信頼関係のうえでなりたつ対話・コミュ
ニケーションが重要である。対話とは，互いに向かい合い，相手の話を傾聴
し合い，共感し合う，相互理解を進めるための会話である。コミュニケー
ションは話し言葉・身ぶり・文字などを介した情報伝達の総称であり，簡単
なあいさつから対話までを含む。地域・在宅看護に携わる者にとって，対
話・コミュニケーションの技術を高めることは，対象者およびその家族に対
するケアの質を高めるためにも重要である。

　ここでは，看護師が対象者との関係を確立し，対象者のセルフケア力を引
き出すために不可欠な対話・コミュニケーションの技術のうち，おもに健康
相談で用いられる「ナビゲートする対話」について解説する。

1 「ナビゲートする対話」とは

　「ナビゲートする対話」は，対象者と看護師の関係を，車のドライバーと
ナビゲーターの関係にたとえた対話モデルである[1,2]。このモデルは，健康
相談などの場面で，看護師が対象者に寄り添い，対象者が求める健康な生活
を一緒に考える支援を行うために有用である。本項では，看護師が対象者を
ナビゲートする際の要件について概説する。

◆ 「ナビゲートする対話」の要件

　「ナビゲートする対話」には，次の4つの要件がある。

　□1 **対象者が運転席に座る**　対話は，初対面であれば自己紹介から始まる。
互いに自己紹介を行うことで対象者と看護師がそれぞれの役割を確認し，対
象者は運転席に座り，看護師は助手席に座ることになる。そのうえで，対象
者はドライバー役，看護師はナビゲーター役として対話を進める。

　□2 **対象者の「行き先」を明確にする**　車のドライバーには，必ず行き先
がある。それにならって，ナビゲーター役である看護師は，ドライバー役の
対象者が「どこに行きたいのか」を確認し，「行き先」を明確にする。そし
て，行き先に向かって，ともに進む。ここでいう行き先とは，対象者の具体
的な目標である。これを明確化して共有しなければ，ナビゲートすることが
できない。

　看護師はまず「その人はどのような療養生活を望んでいるか」「自宅でや
りたいことはどんなことか」などを確認し，対象者がこれからの生活にどの

1）山田雅子・菱沼典子・高橋恵子ほか：看護大学が提供している市民主導型健康情報ナビスポット——健康相談活動のモデル化.
　　第27回日本看護科学学会学術集会講演集：407，2007.
2）髙橋恵子：がん患者といっしょに考えるためのコミュニケーション技術. がん看護16(4)：483-486，2011.

ような希望や夢をもっているのか話を聞くことが重要になる。

③ **看護師は助手席でナビゲートする**　ナビゲーター役である看護師は，ドライバー役である対象者に行き先を確認したあと，対象者がイメージできるように行き先までのおおよその道のりを伝える。対象者から，現実的には実現がきびしいような行き先が示されることもある。その場合は，看護師からみた対象者のいまの状態（病状など）を十分に説明し，対象者が自覚する病状やこれまでの経験を一緒に確認しながら，行き先を再検討する作業を行う。

行き先が確定したら，看護師は対象者の力を引き出しながら，対象者が主体的にハンドルを握って目的地に向かって進みつづけられるようにナビゲートしていく。看護師はしばしば悪気なく自身が運転席に乗り込み，ハンドルを握ってしまうことがある❶。しかし対象者の力を信じ，助手席からのナビゲートに徹することが重要である。

④ **看護師は行き先にたどり着く方法をナビゲートする**　看護師は，対象者の質問にすべて答えようとする必要はない（正解のない場合も多い）。対象者の目ざす行き先にたどり着くための方法をナビゲートすることが大事である。看護師はしばしば自身が正解のわからない質問を受けると，「専門外でわかりません」などと答えて対話をとめてしまうことがある。ナビゲートする対話では，なぜ対象者がその質問をいま看護師の自分にたずねたのかを確認し，その理由に対応できる方法を伝え，対話を続けることが重要である。対象者が次に同じような状況に遭遇したときに自分で対応して進めるように，「どこに連絡するとよいのか」「なにを見るとわかるのか」といった，目的地にたどりつける方法を含めてナビゲートするのである。

NOTE
❶このような対話は，いわゆる「医療者主導型」の対話である。

② 「ナビゲートする対話」の実例

ここでは，地域の健康相談の窓口に訪れた中高年の女性が，父親の自宅退院に対する不安を相談したケースを例にあげ，どのような看護師の対応，相談者の発言が，①対象者が運転席に座る，②対象者の行き先を明確にする，③看護師は助手席でナビゲートする，④看護師は行き先にたどり着く方法をナビゲートする，に該当するのかを紹介する。

なお，文末の（　）内の①〜④は該当する要件をあらわす。

事例❶ 胃瘻を造設した父親の自宅退院に不安をいだく女性との対話

ある日，看護師が対応する健康相談の窓口に 60 代の女性が訪れた。看護師は自己紹介し，相談室に女性を案内した（①）。

看護師が「どうしましたか」とたずねると，女性は「胃瘻について教えてもらえますか」と質問した。看護師は女性の質問内容の意図を確認しようと，「なぜ，胃瘻についてお知りになりたいのですか」とたずねた（②）。

すると女性は，入院治療していた 90 代の父親の肺炎が改善し，今日，主治医からそろそろ退院と言われたと話した。そして女性は，「退院と言われても……，90 歳の父を 60 過ぎた私が家でみていけるのでしょうか……」と言い，うつむいた。

看護師は，女性に父親のいまの様子を聞いた。女性は，入院前の父親はなんとか家のことを自分でしていたが，いまは寝たきりの状態だということ，また入院中に誤嚥のリスクが高くなったため胃瘻を造設したことを話した。女性には兄弟はいるが，離れた土地に住んでいるため，頼れる状況でないとのことだった。そして，「私も若くないし，自分の健康も心配です。元気でいたい。パートも続けたいんです……」と涙した（②）。そして，ここに相談に来た理由は，主治医から寝たきりになった父親に退院するように言われて頭が真っ白になり，その場で相談できなかったからだと話した。

看護師は，父親の自宅退院による女性の不安と負担を問題として考えながら，「いまのパートが続けられ，あなたが健康で過ごせる方法を一緒に考えましょうか」と伝えた（②*1）。そして，最初に質問された胃瘻について説明したうえで，自宅に退院した場合の在宅・介護サービスに関する情報とそれを専門とする窓口を紹介した（③・④）。また，在宅以外の選択肢もあることと，その情報をもつ相談場所を伝えた（③・④）。そして，女性の考えや大切にしたいことを尊重しながら，ご兄弟にも一度相談してみてはどうかと助言した。

女性は，「ひとりで父親を背負わなければいけないと感じていたが，相談の場やさまざまなサービスもあることがわかり，少しホッとした。自分の健康も大事にして，父の退院準備をしてみます」と言って，来訪時よりも少し明るい表情で帰って行った。

*1　女性の「行き先」を再確認するための発言である。

これは，看護師が女性との対話のなかで，「いまの仕事を続けたい。健康で過ごしたい」という女性の「行き先」を明確にし，その「行き先」を目ざしてナビゲートし，女性のセルフケア力を引き出すことができたケースである。

C 地域・在宅看護における家族を支える看護

1 家族のアセスメントのポイント

家族の支援に，画一的なマニュアルはない。対象をていねいに知り，理解し，セルフケアを支援することは，個人への看護と同じである。以下に，家族をアセスメントする際のポイントをあげる。

◆ 状況を整理する

家族成員は，それぞれ考え方や思いが違うので，ていねいな状況整理が求められる。状況が複雑でなにを焦点に意思決定をする必要があるかがわかりにくいことがあるため，「誰が，なにを思っているのか」「なにが課題なのか」をていねいに整理する。この際，家族の模式図である**ジェノグラム**❶や，

📖 NOTE
❶ジェノグラム
　世代関係図，家族関係図ともいう。3世代以上の家族関係を図式化し，時間的経過のなかで本人・家族の関係を明らかにしようとするものである。家族の関係性，ライフサイクル，世代をこえたパターンなどを把握するのに役だつ（▶『系統看護学講座　地域・在宅看護の基盤』第3章B「家族の理解」）。

家族の関係性まで含む**エコマップ❶**を活用してもよいだろう。

◆ 家族の部分と全体を知る

　看護師が一番着目すべきなのは，もちろん対象者本人である。しかし同時に，この対象者は家族という集団の一部であることを理解する必要がある。『系統看護学講座　地域・在宅看護の基盤』の「家族の理解」で述べたように，家族には夫婦や親子といった部分がある。

▌家族の部分から全体を知る

　家族という集団の全体を知るためには，まず部分から知るとよい。たとえば，夫婦という部分の，夫という役割をしている対象者本人がどのような状態にあり，どのようなニーズがあるのかという視点をもち，対象者を知ろうとする。そのうえで，夫婦がどのような状態であるのか，家族全体がどのような状態にあるのかを知ろうとする。

▌家族全体から部分を知る

　部分から家族全体を知ろうとすると同時に，家族全体から部分を知ることも重要である。たとえば，経済的に問題はなさそうにみえるのに，費用の心配が強くて治療にのぞめない人がいたとする。よく話を聞いてみると，子どもの進学のための学費を残してあげたいと考えていた。子どもには将来の夢があり，それを実現させてあげたいというのが，家族のニーズであった。

　この場合，治療の必要性という観点からいくら説明しても，この人は安心して治療を受けることはできないだろう。子どもの将来の夢をかなえてあげたいというニーズを受けとめたうえで，経済的な面や子の考えなどもふまえて支援をしていく必要がある。

　ジェノグラムやエコマップの作成は，家族の全体や部分を知るための一助になる。

◆ 家族がもつセルフケア力を知ろうとする

　家族という集団はもともと，さまざまな危機に対処して適応するセルフケア力をもっている❷。

　看護師が出会う家族は，家族成員の突然の病気や障害に衝撃を受けていたり，さまざまなことが重なり家族のこれまでもっているセルフケア力では適応できなくなっていたりすることがある。これまでこの家族がどのような危機をどのように乗りこえてきたのかなど，その家族がどのようなセルフケア力をもつかを知ろうとすることがアセスメントにつながる。

　危機に対して，わずかな時間で適切に対処できる家族もあるが，支援が必要なこともある。看護師が行う家族支援は，家族がもともともっているセルフケア力をうまく発揮できるように支援することである。この支援は看護師が必要だと思うことを家族の誰かに押しつけ，指導することではない。混沌とした家族のニーズを明確にし，そのニーズを満たすために必要なことをていねいに考えることである。

NOTE
❶エコマップ
　生態学的地図ともいう。本人と家族，関係者，社会資源との間にある関係を明らかにしようとするものである。対象者がどのような関係性をもちながら暮らしているのか把握するのに役だつ。

NOTE
❷家族のセルフケア力
　家族は，個々の家族成員からなる集団である。この家族集団は，システムとして機能する。家族になんらかの危機が生じたとき，当事者である家族成員が自分のもてる力を発揮して対処しようとするだけでなく，当事者以外の家族成員も協力し，家族全体で問題解決をはかろうとする。家族内になんらかの問題が生じた場合も同様である。このような，家族全体で問題解決をはかり，平常に戻ろうとする力を，家族のセルフケア力とよぶ。

2 家族の支援

◆ 家族のもつ価値観や信念を尊重する

家族の支援で最も大事なのは，その家族がもつ価値観や信念を尊重して支援することである。看護師自身の価値観や信念にそぐわないことであっても，「家族がなぜそのように考えているのか」を知るように努め，尊重する支援が求められる。たとえば，妻の療養について夫がひとりで決めてしまい，妻は意見も言わず，看護師は倫理的に問題があると感じたとしよう。しかし，この夫婦はこれまでも，妻の療養については夫が決めて妻はそれにまかせるというのが夫婦双方にとって自然なことであり，それが，この夫婦のつくり上げてきた関係性であったり，大事な価値観であったりする場合がある。これまでの家族の対処方法でうまくいかないときには看護師の支援が必要だが，まずは家族のこれまでつちかってきた価値観や信念を尊重すべきである。

◆ 家族成員間の意見の相違を調整する

家族成員の病気や障害をきっかけにした役割の変化などにより，家族全体が混乱し混沌とした状況に陥ることがある。そしてそのなかで，家族成員の療養や治療について，家族内の意見が割れてしまうことがある。その場合，看護師はそれぞれの家族成員の思いに着目しながら，家族それぞれの思いをつなげて調整する。

家族成員間の意見は一見違うようにみえても，共通する価値観や信念があることが多い。そのような価値観や信念，互いを思いやる気持ちなどを看護師が見いだし，家族成員どうしの思いをつなげる方向で調整する。

たとえば，家に帰りたいと願うがん末期の療養者と，退院に反対している配偶者がいるとする。一見すると家族内の意見は一致していないようにみえる。しかし，それぞれの意向の根底にある思いはなんであろうか。療養者本人は，「愛する家族とできるだけ過ごし感謝や愛を伝えることが自分の心身の安寧につながる」と考え，一方で配偶者は「愛する人にできるだけ安寧であってほしくて入院していたほうが，それがかなうのではないか」と思っているのかもしれない。この場合は，2人の価値観や信念には共通する部分がある。互いに相手に愛情をもち，安寧を願っているという部分である。

看護師はこのような一見意見が違うようにみえる家族成員に寄り添い，その価値観や信念を理解し，どのような方法が互いの安寧につながるのか，提案をしていくのである。

◆ 危機にある家族の負担を軽くして機能回復を支える

看護師が出会う家族は，たいへんな危機状態にあることが多い❶。家族の誰かに病気や障害が生じ，それ以外の家族成員になんらかの役割の変化を迫られていることが多いからである。看護師は家族の暮らしを理解し，家族の

□ NOTE

❶家族ストレス対処理論

家族が大きなストレスにさらされたり，危機が発生したりした際，家族がどのような状態に陥り，どのように対処し，回復までどのような過程を経るかなどを示すさまざまなモデルが開発されている。ABCX モデル，ジェットコースターモデル，二重 ABCX モデル，マッカバンの家族ストレス・順応・適応モデルなどが代表であり，家族のアセスメントに有用である

セルフケア力を向上させる方向で支援をしていくが，家族全体は不安定な状態にあり，それぞれ葛藤や不安があるなかで，家族成員にさらなる役割を求めるのは負担が大きすぎるときがある。このようなときに看護師は，家族の負担を一部引き受け，家族の負担を軽くして，家族が機能を回復できるようになるための余裕をつくり出す役割を果たす。

　たとえば，点滴の必要な人が退院するとき，本人に点滴操作がむずかしい状況なら，家族が指導を受ける。しかし，家族はこれからの生活の変化や自分の役割変化に対する不安から，点滴の操作を覚えるどころではないかもしれない。とくに終末期となれば，家族の心は千々に乱れていることだろう。また，看護師にすれば簡単な医療処置でもあっても，家族は「命を左右してしまう」などの恐怖感をいだくかもしれない。

　そのようなとき，看護師は手技指導に徹するのではなく，家族成員の役割変化への葛藤や医療処置への不安を理解し，別の方法で家族全体の支援を行う。たとえば，本人を含めた家族が退院後の生活に慣れ，それぞれの役割発揮ができるまで，点滴の操作・管理を訪問看護師が行うなどの支援が考えられるだろう。家族の葛藤や不安を減らし，家族それぞれがいま集中したいことに専念できるようにすることで，家族の機能回復を支えるのである。

◆ 療養生活と介護を支える

　上の項でも少し述べたが，介護者である家族に対して，対象者の療養生活に関するさまざまなアドバイスを行い，具体的な介護の方法や手技，医療的処置について，家族が安全に，しかもなるべく負担のない方法で行えるように支えることも，看護師の重要な役割である。看護師がただ教えるのではなく，療養環境や家族の介護力，介護資源などから総合的に考え，対象者本人や家族と一緒によりよい方法を選んでいく。対象者のセルフケア力を引き出すために，介護者がどの程度まで手だすけするかについてもアドバイスし，一緒に介護方法を決めていく。

◆ 家族の意思決定を支援する

　家族には多くの意思決定があるが，看護師がとくにかかわることが多いのは**アドバンスケアプランニング** advance care planning（**ACP**）における療養者とその家族の意思決定である❶。ACP とは「将来の医療・ケアについて，本人を人として尊重した意思決定の実現を支援するプロセス」[1]をいう。療養者や家族が病気や老いなどから今後のことを考えねばならない場面に直面し，なんらかの意思決定が必要になり，ACP が行われることが多い。

　ACP は大前提として，本人の意向を基本とする。しかし，病状や状況により本人が意思表示できない場合は，一番身近な家族成員や本人を除く家族で意思決定をすることになる。その場合，家族成員それぞれが個性をもった個人であり考え方が違うこと，また，家族としての愛情やつながりがあるが

NOTE

❶人生会議

　厚生労働省は，国民にアドバンスケアプランニング（ACP）が普及するよう，よりなじみやすい言葉として「人生会議」という愛称でよぶことを 2018（平成30）年に決定した。

1）日本老年医学会：ACP 推進に関する提言. p.2, 2019.

ゆえに複雑な思いがあることをふまえた支援になる。看護師は，本人の意思を尊重し権利を擁護する立場をまもりつつ，家族成員の皆が納得できる意思決定ができるよう，ていねいにかかわるのである。

家族の意思決定支援における看護師の役割

ACP は，本人や家族，近しい人，医療・ケア従事者が繰り返し話し合うプロセスである。そのなかで，看護師が果たすべきおもな役割をあげる。

1 生活の視点で情報を補う　医療に関する情報は，医師などの他の医療専門職からも提供されるが，看護師はその専門性をいかし，症状が出た場合や治療した場合の生活への影響や変化について，日常生活動作をふまえて情報提供する。

2 情報の使い方を支援する　情報がたくさんありすぎたり，家族それぞれがさまざまな情報源から情報収集していたりすると，情報が錯綜して話し合いが混沌とする場合がある。看護師は最も身近な医療専門職として，いまの本人や家族に適した情報はどれなのか，その情報をどのように解釈したらよいのかを，それぞれのニーズに合わせて伝える役割を果たす。

3 ニーズを引き出し言葉にして共有する　家族だからといって互いの意向をわかり合っているということはない。家族の間であっても，願いや思いは言葉として伝える必要がある。とくに命に関することがらの場合，家族の間でも話題にしにくい傾向が強い。看護師は，家族成員それぞれが願いや思いを言葉にする機会を設け，療養にかかわるニーズを引き出し，家族間で共有できるように支援する役割を果たす。また，家族の願いや思いを療養にかかわる医療・ケア関係者に共有する役割も果たす。

4 誰かを置き去りにしないよう家族全員に目を向ける　意思決定支援が必要なとき，家族は役割変化を求められていることが多い。これまで家族の意思決定には参加してこなかった人物などが今回の意思決定で役割を担う必要はないか，家族成員それぞれに目を向けていく❶。また，遠方に住む親類など，療養の場にいない人が，これまで家族の大事な意思決定を担ってきた場合もある。誰と意思決定をしていきたいのか，本人や家族とよく話し合う必要がある。

5 療養者本人の意思表示をたすける　ACP では，本人の意思が最も優先される。看護師は，病気や障害のために本人の意思表示がむずかしくなった場合には，それをたすける役割を果たす。気管切開や神経難病などによるコミュニケーション機能の障害や認知機能の障害などがある場合はさまざまな手段を用いて意思の表現を支援する。とくに身体機能の障害はない場合でも，本人が意思を表現しやすい場所やタイミングを選ぶ，本人が話しやすいように問いかけを工夫する，などを行う。このほか，家族への気づかいなどから意思表示をしにくい人への支援も必要である。

本人に意思を確認する際は，「どうしたいか」を聞くだけでなく，「いまの状況についてどう感じているか」「どのような気持ちが交錯しているのか」などと問いかけながら，本人の感情や信念，ニーズをていねいに聞いていく。そのうえで，本人が表現できた意思をどのように活用するのか，本人と話し

NOTE

❶たとえば療養者が病気のために意思表示ができなくなったときに，これまで夫の決定に従ってきて，自分の意見を言わなかった妻が自身の意向を述べられるように支援したり，これまで家族の話し合いに参加してこなかった子どもに代理決定にかかわってもらったりすることがある。

合って決めていくことが必要である。

▋ 意思決定支援ガイド・各種ガイドライン

● **意思決定支援ガイド**　意思決定支援の具体的な方法として，意思決定支援ガイドの活用がある。意思決定支援ガイドとは，むずかしい選択をせまられている場面でのさまざまな意思決定をたすけるツールのことをいい，選択肢とそれぞれのメリット・デメリットの整理，本人や関係者の価値観や気持ちの整理などに役だつものである。代表的なものとして，**オタワ意思決定支援ガイド**がある。

　意思決定支援は，長期にわたる複雑なプロセスの支援であり，このようなガイドを使ったからといってうまくいくというものではない。しかし，なにを重視して考えたらよいのかわからないような混沌とした状況の整理や，話し合いのきっかけづくりにはなりうるものである。

● **ガイドライン**　また，意思決定支援を行うにあたっては，厚生労働省や学会などが作成した各種ガイドラインを参照するとよい（◐表2-1）。これらのガイドラインには，葛藤を生みやすい病状や状態，意思決定の際に必要な情報やエビデンス，判断のポイントなどが盛り込まれているため，意思決定支援の際の道しるべになる。本人や家族と一緒に読み進めてもよいだろう。

3　家族支援の例

　ここではAさんのケースを例に，具体的な家族支援のかたちについて考えてみよう。

事例❶　自宅で最期を迎えたいAさんの支援①

　Aさんは胃がんの末期で，余命は数か月と言われている。消化管閉塞を機に入院した際，これ以上経口で食事をとることはむずかしいことから皮下埋め込み式ポートが造設され，中心静脈栄養法の開始となった。退院にあたり，Aさんは高齢で目が不自由であるため，妻に点滴の手技指導がなされた。しかし，妻は点滴に対する緊張が強く，「夫の願いどおりにしてあげるのが妻の役目だけど，私にできるかしら。私が間違えて夫がたいへんなことになったらどうしよう。入院は延長できませんか」などの発言があった。しかしA

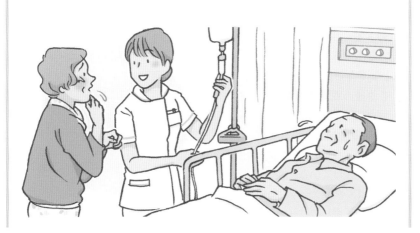

○**表2-1　意思決定支援に活用できるガイドライン**

名称	説明
人生の最終段階における医療・ケアの決定プロセスに関するガイドライン(2018)	厚生労働省が設置した「終末期医療の決定プロセスのあり方に関する検討会」によって，回復の見込みのない末期状態の患者に対する意思確認の方法や医療内容の決定手続きなどについての標準的な考え方を整理するためにまとめられたガイドライン(2007〔平成19〕年公表)。2018(平成30)年改訂で，病院だけでなく在宅医療・介護の現場でも活用できるよう見直しと改称が行われた(https://www.mhlw.go.jp/stf/houdou/0000197665.html，参照2021-05-25)。
高齢者ケアの意思決定プロセスに関するガイドライン〜人工的水分・栄養補給の導入を中心として〜(2012)	日本老年医学会が2012(平成24)年に承認・公表したガイドライン。「人工的水分・栄養補給の導入を中心として」という副題はついているが，医療・介護全般にわたる一般的な指針も多く示されている(https://www.jpn-geriat-soc.or.jp/proposal/guideline.html，参照2021-05-25)。
認知症の人の日常生活・社会生活における意思決定支援ガイドライン(2018)	厚生労働省が「成年後見制度の利用の促進に関する法律」の制定と合わせて策定を進め，2018(平成30)年に公表したガイドライン。認知症の人を支える周囲の人において行われる意思決定支援の基本的考え方(理念)や姿勢，方法，配慮すべきことがらなどが整理されている(https://www.mhlw.go.jp/stf/seisakunitsuite/bunya/0000212395.html，参照2021-05-25)。
障害福祉サービス等の提供に係る意思決定支援ガイドライン(2017)	厚生労働省が2017(平成29)年に策定したガイドライン。障害者の意思決定支援についての考え方を整理し，事業者が障害者の意思を尊重した質の高いサービスの提供に資することを目的としている(https://www.mhlw.go.jp/file/06-Seisakujouhou-12200000-Shakaiengokyokushougaihokenfukushibu/0000159854.pdf，参照2021-05-25)。
身寄りがない人の入院及び医療に係る意思決定が困難な人への支援に関するガイドライン(2019)	厚生労働省が2019(平成31)年に策定したガイドライン。単身世帯の増加や頼れる親族がいない人の増加を背景に，身寄りがいない場合にも医療機関や医療関係者が患者に必要な医療を提供することができるようにすることを目的としている(https://www.mhlw.go.jp/stf/seisakunitsuite/bunya/kenkou_iryou/iryou/miyorinonaihitohenotaiou.html，参照2021-05-25)。
透析の開始と継続に関する意思決定プロセスについての提言(2020)	日本透析医学会が作成し，2020(令和2)年に公表した提言。透析の開始と継続における意思決定に際し，医療チームが患者に最善の医療とケアを提供できるように作成された(https://www.jsdt.or.jp/info/2763.html，参照2021-05-26)。

> さん本人は「自宅で家族に囲まれて最期まで暮らしたい」と言っている。別居している子どもたちにはそれぞれ家庭があり，日常的に支援をすることがむずかしい状況である。

　一見すると，「退院したい本人」に対して「退院を 躊躇する妻」という対立があるようにみえるかもしれない。しかし，家族を支援するとは，まず現状をていねいに知ることから始まる。Aさんのケースをよくみると，「退院して家族のそばにいたい」という本人に対して，妻は「本人の望むようにしてやりたい」「本人に害を与えたくない」と願っていて，この2人の意向は相反してないことがわかる。その後の看護師のかかわりをみてみよう。

事例❶　自宅で最期を迎えたいAさんの支援②
　訪問看護師は，それぞれの意向と，なぜその意向にいたったのかを聞くことにした。本人に「奥さんに負担をかけていると感じているんですね」と声をかけると，「あいつはいつも完璧にやるから，でもこわがりだから，点滴とかこわいんですよ。妻に迷惑かけて申しわけないなあ」と話してくれた。

今度は妻に「ご主人の思いをかなえてあげたいと思っているのですね」と声をかけ，妻自身がどのような願いや感情をもっているのか聞いた。すると妻は，余命わずかな夫の願いをかなえることが一番の希望ではあるものの，慣れない医療処置にとまどい，強い不安を感じていることがわかった。妻は夫を入院させたいのではなく，夫の願いをかなえることと，夫に危害を加えないこととを両立させるすべがわからなかったのである。

　看護師はそれぞれの思いを整理し，お互いにそれぞれの思いを伝えた。妻は夫の居ごこちがよいように，こまやかに世話をしたいという願いももっていた。そこで，点滴の操作は看護師が行い，妻には日常の世話に注力してもらうことにして，点滴については異常がないかを観察し，トラブルの際には看護師に連絡をしてもらうだけをお願いすることにした。つまり，妻が自身のやりたい役割に集中できるようにしたのである。

　その結果，妻は夫を亡くす悲しみと不安をかかえながらも，長年の主婦としての能力を十分にいかせる夫の身のまわりの世話を行うことで，自信をもって役割を発揮することができた。そして，Aさん本人も，一家の主としておだやかに過ごすことができたのである。

● **この事例の看護のポイント**　Aさん夫婦は，近い将来，夫が死を迎え，夫婦が離ればなれになろうとしている状況である。Aさんと妻の喪失感や悲嘆は，はかりしれないほど大きいだろう。このようなとき，点滴の手技を覚えるのは，高齢の妻にとってかなり負担になっている様子である。Aさん本人は，自分の死が近く，身体の不調などがあるなかでも，妻への気づかいをみせている。この夫婦は互いを支える力をもっているため，その能力をいかした役割発揮が求められるところである。

　この事例で看護師は，妻が果たしたい役割，夫が果たしたい役割はなにかをていねいに聞いたうえで，それぞれが役割を発揮できるよう，看護師が退

---

column　家族成員による代理意思決定の特徴

　内閣府の調査では，自分が病気で治る見込みがない場合，「延命のみを目的とした治療は行わず，自然にまかせてほしい」と考える人が91.0％を占め，「少しでも延命できるよう，あらゆる医療をしてほしい」と考える人が5.1％という結果だった[1]。しかしこの調査では，自分以外の家族が病気で治る見込みがない場合にも聞いていて，その場合は「少しでも延命できるよう，あらゆる医療をしてほしい」と考える者が14.7％と約3倍に増えることも明らかになっている。つまり，「自分自身は無意味な延命はしてほしくないが，愛する家族はなんとか生かしてあげたい」という気持ちをもつ人が一定数いることがみてとれる。このように，自分自身にふりかかる事象を考えるときと，家族について考えるときには，意向が大きくかわることがある。この違いが家族内の意見の相違となってあらわれたりすることを理解する必要がある。

＊1：内閣府：平成24年度高齢者の健康に関する意識調査結果（概要版）. p. 10，2016（https://www8.cao.go.jp/kourei/ishiki/h24/sougou/gaiyo/index.html）（参照2021-12-01）

院後の点滴の操作や管理を請け負い，訪問で支援を続けることにした。それにより，妻は自信をもって役割を発揮することができ，夫も負い目を感じずに療養に専念することができた。看護師の支援により，夫婦の役割変更への葛藤を緩和できたのである。

D 地域・在宅看護における安全をまもる看護

1 療養者の暮らしを取り巻くリスクと安全対策

1 療養者の暮らしを取り巻くリスク

　私たちの暮らしのなかには，年齢や疾患，障害の有無にかかわらず，事故につながる誘因や環境が存在する。ここでは，加齢や疾患，障害，医療機器の使用などが，療養者の暮らしのなかのリスクにどのように関連しているかを学ぶ。なお，本節では年齢や疾患，障害の状態にかかわらず，看護の対象となる人を療養者と示す。

◆ 身体機能の低下や疾患・障害に伴うリスク

▮ 認知機能の低下に伴うリスク

　認知機能の低下がある場合は，内服薬を間違えたり，コンロの火を消し忘れて火災の発生につながったり，緊急時に他者への連絡ができず事態が悪化したりということがおこりやすい。

▮ 視覚障害に伴うリスク

　視覚障害があると，日常生活のなかで転倒や転落，溺水などのリスクが高まる。また，外出時には交通事故などにあうリスクが高まる。

▮ 聴覚障害に伴うリスク

　聴覚障害があると，他者とのコミュニケーションがとりにくく，体調がわるいときにそれを伝えられない可能性がある。また，テレビやラジオ，地域の防災行政無線の音などが聞こえず，必要な情報が得られないことがある❶。

▮ 嚥下機能の低下に伴う誤嚥のリスク

　嚥下機能が低下している場合は，本人がそのことを自覚していなかったり，「ときどきむせる」程度と思っていたりしても，誤嚥が発生するリスクがある。誤嚥による食物や胃液の気管内への流入は，誤嚥性肺炎の原因になる。誤嚥性肺炎は，唾液の誤嚥によっても生じる可能性がある。

▮ 循環器系や神経系の疾患に伴うリスク

　循環器系や神経系の疾患をもつ療養者は，めまいや意識消失，運動失調，平衡感覚の変調などにより，不快な症状や不安が生じ，日常生活に影響が出

▭ NOTE

❶高齢者や長期療養者の場合，聴覚障害はなくくも，耳掃除などのケアがいきとどかずに耳垢がまるで耳栓のように詰まっていて聞こえないということがある。耳鼻科で耳垢の除去ができればよいが，受診できないような場合は，医師に相談のうえ，看護師が継続的にケアをする方法を考える必要がある。

● 表 2-2　家庭におけるおもな不慮の事故による死亡（2020 年）

死因	65〜79 歳		80 歳以上		全年齢の死亡総数
	死亡数(人)	割合(%)	死亡数(人)	割合(%)	
転倒・転落・墜落	1,633	16.0	7,218	32.0	9,585
不慮の溺死及び溺水	2,689	26.3	3,827	17.0	7,333
その他の不慮の窒息	1,947	19.0	5,112	22.7	7,841
煙，火及び火炎への曝露	308	3.0	377	1.7	903
熱及び高温物質との接触	7	0.1	37	0.2	45
有害物質による不慮の中毒及び有害物質への曝露	82	0.8	87	0.4	493
総数	10,235	100	22,530	100	38,133

※死因の内訳はおもな項目のため，足しても総数にはならない。
（「人口動態統計」による）

ることがある。症状の出現による転倒・転落のリスクもある。

▌運動機能の低下に伴うリスク

　筋力の低下や手足の麻痺，しびれなどがある場合は，日常生活のなかで転倒や転落，溺水などのリスクが高まる。また，火災や地震などの災害時に避難することがむずかしい。

▌易感染状態に伴う感染のリスク

　抗がん薬による治療や疾患などの影響で易感染状態にある場合は，外出時や同居家族，支援者を通じた感染のリスクに注意が必要である。

◆ 加齢に伴うリスク

　高齢者の場合，上記の身体機能の低下や疾患・障害に該当することが多く，それに伴うさまざまなリスクがある。人口動態統計から「高齢者の家庭におけるおもな不慮の事故による死亡」をみると，高齢者の暮らしにおけるリスクの全体像がつかめるだろう（●表 2-2）。表には含まれていないが，熱中症も重大なリスクである。高齢者は加齢により室温を感じにくくかったり水分補給がしにくかったりするためである。

　高齢者では症状や身体機能の低下に伴う直接的な影響以外に，体調悪化により「日常できていることができなくなる」ことに伴うリスクがある。元気で若い人であれば，ある日，発熱や下痢などで飲食ができなくなっても，深刻な栄養失調や脱水状態になることは少ないだろう。また，家族や知人に連絡することもできるだろう。しかし高齢者の場合，少しの間，飲食ができなくなると，脱水になるリスクは高い。それに加えて，認知機能の低下や視力・聴力の低下，構音障害などがあったりすると，誰かに連絡しようと思わなかったり，連絡しようとしてもできないということもある。そのまま臥床しているうちに症状が悪化し，深刻な状態になることがある。

◆ 医療機器のトラブル

　膀胱留置カテーテルや胃瘻チューブ，気管カニューレなどを使用している

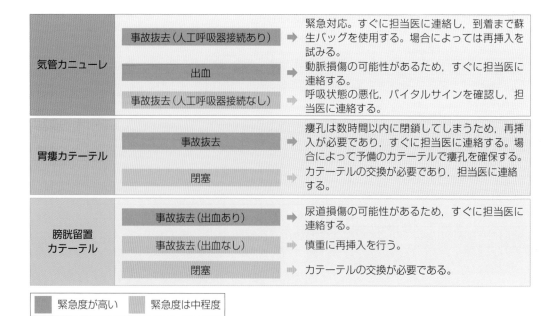

気管カニューレ	事故抜去(人工呼吸器接続あり)	➡	緊急対応。すぐに担当医に連絡し，到着まで蘇生バッグを使用する。場合によっては再挿入を試みる。
	出血	➡	動脈損傷の可能性があるため，すぐに担当医に連絡する。
	事故抜去(人工呼吸器接続なし)	➡	呼吸状態の悪化，バイタルサインを確認し，担当医に連絡する。
胃瘻カテーテル	事故抜去	➡	瘻孔は数時間以内に閉鎖してしまうため，再挿入が必要であり，すぐに担当医に連絡する。場合によって予備のカテーテルで瘻孔を確保する。
	閉塞	➡	カテーテルの交換が必要であり，担当医に連絡する。
膀胱留置カテーテル	事故抜去(出血あり)	➡	尿道損傷の可能性があるため，すぐに担当医に連絡する。
	事故抜去(出血なし)	➡	慎重に再挿入を行う。
	閉塞	➡	カテーテルの交換が必要である。

■ 緊急度が高い　　■ 緊急度は中程度

◎図 2-3　カテーテル・チューブ類のトラブルと対応の例
トラブル時の対応はあらかじめ担当医と相談しておくとよい。

場合は，抜去や閉塞などのトラブルが生じることがある(◎図 2-3)。在宅酸素療法 home oxygen therapy(HOT)や在宅人工呼吸法 home mechanical ventilation(HMV)などで医療機器を使用している場合は，機器にトラブルが生じたり電源を喪失したりすると，呼吸困難や症状の悪化などの重大な影響を引きおこす。

◆ 家族や他者に関連するリスク

　介護者の健康状態や家族の仕事の状況などの変化により，療養者への介護に影響が出ることがある。自宅で家族が介護をしている場合は，家族が体調をくずしたり，腰痛で急に介護をできない状況になったり，経済状況がかわり医療や介護への費用をかけられなくなったりすることもある。

　また，家族のストレスがたまると，介護への意欲がなくなったり，療養者に不満をぶつけてしまったりするといったこともある。家族によるネグレクトや経済的搾取などの虐待❶と思われるような場面に遭遇することもある。

◆ 非常事態に関連するリスク

　感染症の拡大や大規模災害などの非常事態が発生すると，療養者が必要なサービスを受けられない可能性もある。薬物治療を受けている場合に薬が入手できなかったり，在宅酸素療法や在宅人工呼吸法，在宅透析治療を受けている場合は電源の確保がむずかしかったりして，重大な影響が生じるおそれがある。また，経管栄養，ストーマなどに伴う医療材料・衛生材料の入手がむずかしくなり，療養生活にさまざまな支障が生じるおそれがある。

━ NOTE
❶虐待
　「高齢者虐待の防止，高齢者の養護者に対する支援等に関する法律」では，高齢者虐待の種類として，①身体的虐待，②心理的虐待，③性的虐待，④経済的虐待，⑤介護・世話の放棄・放任をあげている。暴言や無視，いやがらせ，必要な介護サービスを利用させない，世話をしない，勝手に高齢者の資産を使うなどの行為は虐待である。

2 暮らしの安全を確保するための方法

　療養者が自宅などで安全に暮らすためには，看護師が関与する医療事故やケア事故が発生しないというだけでは不十分であり，医療者が不在のときにも事故がおこらないように療養環境を整備することが必要である❶。その環境は，看護師の訪問時に整えればよいというものではなく，療養者と家族がみずから整えたり維持したりできるように支援することが重要である。

◆ 転倒の予防と対策

●**転倒が発生する場所**　転倒の発生は，屋外よりも屋内が多い。屋外に出るときは，はき物や服装を整えるなどの準備をするし，自分が知らない段差があったり他者とぶつかったりする危険がある場所として注意して行動している。それに比べて，自宅などの屋内は自分にとって慣れた場所であり，「倒れそうになってもすぐにつかまるところがある」「少ししか移動しない」などと考え，油断してしまいがちだからである。これに加えて，急にトイレに行きたくなったり，突然に電話やインターホンが鳴ったりして，あわてて移動しようとする機会も多いだろう。その際，ちょっとした段差❷や境目に足が引っかかったり，からだの向きをかえようとしてバランスをくずしたりすることで転倒が生じる。

●**屋内での転倒の予防**　転倒を予防するためには，次のことに気をつける。
• 床がすべらないよう，ぬれたままにしない。
• 雑誌や広告などが床に広がらないようにする。
• いつも立ち上がり動作をする場所に滑りどめマットを敷く。
• 玄関や浴室・脱衣所など片足立ちになる場所に手すりをつけたり椅子を置いたりする。

　このほか，視力の低下への対応として，階段に蛍光シールをはる，じゅうたんの端がめくれないようにテープで固定するなどの環境整備を行うことがある。

●**環境整備における注意点**　療養者がその環境に慣れていることは，転倒予防において重要なことである。そのため，転倒の予防のためだからといって，本人の了解なしに「物を移動する」「椅子の高さをかえる」「敷物の素材をかえる」「滑りどめのついた靴下にかえる」といったことをすると，療養者が以前の環境に合わせた行動をして，かえって転倒につながることがある。環境整備は，療養者とともに考えることが重要である。

◆ 転落の予防と対策

●**発生状況**　転落は，療養者自身がベッドや椅子から移動しようとして，あるいは手すりを乗りこえようとして発生する場合と，介護者が介助しているときに発生する場合とがある。介助中の転落は，ベッドに臥床している療養者を，介護者の反対側に向かって側臥位にしたときにベッドの端から落ちてしまったり，ベッドから車椅子への移乗の際に，途中で介護者が支えきれず一緒にくずれ落ちたりしてしまうといったことがある。

NOTE
❶安全面以外の療養環境整備については，E-1「療養環境の整備に関する援助」（●86ページ）で学ぶ。

NOTE
❷転倒は大きな段差だけでなく，ちょっとした段差でもおこるので注意が必要である。1〜2cm程度の段差は意外につまずきやすい。

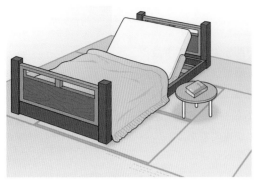

a. 超低床ベッド

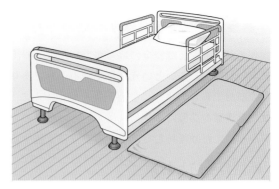

b. 衝撃緩和マット

◯図2-4　転落への対策

● **予防対策**　療養者の身体状況や介護者の介護力に合わせて，ベッドの高さや車椅子の型を選択したり，移乗用のスライディングボード❶やリフトなどの福祉用具を使用したりして，人力だけに頼らない介護方法を検討することが重要である。また，ベッドを低床タイプにしたり，ベッドの横に衝撃緩和マットを敷いて落下時の衝撃を緩和したりすることで骨折や外傷を予防する（◯図2-4）。ただし，療養者がベッドから立ち上がろうとする場合には，低床ベッドや衝撃緩和マットがかえって転倒の誘因となることもあるため，身体機能や認知機能に合わせた十分な検討が必要である。

◆ 溺水の予防と対策

● **溺死の状況**　高齢者の「不慮の溺死及び溺水」による死亡者数は高い水準で推移しており，厚生労働省の人口動態統計によると，2020（令和2）年の家庭におけるおもな不慮の事故による死亡において，65歳以上の高齢者の死亡の約2割を「浴槽内での溺死及び溺水」が占めている（◯71ページ，表2-1）。入浴中に意識消失をしたり，体調不良により浴槽から出ることができなかったりして溺死するなどの状況が考えられる。

● **冬季の予防対策**　とくに冬季は，浴室と脱衣所・居室との温度差や，熱い湯に入ることによる血圧の変化，熱めの湯につかることによる高体温，浴槽から立ち上がる際の水圧の減少による血圧の変化などにより意識障害をおこすリスクがある。湯温を41℃以下にする，立ち上がるときはつかまりながらゆっくり立ち上がる，浴室をあたためてから入る，などの対策が必要である。

◆ 火災の予防と対策

● **火災の状況**　消防庁の「令和3年版消防白書」によると，2020（令和2）年中の火災による死者のうち，65歳以上の高齢者が7割を占めており，とくに81歳以上が多いと報告されている。火災の原因をみると，タバコによる火災は3,104件で全火災の8.9%を占め，出火状況では不適当な場所への放置によるものが半数以上を占めている。また，コンロによる火災は2,792

☰ NOTE
❶**スライディングボード**
　スライディングボードは，ベッドから車椅子への移乗などに利用する板である。表面がすべりやすい素材でできているため，ベッドでの端座位から車椅子への移乗がらくにできる。
　介護者の身体的負担を軽減するノーリフトケア®（持ち上げない看護・かかえ上げない介護）という考え方が普及するなかで，利用が広がっている（◯E-2「活動・休息に関する地域・在宅看護技術」，93ページ）。

件で全火災の 8.0％ を占め，経過別の出火数は消し忘れによるものが最も多いと報告されている。

● **火災の予防対策**　療養者が喫煙をしている場合，ふとんや畳の上にこげあとがあったり，きちんと処理できていなかったりする場合は注意が必要である。また，コンロを使っていることを忘れてしまったり，火の始末をできなかったりする場合には，ガスコンロの使用をやめるという選択が必要なことがある。火災は本人だけでなく周囲の人の生命にかかわるため，周囲の見まもり体制を強化することも含めて，本人や家族，関係者と一緒にしっかり検討することが重要である。

● **在宅酸素療法中の火災事故**　厚生労働省の報告によると，在宅酸素療法中の火災事故は 2003（平成 15）年から 2022（令和 4）年 4 月までに 95 件発生している。原因は喫煙が約 4 割であり，そのほかストーブ，線香，台所，ろうそくなどがあげられている。療養者と家族に，在宅酸素を使用中は絶対にタバコを吸わないこと，周囲 2 m 以内にガスコンロやストーブ，タバコなどの火気をおかないことを十分に説明したうえで，日常生活をどのように組み立てるかを話し合う必要がある。

◆ 熱中症の予防と対策

● **発生状況**　熱中症は，高温多湿の環境で，身体の放熱や発汗ができないことなどで生じるさまざまな症状の総称である。真夏の暑い時期だけでなく，梅雨など湿度が高く温度も高くなりはじめる時期にも注意が必要である。とくに梅雨の時期は，それほどの暑さでないため，療養者もまだ熱中症予防を意識していないことが多く，早めに注意を促すことが必要である（●表 2-3）。

● **予防対策**　厚生労働省の人口動態統計によると，2020（令和 2）年の熱中症による死亡者のうち 8 割以上が 65 歳以上の高齢者である。高齢者は暑さを感じにくいため，高温多湿の室内で過ごしていたり，口喝を感じにくいために飲水する必要性を感じなかったりすることがある。熱中症予防のためには，こまめな水分補給やエアコンの使用が必要であるが，高齢者は「冷房をつけると寒い」「関節が痛くなる」などの理由で，エアコンを好まないことがある。療養者と相談しながら，冷風が直接あたらないように室内の配置を検討したり，あまり室温が低くならないように調整したりするなどの工夫をし，本人も納得した環境で安全に過ごせるように配慮する。

◆ 誤嚥の予防と対策

● **誤嚥を予防する食事の工夫**　高齢者や，麻痺などが原因で嚥下機能が低下している療養者には，誤嚥のリスクがある。暮らしのなかで誤嚥を予防するためには，誤嚥しやすい食品を避けたり，誤嚥しにくい食事姿勢を保ったりすることなどを注意して行う。●図 2-5（●76 ページ）は理想の姿勢であるが，療養者の体格や障害によってらくな姿勢は異なる。自宅にあるクッションで支えたり，必要に応じて適切な福祉用具を活用したりすることも誤嚥予防につながる。

○表2-3 暮らしにおける熱中症の予防対策

種類		対策
身体の対策	水分補給	・のどが渇いていなくても，こまめに水分をとる。
	塩分補給	・毎日の食事を通してほどよく塩分をとる。汗の量が多いときは，とくに塩分補給に注意する。
	体調管理	・栄養バランスのよい食事やしっかりとした睡眠をとり，暑さに負けないじょうぶな身体をつくる。
生活の工夫	室温管理	・室内の気温や湿度をこまめに気にする。 ・すだれや植物，カーテンなどで日差しをさえぎったり風通しをよくしたりして，気温や湿度が高くなるのを防ぐ。 ・扇風機やエアコンで適度な室温(28℃以下)や湿度(50〜60%)に保つ。「この程度の暑さならだいじょうぶ」などとがまんしない。
	睡眠環境の整備	・良質の睡眠が確保できるよう，通気性・吸水性のよい寝具を使用したり，エアコンや扇風機を適度に使ったりして睡眠環境を整える。
	衣服の工夫	・衣服は麻や綿など通気性のよい生地を選んだり，下着は吸水性や速乾性にすぐれた素材を選んだりするなど，工夫して暑さを調整する。
	冷却グッズの利用	・保冷剤，冷却スカーフ，氷枕などの冷却グッズを利用する。首もとなど太い血管が体の表面近くを通る場所を冷やすと，効率よく身体を冷やすことができる。
	外出時の工夫	・いつも飲み物を持ち歩き，こまめに水分補給できるようする。また，こまめに日陰で休憩をとる。 ・自分がいる場所の温度や湿度をこまめに気にする。温・湿度計などを持ち歩くとよい。テレビやラジオ，インターネットなどで発表される当日の熱中症指数を確認する。 ・帽子や日傘を使って直射日光を避ける。また，なるべく日陰を選んで歩いたり，日陰で活動したりする。
介護時に必要な工夫		・ふとんの内部は想像以上に高温になっていることがある。ふとんの量や素材に配慮して熱がこもらないように注意する。 ・高齢者は温度を感じにくいこともある。本人は暑いと感じていなくても，室温に気をつける必要がある。 ・嚥下障害がある場合は，さらさらの水ではむせやすいため，とろみのついた飲み物や水分の多い食品を用意して水分補給をはかる。

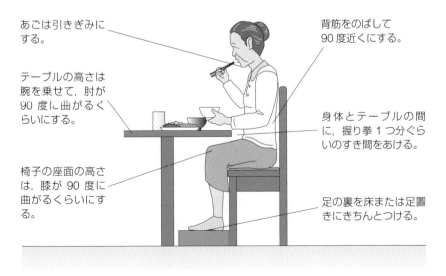

あごは引きぎみにする。
背筋をのばして90度近くにする。
テーブルの高さは腕を乗せて，肘が90度に曲がるくらいにする。
身体とテーブルの間に，握り拳1つ分ぐらいのすき間をあける。
椅子の座面の高さは，膝が90度に曲がるくらいにする。
足の裏を床または足置きにきちんとつける。

○図2-5 誤嚥予防のための食事姿勢

調理の際は，食べ物を飲み込みやすく工夫する。①性状を均一にする（液体と固体が一緒に口に入らないようにする），②つるっとなめらかな性状にする，③やわらかくまとまりやすい性状にする，などがポイントである。たとえば，生野菜を塩でもんでしんなりさせたり，皮をむいたり，パンは牛乳やスープなど水分を含ませたり，ひき肉はつなぎを入れて丸く成形してあんかけにするなど，さまざまな工夫がある。なお，看護師による食事援助は，第2章 E-3-6「嚥下困難のある対象者の食事援助のポイント」で学ぶ（●116ページ）。

　誤嚥で問題になるのは，誤嚥性肺炎と窒息❶である。誤嚥性肺炎の予防のためには，食事の工夫のほかに，口腔内を清潔にすることが重要である。介護者が日々ケアをしている場合でも，看護師は対象者の口腔内のアセスメントやケアを行う必要がある。

● **在宅での経口摂取の再開**　入院中に誤嚥のリスクがあるという理由で経口摂取を中止されていても，退院後に在宅で，本人の希望や意欲に合わせながら経口摂取を再開していくことがある。この場合は，嚥下機能の評価を行っている訪問歯科診療などと連携して口腔機能を合わせて評価をしたうえで，徐々に経口摂取を始める。経口摂取は，療養者の覚醒状況や疲労などをアセスメントして実施するタイミングを判断する。そのうえで，食事時の体位や食事形態，食器などを検討し，家族や介護職と共有する。誤嚥のリスクが高い療養者の場合は，誤嚥による窒息に備えて吸引器を準備しておくとよいだろう。

◆ 医療機器のトラブルの対応・対策

● **対応・対策の基本**　在宅療養で医療機器を使用している場合には，医療材料や機器の部品などの予備の確保，停電時に備えた充電などの対策が必要である。在宅での備えで重要なことは「いつ」「誰が」「なに」をするのかを明確にしておくことである。たとえば，予備の物品の数や使用期限を誰が確認するのか，臨時の対応が必要な場合はどこに連絡し，どのくらいの時間で対応が可能なのかなどを確認し，関連機関で共有しておく。臨時の対応については，とくに大型連休や年末年始の前に，その間の対応をつめておく。

● **物品の補充**　物品の補充についても，療養者本人や家族が対応できるとは限らないため，誰が，いつ持参（あるいは購入）するのか，次回使用するまでに間に合うのかなどを考える必要がある。

▍カテーテル・チューブ類のトラブルの対応・対策

　膀胱留置カテーテルや胃瘻チューブ，気管カニューレで抜去や閉塞などのトラブルが発生したときには，看護師が急いで訪問したほうがよいのか，その日に定期訪問があれば，そのときの対応でもよいのか，看護師が対応できることなのか，などを判断する必要がある。療養者の状態だけでなく，家族の不安や対応力も考慮する。療養者宅に予備の物品を置いておき，看護師やそのほかの支援者間で情報共有しておくこと，備蓄の医療材料などの使用期限を定期的に確認することが必要である。

▢ NOTE

❶窒息

　窒息は，誤嚥以外でも，認知機能の低下した高齢者が口に入れる食べ物の量や速度がわからず詰め込んでしまい，飲み込みきれずに気道に詰まっておこすことがある。

■ 在宅酸素療法・在宅人工呼吸療法などの機器のトラブルの対応・対策

在宅酸素療法や在宅人工呼吸療法などの機器でトラブルが発生した場合は，緊急な対応が必要なことが多い。医療機器取扱事業者と対応方法について確認し，連絡先を療養者宅のすぐわかるところに明示しておくなどが必要である。介護者が医療機器取扱事業者に連絡できない場合は，看護師が介護者から電話で状況を聞いて事業者に連絡をすることもあるため，訪問看護事業所内でも利用者ごとの関連機関の連絡先を明示しておく。また，停電時などに備えて医療機器や外付け充電器の充電をするタイミングを決めたり，酸素ボンベのつなぎ方を練習したりするなど，日常的な対策が必要である。

なお，各医療機器の操作やトラブル時の対応については，E節（◐86ページ）で学ぶ。

◆ 家族による虐待の予防と対策

家族の過度な負担を軽減し，ストレスをためないように支援するが，虐待と思われるような場面に遭遇した場合は，看護師だけで対応できることではないため，関連機関❶と情報を共有しながら支援を継続していくことが重要となる。

◆ 非常事態への対策

日ごろから療養者・家族と一緒に非常事態がおこった際の対応策を検討しておくことや，介護サービス事業所の事業継続計画（BCP）❷を立案することも必要である。

3 療養者が安全に外出するための準備と方法

外出時のおもなリスクとして，移動中の事故や外出中の症状悪化，医療機器のトラブルなどがあげられる。認知機能の低下がある場合などは，外出時に目的地までたどり着けない，帰り道がわからなくなるといったこともおこりやすい。ここでは，療養者がさまざまなリスクを回避して安全に外出するための方法を学ぶ。

◆ 外出に向けた調整

外出の予定があらかじめ決まっている場合は，その日に合わせて体調や準備を整えることが重要である。在宅中心静脈栄養法（HPN）など，毎日長時間の点滴をしている場合は，外出に合わせて数日前から実施時間を調整し，点滴をしない時間に外出できるようにしておく方法もある。下剤の内服が必要な場合は，外出する日に影響が少なくなるよう，それまでの排便習慣をもとに，体調に応じて内服を調整できるとよいだろう。

◆ 外出時のリスクと対策

■ 交通事故

療養者は，筋力の低下や視力・聴力の低下，周囲への注意力の低下などに

NOTE

❶相談・通報先
都道府県や市町村が電話相談窓口・通報窓口を開設している。また，保健所や地域包括支援センターも相談を受け付けている。

❷事業継続計画（BCP）
事業体が災害などの緊急事態に遭遇した際に事業の継続や早期復旧を可能とするため，平常時に行うべき活動や緊急時における事業継続のための方法，手段などを取り決めておく計画のことである。

より，交通事故に遭遇する可能性がある。道路横断時だけでなく，歩道での自転車や歩行者との衝突にも注意が必要である。直接ぶつからなくても，とまろうとして，あるいは驚いて転倒し，骨折などのけがをすることもある。

外出時は，時間にゆとりをもって行動することが大切である。動きやすい服装で，はきなれた靴を着用するほうがよい。明るめの色の服や反射板のついた靴を選ぶなどの工夫も必要である。雨や雪など天気のわるい日は，できるだけ外出しなくてすむように，買い物などは余裕をもってしておくことも，対策の1つである。

▌車椅子で外出する際の注意点

車椅子で外出する際は，細い溝にタイヤがはまってしまうことがある。踏み切り内の線路や道路の溝などを横切るときは，直角に横切るようにする。また，療養者が上半身のバランスを自身でとれない場合，段差などの衝撃で前のめりになったりすることがある。介護者は道路の状況に応じて，慎重に車いすを操作する必要がある。

▌外出中の症状の出現・悪化

外出中に症状が出現・悪化する可能性がある。たとえば頓服薬や低血糖予防のブドウ糖を持参するなど，療養者の状態に合わせた対策をしたうえで外出するように促す。状況によっては，頓服薬などを自分でかばんから取り出せなくなることもある。その際に他者に説明しやすい色の袋に入れておくなどの工夫も必要である。

緊急時の連絡先をすぐに取り出せるところに入れて持ち歩くことも大切である。自力歩行で外出する場合は，療養者が長距離を連続して歩かなくてすむよう，途中で座って休めるような場所を確認しておく。

▌外出中の医療機器のトラブル

在宅酸素療法や在宅人工呼吸療法などで医療機器を使用している療養者は，外出先での機器のトラブルに備えて医療機器取扱事業者の連絡先を持ち歩く。日常の行動範囲よりも遠出をするときは，その地域でトラブルがおきたときの対応について，事前に事業者と相談しておくことが重要である。人工呼吸器使用者の場合は，蘇生バッグを必ず持ち歩く。介護者は操作方法を練習しておく必要がある。

▌行き先や帰り道がわからなくなる

認知機能が低下している療養者がひとりで外出した場合，目的地までの道のりや行き先，自分の居場所や帰り道がわからなくなってしまうことがある。できれば療養者がひとりで外出する前に，本人が行きたいと思っている場所や外出したいと思っている目的を知り，可能であれば一緒に外出したり，少し後ろからついていって本人が困ったときに声をかけられるようにしたりするなどの対応ができるとよい。しかし同居家族も気がつかないうちに外出することがあり，むずかしい場合も多い。そのため，本人が持ち歩くかばんに連絡先を書いておいたり，近所の人に状況を説明しておき，見かけたら連絡をくれるように頼んでおいたりするといった対策が考えられる。

2 地域・在宅看護実践におけるリスクマネジメント

　前述のように，地域・在宅看護においては，看護師が不在のときにも療養者が安全に暮らすことができるように援助することが求められている。それと同時に，看護師の行為に直接関係するリスク，あるいは看護師に害の及ぶリスクの管理も重要である。

　リスクを把握し，リスクが事故につながらないようにし，また事故がおきたとしてもその影響を可能な限り小さくする活動を**リスクマネジメント**という。おこるべきでないミスやできごとが発生したら，それが再発しないようにするにはどうしたらよいかをふり返り，未来の大事故を防ぐ。また，事故発生時に二次的な被害が拡大しないよう，そのときの対応を考えておくことも重要である。

1 地域・在宅看護でリスクが発生しやすい要因

▌療養者ごとに異なる環境

　訪問看護の場面におけるリスクを考えてみると，まず療養者の自宅を訪問して看護を行うため，家によって環境や設備が異なるという状況がある。また，療養者の主治医の所属する医療機関により，使用する医療機器や医療材料・衛生材料が異なるという状況がある。加えて，療養者の準備する物品，置き場所もそれぞれ異なる。

　訪問看護の現場は，このような状況のなかで，基本の看護技術を環境に合わせて応用することが求められるため，とくに慣れないうちはヒューマンエラー❶の発生につながりやすい。

▌時間的な重圧や緊張

　慣れていない療養者宅の訪問や，急な相談，ケアが増えた場合などは，予定よりも滞在時間が長くなることがある。なるべく時間を超過しないようにしなければというあせりや，次の訪問予定に遅れてしまうというあせりが，ヒューマンエラーの発生につながりやすい。慣れない環境や新しい処置をする際は，療養者や家族の不安や緊張が看護師にも伝染してしまうことがあり，そうなるとエラー発生のリスクはさらに増幅する。

　次の訪問に遅れるというあせりは，移動中の不注意にもつながり，交通事故のリスクも高くなる（◗移動にかかわる事故，82ページ）。

▌連携機関の多様さ

　訪問看護事業所は，さまざまな医療機関や施設，事業所と連携している。それぞれ担当者や組織の文化などが異なり，伝えたつもりでも相手の受けとめ方が異なっていたり，略語が別の意味で受けとられていたり，程度などを伝えても自分の意図と異なって受けとめられたりすることがある。自分の連絡方法や表現が，ほかの医療機関・施設・事業所の担当者に通じると考えず，きちんと伝えてそれを確認する姿勢が大切である。

━ NOTE

❶ヒューマンエラー

　人間がおかす間違いのことをいう。看護業務においては，するべき行為を忘れたり，間違えたり，不適切な行為をすることを意味する。

2 地域・在宅看護の場面でおこりうる事故の種類と特徴

◆ 医療事故

▌薬剤にかかわる事故

　多く発生する医療事故は，内服薬のセット間違いである。看護師が訪問時に，療養者の処方薬を1～2週間分，薬カレンダーや箱❶にセットする際におこることが多い。療養者の内服薬が1人の医師あるいは1つの診療科から処方されている場合には，セット間違いはおこりにくい。しかし，療養者が複数の医療機関や診療科を受診していると，内服薬の処方日がそれぞれ異なり，残薬の数やいつ増量（減量）になったかを把握しにくいため，変更に気がつかずに誤った数・量・種類をセットしてしまうリスクが高くなる。このほか，下剤などを療養者の週間の予定に合わせてセットする場合も，ミスが発生しやすい。

　点滴の流量やインスリン注射の量の間違いなどもおこりうる事故である。訪問看護記録の工夫や，薬剤の内容・量を療養者宅で確認するしくみをつくることが，事故の予防につながる。

▌機器の操作にかかわる事故

　機器の操作や手技にかかわるものでは，輸液ポンプの電源の入れ忘れや，点滴ルートのクレンメの開放忘れ，チューブ交換時の出血などがある。

▌ケア時の事故

　歩行介助時や入浴介助時に転倒が発生したり，車椅子移乗時に療養者の下肢が車椅子のフットレストにぶつかり打撲や擦過傷をつくったり，爪切り時に皮膚を傷つけたりするなど，日常的に行うケア時に事故が発生する可能性がある。医療処置や機器の取り扱いがない場面でも，療養者の状態や周囲の環境への十分な配慮が必要となる。

◆ 情報にかかわる事故

▌情報漏洩

　訪問看護の際に，ケア手順書や訪問看護計画書，利用料の請求書などの書類を持参することがある。数名分の書類をまとめて持ち歩くこともあり，別の利用者宅に書類を置き忘れたり紛失したりすることがおこりうる。また，関連機関に郵送やFAXで書類を送る際に，宛先を間違える可能性もある。訪問先の療養者の書類以外はかばんから出さない，宛先のダブルチェックをするなど，個人情報の漏洩（ろうえい）が発生しないよう，看護師の日常の行動をふり返り，対策を検討する必要がある。

▌情報伝達や事務作業の事故

●聞き間違いや伝達ミス　医師やケアマネジャーと連絡をとり合う際の聞き間違い，事業所内での伝達ミスなどがおこりうる。あいまいな部分を残さずにきちんと確認する習慣が大切であり，伝達ミスについては必ずメモを残すなどの対策をとる。

◎NOTE
❶療養者の薬の飲み忘れを防ぐためのツールである。薬カレンダーは，服薬カレンダー，投薬カレンダーなどともよばれる壁かけ式のカレンダー状のシートである。曜日ごとに朝・昼・晩・寝る前などの袋がついていて，そこにそのとき飲む薬をあらかじめセッティングして使用するものである。箱は，薬整理箱，投薬箱，服薬管理ケースなど，さまざまなよび名があるが，しくみは薬カレンダーと同じで，1回に服薬する薬をまとめて整理するものである。

● **訪問日・時間の変更**　療養者の訪問日や時間が変更になった際に，担当者への連絡ミスが発生し，最終的に担当者の予定表に反映されず，訪問ができなかったということがおこりうる。このような場合は，誰がどこに記録し，誰が事業所の訪問予定を変更するのかといった明確な取り決めが必要である。事業所ごとに事務作業の分担は異なるが，管理者や担当者が対応できない場合も想定し，作業の流れを考える必要がある。

◆ 移動にかかわる事故

　訪問移動中の交通事故は，自動車だけでなく，自転車どうしや自転車と歩行者とで発生するものも少なくない。同行訪問などで連なって移動する場合，後ろの自転車は，前を走る自転車についていこうとして危険な運転になってしまうことがあり注意が必要である。後ろの自転車の看護師は，はぐれまいと無理に運転せず，はぐれた場合の連絡方法を確認しておく。

3　事故発生の防止

　地域・在宅看護の場面では，事故につながるさまざまなリスクがあるが，1つのできごとや状況がそのまま事故につながるとは限らない。「自分はミスをしないからだいじょうぶ」などと楽観視したり，おこるべきでないミスやできごとが発生した際に「すべて自分の不注意のせい」などと考えたりせず，事業所内でリスクについてオープンに話し合い，いくつもの対策を考えておくことが事故の発生を防ぐ。

　たとえば，余裕のある訪問予定を組めば，多少訪問時間が延長しても，次の訪問に遅れるという心配はなくなる。新しい医療機器を使用するときは，療養者宅ではなく，訪問看護事業所内で機器の説明を聞いたり実物を操作したりする機会をもつことも対策になる。新しい看護師が対応する際は，看護師どうしでしっかり引き継ぎをしたり，療養者と信頼関係のある看護師から事前に説明したりしておくと，療養者の不安や看護師の緊張を軽減することにつながる。

4　事故発生時の対応

◆ 事前の準備

　さまざまな対策を講じても，事故は発生するものである。そのため，リスクマネジメントにおいては事故発生時の対応策を決めておくことも重要である。事故の当事者は動揺し，冷静に考えて行動することができない可能性が高い。事故対応マニュアルを作成しておき，事故発生時の連絡方法や最初の対応などを文面で確認できるようにする。

　事故が発生したときは，管理者への報告が必要であるが，管理者がいつでも連絡を受けることができるとは限らないため，管理者不在のときにはどのように連絡するかを決めておくことも必要である。また事故発生時は，当事者の看護師のその後の訪問や連絡調整はほかのスタッフが代行し，当事者の

看護師は事故の対応に集中できるようにするなど，緊急の事態が発生したときの対応を事業所内で決めておくことが重要である。

◆ 事故や事故につながるできごとが発生した際の対応

● **報告と情報共有**　事故や事故につながるできごとが発生したときは，実害の有無や事故の大小にかかわらず，自分だけでかかえたり処理したりせずに，すぐに管理者に連絡して対応をはかることが重要である。

担当者が自分だけで処理しようとすると，対応が遅くなったり，担当者では対応できないような大きなできごとに発展してしまったりする可能性がある。また，療養者や家族からみれば，事業所に報告しない看護師や，そのような管理をしている事業所そのものに不信感をいだくだろう。

事故や事故につながるできごとへの対応がすんだあとは，そのできごとを事業所内で共有する必要がある。事業所の全スタッフが「自分も遭遇する可能性があること」ととらえ，再発防止のために情報共有や対策を検討することが重要である。それには，担当者個人をせめない組織風土が重要である。

● **療養者や家族への対応**　事故や事故につながるできごとが発生したら，療養者や家族に対して，事業所として誠実な対応をすることが重要である。看護師が「ささいなこと」と思うようなことでも，相手がどう思うかは別であることを意識しておく必要がある❶。

5　事業所における事故の予防対策の構築

ここまで述べてきた地域・在宅看護におけるリスクマネジメントの流れは，▷図 2-6 のようにまとめることができる。事業所では，このような流れで事故の予防対策を構築していく。

ケアを実施して事故が発生したら，その原因を分析し，予防対策を検討する。そして，事業所全体で予防対策を実施し，時期を決めて評価をする。評価は，①同様の事故が発生していないか，②予防対策を実施できているかという視点で行う。同様の事故が発生した場合は，原因分析が異なっていたか，

□NOTE

❶これはミスにおいても同様である。療養者宅に忘れ物をしていく，訪問時間に連絡をせず遅れる，ケア時に衣類や寝具を濡らす・よごすといったミスは，1つひとつは小さくても，それが積み重なると大きなクレームにつながる可能性がある。

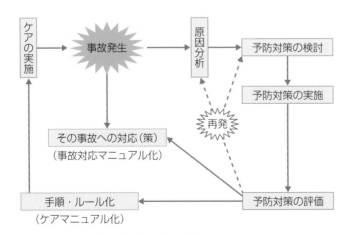

▷**図 2-6　リスクマネジメントの流れ**

予防対策が適切でなかった可能性がある。予防対策は，効果的であることと同時に，日常業務のなかで実施可能であることが重要である。予防対策の効果があったと評価できた場合は，その対策を事業所の手順・ルールとしてケアマニュアルに反映し，事故発生後の対応マニュアルにもいかしていく。

　訪問看護事業所では，マニュアルの整備と活用のほかに，事故やヒヤリハットの報告書を，事業所内の情報共有や予防対策の検討・評価をするツールとして活用することができるだろう。また，定期的な学習会や，事故報告書の年間のまとめ作成・共有も事故予防に有用である。

3　地域・在宅看護における看護師への暴力・ハラスメント

1　訪問先における看護師への暴力・ハラスメント

◆ 暴力・ハラスメントの種類

　自宅への訪問中に，看護師が療養者やその家族から暴力やハラスメントを受けることがある（▶図2-7）。

　暴力には，身体的暴力と精神的暴力がある。身体的暴力とは，「身体的な力を使って危害を及ぼす行為（暴行・傷害）」[1]のことであり，なぐる，ける，ひっかく，物を投げる，唾を吐くなどが該当する。精神的暴力は，「個人の尊厳や価値を言葉によって傷つけたり，脅迫したり，過大な要求をしたり，名誉毀損や侮辱など，敬意の欠如を示す行為」[2]であり，大声でどなる，能力や容姿に関する不快な言葉を言う，威圧的に文句を言いつづける，長時間

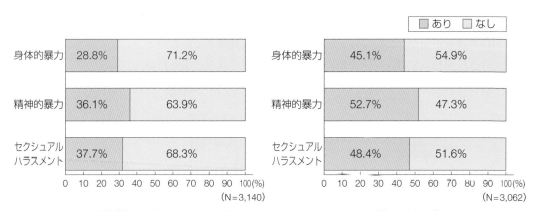

a. 訪問看護師の過去1年における利用者・
　家族からの暴力等の経験率

b. 訪問看護師の全業務期間における利用者・
　家族からの暴力等の経験率

▶図2-7　訪問看護師の利用者・家族からの暴力等の経験率
（一般社団法人全国訪問看護事業協会：訪問看護師が利用者・家族から受ける暴力に関する調査研究事業報告書．p.13，2019による）

1）三木明子・河野あゆみ：在宅ケアを受ける患者・家族からの暴力・ハラスメント防止方策の構築（http://www.miki-kmu.com/）（参照 2021-12-10）．
2）三木明子・河野あゆみ：上掲 Web サイト．

の苦情の電話をかける，いやがらせをしたりするなどが該当する。

　ハラスメントは，相手の尊厳を傷つける行為の総称であり，さまざまなハラスメント行為があるが，このうち訪問中の看護師の被害が問題になっているのがセクシュアルハラスメントである。セクシュアルハラスメントは，「意に沿わない性的誘いかけや，行為者に対する好意的態度の要求等，性的な嫌がらせや相手の望まない性的な言動すべての行為」[1]であり，身体に触る，抱きつく，アダルトビデオやポルノ雑誌などを見せる，性的な話をするといった行為をさす。

◆ 表面化しにくい訪問現場での暴力・ハラスメント

　わが国では近年，社会的にハラスメントへの関心が高まっている。しかし訪問看護の現場での暴力やハラスメントは，第三者がその場面を見ることが少ないこともあって，表面化しないことが多い。とくに，その行為が暴力・ハラスメントとして明確に認識しにくかったり，相手が訪問者によって態度をかえたりする場合などは，「暴力・ハラスメントとまではいかないのではないか」「自分の態度やケアがわるいからではないか」などと思い，管理者や事業所に相談せず自分だけで対処しようとすることがある。

　また，本人が困っていたり，いやな思いをしていたりするのに，管理者や同僚に理解してもらえないこともある。「私が訪問するときは，そんなことはない」「あなたの言動がきっかけになっているのでは」「私は気にならない」といった返事をされてしまうと，それ以上は相談できない，あるいは相談してもしかたがないなどと感じてがまんしてしまうこともある。

２ 訪問先における看護師への暴力・ハラスメントの防止対策・対応

　暴力・ハラスメントへの対応としては，それらが発生した際に，「誰に，どのように報告するか」を事業所内で決めておくことが重要である。そのためには，「どのような行為が暴力やハラスメントなのか」について事業所の看護師間で共通認識をもっておき，なにかあったら小さなことでも報告できるような環境をつくっておく。

　暴力・ハラスメントが発生した際は，管理者が事実確認をしたうえで，事業所内で話し合いの機会をもち，今後の対応策を検討する。複数のスタッフで訪問する体制を組んだり，ほかのスタッフが訪問したりするなど，暴力やハラスメントが生じにくい訪問体制をつくる。また，関連機関とも具体的な対策を検討することが必要な場合もある。

　悪質な場合は，療養者・家族と話し合いをしたり，とまらない場合は契約を解除してほかの事業所を紹介したりすることも検討する。訪問看護の契約時には，暴力・ハラスメントが発生したときの事業所の対応について説明しておくと予防につながる。

1）三木明子・河野あゆみ：前掲 Web サイト．

E　地域における暮らしを支える看護実践

1　療養環境調整に関する地域・在宅看護技術

a　地域・在宅看護における療養環境調整

　地域・在宅看護における療養環境調整は，住まいの内外の物理的環境を整えたり，現在の環境ではできていない生活動作や活動をできるように工夫したりするだけでなく，対象者本人の価値観や個別のルールを大切にしながら，その人ができるだけ自立し，安全で快適な生活が送れるよう，暮らしの環境そのものを整える重要な支援である。

1　基本的な考え方

　地域・在宅看護における療養環境調整は，病院などで行われるような「清潔で快適かつ安全な環境のなかで転倒などの事故防止を最優先の目標として行うもの」とは異なり，疾病や障害などをかかえながらその人が暮らす多様な生活の場を，その人の価値観や個別のルールを大切にしたうえで整えるものである❶。

● **価値観を大切にする**　価値観の違いにより，他者にとっては大切ではなくても，その人にとっては大切なもの・ことがある。対象者がどのような価値観をもっているか，生活のなかでなにを大切にしているか，大切にしている物品はなにかなどを把握し❷，支援をすることが重要である。

　居室の環境そのものについても同様である。一般的には整理整頓されていないように見える状態について，「この状態が落ち着くのでむやみやたらに触ってほしくない」と思っている場合もある。

● **対象者や家族の暮らし方を受けとめる**　対象者には，長年生活してきた家や物への愛着や，長年つちかってきた生活の工夫がある。「散らかっている」「転倒のリスクがある」などの理由で一方的に除去したり整理したりするのではなく，まずその人や家族の暮らし方や思いを受けとめて，それを理解することから始める必要がある。

● **対象者の自立を妨げない**　また，療養環境調整によって対象者の自立を妨げないように支援することが重要である。転倒しないように動きを制限したり，行動範囲を狭くしたりすると，かえって対象者のフレイルを進行させたり，QOL の低下をまねいたりする。高齢者は，急な環境変化にとまどい，順応できない場合があるため，安全面には十分に配慮しながら，対象者の暮らし方と折り合いをつけ，療養環境を整えることが大切である。

2　対象者の状況による進め方の違い

　療養環境調整をどのように進めていくかは，対象者の疾病や障害の発生状

□ **NOTE**

❶生活の場はプライベートな場所であることにくれぐれも注意が必要である。訪問する側である看護師は，社会人として，正しい敬語や会話の方法を身につけて失礼のない態度で接しなければならないし，対象者がまもりたい生活上のルールを知り，配慮していくことが必要である。たとえば室内の観察においても，対象者が見られては恥ずかしいと感じるものがある場合があるので，注意する必要がある（●d-1「Aさんのベッドまわりの環境調整，92ページ」）。

❷たとえば，動かなくなった時計は，他者にとっては時間もわからない価値のない不用品かもしれないが，対象者にとっては思い出のある大切な物であったりすることがある。

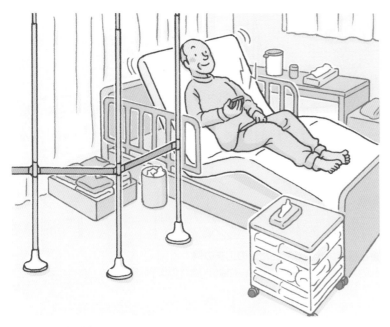

◎図2-8　特殊寝台と手すりを使った療養環境調整の例

況などによっても異なる。

　①**疾病・障害が急に生じた場合**　たとえば脳梗塞などによって半身麻痺<ruby>麻<rt>ま</rt></ruby><ruby>痺<rt>ひ</rt></ruby>
になったり，転倒などによって骨折したりした場合である。この場合は，障
害の部位や程度により，特殊寝台を導入したり，手すりを設置したりして
(◎図2-8)，突然の機能障害を補い，なるべく自立した生活が維持できるよ
うな支援を行っていく。

　②**疾病・障害が徐々に生じた場合**　たとえばパーキンソン病などにより
運動が徐々に困難になってきたような場合である。この場合は，対象者が長
年つちかってきた生活の工夫を知ったうえで，その人にとって快適で，暮ら
しやすい環境に整えることが重要である。家具などにつかまってふとんから
うまく立ち上がったり，左右にある物にうまくつかまりながらバランスを
とって移動したり，トイレの壁に頭をつけて下着やズボンを上げ下げしたり
など，対象者が筋力低下や機能障害とじょうずに付き合って生活している場
合は，安全に配慮したうえで，それを阻害しないように支援する(◎図2-9)。

b　療養環境のアセスメント

1　住環境のアセスメント

　住環境のアセスメントは，対象者の家の玄関に入る前から始まっている。
玄関のチャイムを押すまでに，対象者の移動手段(自力歩行，杖<ruby>杖<rt>つえ</rt></ruby>歩行，要介
助，車椅子など)を考えながら，家の周囲や玄関から外に出るまでの環境を
観察する。

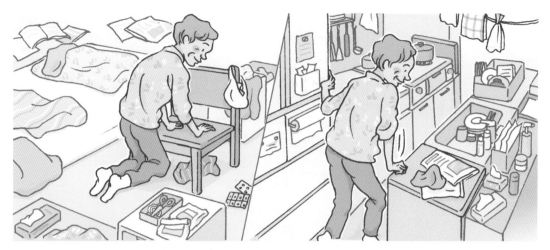

◎**図 2-9　身体機能の低下や障害と長年付き合ってきた人の工夫の例**
左はふとんの横に椅子を置いて立ち上がりの際に利用している。右は伝い歩きの様子。家具などで身体を支えながら移動し，日常生活を送っている。

　家の周囲は，対象者の移動を具体的にイメージしながら観察する。たとえば「風の強い日はビル風になりそう」「横断歩道が長い」「信号の切りかわりが早い」など，生活の視点で観察していく。そして，対象者の機能障害，運動能力，判断能力などがアセスメントできたら，「マンションから道路を挟んで向こう側にあるスーパーに行くときは，風が強い日を避け，横断歩道を渡る際に中央分離帯で一度休憩する必要がある」などと，具体的にアセスメントしていく。

　家の玄関からの外への出入りについては，対象者の住居のタイプを考えながら実際の移動をイメージして，共同住宅のエントランス部分，廊下，玄関などについて，段差の有無，段差の高さ，階段の有無や段差の高さ，スロープの有無，エレベーターの有無，廊下の広さなどについて観察する。

2 室内の物理的環境のアセスメント

　対象者の住居は，木造一戸建て，賃貸アパート，高層マンションなどとさまざまであり，ますます多様化する傾向にある。それぞれの個別性を理解し，光や空気，温度や湿度などの物理的環境を整える❶。たとえば木造家屋は温度管理がむずかしく，冬場にトイレや風呂場などが寒くなる傾向がある。高層マンションは大きな窓から太陽光が差し込む構造が多く，室温が予想以上に高くなることがある。それぞれの住居の個別性に応じて，対象者が快適に過ごせる環境かどうかアセスメントする。

3 生活機能と環境のアセスメント

◆ 生活機能の自立を目ざすアセスメント

　地域・在宅看護の目的は，対象者や家族が暮らしの場で，疾患や障害などの問題をかかえながらも自分たちにとってのゆたかな暮らしが送れるよう，

◻NOTE
❶物理的環境の調整
　当然ながら，対象者や家族が快適と感じる環境や習慣を尊重する。ただし高齢者は，温度を感じにくく，体温調節機能が低いため，熱中症対策などが必要である。温度や湿度などの住環境については第1章B節の30ページで説明している。

対象者の生活機能❶の自立を最大限に引き出すことである。したがって，療養環境を考えるにあたって，対象者が暮らしのなかでどのように行動しているか・していないかをアセスメントする必要がある。

● **生活機能のアセスメント**　たとえば歩行・座位の安定性，立ち上がり動作，寝返りや起き上がり，排泄までの一連の行動，入浴までの一連の行動（浴槽をまたぐ動作や浴槽からの立ち上がり），階段の昇降，自炊，買い物など生活行動について，「している」「しているが転倒リスクなどがあり危険」「していないができる」「できない」などに分けて，それぞれ心身機能，環境，活動や参加などの視点でアセスメントしていく。

　歩行などの身体動作は，玄関まで出迎えてくれたときや排泄介助などの際に確認するなど，訪問時の行動の様子やケア時などに確認するとよい。たとえば自炊などの生活動作については，調理はできなくても，弁当などをあたためることができるのかなど，自力でできる範囲を確認する。

● **環境のアセスメント**　生活機能のアセスメントのなかで，環境因子によって「していない」「できない」ものを見つけ，環境調整によって自立に近づくように支援していく。たとえば，階段を上れないのが，階段に手すりがついていないという環境因子であれば，対象者に合う手すりを設置して，安全に階段を上れるようにするなどである。

◆ 安全確保のためのアセスメント

　安全な環境の確保については，本章の D 節（●70 ページ）で説明しているが，療養環境調整においては安全確保の視点は欠かせない。たとえば生活機能をアセスメントするなかで対象者が転倒を繰り返していることがわかった場合は，「どのような場所で」「どのような状況で」おきているかを情報収集し，環境因子をアセスメントしたうえで，福祉用具の活用を含む環境調整について支援する。その際，下肢筋力の低下などの身体機能の問題が判明したら，リハビリテーションのメニューを立案するなどの支援を行う。

C 療養環境調整の実際

　療養環境調整はとても幅の広い総合的な支援であり，対象者を支援する多職種が目標を共有し，チームとしてアプローチすることが大切である。ここでは，多職種チームによる支援の流れを説明する。

1 包括的・多角的にアセスメントする

● **対象者の声に耳を傾ける**　支援にあたっては，まず対象者や家族の声に耳を傾け，療養環境において「なにに困っているのか」を把握することが重要である❷。対象者や家族の声を十分に聞かずに対応策を実行しても，効果が出なかったり逆効果になったりすることがある。

● **アセスメントの方向性**　福祉用具の導入や住宅改修など，実際の療養環境調整の支援では，介護保険を利用することが多い。介護保険制度の目的は，対象者の自立支援，要介護状態の重度化防止をはかることであり，看護師は

NOTE

❶生活機能

　人が生きていくために重要な機能のこと。歩行・食事・更衣・入浴・排泄などの基本的日常生活動作能力や，交通機関の利用，買い物，家事，洗濯，金銭管理などの手段的日常生活動作能力（IADL），そのほか対人関係や社会的役割に関する機能などさまざまなものが含まれる。

NOTE

❷対象者や家族の意向の確認においては，対象者が疾病や障害をもちながら生活している現在だけを考えるのではなく，1 週間，1 か月，半年，1 年後を見すえて，療養環境を調整していく必要がある。対象者や家族の意向を確認する際はそのことを念頭において，対象者は先々どんな生活を望んでいるのか，どんな気持ちなのかなどの思いをていねいに聞く。

その視点をふまえて対象者の現在の生活能力をアセスメントし，目標のゴールを対象者と一緒に考えて設定し，それを達成するための短期目標と長期目標をたてて支援していく。

　対象者のもてる力を最大限にいかして療養生活を継続するためには，その人の健康状態や身体機能の評価，生活状況や住環境・福祉用具などを包括的にアセスメントすることが重要である。また病状の予後予測を行って合併症を予防し，リハビリテーションのニーズをアセスメントする。その際，理学療法士・作業療法士などと協働し，専門的見地からの意見を求めることもある。

● **多職種による多角的なアプローチ**　介護保険を利用する場合，対象者への支援は多職種がチームで行うことになる。医療・福祉・介護の専門家がそれぞれの立場から多角的にアプローチし，対象者が自立した生活を送るために支援していく。

2　療養環境を整える

　療養環境調整の支援は，対象者の暮らしの環境そのものを整えるものであり，その内容は多岐にわたる。ここでは生活環境を整える支援，福祉用具の活用について簡単に述べる。

◆ 生活環境の調整

　対象者の意向にそった快適な生活環境を整えるために，対象者の自立を妨げない範囲で，掃除や洗濯，ゴミ捨て，買い物などを支援する。状況によっては，訪問介護の生活援助サービスの導入を考える。換気をして空気を清浄にする，室温を観察して調整するなどの支援も必要である。

◆ 福祉用具の活用

▌福祉用具の導入

　機能障害やフレイルの進行，認知症の発症などにより，対象者の活動性が制限された場合，いままでの生活の工夫を大切にしながら障害した機能を補う方法として，福祉用具の活用が有効である。身体機能や認知機能，活動能力を観察し，生活動線❶を考慮しながら福祉用具を導入する。たとえば，玄関の段差が大きく外出に困難が伴うケースでは，上がり框（かまち）の下に式台を置いたほうがよいか，靴を着脱するための椅子を置いたほうがよいか，手すりを設置したほうがよいか，それとも住宅改修をするかなど，対象者に最も適した方法を十分に検討して導入する必要がある（●図2-10）。

　介護保険の利用により，さまざまな福祉用具の貸与が受けられ，一部の福祉用具については購入費の給付がある。なお，福祉用具の詳細は「②活動・休息に関する地域・在宅看護技術」（●93ページ）で説明する。

● **導入時の注意点**　福祉用具は便利な器具ではあるが，導入にあたっては以下の点に注意する必要がある。

・福祉用具の使用感に個人差があり，期待どおりの効果が出ない場合がある。

NOTE
❶生活動線
　食事，更衣，排泄，整容，入浴，家事，休息などの日常的な生活行動の際に，その人が家の中で移動するルートをいう。
　在宅療養においては，動線が短く，往来がスムーズであれば，本人や介助者の負担が軽くなり，転倒の危険性は少なくなる。ただし，リハビリテーションの効果をねらい，動線を長くすることもある。

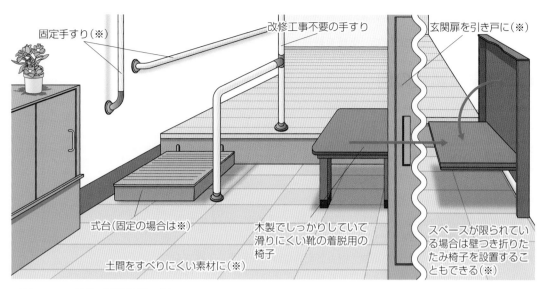

固定手すり（※）

改修工事不要の手すり

玄関扉を引き戸に（※）

式台（固定の場合は※）

木製でしっかりしていて滑りにくい靴の着脱用の椅子

スペースが限られている場合は壁つき折りたたみ椅子を設置することもできる（※）

土間をすべりにくい素材に（※）

◉**図 2-10　玄関の環境調整の例**
※印は，介護保険サービスの住宅改修に該当する。式台は，固定した場合は住宅改修となる。

- 対象者や家族が使用方法を理解したうえで安全に使用できなければ事故につながることがある。
- 導入することがかえってマイナスの効果を生むことがある。たとえば，長年ふとんの生活であり，家の中をはって移動していても大きな問題なく生活できている人に対して特殊寝台を導入し，かえって転落や転倒のリスクを高めてしまう場合などである。
- 認知機能の低下により，新しい道具を理解することがむずかしく，活用できないことがある。

● **導入のタイミング**　導入のタイミングも重要なアセスメント点である。対象者の体調や症状は日々変化するため，導入のタイミングが遅いと，回復の過程が遅くなったり症状の悪化につながったりする可能性もあるので，アセスメントした結果をチームメンバーと共有し，適切な福祉用具を選定して適切な時機の導入を心がける。

　また，導入後は，安全かつ安楽に使用できているのかを，適時アセスメントし評価していく必要がある。

3 モニタリングと再評価・目標ゴールを再設定

　ケアプランの策定後，長期目標や短期目標の実現に向けて多職種が支援していくなかでは，対象者の状況に現在の支援が合っているか，継続的にモニタリングすることが重要である。対象者の状況は，日々変化していく❶。病状の進行に伴い ADL が低下した場合は，新たな福祉用具の導入などが必要になる。また，リハビリテーションの効果でベストポジションバーや歩行器を利用しなくてもよくなった，あるいは現在の状況に合っていないという場合も生じる。モニタリングの結果，このような状況が考えられたら，多職種で情報共有をして多角的にアセスメントし，再評価を行う。そして，再度，

NOTE
❶**変化を感じる**
　生活のちょっとした変化が，対象者の体調の変化を知らせてくれることは多い。訪問時には，玄関のチャイムを押す前からアセスメントは始まっている。家の中に入ったら，いつもよりゴミがたまっている，キッチンがよごれているなど，ふだんとの違いをつかみ，対象者や家族になにか変化はないかを観察する。

サービス担当者会議を開催し，必要な支援の導入，不要になった支援の削除を行い，目標ゴールを再設定して，支援を継続していく。

d 療養環境調整の例

　ここではAさんとBさんのケースを例に，具体的な療養環境調整のかたちについて学ぶ。

1 Aさんのベッドまわりの環境調整

事例❶

　自宅療養中のAさんは，フレイルと両膝の関節症で急激にADLが低下し，転倒を繰り返していた。そこで訪問看護師はAさんの意向を確認し，多職種と多角的にアセスメントした結果，ベッドを特殊寝台に変更して高さを調整し，支援バーを設置して立ち上がりやすくすることにした。また，体調によって歩行器，または車椅子を使って室内を移動するという方法を調整した。これによって，Aさんは生活しやすくなり，転倒の回数も減っていった。

　また，ADLの低下に伴い，夜間などにおむつを使用するようになったが，部屋の床に紙おむつがむき出しに置かれている状況だった。家族や支援者が交換しやすいようにそうしているとのことだったが，Aさんはそれを恥ずかしく感じている様子だったため，さりげなく聞いてみると，「隠してほしい」とのことだった。そこで，掛け物でおむつを隠すようにした。

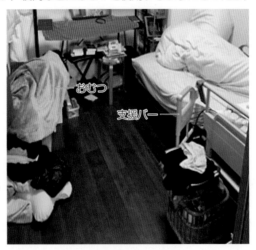

おむつ
支援バー

　このケースでは，対象者がこれまでの生活を安全に続けられるよう，身体機能の低下に対して適切な福祉用具を導入したほか，看護師が「おむつが置いてあって恥ずかしい」と対象者が思っていることをつかみ，羞恥心に配慮する環境調整を行った。

　療養環境調整においては，かかわっているチーム員が，対象者の環境因子だけではなく，価値観や生活観，ライフスタイルなどの個人因子にもアプローチして，対象者が大切に思っていることや，恥ずかしいと感じていること，まもりたいと思っているルールを知る努力を行い，チーム員と共有して支援することが大切である。

2 Bさんの応急的な環境調整

事例 ❷

　看護師が初回訪問したBさんは，転倒を繰り返していた90歳の女性である。フレイルの進行により下肢の筋力が低下しており，間質性肺炎による浮腫も増悪していて歩行が困難になっていた。転倒の要因の1つは，寝室からトイレまでの廊下で滑ってしまうことだった。この日は金曜日で，すぐに福祉用具を導入することがむずかしかった。しかしなにもせずに月曜まで待つことにすると，その間に転倒によって重大な事故につながるおそれがあった。

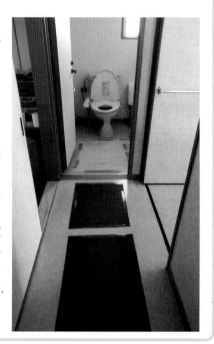

　そこで，看護師は急いでホームセンターで安価な滑りどめマットを購入し，廊下とトイレ内にはることにした。その際，マットの角がめくれ上がって足が引っかかって転倒するようなことがないよう，十分に固定した。そして，設置後にはBさんに実際に歩行してもらって使用感を確認し，転倒のリスクが低減したか，マットによって転倒のリスクが生じていないかを十分に確認した。

　このケースは，看護師による療養環境調整の応急対応の例である。これまで介護保険の福祉用具貸与・販売を利用した療養環境整備を中心に紹介してきたが，それらは導入までに時間がかかるケースが多い。とくに金曜日の場合は，福祉用具業者や福祉用具専門相談員に急ぎの対応を求めるのもむずかしい。そのようなときは，看護師がリスクの程度を判断し，自宅にあるものやすぐに手に入る市販品を使って応急対応することも必要である。

2 活動・休息に関する地域・在宅看護技術

a 暮らしにおける活動・休息とその援助

　活動❶や休息は，人がいきいきと暮らすために欠かせない行為である。活動には，食事や排泄などの日常生活活動，仕事や学習，コミュニティへの参加などの社会活動，余暇活動などがある。そして休息は，活動による心身の疲労を回復させる役割を果たす。

　活動や休息に関する看護技術は，看護を提供する場がどこであろうとも基本的にはかわらない。ただし，病院などでは治療を優先するため，あるいは

NOTE

❶活動

　活動とは，一般に「はたらき動くこと。いきいきと，また，積極的に行動すること」*1 と定義され，消費活動や精神活動，学習活動など多様な意味で用いられる言葉である。

*1　新村出編：広辞苑，第7版．岩波書店，2018.

入院生活の管理のために，患者の活動を制限することがあるのに対し，地域・在宅の場面では，対象者のニーズを中心に考え，さまざまな活動を支援する方向になる。地域・在宅看護においては，対象者が一見すると活動がむずかしいようにみえる身体状態や環境であっても，本人や家族，さまざまな支援者たちと話し合いを重ねて，なるべく本人の意向にそうように支援していく。

b 活動に関する地域・在宅看護技術

　ここでは，さまざまな活動の基礎となる基本的な身体活動（姿勢・体位・移動）と社会における活動の援助について，地域・在宅看護の場面でとくに注意したい点をあげる。

1 身体活動のアセスメント

●**対象者の工夫**　地域・在宅看護の場面における身体活動のアセスメントでは，本人の身体能力に加えて，「工夫でどのように補っているのか」をアセスメントする。たとえば「手すりを持たないと立ち上がれない人」ではなく，「手すりをたぐり寄せれば立ち上がりができる人」などとアセスメントする。

●**生活環境との関連**　また，身体活動は生活環境によって大きな影響を受けるため，「生活環境によって活動が妨げられていないか」という視点も重要である。たとえば「歩行に難がある」とされる対象者の場合，「廊下幅が広くつかまるところがないために歩行が動揺する」などと，生活環境との関連もアセスメントする。

●**アセスメント項目**　このような視点にたったうえで，身体活動全般について次の項目をアセスメントしていく。

- 本人の活動ニーズ（例：トイレには自分で行きたい）
- 環境のアセスメント（例：トイレまでの動線，トイレに行くのを妨げる環境はないか）
- 同居家族などのニーズ（例：対象者にトイレに自分で行ってほしいと思っているか）
- 経済的な制限（例：対象者がトイレに自分で行けるような環境調整のために，物品の購入，福祉用具の導入，住宅改修などは可能か）

2 身体活動の支援のポイント

　地域・在宅看護の場面においては，看護師だけではなく，介護職，家族や友人など，さまざまな人々が活動を支援する。そのため，看護師だけがうまくできて，ほかの人ではむずかしいような方法による支援は，持続可能なケアにはならない。看護師の役割は，関係者による支援を見まもり，方法を適宜修正して，支援が総合的にうまくいくようにすることである。もちろん，対象者本人が自分でできる方法を模索することが前提である。

◆ 姿勢の支援

　地域・在宅場面では，とくに生活環境や習慣の影響について注意することが重要である。姿勢について異常を感じた場合，疾患が及ぼす影響を考えるのはもちろんであるが，生活のなかでどのような環境や習慣があるのかを本人に聞いたり，実際に暮らしの様子を見せてもらったりするとよい。たとえばベッドの出入りの方向やテレビなど日常的に使うものの配置により，姿勢はかわってくるものである（●図2-11）。また，歩き方や寝方，座り方（● plus「シーティング」）といった習慣も姿勢に影響を与える。

◆ 体位の支援

　対象者にとって生活行動をとりやすい，安楽な体位を目ざして支援する。

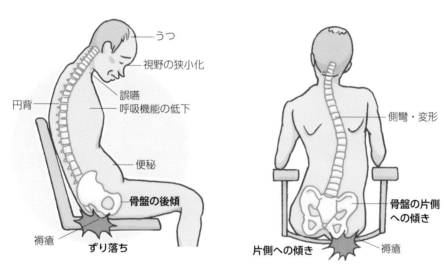

●図 2-11　**わるい姿勢が身体に与える影響**
わるい姿勢は，疲労感を増幅させたり，さまざまな部位に痛みを引きおこしたりするほか，上のようなさまざまな二次的障害を発生させる。

plus	**シーティング**

　シーティングとは，椅子・車椅子を利用して生活する人を対象に，座位に関する評価と対応（機器の選定，調整，マネジメントなどを含む）を行うことである。シーティングの目的は，対象者などと共有した目標を達成できる適切な座位姿勢を実現することにより，二次的障害の予防，活動と参加の促進，心身機能・構造の改善を促すこととされている[1]。体幹機能や座位保持機能が低下した高齢者などが椅子や車椅子での快適な生活を送ることを支援し，生活の質の向上をはかるアプローチとして注目されている。

＊1　特定非営利活動法人日本シーティング・コンサルタント協会：シーティングとは？（https://seating-consultants.org/aboutseating/）（参照 2021-08-25）による。

治療や疾患による制限がない場合は，対象者本人の動きを妨げないことが重要である。本人が十分な体位交換を行うことができない場合も，安易に体位を固定することはしない。重なった足を動かす，身じろぎするという動作は不快な状態を改善したり，局所の圧迫を予防したりするうえで重要である。自分で動こうとする力を妨げないように注意する。

● **体圧分散用具の使用**　自力で体位変換がむずかしい対象者の場合，体圧が分散しやすくなるよう，ベッドマットレスや座面クッションなどの体圧分散用具❶を活用できる。これらの体圧分散用具は，褥瘡予防の視点だけでなく，活動のしやすさや快適さも考慮して選定すべきである。ただし，体圧分散を重視するあまり過度にやわらかいものを選ぶと，対象者の身体が沈み込んで自分で動くことがむずかしくなってしまう場合があるので，注意が必要である。

● **寝たきりの療養者の場合**　寝たきりで自動運動がない場合でも，局所の過剰な圧迫がなく体圧が十分に分散されていれば，支援者が対象者を決まった時間に無理して側臥位にしたりもとに戻したりするなどの定期的な体位交換をする必要はない。

◆ 寝返り・起き上がり・立ち上がりの支援

　対象者が自力で移動するためには，寝返り・起き上がり（臥位→座位）・立ち上がり（座位→立位）などの動作が自力で行える必要がある。看護師は，対象者ができるだけ自分で行えるように適切な動作を支援する（●図2-12）。いずれも健常者ならばつね日ごろから無意識に行っている動作であるため，支援にあたっては自分が起き上がるとき，立ち上がるときにどのように身体を使っているのか，動作を1つひとつ区切りながら意識して行ってみるとよい。

◆ 移動（体位変換・歩行）の支援

　移動の支援についても，できるだけ対象者が自分自身で行える方法を模索する。介助などが必要な場合は，対象者がその動作を行うときの自然な動きに近づけて行う。そのため，看護師は，その人が立ち上がりや歩行などの際にいつもどのように動いているのかをていねいに観察しておくとよい。対象者の移動する姿を見ることができない場合は，一般的な人が動きやすい動作を意識して支援することになるが，対象者の疾患や障害に合わせて行うことが大切である。

● **看護師の役割**　看護師は，移動動作について，対象者がひとりで行うことは可能か，家族などが支援して行うことは可能か，その際に危険な箇所はないか，危険な箇所があればそれをどのように補うかなどを検討することが中心の役割となる。

◆ 外出の支援

　地域・在宅場面では，屋外の移動について検討することが多い。その際は本人の状態や周囲の環境に合った手段や方法を慎重に考える。

▭ NOTE
❶体圧分散用具
　体圧分散用具は，ベッドで臥床したり椅子や車椅子に座ったりする際に，局所に加わる圧力を分散して，同一部位への長時間の圧迫を減少させる用具である。臥位時に使用するマットレス，座位時に使用するクッション，姿勢を整えるパッドなどがある。体圧分散用具に用いる材質は，エア，ウォーター，ウレタンフォーム，ゲル，ゴムなどである。介護保険では「床ずれ防止用具」とよばれ，いくつかのタイプが貸与の対象になっている。

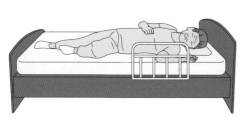
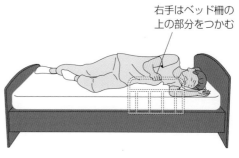

右手はベッド柵の
上の部分をつかむ

①顔や足を横に向けて準備をする　②寝返りを行う。横を向きながら腰を引く

a. 寝返り

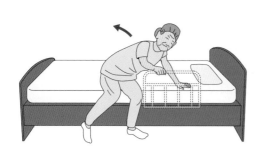
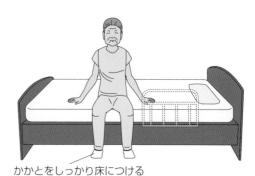

①ベッド柵を把持しながら，からだを起こす。
（ベッドのギャッチアップ機能を使ってもよい）

かかとをしっかり床につける

②殿部がしっかりベッドの床面につくように
重心を移動する

b. 起き上がり

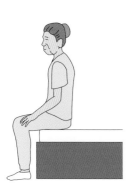
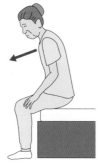
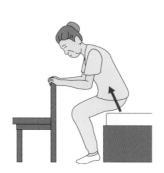
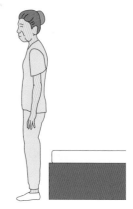

①足底に重心を置く　②上半身を前のめり
にする　③椅子などにつかまり膝に力
を入れて殿部を浮かせる　④殿部が浮いたら腰を
のばしていく

c. 立ち上がり

○**図 2-12　寝返り・起き上がり・立ち上がり**

●**手段・方法の検討**　歩行のむずかしい人が外出する場合，車椅子や自動
車に乗ればよいと考えるかもしれないが，次に示すように車椅子や自動車の
利用もそう簡単ではない。
　①**車椅子の利用**　車椅子を利用する場合は，自宅周辺や外出先までのルー
トを車椅子でスムーズに走行できるか検討する必要がある。車椅子で自走す

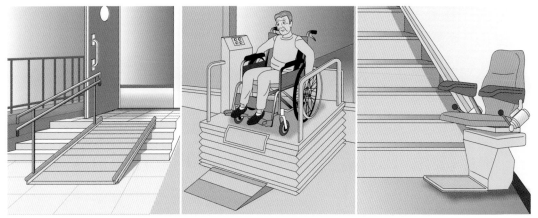

a．段差解消スロープ　　　　b．車椅子用昇降機　　　　c．階段昇降機

◎図 2-13　屋外への移動のためのさまざまな福祉用具

ることを想定して観察すると，歩道の乗り上げ部分が高くて自力では上がれなかったり，途中に階段や大きい凸凹があって自走が困難であったりして，外出先やルートを検討し直さなければならないことがある。

　②**自動車の利用**　自動車に乗る場合も同様に，事前のていねいな検討が必要である。たとえば，わが国のタクシーは左側のドアが開く。セダンタイプのタクシーだと，右のお尻と右足から乗ることになるが，もし右半身に麻痺がある場合は麻痺側に重心を傾ける必要があり，非常に不安定である。ワゴンタイプのタクシーであれば，ステップを上がることができれば比較的簡単に乗ることができる。

●**屋外に出ることが困難な場合**　歩行がむずかしい対象者の場合，階段や大きな段差は移動の障害である。自宅から屋外に出る部分に車椅子では乗りこえられないような段差があると，外出がむずかしくなってしまう。この場合は，段差が小さければ段差解消スロープ，大きな段差では車椅子用昇降機，階段では階段昇降機などを使うことができる（◎図 2-13）。

●**介助者・周囲への影響**　屋外での移動の場合，対象者だけでなく介助者や周囲の人にとって不都合がないかも考える必要がある。車椅子での自走がむずかしい箇所は，介助者が押して走行できるかを検討する。介助者が力の弱い高齢者であったりすると，介助があっても移動がむずかしい箇所も多い。電動車椅子やハンドル型電動車椅子（シニアカー）❶のような原動機つきの1人乗り車両❷を使用する場合は，人にぶつかったりする危険性もあるため，対象者本人のためだけでなく，支援する人や，移動時にすれ違う人々などへの影響も考慮する必要がある。

◆ 福祉用具の活用

▌福祉用具貸与と特定福祉用具販売

　E-1「療養環境調整に関する地域・在宅看護技術」で述べたとおり，療養者が居宅において自立した日常生活を営むことができるよう，介護保険制度

NOTE
❶ハンドル型電動車椅子（シニアカー）は電動カートとよばれ，介護保険では「車いす・車いす付属品」に分類されている。給付によって貸与が可能である。
❷「道路交通法」では，車両ではなく歩行者扱いとなる。そのため，車道ではなく歩道を通行する。

には**福祉用具貸与**または**特定福祉用具販売**というサービスがある。要介護認定を受けた療養者は，主要な福祉用具について，原則 1 割の自己負担で貸与（レンタル）あるいは購入の給付を受けることができる（所得により 2 割，3 割の自己負担となる場合もある）。介護保険制度の貸与または購入の対象となる福祉用具を◐**表 2-4**（◐100 ページ）に示す。

● **福祉用具貸与**　福祉用具に関する介護保険の給付は，貸与が中心である。これは，①購入に比べて安価である，②自分に合った福祉用具を借りて試すことができる，③心身の状況変化に応じて適切な用具を借りかえることができるためである。移動に関する福祉用具には，貸与の対象となるものが多い。電動車椅子や電動カート，段差解消スロープ，移動用リフトも貸与の対象となっている（◐表 2-4）❶。

● **特定福祉用具販売**　購入の対象となる福祉用具は，入浴や排泄に用いるものなど，衛生面で再利用に抵抗があるものなどに限られている（◐表 2-5，103 ページ）。都道府県の指定を受けた事業者から，原則年間 10 万円まで購入できる。

▌福祉用具の選定

　介護保険の給付を受ける場合は，ケアプランに組み込む必要がある。看護師は療養者の生活をよく知ったうえで，ケアマネジャーや福祉用具専門相談員❷と相談して療養者に適した福祉用具の選定を行う。選定にあたっては，本人にとって使いやすく，本人の活動を支えるもの，介護者の介護負担を軽くするもの（◐plus「ノーリフトケア」）でなくてはいけない。

3　社会活動の支援

● **社会活動とは**　これまでおもに身体活動について述べてきたが，人間の活動には，仕事をする，学校に通う，近所付き合いや友人・知人付き合いをするなどといった，社会活動がある。これらは，個人が役割をもって社会生活を送るうえで必要不可欠な活動である。看護師はこのような活動で本人が社会における役割を発揮できるように支援する。

　社会活動には，もちろん家族という小社会における活動も含まれる。親として，子として，きょうだいとしての家族役割を果たすことだけでなく，家

▭ NOTE

❶階段昇降機は，2021 年時点では介護保険の対象外である（ただし独自の補助制度を設けている自治体もある）。

❷福祉用具専門相談員
　「介護保険法施行令」第 4 条第 1 項に「福祉用具に関する専門的知識に基づく助言を受けて行われる貸与又は販売とする」と規定されている者である。介護保険の指定を受けた福祉用具貸与・販売事業者には 2 名以上の配置が義務づけられている。福祉用具専門相談員の業務にあたるためには，都道府県知事の指定を受けた研修事業者が実施する講習を修了する必要があるが，保健師，看護師，准看護師，理学療法士，作業療法士，社会福祉士，介護福祉士，義肢装具士は，講習を受けずに福祉用具専門相談員の業務にあたることができる。

plus	ノーリフトケア

　ノーリフトケアとは，介護者の身体への負担を減らし，療養者にも快適なケアを提供するために，「人力のみの移乗を禁止し，患者さんの自立度を考慮して福祉用具を活用しよう」*1 という考え方である。オーストラリア看護連盟が看護師の腰痛予防対策として 1998 年に始めた運動に端を発する。「持ちあげない看護・抱えあげない介護」を合言葉にわが国でも普及が進められている。

＊1　一般社団法人日本ノーリフト協会：ノーリフトケアとは＜https://www.nolift.jp/nolift/nolift-care＞＜参照 2021-08-25＞による

◎表 2-4　介護保険制度における福祉用具貸与の給付対象種目

種別	内容
①車椅子	自走用標準型車椅子　　普通型電動車椅子　　介助用標準型車椅子　　電動カート
②車椅子付属品	クッション，電動補助装置などであって，車椅子と一体的に使用されるもの。
③特殊寝台	サイドレールが取りつけてあるもの，または取りつけ可能なもので，以下の機能のいずれかを有するもの。 　1）背部または脚部の傾斜角度が調整できる機能 　2）床板の高さが無段階に調整できる機能
④特殊寝台付属品	マットレス，サイドレールなどで，特殊寝台と一体的に使用されるもの。 サイドレール　　　　　支援バー
⑤床ずれ防止用具	送風装置または空気圧調整装置を備えた空気マット　　水などによって減圧による体圧分散効果をもつ全身用のマット
⑥体位変換器	寝たきりの状態の人の身体の下に差し込み，てこの原理を利用したり摩擦を減らすことにより少ない力で身体を動かせるようにたすけるもの。電動により背上げをたすけるものもある。 体位変換パッド 体位変換器 スライディングシート 電動体位変換器

● 表 2-4 （つづき）

種別	内容
⑦手すり	設置工事を伴わないもので，すえ置き型，突っぱり棒型など，さまざまなものがある。
⑧スロープ	段差解消のためのもので，取りつけに際し工事を伴わないもの。
⑨歩行器	歩行が困難な者の歩行機能を補う機能があり，移動時に体重を支える構造のもの。 　1)車輪のあるものは，体の前および左右を囲む把手などがあるもの。電動アシストつきもある。 　2)四脚のあるものは，上肢で保持して移動させることが可能なもの。
⑩歩行補助杖	松葉杖　　カナディアン　　ロフストランド　　プラットホーム　　多点杖 　　　　　クラッチ　　　　クラッチ　　　　クラッチ
⑪認知症老人徘徊感知機器	認知症高齢者が屋外へ出ようとしたときなどにセンサーで感知し，家族，隣人などへ通報するもの。 マットセンサーを踏むと無線で通知するタイプ　　超音波センサーで検知して無線で通知するタイプ

○表2-4 （つづき）

種別	内容
⑫移動用リフト （つり具の部分を除く）	床走行式，固定式またはすえ置き式であり，かつ，身体をつり上げまたは体重を支える構造をもつものであって，自力での移動が困難な者の移動を補助する機能をもつもの（取りつけに住宅の改修を伴うものを除く）。 ベッドからの移乗・入浴など　　　　車椅子用昇降機　　　　立ち上がり補助用
⑬自動排泄処理装置	尿または便が自動的に吸引されるものであり，かつ，尿や便の経路となる部分を分割することが可能な構造をもつものであって，居宅要介護者や介護者などが容易に使用できるもの（交換可能部品を除く）。

（「厚生労働大臣が定める福祉用具貸与及び介護予防福祉用具貸与に係る福祉用具の種目」〔平成11年3月31日，厚生省告示第93号〕による，一部改変）

の中で身なりを整えたり，化粧をしたり，衣類を整えるということも，社会を意識した活動になる。

● 支援の方法　身体活動が制限されていたとしても，さまざまな工夫により本人の社会的な活動を支援することは可能である。たとえば疾患や治療のために言語的コミュニケーションがむずかしい対象者に，適切なコミュニケーションツールを提案するなどの支援がある。また，近年のICT技術の進化を背景にして，孫の運動会にリモートで参加したり，ベッド上から会社の会議に参加したりすることが可能になっている。看護師も日々知識を更新し，療養者や家族のニーズにこたえられるようにしていく。

このほか，少しの工夫で対象者の社会的な役割が断たれないようにすることができる。たとえば，ずっと一家の主として家内を切り盛りしていた人が寝たきりの状態になり，自室から自力で出られず，家族から切り離されたような状況になってだんだんと元気がなくなっていたとする。そのような場合，その人が以前のように家内でおこることを把握し家族に助言ができるように，ベッドをリビングに置くことを提案することも有効な方法である。

C 休息に関する地域・在宅看護技術

　休息には，休憩・休養❶・安静・睡眠などがある。疾病が重かったり回復途上にあったりする療養者の場合には，体力を維持するために十分な安静が必要である。一方，疾病がある程度回復した状況では，活動と休息の適度なバランスをはかることが大切になる。

NOTE
❶休養
　休養は，心身のリフレッシュをはかるという意味合いをもつため，適度にからだを動かす行為も含まれる。

▶表 2-5　介護保険制度における特定福祉用具販売の給付対象種目

種目	内容
①腰掛便座 （▶ 第 2 章 E-4-c-1「セルフケアのための援助」，144 ページ）	以下のどれかにあてはまるもの。 1) 和式便器の上に置いて腰掛式に変換するもの（腰掛式に交換する場合に高さを補うものを含む）。 2) 洋式便器の上に置いて高さを補うもの。 3) 電動式またはスプリング式で便座から立ち上がる際に補助できる機能を有しているもの。 4) 便座，バケツなどからなり，移動可能である便器（居室において利用可能なものに限る）。
②自動排泄処理装置の交換可能部品	―
③入浴補助用具	入浴に際しての座位の保持，浴槽への出入りなどの補助を目的とする用具であって，以下のどれかにあてはまるもの。 1) 入浴用椅子（座面の高さがおおむね 35 cm 以上のもの，またはリクライニング機能を有するもの）。 2) 浴槽用手すり（浴槽の縁を挟み込んで固定することができるもの）。 3) 浴槽内椅子（浴槽内に置いて利用することができるもの）。 4) 入浴台（浴槽の縁にかけて浴槽への出入りを容易にすることができるもの）。 5) 浴室内すのこ（浴室内に置いて浴室の床の段差解消をはかることができるもの）。 6) 浴槽内すのこ（浴槽の中に置いて浴槽の底面の高さを補うもの）。 7) 入浴用介助ベルト（居宅要介護者などの身体に直接巻きつけて使用するものであって，浴槽への出入りなどを容易に介助することができるもの）。 入浴台　入浴用いす 浴槽内いす 浴槽用手すり 浴槽内すのこ　浴室内すのこ
④簡易浴槽	空気式または折りたたみ式などで容易に移動できるものであり，取水または排水のために工事を伴わないもの。
⑤移動用リフトのつり具部分	身体に適合するもので，移動用リフトに連結可能なもの。

（「厚生労働大臣が定める特定福祉用具販売に係る特定福祉用具の種目及び厚生労働大臣が定める特定介護予防福祉用具販売に係る特定介護予防福祉用具の種目」〔平成 11 年 3 月 31 日，厚生省告示第 94 号〕による，一部改変）

　休息のなかで，とくに重要なのは睡眠である。良質で適度な睡眠は，心身の健康の維持，脳機能や免疫機能の維持，良好な生活リズムの維持に欠かせない。看護師は，対象者の睡眠に関する自覚的な感覚や，睡眠に関するつらさの有無を，ていねいにアセスメントしていく。

1 睡眠のアセスメント

　地域・在宅看護の場面では，病院や施設と違い，対象者の実際の睡眠の様子をみることがむずかしい。対象者に様子を聞いたり，家族や支援者から話

を聞いたりして，睡眠の状況を把握していく。もし睡眠になんらかの問題があるようなら，それが入眠困難か中途覚醒か早朝覚醒かなどを把握する。聞きとりだけでは状況把握が不十分な場合は，機械を使ったモニタリングや夜間の訪問などの手段をとる。

2　睡眠の援助のポイント

◆ 自分でできる睡眠導入を一緒に考える

　地域・在宅看護の場面では，対象者の睡眠時には，看護師がそばにいないことが多い。入眠困難な人に，就寝前の足浴やリラクセーションを訪問看護師が提供することはあるが，それだけのために夜間に訪問することはまれである。そのため，薬物療法やリラクセーションは，基本的には療養者本人や家族が行う。看護師は本人や家族などとよく話し合い，足浴，ふとんをあたためておくこと，就寝前のストレッチなど，本人や家族がその環境下で比較的簡単にできる睡眠導入の方法を一緒に考える。

◆ 看護師の価値観を押しつけない

　地域・在宅看護における休息や睡眠の援助でとくに注意すべきことは，生活リズムや睡眠には個別性があることである。看護師の常識・価値観を対象者に押しつけても意味はない。次の例をみてみよう。

> **事例**
>
> 　90代の女性Ａさんは，独特の生活リズムをもっていた。彼女は毎日，午前０時に起床し，午前２時に朝食を食べ，そのあと午前４時ころにまた眠り，お昼すぎに起きて昼食を食べ，午後５時に夕食をとり，また眠るという生活を長年繰り返していた。

　皆さんは，彼女の生活をどう考えるだろうか。深夜の食事，分割された睡眠などから，不健康な活動と休息のリズムと考えるだろうか。看護師としてどのような支援が必要と考えるだろうか。

●**本人における意味**　注目すべきは，本人にとってこの活動と休息のリズムがどのような意味をもつのかである。本人がかえたいと思っているのか，かえたくなければ，それにはどのような理由があるのかを知る必要がある。

　実は，Ａさんのそのような生活には，はっきりとした理由がある。Ａさんが同居する息子は魚河岸で働いていて，それに合わせた生活リズムになっているのである。息子は毎日深夜２時過ぎには家を出て魚河岸で働き，お昼ごろに昼食をとるために一度帰宅し，午後２時ごろには帰宅して，午後５時ごろに夕食を食べ，早めに寝る。その息子と一緒にご飯を食べることが，Ａさんの暮らしである。

　しかも，Ａさんの夫もかつて魚河岸で働いていた。Ａさんは，いまは食事の用意などはできなくなっているが，ずっと長い間，魚河岸で働く夫を支えてきたのである。そのため，たとえ一般的な活動と休息のリズムと違って

いても，A さんにとっては，長年の暮らしで生まれた健康的なリズムなのである。

　A さんの支援者はその生活を優先し，午前中の訪問やケアを避けてサービス提供をしている。このように，地域・在宅看護では個別性が重要になる。

3 食生活・嚥下に関する地域・在宅看護技術

a 在宅での食生活の特徴

1 暮らしにおける「食」の意義

● **暮らしにおける「食」とは**　生命活動を維持するエネルギー源として「食」は，栄養を摂取するという食べる内容に加え，個人の好みや楽しみといった食べ方が重要になる。食欲は生きるための欲求であるが，季節の変化や気候の変化にも影響を受ける。また，暮らしや体調に合わせて変化する。このほか，「食」をともにする人々との会話や交流などによる心理面からの影響を受ける。このように，「食」は単なる生理的な活動以上の意味をもつものである。

● **「食べる」行為の支援とは**　在宅生活で「食べる」行為を支援することは，療養者の生命活動を支え，生きる意欲を引き出し，療養生活を送るうえで活力を生み出すみなもとを支えることである。看護師は，対象者の日々の暮らしのなかで，栄養面から「食」をアセスメントしたうえで，個人の好みや楽しみといった心理面もアセスメントしてアプローチする。

2 看護の基本的な考え方

● **食生活全般にわたって支援する**　病院では，栄養を考えた食材選びから調理にいたるまでは栄養士や調理師が行い，看護師は一定の時間に配膳や下膳を行い，介助が必要な場合は介助を行う。つまり病院では，看護師は食事の段階の1つを担っている。一方，在宅生活では，療養者に合った栄養管理から献立づくり，買い物，調理，配膳と介助，そしてかたづけまで，食事に関する多くの段階を本人・家族が行うことになる。このため，在宅での食生活に関する看護は，病院で行う看護と比べると食生活全般にわたる支援になることが，大きな特徴である。

● **楽しみや生きる意欲を引き出す**　病院で提供される食事は，栄養管理の面で必要な要素は盛り込まれているが，個人の好みに合わせた食事の内容を提供するには限界がある。しかし，「食」ほど個人の好みが多様であるものはない。あまり食欲がなくても，日ごろ食べ慣れたものであれば，「ひと口食べてみようかな」と思うものである。在宅では食生活全般にかかわる家族の苦労があるが，その一方で療養者の食べる楽しみや生きる意欲を引き出す工夫ができるよさがある。

● **家族構成・食習慣を配慮して支援する**　在宅での食生活は，食を通じて

築かれてきたその家族の特性が凝縮されている。家族内の人間関係や家族のこれまでのあり方，生活様式が，個別性ゆたかにあらわれる。そのため，家族構成や食習慣に配慮した支援が必要となる。

　看護師は，家族の誰が主たる介護者となるのかを知り，その介護者の健康状態や体力，食に関する知識，食事をつくった経験があるかなどを把握する必要がある。これまで食事をつくったことがない夫が，主介護者となる場合もある。家族の役割分担を考えながら，配食サービスなども活用し，1日3回の食事の介助が無理なく継続できるように支援体制の条件を整える必要がある。

● 日々の生活にめりはりをつける　食をめぐる周囲の環境も，在宅療養を送るうえで重要である。毎日が単調になりやすい療養生活において，たとえば，「1か月に1回，家族と外で食事をする」という目標をつくって，そのために毎日の歩行訓練をしている療養者もいる。このように家族と楽しみを共有するために，食事をする機会をもつことは有効である。また，仲間と一緒に食事をする機会を取り入れることも，社会的交流を促すことにつながるため有効である。

　このように，食べることは，生命維持のみならず，生活活動，社会参加にまで療養者と家族の生活を拡大し，在宅での日々の生活にめりはりをつけることができるよさがある。その一方で，家族関係がうまくいかないなど，なにか心配ごとがあると，療養者自身の食に対する意欲も楽しみも半減するものである。

　看護師は，療養者と家族の気持ちを確かめながら，家族の力量を考え，無理なく継続できるような方法を一緒に計画し，支援することが必要である。

● 誤嚥性肺炎を予防する　誤嚥は，在宅高齢者や在宅療養者が引きおこす肺炎のおもな原因となっている。とくに在宅療養では，療養者の体力が著しく低下している場合は誤嚥のサインであるむせをみとめないこともあり，全身状態が悪化してから発見される場合も少なくない。誤嚥性肺炎は重篤な症状を引きおこすため，在宅の食生活における誤嚥性肺炎の予防は，安定した療養生活を送るうえで欠かせない。

● 経口摂取の機会を見いだす　地域・在宅看護では，人間が生きていくうえで食べることがいかに大切かを，もう一度考える場を提供する。食べることは人間の最も基本的な欲求であり，療養者が「口から食べる」ことの意味は非常に大きい。口から食べることは，全身の機能によい刺激を与えるのである。

　療養者の栄養摂取は，経口摂取（❍112ページ），経管栄養法（❍120ページ），在宅中心静脈栄養法（HPN，❍131ページ）のいずれかの方法がとられている。経口摂取から経管栄養法，HPNへの移行は，療養者の咀嚼・嚥下機能，消化機能などから医師が判断して実施する。しかし，人間にとって食べることは楽しみであり，生きる力につながる行為である。いったん経口摂取から経管栄養法を必要とする栄養管理となったとしても，看護師は本人や家族の意向に耳を傾け，本人の食べる意欲がそがれないよう，嚥下機能を的確にアセ

スメントしたうえで経口摂取と経管栄養法を併用するなど，「口から安全に食べる」機会を見いだす検討も必要である。経管栄養法・HPN に移行する必要が生じた場合に，日々のケアを行うなかで療養者の経口摂取再開の可能性をアセスメントする看護の役割は大きい（◉「経口摂取開始に向けたアセスメント」，111 ページ）。

　訪問看護師が療養者の健康状態や摂食・嚥下機能を的確にアセスメントし，専門的な知識・技術により経口摂取の可能性を検討して支援したことで，再び口から食べることが可能になった例は少なくない。療養者の QOL の向上につながるこうした重要な変化を，見逃さない看護師の力量が問われる。このことも，食生活に関する地域・在宅看護の特徴の 1 つである。

b 食生活・嚥下に関するアセスメント

1 療養者のアセスメント

◆ 栄養状態のアセスメント

▌ 全身状態の観察
● **健康状態の把握**　日ごろの健康状態の把握が重要である。呼吸機能や循環機能などの全身状態は落ち着いているか，疾病の管理や服薬状況を確認する。また，対象者の体型や栄養状態，皮膚の弾力性や湿潤，皮下脂肪の厚さ，爪の状態，浮腫や口内炎などを観察する。

　対象者の健康状態の把握においては，その人の好物や食に対する好み，食事の摂取量，飲水量，その人に合った食形態か，食欲の有無，排泄の有無，睡眠状態についても確認する。ひとり暮らしの高齢者は，自分の心身の状態の変化に気づきにくい傾向があるため注意が必要である。

● **サルコペニアの評価**　加齢に伴う骨格筋量の減少と骨格筋力の低下のことを**サルコペニア❶**という。在宅療養者の場合，長期間の療養生活による活動能力の低下や，嚥下機能の低下をきたしやすく，サルコペニアに注意が必要である。物をかむ力や飲み込む力が弱くなると，「食べることの楽しさ」が失われていくことがある。かむ力が弱いために，かみにくい肉や繊維質の多い野菜を避けるようになり，また飲み込む力が弱いために食べ物をよく誤嚥し，その結果，食べられる物がかたより，食べる量も減ってしまう。このような結果で生じる低栄養状態は，筋肉量の減少，身体機能低下を引きおこし，活動量の減少や食欲低下をもたらし，それがさらに低栄養状態を悪化させるという悪循環に陥る危険性が高いので，注意が必要である。

　高齢者のサルコペニアの評価には，身体能力の指標として歩行速度（0.8 m/秒），筋力の指標として握力（男性 26 kg，女性 18 kg）が用いられている。この段階が最初の判断基準となり，これらの評価をふまえ，エネルギーとタンパク質の摂取不足などの栄養面，安静臥床による廃用性筋萎縮 (い しゅく) などの運動面の双方から予防策を検討する。

● **メタボリックシンドロームの評価**　生活習慣病予防対策として，肥満や

NOTE
❶サルコペニアは，要介護状態の前段階であるフレイル（虚弱）の原因になる。フレイルとは，老化に伴うさまざまな機能低下により，疾病発症や身体機能障害に対する脆弱性が増した状態のことをいう。

栄養過多に関する評価も必要である。特定健康診断ではメタボリックシンドロームに着目したアセスメント項目として腹囲の測定が用いられる。

栄養・食事内容のアセスメント

近年の在宅療養者の生活環境の特徴として，単独世帯や高齢者のみの家庭が増加傾向にある。高齢者自身で調理を行っている場合は，高齢者の好みの食品を確認し，栄養過剰や栄養にかたよりがないか，本人の咀嚼機能に合った調理法かなどを確認する。低栄養状態や脱水状態にならないよう，栄養量や水分量をチェックし，必要な栄養量がバランスよく摂取できる食事内容かを確認する。夫が妻を介護する例など，介護者が調理に不慣れな場合は（管理）栄養士❶と連携し，家族成員の嚥下機能に適した調理方法や栄養指導を依頼して行うことも効果的である。高齢者の健康状態の把握，食事摂取内容の多様化，外出機会の創出，社会的交流などの目的で，自治体やデイケア施設などが独自に高齢者会食サービス❷を展開していることがあり，利用するのもよいだろう。

運動機能・口腔内のアセスメント

外出の機会が少ない高齢者は多く，とくに高層住宅に住む人にその傾向が強い。嚥下機能は全身運動でもあり，歩行時のつまずきや歩行速度の低下，歩く姿勢の観察により，嚥下機能の低下を観察できる。また歯の欠損が多いなど，歯の状態，口腔内のアセスメントも重要である。

栄養摂取方法の選択に関するアセスメント

前述のとおり，経口摂取・経管栄養法・HPN という栄養摂取方法の選択は医師が判断し，看護師はその材料になる観察やアセスメントを行って医師の的確な判断を支援する。経管栄養が適応となるのは，摂食・嚥下障害や意識障害によって嚥下が困難であったり，誤嚥性肺炎を繰り返したりする場合である。HPN の適応になるのは，それに加えて消化管の機能が不十分で栄養の吸収が十分にできない場合である。

HPN の施行によって消化管を使用しなくなると，活動性や気力の低下，筋量の減少と筋力の低下，腸管免疫の低下による易感染，褥瘡などのさまざまな弊害が生じる。経管栄養も胃瘻・腸瘻（いろう・ちょうろう）の皮膚トラブルや合併症，ボディイメージの問題，食べる楽しみの喪失などによる QOL の低下などのデメリットがある。看護師は，対象者が経管栄養などの適応となるような問題があっても，食事の内容や方法の工夫でそれが解消できないかを検討する必要がある。

◆ 摂食・嚥下機能に関するアセスメント

食事場面の観察

まず，対象者の食事場面を観察して問題がないか，あるとすればどの点かを総合的に把握する。観察では，対象者の食事中の覚醒（かくせい）状態・表情から意識障害や認知障害をアセスメントし，加えて，表情や流涎（りゅうぜん）（よだれ），舌の動きから，顔面麻痺・舌の麻痺（まひ）・嚥下障害の有無や程度を観察する。嚥下困難や呼吸困難・むせがあれば，誤嚥・肺炎・換気障害・蓄痰（ちくたん）・失認・失行など

NOTE

❶介護保険サービスには，通院ができない療養者の自宅に管理栄養士が訪問して栄養指導をする，訪問栄養指導というサービスがある。

❷高齢者会食サービス

施設の集会室などを利用して地域の高齢者に低料金で栄養バランスのとれた食事を提供するサービスである。自治体や社会福祉協議会，高齢者施設などで近年，設置が広がっている。ふれあい食事サービス・地域交流サロン・会食サービスなどと，設置主体によってさまざまな名称が使われている。

の有無や程度を，食事の姿勢からは体幹・四肢の運動麻痺や失認などの有無
や程度を確認する。

▌摂食・嚥下機能のアセスメントの基本

　食事をしようとするときは，食べ物をしっかり認識し，口に入ったことを
きちんと把握し，食べ物をしっかり意識して咀嚼し飲み込むことが重要であ
る。それが十分にできているか，運動機能・感覚機能などの身体機能が十分
に機能できる状態であるかを確認する。そのほか食事動作を支える姿勢や座
位保持が安定しているか，口腔内の状態はどうかなどを確認し，誤嚥の危険
性の程度をアセスメントすることが重要である。

▌摂食・嚥下機能低下の早期発見と誤嚥予防

　誤嚥を予防するためには，摂食・嚥下機能の低下を早期に発見することが
非常に重要である。◯**表 2-6** に日ごろの観察ポイントとその予防法につい
てまとめる。

　摂食・嚥下機能の低下が発見された場合は，医師の診察を受けて摂食・嚥
下機能評価を行うことが望ましい。摂食・嚥下機能は，一部分の身体機能と
いうより，からだ全体の機能，とくに呼吸状態と深く関係している。そのた
め，医療機関で嚥下造影検査を行い，正確に判断することが必要になる。す
ぐに検査ができない場合は，在宅環境で実施できるツール(KT バランス
チャート®❶)など，生活のなかで看護師が行える評価指標を使って複雑な摂

NOTE
❶KT バランスチャート®
　KT(口から食べる)バ
ランスチャート®(KTBC®)
は，小山珠美氏らが開発し
た，療養者が口から食べつ
づけることを支援する包括
的アセスメント・支援ツー
ルである。①食べる意欲，
②全身状態，③呼吸状態，
④口腔状態，⑤認知機能
(食事中)，⑥咀嚼・送り
込み，⑦嚥下，⑧姿勢・耐
久性，⑨食事動作，⑩活動，
⑪摂食状況レベル，⑫食物
形態，⑬栄養の 13 項目を
アセスメントし，口から食
べるために療養者に不足し
ている部分と強みをアセス
メントし，療養者の状態を
視覚的に示すことができる。
多職種の情報共有や連携の
ためにも有用なツールであ
る。

◯**表 2-6　誤嚥予防のための摂食・嚥下機能の観察ポイントと予防法**

観察するポイント	観察内容・留意する点
①舌の動き	舌の動きがわるいと食塊を咽頭方向に送り込むことができないため，いつまでも舌の上に食物が残る。口唇や舌，頬の運動などを行う間接訓練によって舌の動きや頬筋の筋力を増強させる。
②口唇の動き	よだれがこぼれることがよくある。口唇の運動と知覚，舌の運動に関連する。口唇を閉じることができないと，水分を口の中に保持することができない。間接訓練などで口唇周囲筋群の筋力を増強させる。
③食事中のむせ	むせは，誤って気管に入った異物を出す身体の防御反応である。過去に誤嚥の経験があるかないかを把握する。また食物にむせるのか，水分でむせるのかなど，なにによってむせるのかを確認する。嚥下しやすい食物形態を工夫する，食事中の体位を工夫する，頸部姿勢を工夫するなど，対象者の疾患や障害に応じた対応をする必要がある。
④食後の様子	食後にのどに食物が残る感じがあるか，食後に痰がからんだ感じになるか，食後にがらがら声になるかなどを確認する。これらは喉頭蓋谷・梨状窩・喉頭前庭に食物残渣が貯留している症状である。頸部の聴診をして確認し，食事中の体位を工夫する，頸部姿勢を工夫するなど，対象者の疾患や障害に応じた対応をする必要がある。
⑤口腔内	口腔内が清潔に保たれているかを確認する。口腔ケアは食事の前後に実施する。口腔内の食物残渣や唾液による誤嚥性肺炎を予防し，口腔内を刺激することで唾液の分泌を促進させる。感染予防にも有効である。
⑥全身状態	栄養不良，脱水，発熱，食物や水分摂取量の減少などを確認する。飲み込みがわるく，食事をすることにエネルギーを消耗すると，食べることが苦痛になって食べようとしなくなる。血圧・脈拍数・体温・体重の測定，胸部の聴診による呼吸音の観察を行う。
⑦夜間などの入眠中の様子	いったん胃に入った内容物が食道を逆流する場合がある。食事時ではなく入眠中に誤嚥した場合は，咳込んで目をさます症状がみられる。誤嚥は食事中だけにおきる症状ではないことにも注意する。

食・嚥下機能の低下を評価し，主治医と情報共有しながら誤嚥を予防するケアを生活に取り入れる必要がある。

● **むせのアセスメント**　◆**表2-6** の観察ポイントのうち，食事中のむせの観察と評価はたいへん重要である。むせは，食物が気管に流入するのを防ごうとする防御反応であり，食物が咽頭を通過する際の1つの評価視点ととらえることが重要である。

むせがおきるときは，嚥下筋群の協調不良❶が生じている。口の中に食べ物が入っているときに話しかけた場合などに協調不良が生じやすい。加えて，嚥下筋群の廃用性機能低下や，嚥下機能と食物形態の不適合，脳神経の障害による嚥下障害，異物の気道内付着，嗜好に合わない(きらい・不快な)食べ物の咽頭通過，食べる準備ができていないときに口腔内に食物が入るなどの未熟な食事介助などが，むせを引きおこす原因になる。

対象者が食事中にむせる場合は，むせの原因をアセスメントし，アプローチ方法を見直すことが重要である(◆「c. 経口摂取の援助」，112ページ)。

◆ 心理的側面からのアセスメント

在宅生活では，食事に対する楽しみは家族との関係なども影響する。心配や悩みの有無など心理的側面からのアセスメントも重要である。

2　環境のアセスメント

在宅の環境は，療養者の生活意欲を引き出す刺激になる重要な要素である。気分よく食事するためには，場所や雰囲気が大切である。対象者の身体機能の状況にはよるが，可能な限りダイニングや茶の間などに移動し，家族と一緒に食事ができるような環境整備が必要である。

対象者の摂食・嚥下機能を把握し，食べる行為を妨げている要因はないか，食べる姿勢は適切か，しっかり座位は保たれているかなどの運動機能や感覚機能のアセスメントを行ったうえで対象者や家族の合意を得ながら，対象者が安全にしかもおいしく食べられる食生活の環境条件を整えることが大切である。

◆ 環境の整備

● **食事する場の環境整備**　居室で食事をする場合❷は可能な範囲でベッドから起き，車椅子や安楽な椅子に座って食事をとることができるように環境を整えるようにしたい。また居室で食事をとる場合は，ポータブルトイレなどが置かれている場合がある。トイレが清潔に保たれているかなど，食事に集中できる環境であることの確認も必要である。

● **姿勢の安定のための環境整備**　食事の姿勢の安定は，安全に食事をとるために重要である。座位の姿勢が不安定だと，対象者は姿勢を保つことに体力を使い，食事に集中できなくなる。対象者がベッドから起き，座位で食事ができるよう，ベッドからの移乗・移動の際には端座位にしたときに足底が床についているか，安全に移乗するためのベッド柵が備えられているかを確

□ NOTE
❶食べ物を飲み込もうとするとき，呼吸との連動がうまくいかないなどである。

□ NOTE
❷在宅療養生活では，療養者は居室で食事をとることが少なくない。前述のように，できれば食事をする場所に移動することが望ましいが，療養者の状況によってはむずかしいこともある。

認する。

◆ 社会資源の活用

対象者のよりよい栄養摂取・食事環境を整えるためには，他職種との連携や福祉サービスの活用なども重要である。介護保険のサービスには，訪問介護(ホームヘルプサービス)などがあり，食事の準備や介助もサービスに含まれるため，確認しておくことも必要である。さらに，口腔ケアや摂食・嚥下に関する専門知識・技術をもつ認定看護師❶，管理栄養士，歯科衛生士などの活用方法も確認しておくとよい。

3 介護力のアセスメント

対象者の機能レベルのアセスメントに応じて動きやすい環境を整えると同時に，介助方法についても，介護者の健康状態や体力，その人の生活環境に合わせて具体的に示すことが必要である❷。

● **介護者やほかの家族の状況**　介護者の健康状態，食に関する知識や認識，食事をつくった経験の有無，介助技術，介助可能な時間の確保，介護に対する意欲，家族内の関係や社会とのつながりなどを確認する。また，介護者だけでなく，ほかの家族の就労状況，家族の役割分担や関係性を把握しておくことが重要である(▶C「地域・在宅看護における家族を支える援助」，62ページ)。

● **経口摂取に関する知識・技術**　口からなんとか食べさせたいという気持ちが強く，なかには「誤嚥の危険があっても，ひと口だけでも食べさせたい」と願う家族も少なくない。その場合は，介護者が，対象者が安全に食べるための知識・技術を十分理解しているかを確認する。

● **制限食に関する知識・理解度**　対象者が心疾患，糖尿病，高血圧などの制限食を必要としている場合は，それらに関する介護者の知識や理解度についても確認する。

4 経口摂取開始に向けたアセスメント

経口摂取開始の機会を見いだすためには，日々の療養生活のなかで，摂食・嚥下の系統的観察を継続することが重要である。

● **経口摂取開始のための観察項目**　重要な観察項目を以下にあげる[1]。

(1) 食への意欲があること
(2) 意思表示が良好であること
(3) バイタルサインが安定していること
(4) 食事摂取時に座位保持が可能であること(車椅子含む)
(5) 食事摂取の自立度は部分介助以上であること
(6) 食物残留がないこと
(7) 発熱がないこと

□ NOTE
❶公益社団法人日本看護協会は特定の看護分野における熟練した看護技術および知識をもつ看護師を認定している(認定看護師)。その認定分野の1つに摂食・嚥下障害看護がある。2022(令和4)年現在の摂食・嚥下障害看護認定看護師数は，全国1,100人ほどである。
❷1日3回の食事の介助は，多くの時間を必要とし，介助者にとっても負担が大きい。対象者が気分よく食べられるだけでなく介助者が介助しやすい環境を整える必要もある。

1) 金子綾香・河原加代子：在宅療養中の胃ろう造設患者における経口摂取再開のケースの特徴と摂食状況のレベルに関する要因. 日本保健科学学会誌 21(4)：167-180. 2019.

（8）吸引処置が不要であること

（9）起床がいつも定時であること

⑽家族の協力があること

　（8）の吸引処置が不要であるということは，つまり口腔状態がよいこと，ひいては，全身の身体機能，とくに呼吸状態が安定していることを示しており，経口摂取を開始するうえで重要な情報である。また，（9）の起床は，朝，定刻に起床して口腔ケアを含む洗面や着がえを終え，食事をとり，定時に就寝するといった規則正しい生活習慣がとれているかを把握する項目である。経口摂取の開始には，規則正しい生活習慣が重要であることがわかっている。⑽については，その人の経口摂取の可能性を判断するうえで，家族が「口から食べさせたい」と望んでいるかどうかが重要なポイントになるためである。

C 経口摂取の援助

　基本的な食事摂取の介助技術は，「基礎看護学」の「基礎看護技術」での学習を参考にしてほしい。ここでは，対象者の食べる動作のどこに困難があるのか，どの部分に，どのような介助が必要であるのかを見きわめて，対象者の「食べたい」という意欲を大切にしながら，対象者の自立度に合わせて支援する工夫について述べる。

　地域・在宅看護では，これまでの食習慣を尊重し，対象者や家族が「こうしたい」「こうありたい」と思う気持ちや願いを重視する。そのため，食べる行為の自立に向けた支援は，その目標を栄養摂取だけでなく，「家族と一緒に食事をしたい」といった対象者の具体的な意図をもった行為の獲得に重点をおく。

1 食事摂取の介助のポイント

● **介護者を支援する**　介護者が，対象者の摂食能力や嚥下能力に合わせて介助できるように支援する。介護者が具体的にどのような介助を行うか，対象者のどのような動きを見まもるのか，それはなぜ必要なのかを，介護者が学習できるように支援する。このような介助者への支援が，ひいては対象者が「自分で食べる」ことへの支援につながっていく。

● **自分で食べるためになにが必要かを家族とともに考える**　看護師は対象者の咀嚼や嚥下機能を観察し，その人のできる部分をいかすための補助具や，食べやすい食器の利用，食べやすい姿勢，介助のタイミングについて具体的に援助する（●図2-14）。そして，「自分で食べる」という目標に向かって，どの部分に介助を必要としているかを対象者と家族とともに考える。また食形態を工夫することで，対象者が自力で食べることが可能になる場合も多い。調理方法や盛りつけの工夫などにも配慮する。

　なお，嚥下に困難があり誤嚥をおこしやすい対象者への摂食介助については後述する（●116ページ）。

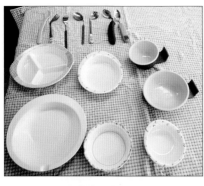
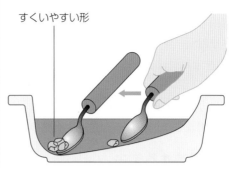

すくいやすい形

▶図 2-14　食事補助食器の例
内容物がすくいやすい形で，底がすべりにくくなっている皿，握りやすく，すくいやすいスプーンなど，さまざまな工夫がなされた食器がある。

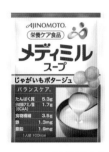
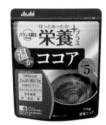
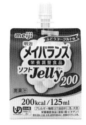
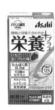

▶2-15　栄養補助食品の例
（写真提供：味の素株式会社，アサヒグループ食品株式会社，株式会社明治）

2　食事内容を整える工夫

◆ 栄養のバランスを整える

　家族は，対象者がおいしく食べてくれればよいという思いで，対象者の好物ばかりをつくることがある。それにより運動量が少ない対象者の体重が増加し，脂質異常症などをまねいてしまうことがある。また，味覚の低下がある場合は，濃い味を好む傾向があるので，食塩や砂糖のとりすぎに注意する。

●栄養のバランスを整える工夫　手軽に使える栄養ケアスープなど栄養補助食品の種類は多く，ゼリー飲料や粉末，サプリメントなどもある（▶図2-15）。エネルギーが不足していたり栄養のバランスがかたよっていたりした場合には，食事内容に合わせて組み合わせて用いることで栄養のバランスを整えることができる。

●他職種との連携　対象者の食事内容については，在宅歯科❶や管理栄養士との連携も有効である。食形態のミスマッチングによって摂食・嚥下困難が生じていると在宅歯科の歯科医師が判断した場合，在宅ケアチームの連携のなかで管理栄養士が療養者の食事の食べ方や栄養のとり方の両方をアセスメントし，家族や介護者に食事のつくり方の工夫などを指導する。

●栄養状態の改善と食事内容　サルコペニアを予防することを目的とした

□NOTE
❶訪問歯科診療は，医療保険のほか，「居宅療養管理指導」として介護保険給付の対象にもなる。

栄養状態の改善には，適度な運動と，アミノ酸を含むタンパク質の適切な摂取が必要である。食事内容については，良質なタンパク質を取り入れる工夫のほか，食品のかたさや咀嚼・嚥下機能などに合わせて調理を工夫する。

●**スマイルケア食**　農林水産省は 2016（平成 28）年から「スマイルケア食」という介護食品の新しい枠組みをつくり，かたさや飲み込みやすさなどの性状から介護食品を７つに分類している。この７つの食品表示は，医師・歯科医師・管理栄養士などに相談しながら食品を選択する際の目安となる。

３　介護者の負担を軽減する工夫

◆ 調理・食事の準備の工夫

●**献立や調理の工夫**　１日３回の食事の準備は，介護者にとって負担が大きい場合が多い。介護サービスなどをうまく利用したり，１日のうち１回を家族と同じ献立にしたりなどの工夫が必要である。介護職と相談しながら，家族と同じ料理を，対象者の身体状況に応じてやわらかく煮たり，きざんだり，とろみをつけて工夫したりすることで対応するとよい。これによって介護者の負担も軽減する。

●**配食サービスや介護食品の利用**　配食サービスや市販の介護食品を利用するなどの工夫も必要だろう❶。配食サービスでは，カロリー表示がなされている場合があり，料理の組み合わせや内容，味つけや食事量などが参考になるため，短期間利用してみるのも一案である。また，最近では介護食品を扱っている商店がしだいに増えてきている。栄養バランスはもちろん，見た目や食感，味にも配慮し，食欲を引き出す工夫のされた食品や，かむことや飲み込むことなどの食べる機能が弱くなった人に向けた食品などをときどき活用してみるのもよいだろう。

◆ 介護サービスの利用

●**訪問介護でできること**　介護者が高齢である場合も少なくない。在宅療養を継続するうえで，介護サービスの利用は重要である。訪問介護サービスを利用すれば，介護職が対象者の配膳から摂食介助，食事後のあとしまつなど，一連の食事介助を担ってくれ，流動食など特別な配慮が必要な調理もできる。家族と介護職が相談して，対象者の好みの食材や季節の食材を，療養者が食べやすいかたちで提供することも可能である。うまく利用すれば，介護者の負担を軽減するだけでなく，対象者の食生活をゆたかなものにできるだろう。

●**介護職との連携**　介護サービスを利用した場合には，看護師は家族や介護職とつねに情報を共有しながら連携していく。看護師と介護職が連携して患者の経口摂取開始に取り組む場合も多い。専門職どうしがかかわる時間は限りがあるため，介護職とのかかわりのなかで，互いが考える家族介護者の役割を明確にしておくこと，刻々と変化する状況に合わせて情報を共有しておくことが大切である。

NOTE
❶ただし，できれば１日のうち１食は手づくりのよさをいかした食事ができるようにしたい。介護サービスなど，在宅で活用できるサービスを取り入れるとよいだろう。

4　姿勢維持，移動・移乗の訓練

「食べる」行為の自立に向けて，姿勢を維持する訓練も大切である。ベッドで食べるよりも，椅子に座ってテーブルで食べることを目標に，端座位の獲得から開始し，立ち上がり，車椅子への移乗が可能になるよう，基本動作の訓練を合わせて計画する（◉E2「活動・休息に関する地域・在宅看護技術」，93ページ）。単なる訓練の繰り返しではなく，「夕食は家族と一緒に食事をする」といった楽しみや希望を伴う具体的な目標をたてて，対象者の自立度に合わせて段階的に取り組む訓練内容を計画する。

また，座って食べるために安全な移動・移乗の仕方などが習得できるよう，理学療法士による訪問リハビリテーションを利用し，介護者がプロセスのどの動作で具体的にどのような介助を行うか，対象者のどの動きを見まもることが必要かを学習できるよう支援する。こうした支援は，対象者にとって過度の疲労感や困難感が伴うと，結果的に食べることがいやになり，意欲を低下させることにもなるので注意を要する。

5　口腔ケア

食事の前後で口腔ケアを行う重要性について，対象者と家族が十分理解して実施できるように支援する。

◆ 口腔ケアの意義と在宅におけるケアのポイント

● **口腔ケアの重要性と意義**　口腔ケアは，地域・在宅看護において非常に重要なケアである。誤嚥性肺炎の予防だけでなく，口腔内の清潔や齲歯（むし歯）の予防，摂食・嚥下障害の改善，運動障害の改善，感染予防，認知・失行の改善などに有効である。また食欲の増進，審美的ニーズの充足，さらには生活意欲の向上などの効果もある。このように対象者の日ごろの健康管理や機能向上に大きく影響するため，看護師は，歯科衛生士などが実施する講習会を利用して手技を習得しておくとよいだろう。

● **在宅におけるケアのポイント**　口腔ケアは，食事の前後に実施する。口腔内の食物残渣や唾液による誤嚥性肺炎を予防し，口腔内を刺激することで唾液の分泌を促進させるためである。また，経口感染の予防にも有効である。

在宅環境では，対象者が日ごろ使っている歯みがき用のブラシを用いて口腔ケアを行うことも多い。しかし，対象者が誤嚥しやすい状態で，安全にケアを行うのが困難な状況であれば，口腔清掃用スポンジブラシなどを利用するのもよい（◉図2-16）。とくに口腔粘膜が弱い対象者には，ぬらしたブラシを使用すると粘膜を傷つけず痛みが生じない。稚拙な手技による口腔ケアは，対象者にとって苦痛となり，拒否につながる場合がある。適切な手技で，すっきりと気持ちのよい口腔ケアを心がけることは，感染予防の点からも重要である。

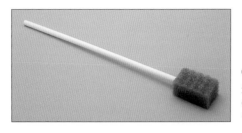

◖**図 2-16　口腔清掃用スポンジブラシの例**
先端のスポンジの大きさ，形はさまざまなタイプ
のものがあり，介護者が使いやすく対象者に合う
ものを選ぶ。

◆ 口腔ケア時の観察

　口腔ケアを実施する際は，次の点を観察する。

　1 舌の動きの観察　口腔ケア時に，食物が口の中に残っている場合がある。舌の動きがわるいと食塊を咽頭方向に送り込むことができないため，いつまでも舌の上に食物が残ってしまうのである。この場合，間接訓練（◖plus「摂食・嚥下訓練」，117ページ）などで，舌の動きや頰筋の筋力を増強させる必要がある。

　2 口唇の動きの観察　口腔ケア時に，流涎がこぼれることがよくある。流涎は，口唇の運動と知覚，舌の運動に関係している。口唇を閉じることができないと，水分を口の中に保持することができない。間接訓練などで，口唇の周囲の筋力を増強させる必要がある。

　3 口腔内の観察　口腔内に異常がないか，口腔内が清潔に保たれているかを確認する。

　4 全身状態の観察　栄養不良，脱水，発熱，食物や水分摂取量の減少などがないかを確認する。

6 嚥下困難のある対象者の食事援助のポイント

　嚥下が困難であり，誤嚥をおこしやすい療養者の食事援助のポイントを次にまとめる。家族介護者や介護職と共有しておく。

◆ 食事介助のポイント

　1 対象者の意識の確認　食事の介助をするときは，対象者がしっかりと目ざめていることを確認する。とくに起床してからしばらくは，対象者の意識がはっきりしていない場合が多い。洗面や間接訓練などを行って，対象者自身が食べることをしっかり意識してから食事を開始する。

　2 食事・嚥下に集中できる環境づくり　食事中は，対象者が嚥下することに集中できる環境にする。口に食べ物が入っているときに「おいしい？」など話しかけるのも誤嚥を引きおこす原因となる。対象者がしっかりと飲み込んだことを確認してから，「おいしかった？」と声をかけることが大切である。また，周囲の騒音をできるだけ少なくするなど，静かな環境を整える。テレビを見ながらの食事は，対象者が食事に集中できなくなるため，注意が必要である。

　3 嚥下しやすい食物形態の工夫　嚥下しやすい食品は，なめらかで凝集

性が高く，のどごしがよい物である。たとえばプリンやムース，牛乳やジュースのゼリー，ヨーグルト，クリームスープやシチュー，バナナやモモ，卵とうふ，茶碗蒸し，かゆなどの軟食や流動食，アイスクリームなどがあげられる。

　しかし嚥下しにくい食品❶であっても，ゼラチンや，くず粉，片栗粉などで凝集性を高める調理方法によって嚥下しやすくすることができる。簡便に使える市販の増粘剤（とろみ調整食品）を用いるのもよい（◎図2-17）。前述のスマイルケア食も使用できる。

　④ **硬性食品への対応**　かたいものを口腔内で処理できないと，まる飲みして窒息する危険性がある。肉や野菜は繊維に対して直角に切り，繊維を短くする。一度ミキサーやフードカッターなどで繊維を切断して成形しなおす方法もある。タンパク質性食品以外は煮る時間を長くするなど工夫をする。

□**NOTE**
❶嚥下しにくい食品の例
　水のようなさらさらした物，こんにゃく・かまぼこのような弾力性のある物，かたまりの大きな物，おからなどぽろぽろしている物，天ぷらやフライなどの衣がある物，生野菜のように繊維質の多い物，ゴマや豆類などの小粒の物，ノリ・ワカメ・もちなどの口腔内に付着しやすい物。

---

plus　**摂食・嚥下訓練**

　摂食・嚥下訓練には，食物を用いずに嚥下器官へ刺激や運動を加えることで，嚥下機能を改善させる間接訓練と，食物を飲み込むことで嚥下を行い改善させる直接訓練がある。

　間接訓練には，歯磨き，舌苔の除去，舌のストレッチ，寒冷刺激法（アイスマッサージ），口唇への刺激，頬筋への刺激，呼吸練習（深呼吸や息こらえ，咳嗽な

どによる呼吸筋・腹筋の強化），発声練習（「ぱ・た・か・が」などと発声して舌や軟口蓋の協調運動を強化するなど），頸部の血流改善などのリラクゼーションなどがある。

　下図は，綿棒を使う口腔内のアイスマッサージでの刺激ポイント（◎図A），ボトルを使ったアイスマッサージでの刺激方法（◎図B）である。

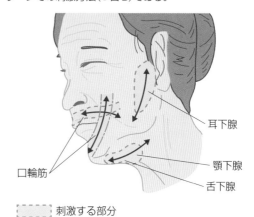

刺激する部分

◎**図A　口腔内のアイスマッサージ**
氷水に浸す，または水に浸して凍らせた綿棒で，円で示した部分を中心に軽く刺激していく。綿棒は市販の物でよい。棒にカット綿を巻いてつくったり，専用の物を使ったりすることもある。もう一方の手にはタオルを巻くなどする。唾液が口腔外に出るのを防ぎ，指を保護するためである。手袋や指ガードなどでもよいが，療養者が不快感を感じるため，清潔なタオルを使うほうがよい。合わせて口腔周囲筋をマッサージすることで唾液分泌を促進する。

◎**図B　顔表面のアイスマッサージ**
口腔周囲の筋や耳下腺，顎下腺，舌下腺を顔の表面から刺激する方法である。流涎の多い療養者，口唇閉鎖のわるい療養者に行うことが多い。専用のアイスクラッカー（中に氷を入れて使う金属製の筒），あるいは生理食塩水やミネラルウォーターのボトルを凍らせ，それで図の色の箇所を10分程度，食前にマッサージする。皮膚がやや赤くなるまで行うが，皮膚を損傷しないようにやさしく行う。1か所について10〜15秒程度行う。

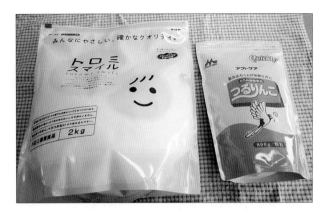

◉**図2-17 増粘剤の例**
飲み物や液状の食品に入れ，かきまぜて使用する。すぐにとろみがつき，凝集性が高く咀嚼してもばらけにくい状態になる。飲み物や食品の味やにおい，色はかわらない。あたたかい物にも冷たい物にも使用できる。

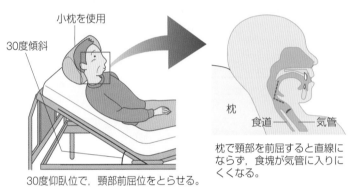

小枕を使用
30度傾斜
30度仰臥位で，頸部前屈位をとらせる。

枕
食道——気管
枕で頸部を前屈すると直線にならず，食塊が気管に入りにくくなる。

◉**図2-18 頸部前屈位での食事の介助**

　⑤**食事中の体位と頸部姿勢**　ベッドで食事をとる対象者の場合，食事中は30〜60度の仰臥位にして頸部前屈位をとらせる（◉図2-18）。仰臥位は，食物を口唇から舌根部，舌根部から咽頭に送り込むのに重力を利用することができるため，飲み込むのに適した体位である。また仰臥位では，気管が上で食道が下に位置することになるため，食物が気管に入りにくくなる。しかし，仰臥位で頸部が伸展位のままだと，喉頭の挙上が制限されるために誤嚥の危険性が高まる。そのため，食事の際は頸部前屈位で介助する必要がある。

◆ むせ・誤嚥の観察

●**食事中の観察**　食事中のむせがないかを観察する。むせは，誤って気管に入った異物を出す身体の防御反応である。食物にむせたのか，水分でむせたのかなど，なにでむせるのかを確認する。

●**食後の観察**　食後の様子の観察も重要である。食後にのどに食物が残る感じや，食後に痰がからんだ感じ，食後にがらがら声になるなどがあれば誤嚥の可能性があるため，頸部を聴診して確認する。

●**入眠中の観察**　いったん胃に入った内容物が食道を逆流している場合があるため，夜間などの入眠中の様子も観察する。入眠中に誤嚥した場合，咳き込んで目をさますことがある。誤嚥は食事中だけにおこるのではないことに注意が必要である。

◆ むせの予防

●**飲み込む最中にむせる場合**　飲み込みの最中にむせる場合は，咽頭閉鎖が不十分であるか，咽頭通過速度が速いことなどが考えられる。咽頭通過がゆっくりとなるように，飲食物にとろみをつける必要がある。また呼吸が速いなど不安定な場合は，呼吸と嚥下のパターンがくずれやすい。食べる前に呼吸を整え，食事摂取時には嚥下をしっかり意識することが重要である。

●**飲み込んだあとにむせる場合**　飲み込んだあとにむせる場合は，嚥下後に飲食物が口腔内や咽頭に残留するため，誤嚥してむせがおきている。ひと口量を少なくし（3～5 g程度），口唇閉鎖を介助する。咽頭期❶に嚥下圧が弱い場合，付着性の高い食物形態だと咽頭にはりついて残留する。付着性の低い食品（お茶ゼリーなど）と交互嚥下を行い，残留の低減をはかる。

d 経口摂取開始への援助の例

> **事例**
>
> 　Ａさん（83歳・男性）は，妻（75歳）と2人家族である。脳出血で入院し，治療とリハビリテーションを終え，自宅に退院したが，1年経過するころから食事中に誤嚥を繰り返すようになった。とうとう肺炎を引きおこして入院することになり，入院中は経管栄養に移行した。1週間ほどの入院で全身状態が改善したため，退院することになったが，嚥下機能は低下しており誤嚥を繰り返すため，肺炎防止の観点から，退院後も経管栄養（胃瘻栄養）の継続・管理が必要と判断された。
>
> 　Ａさんには「口から食べたい」という強い希望があった。退院後から訪問を開始した看護師は，Ａさんの希望にそいたいと考え，全身状態，摂食・嚥下に関連するアセスメントを注意深く行った。その結果，経口摂取の可能性はあると判断した。看護師は，家族（妻）と相談し，主治医と情報を共有しながら，妻と協力して間接訓練を行いながら，Ａさんの好きなブドウのゼリーから経口摂取を開始してみた。すると摂食状況は良好であったため，4日目にはペースト食にステップアップした。摂食の際はベッドの頭部を60度挙上して，看護師による全介助で行った。5日目には昼1食を経口摂取のみで対応することになった。

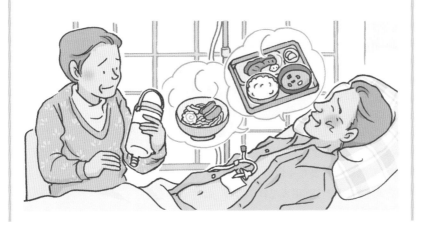

⎁ **NOTE**

❶**摂食・嚥下の5期**
①先行期：食べ物を認識する。
②準備期：食べ物を口から入れて咀嚼する。
③口腔期：舌や頬を使って食べ物をのどへ送る。
④咽頭期：脳の嚥下中枢からの指令で，食べ物を食道へ送る。
⑤食道期：食べ物を胃へ送り込む。

この間, 看護師が昼食時に合わせて毎日訪問を継続し(土日は胃瘻栄養のみ), 経口摂取を段階的に少しずつ安全なかたちでステップアップしていった。妻には, ひと口量が多くならないように注意すること, 発熱などの症状がみられたら看護師に連絡することを伝えた。3週間目に入り, 外来受診時に合わせて, 嚥下内視鏡検査による評価と, 胸部X線検査での肺炎所見がないこと, 血液データの検査結果に炎症所見がみとめられないことを確認した。そこで, 看護師による訪問を週2回に減らし, 妻の負担を軽減する目的で, 介護福祉士が毎日訪問する計画に変更した。

8週間目, 安全に経口摂取が継続されており, 3食経口摂取まで徐々にステップアップしていった。Aさんは最終的に経管栄養に頼らず, 口から食べることができるようになった。

● **事例のポイント** 主治医と看護師, そして介護福祉士といった医療・介護の連携により, Aさんの好みを取り入れた食事を考えて栄養状態を維持できるように, Aさんと妻の暮らしのなかでケアが工夫され, いかされた事例である。

摂食・嚥下障害に対するケアは, 在宅環境においても医師や看護師, 管理栄養士, 歯科衛生士, 理学療法士などの多職種の専門職が連携して提供するようになってきている。Aさんの事例では, 看護師が主治医や妻と協力しながらアセスメントと同時進行で間接訓練や経口摂取のステップアップを系統的に行っている。

e 経管栄養法を受ける療養者の援助

1 経管栄養法とは

経管栄養法とは, 嚥下障害や摂食機能の低下によって, 食物が口から摂取ができない場合に, 胃または小腸まで細いチューブを挿入して, 栄養剤などを投与する栄養管理法をいう。おもに鼻からチューブを胃, または十二指腸に挿入する**経鼻経管栄養法**(鼻腔栄養)と, 直接チューブを胃内・小腸内に挿入する**瘻孔法**(**胃瘻・腸瘻**)がある。胃瘻からの経皮経管栄養法の場合は, 内視鏡を使っておなかの壁と胃の壁を通して小さな孔(胃瘻)をつくる**経皮内視鏡的胃瘻造設術** percutaneous endoscopic gastrostomy(**PEG**)を行い, その孔にチューブを入れて流動食を投与する❶。この技術が普及したことにより胃瘻からの経管栄養を利用する療養者が増えている。また, 栄養摂取時のみ経管栄養チューブやネラトンカテーテルを入れる間欠的経管栄養法もある。

● **経管栄養の利点** いままで誤嚥性の肺炎を繰り返していた人が胃瘻を造設し, 経管栄養にすることで, 安定して在宅で過ごせるようになったり, 両親が経管栄養の手技を覚えることで, 重度の障害があっても成長期の子供が在宅で家族とともに暮らせるようになるなど, 経管栄養は嚥下・摂食障害のある人が, 在宅や施設で生活するための重要な手段の1つといえる。

● **認定特定行為業務従事者との連携** 2012(平成24)年度からは, 「社会福祉士及び介護福祉士法」の一部が改正され, 介護職や養護学校の教員などで

□ NOTE
❶このことから胃瘻孔自体をPEGとよぶこともある。

一定の研修を修了した者に対して，認定特定行為業務従事者認定証の交付が行われることとなった。これにより「医師法」や「保健師助産師看護師法」の規定にかかわらず，研修を修了した認定者は，医師の指示のもとに診療の補助として，喀痰吸引や経管栄養のうち厚生労働省が定める特定行為を行うことが可能となった。

　実施においては，医師や看護職と連携して行うこととなっている。このなかで看護師は処置が安全に行われるように一定の役割が求められており，日ごろの連携に加えて，吸引や経管栄養の講義や手技テストを行う指導看護師が各都道府県で育成されている。

● **特定行為に係る看護師の研修制度**　また 2015 年 10 月からは，研修を受けた看護師が手順書によって特定行為を行うことが可能となり，「胃ろうカテーテル若しくは腸ろうカテーテル又は胃ろうボタンの交換」「膀胱ろうカテーテルの交換」を特定行為として，包括指示のもと，手順書に基づいた施行が可能となっている。なお，外部の研修を受けていない看護師も，各施設内で適切な研修を行い，医師の直接指示があれば施行が可能である。

2　経管栄養法の種類と適応

　どのような栄養摂取方法を利用するかは，栄養状態を評価して選択され，医師の判断により決定される（●図 2-19）。消化機能のある場合には経管栄養法が選択される。短期間（4 週間未満）であれば経鼻経管栄養の，長期間（4 週

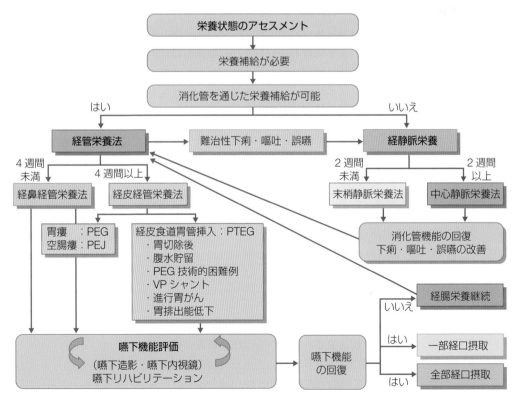

●**図 2-19　栄養状態のアセスメントと対応**

間以上）であれば胃瘻または腸瘻からの経管栄養の適応となる。消化機能の
ない場合では経静脈的な方法が選択される。

3 経鼻経管栄養法

　経鼻経管栄養法には，カテーテルを挿入したままにする持続的経鼻経管栄
養法と，注入するたびにカテーテルを挿入する間欠的経鼻経管栄養法がある。
経鼻経管栄養法は，手術が不要，手技を習得していれば比較的容易に導入が
可能，生活への影響が少ないなどのメリットがある。加えて，経口摂取がで
きるようになれば，すぐにやめることができることも大きい。デメリットと
しては，持続的経鼻経管栄養法では，カテーテルの不快感，定期的なカテー
テルの交換が必要であること❶，胃食道逆流現象による誤嚥が生じやすいこ
と，外見の問題，また間欠的経鼻経管栄養法では，毎回の食事のたびに挿入
する必要があるため，介護者の負担になることなどがある。

　栄養剤は，栄養評価を定期的に行い，必要に応じて調整をする。医師の処
方が必要な医薬品タイプと，本人や家族がドラッグストアなどで購入して使
用する食品タイプがある。栄養剤の調整や選択は医師の指示による。

　経鼻経管栄養法は，胃瘻または腸瘻からの経管栄養とは異なり，ミキサー
食を注入することはない。ただし，栄養剤を半固形化❷して注入する場合は
ある。

◆ 経鼻経管栄養の管理と栄養投与における留意点

　1 カテーテルの誤挿入　誤嚥反射の極端な低下や重度の嚥下障害のある
療養者では，カテーテルが気管に入ってもまったく咳嗽反射がおこらず，誤
挿入に気がつかない場合がある。そのまま栄養剤の投与を行うと気道に注入
することになり，肺炎の原因になったり，窒息を引きおこしたりする。在宅
の場合は病院と違い，すぐに適切な処置を行うことができないため，重大な
事故につながりやすく，注意が必要である。

　①事前のアセスメントとカテーテルの挿入・交換　誤挿入の可能性がある
か，事前に十分なアセスメントが必要である。誤挿入の可能性をみとめた場
合は，カテーテルの挿入・交換時に気泡音の確認だけではなく，必ず胃内容
物の吸引とその pH を測定するなどの安全対策を講じる必要がある❸。超音
波検査機器（エコー）を使用できる場合は，画像を見てカテーテルが胃内に留
置されているか確認する。

　②栄養剤の注入時の確認　カテーテルの先端が胃内に留置されていること
を確認するため，注射器による胃液の吸引，あるいは空気の注入による胃部
での気泡音の聴取などを行ってから栄養剤を注入する。気泡音がはっきりし
なかったり，胃内容物の逆流がない，あっても唾液や喀痰様であったりする
場合は，カテーテルの入れなおしを検討する。気管への誤注入は非常に危険
であり，少しでも不安のある場合は，注入を行わないことが大切である。

　2 カテーテルの閉塞　経鼻胃管は，不快感を緩和するために径の細いカ
テーテルを使用することが多いが，そのぶん，栄養剤や注入した薬剤が詰ま

NOTE
❶交換頻度は1～2週間に
1回程度で，左右の鼻に交
互に挿入する。

NOTE
❷半固形化
　栄養剤の形状には液状と
半固形状がある。液状は牛
乳のような性状，半固形状
はシェイクのようなどろど
ろした性状である。半固形
栄養剤は種類が少ないため，
液状栄養剤に半固形化剤を
まぜて半固形状にすること
がある。これを半固形化と
よぶ。半固形状のほうが自
然な食形態に近いため，消
化管運動や消化吸収作用の
促進に効果があるほか，食
道への逆流が少ない。

NOTE
❸非医療職による経管栄養
の実施の場合は，看護師が
経鼻カテーテルの位置確認
を行い，安全に注入ができ
ることを明確にしたのちに，
カテーテルの接続を行い，
その後，介護職などが注入
のモニタリングを行う。

りやすく❶, カテーテル閉塞の原因になる。注入後は白湯を注入してカテーテルの内部を洗い流し❷, 詰まりを防ぐ必要がある。

　③ **カテーテルの自己抜去**　経鼻経管栄養法では鼻や咽頭に不快感があるため, 療養者がカテーテルを抜いてしまうことがあり, とくに認知症の療養者の場合は注意が必要である。このほかにも, 咳嗽反射や不適切な固定・操作による自然抜去もある。

　経鼻経管栄養法の実施について本人や家族に十分な説明を行い, 同意を得ることが重要である。また, カテーテルが咽頭と交差しないように留置し, 少しでも不快感を低減することも重要である。自然抜去の対策としては, 固定方法を工夫する。

　④ **感染予防**　カテーテル挿入中は, 自浄作用の低下や痰の喀出困難が発生するので, 含嗽・歯みがき・口腔清拭・口腔内吸引などを行い, 感染の予防に努める。可能な限り, 毎食ごとに口腔ケアを行うようにしたいが, 最低でも1日1回は行う。

　⑤ **皮膚トラブルの防止**　顔面を清潔に保ち, カテーテルの挿入の長さに注意しながら定期的に固定の絆創膏（ばんそうこう）をはりかえる。

◆ 合併症とその対応

▌胃食道逆流と嘔吐

　胃食道逆流と嘔吐は, 比較的多くみられる合併症である。嘔吐や逆流したものを誤嚥し, 肺炎を繰り返すケースもよくみられる。

● **原因**　吐きけや嘔吐の原因としては, 胃や腸の蠕動運動の低下, 便秘, カテーテルの刺激などがある。栄養剤の注入速度, 濃度, 温度なども原因になることが多い。高齢者の場合, 誤嚥性肺炎は命にかかわる重篤な状態ともなりうるため, 栄養剤の注入時には胃食道逆流や嘔吐がないか十分に注意する必要がある。

● **対応**　胃食道逆流と嘔吐を防ぐために, 注入中の体位を可能であれば90度の座位とする。注入後30分以上は座位または半座位を保つようにする。さらに注入前に胃の中のガスを抜き, 一定量の水分を先に投与し, 胃の蠕動運動を促したあとに注入を開始などの方法をとる❸。半固形の栄養剤使用も有効である。

　それでも胃食道逆流や嘔吐がみられる場合は, 医師に相談し, 脂肪の少ない組成の栄養剤に変更する。誤嚥性肺炎の危険性があれば医師に報告し, 胃瘻への変更を検討する❹。ケースによっては逆流防止術の適応も検討する。

▌胃潰瘍

　経鼻経管栄養法の合併症としての胃潰瘍は, カテーテルの先端が胃壁に接触することや, 胃内容物の吸引時に強く圧をかけることにより発生する❺。

　胃潰瘍の症状は一般的には胃痛であるが, 経管栄養の対象となる人は, 自覚症状を訴えられない場合も多い。そのため, 下血や貧血など重症化した状態となってから発症に気づく場合があるため注意が必要である。

　胃内容物吸引時に強く圧をかけないことや, 適切なカテーテルを使用する

▣ **NOTE**

❶酸化マグネシウム, アマンタジン塩酸塩（シンメトレル®）など, 詰まりやすかったり, カテーテルの材質によっては変形させたりしてしまう薬剤があるので, 注意が必要である。

❷カテーテル内に栄養剤や水分が残っていると, 細菌繁殖を助長して腐敗の原因にもなる。カテーテルの汚染防止のため, 酢水（酢1：水9）でルート内を満たす場合がある。

▣ **NOTE**

❸胃・腸の蠕動を促すために六君子湯（りっくんしとう）の食前投与が行われることもあるが, 保険適応とはなっていない。

❹胃瘻・腸瘻の造設前に予防的に抗菌薬（エリスロマイシンなど）の少量投与が行われることもあるが, 保険適応とはなっていない。

❺胃瘻でも尿道バルンカテーテルを代用している場合に, バルンから先のカテーテルの突出が長い（5mm以上）ものほど潰瘍形成がおこりやすい。

ことが大切である。カテーテルの挿入が長すぎ，つねに胃壁にあたる場合は，カテーテルの挿入位置を確認，調整する必要がある。

また，病状に応じてプロトンポンプ阻害薬などの抗潰瘍薬，胃薬，制酸薬などが処方されることがある。

▌下痢・腹部膨満

経鼻経管栄養では，下痢・腹部膨満がおきやすくなる。吐きけや嘔吐と同様に，栄養剤の注入速度，濃度，温度などが原因になることが多く，それらの症状が生じたら調整が必要である。それでもトラブルが続く場合は，注入方法の変更が必要になる。

▌咽頭違和感・咽頭痛

カテーテルによる上気道への刺激や炎症が，咽頭違和感や咽頭痛の原因となる。カテーテルの交換頻度を検討したり，カテーテルの材質と太さを変更したりして対応する。カテーテルの挿入法や固定方法を工夫することも必要である。

▌固定部位のびらんや潰瘍形成

カテーテルを同じ部位に固定しつづけると生じやすい。皮膚への圧迫刺激，テープ剝離時の刺激が原因であり，固定部位や固定用テープの変更，固定方法の工夫，剝離剤の使用などを行う。経鼻胃管を固定する際に鼻梁に強く押しつけるように固定をすると，潰瘍を形成することがあるため固定方法に注意する。

4 胃瘻からの経管栄養

胃瘻は，胃内に直接カテーテルを挿入し，そこから栄養剤などを注入することにより栄養状態の改善をはかることができ，免疫機能の改善にも寄与する。また，誤嚥性肺炎の予防にも効果が期待できる。しかし，その管理には医療的知識と処置を必要とするため，家族の介護負担や生活時間の制限，看護管理の確保を要する。そのため，胃瘻の造設は，療養者・家族と主治医，看護師が十分に話し合い，十分納得したうえで決定されることが望まれる。

● **適応と不適応** 胃瘻の適応となる場合と，不適応・禁忌となる場合を◐ 表 2-7 にまとめる。

◐**表 2-7 胃瘻の適応と不適応・禁忌**

適応	• 脳血管疾患，神経筋疾患，顔面や頭頸部の外傷後遺症，炎症性腸疾患，認知症等による摂食・嚥下障害などで，経口摂取が長期間不可能な状態 • 誤嚥性肺炎を繰り返す場合 • 幽門狭窄や上部小腸閉塞により減圧が必要な状態	
不適応・禁忌	• 内視鏡通過困難な状況（咽頭から胃までに狭窄や閉塞がある場合） • 多量の腹水の存在 • 極度な肥満 • 著明な肝腫大 • 胃に病変がある場合	• 横隔膜ヘルニア • 高度の出血傾向 • 全身状態が不良で，予後不良と考えられる場合 • 消化機能障害がある場合

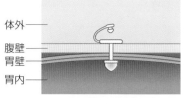

a. ボタン型バンパー

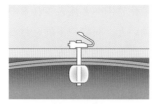

b. ボタン型バルーン

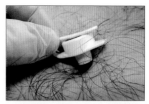

c. ボタン型バンパー装着例

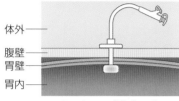

d. チューブ型バンパー

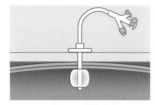

e. チューブ型バルーン

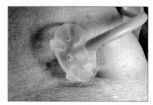

f. チューブ型バルーン装着例

体外／腹壁／胃壁／胃内

○**図 2-20　胃瘻カテーテルの分類**

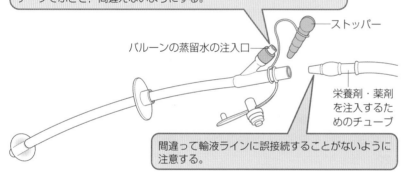

> バルーンタイプでは，バルーンの蒸留水の注入口を，薬の注入口と間違えて，薬などを注入する事故がときどきおきている。
> 誤接続防止のために，ショートステイやデイサービスに行く場合は，テープでふさぎ，間違えないようにする。

ストッパー

バルーンの蒸留水の注入口

栄養剤・薬剤を注入するためのチューブ

> 間違って輸液ラインに誤接続することがないように注意する。

○**図 2-21　胃瘻カテーテルとチューブの接続時の注意**
上図は旧タイプで，現在，カテーテルとチューブの接続部分が新しい国際規格に対応した製品に移行中である。

● **胃瘻カテーテルの種類と構造**　胃瘻カテーテルはその固定方法で内固定板（バンパー）型とバルーン型に，接続部の形態でボタン型とチューブ型に分類される（○図 2-20）。

◆ **胃瘻での栄養投与における留意点**

（1）非医療職が注入を行う場合は，看護師が毎日，胃瘻や腸瘻の状態に問題がないかを確認をする必要がある。施設では最初の注入前に，在宅では 1 日に 1 回行うようにする。

（2）輸液ラインがある場合には，間違って輸液ラインに誤接続することがないように誤接続防止のセット❶を使用することが推奨されている（○図 2-21）。

（3）注入速度は安定期で 200 mL/時を目安とする。

NOTE
❶経管栄養カテーテルと輸液ラインが物理的に接続できないようするコネクタなどがある。

（4）栄養剤は唾液と混合されずに直接消化管内へと注入されるので，温度，注入速度，濃度などによる刺激が強いと，腹痛や下痢をおこす。

（5）指示によっては，注入前や注入後に白湯を注入する。

（6）スープや乳酸菌飲料，果汁などを注入する場合もある。

（7）栄養剤を半固形化したり，ミキサー食を注入する場合もある。

（8）胃瘻チューブ内に栄養剤や水分が残っていると閉塞や腐敗，細菌繁殖を助長するため，しっかり洗い流す。

（9）ボタンタイプは詰まりやすいので，しっかり白湯で洗い流し，閉塞を予防する。とくに薬剤の注入時には閉塞をおこしやすいので気をつけ，薬剤の注入直後は必ず白湯で洗い流す。

（10）チューブの汚染や閉塞の予防のため，酢水でルート内を満たす場合もある。

（11）経口摂取を行っていない患者は，唾液の分泌が減少しており，口腔内の自浄性が保たれず，細菌が非常に繁殖しやすい環境になっている。1日1回は口腔ケアを行う。可能な限り毎食行う。

◆ 合併症とその対応方法

▌胃瘻カテーテルやボタンの事故抜去による瘻孔閉鎖

胃瘻カテーテルがなんらかの原因で抜去し，瘻孔が閉鎖することがある。

● **対応**　バルーン型の場合は，バルーン内の固定水（蒸留水）の量を1〜2週間ごとに確認し，固定水の減少による抜去がないように注意する。バンパー型の場合は，原則4〜6か月ごとに交換できるように医療機関と調整する。

瘻孔の閉鎖はわずか数時間でおこることもあるので，迅速な対応が必要である。抜去が確認されたら，ただちに瘻孔を確保する。胃瘻カテーテル抜去時の対応については，◉**図2-22**のとおりである。

□1 **バンパー型の事故抜去の場合**　バンパーが胃内に脱落していると腸閉塞をおこす危険性があるので，内視鏡的に回収する。

□2 **バルーン型でバルーンがしぼんでいる場合**　瘻孔への負担は少なく損傷の可能性は低い。抜けたバルーン型胃瘻カテーテルのバルーン部分をむし

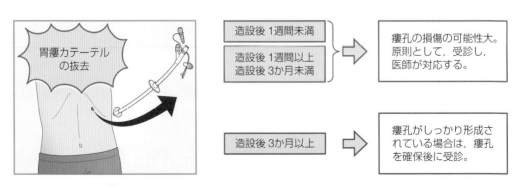

注入再開は，医師の判断による。いずれの場合も医師の診察後，注入再開の指示を受けてから注入を行う。

◉**図2-22　胃瘻カテーテル抜去時の対応**

り取り，管状にしたものを瘻孔に挿入する。こうして同じサイズで瘻孔を確保しておけば，あとで同じサイズの新品の挿入が容易である。

③ **バンパー型で内部ストッパーが残っている場合**　瘻孔に負担がかかり損傷している可能性がある。可能であれば，抜けた胃瘻カテーテルの内部ストッパーを切断し管状にしたものを瘻孔に挿入したのち受診する。決して無理をせず，少しでも抵抗があれば中止し，急いで受診をする。

▌ バンパー埋没症候群

● **原因**　バンパーの圧迫によって，胃壁に血流障害が発生し，壊死をおこし，内固定板が胃壁，腹壁内に埋没する合併症である。カテーテルからの血性逆流，皮膚の発赤，腫脹などが生じる。ボタン型バンパーを長期に留置している療養者が，急な体重増加をおこし，腹壁が厚くなったときなどに発生しやすい。

● **対応**　カテーテルをまわし，バンパーが胃内にあること，バンパーと外固定板の間の長さに余裕のあることを必ず確認する。

バンパーが胃壁内に埋没すると，栄養剤の注入速度がしだいに遅くなり，胃壁内に注入された栄養剤が，栄養剤注入直後から瘻孔よりもれることで気がつく。進行すると，しだいに注入に抵抗を感じるようになり，やがて完全に閉塞する（◯図2-23）。

栄養剤が腹腔内にもれると汎発性腹膜炎を発症し，重症となる。バンパー埋没症候群を引きおこすような急速な体重増加がおこらないように栄養管理を行うこと，ボタン型バンパーの場合はつねに瘻孔の長さを測定し，適したサイズを選択することが重要である。

▌ チューブの腹腔内への誤挿入

● **原因**　胃瘻の瘻孔が長かったり斜めになっている場合，または無理な再挿入を行った場合に発生する。この場合チューブの先端は腹腔内にあり，気づかずに栄養剤の投与を行うと腹膜炎となって致命的経過をたどる。

● **対応**　胃瘻造設後，最初の交換は内視鏡下で行う。定期交換時には，必ず胃内容物が吸引されるのを確認する。

▌ 瘻孔からのもれ

● **原因**　瘻孔が経時的変化に伴い拡張していたり，チューブの位置が斜め

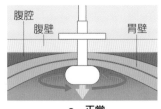

a. 正常

バンパーが胃内にある場合，カテーテルがまわる。

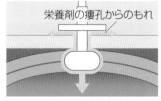

b. バンパーが胃壁内に埋没

栄養剤の注入速度がしだいに遅くなり，やがて注入直後から瘻孔よりもれる。

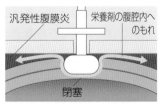

c. 瘻孔が完全に閉塞

進行すると，しだいに注入に抵抗を感じるようになり，やがて完全に閉塞する。

◯**図2-23　バンパー埋没症候群**

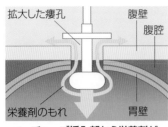

a. チューブ挿入部から栄養剤が
　漏出

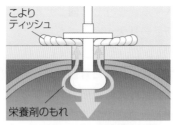

b. こよりティッシュを皮膚との間に
　はさみ位置を垂直に固定

▶図 2-24　栄養剤のもれの是正

になっていたり，ボタンの逆流防止弁がこわれている場合，またバンパー埋
没症候群でも瘻孔からの栄養剤のもれがおこる。

● **対応**　瘻孔からの栄養剤のもれがあると，漏出物の刺激によって瘻孔の
周囲の皮膚に炎症や感染症が引きおこされる。こよりにしたティッシュを皮
膚との間にはさむなど（ガーゼは水分の吸収が遅く，瘻孔が漏出物で湿潤し
た状態となる），固定の仕方を工夫してチューブの位置を垂直にする（▶図 2-
24）。

　逆流防止弁がこわれている場合は，医師に報告し，新しいバンパーへの入
れかえを依頼する。瘻孔が大きくなってきたからといって，チューブを太い
サイズに変更すると瘻孔を拡大させてしまう場合がある。

▌皮膚障害：瘻孔周囲の不良肉芽や皮膚炎，潰瘍

● **原因**　栄養剤や胃液の漏出により，胃瘻・腸瘻の挿入部周囲に皮膚びら
んや，カンジダ症などの皮膚感染を合併する場合もある。チューブの摩擦や
感染により瘻孔周囲に不良肉芽をみる場合もある❶。外固定板の接触により
皮膚潰瘍を形成する場合もある。

● **対応**　皮膚の清潔・乾燥に努め，チューブや外固定板の位置を適切に保
つことが必要である。皮膚炎に対しては，症状に応じて軟膏が処方され，不
良肉芽に対しては，乾燥やステロイド軟膏の塗布，外科的切除が行われたり
する。

▌チューブ閉塞

● **原因**　チューブ閉塞は，チューブの老朽化などにより発生する。既存の
胃瘻チューブの多くは，チューブの径が 20 Fr 前後と経鼻胃管に比して太い
ため，チューブに問題のないときは通常の使用状況下において閉塞はない。
しかし，数か月以上にわたり胃瘻チューブを使用し，チューブの老朽化が進
むと，変性した経腸栄養剤や薬剤が付着し，内腔が狭窄してきたりする。

● **対応**　半固形の栄養剤の使用後や薬剤の注入後は白湯などで洗い流して，
詰まりを防ぐ。チューブやカテーテルを変形させる薬剤もあるので，注意が
必要である。閉塞の原因となる細菌の繁殖を防ぐため，栄養剤注入後に酢水
（食用酢を 10 倍に薄めたもの）を充塡する方法もある。

☐ NOTE

❶瘻孔周囲の不良肉芽の形
成

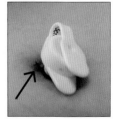

瘻孔周囲にできた不良肉芽

5　経鼻経管栄養法・胃瘻共通の合併症

不顕性誤嚥・微小誤嚥

● 原因　本人が気づかないうちに少量の唾液や飲食物とともに気道内に入ることを**不顕性誤嚥**，**微小誤嚥**とよぶ。口腔内の微生物が肺炎を引きおこすことで問題となる。微小な逆流や消化管ホルモンの活性化による唾液・消化液の増加，脳障害によるドーパミンの減少とそれによるサブスタンス P 系の減少，経鼻胃管による胃食道逆流と咽喉頭刺激などが原因でおこる。

● 対応　日ごろから口腔ケアをしっかり行い，口腔内の清潔を保つことが大切である。

下痢

● 原因　非常に多くのケースでみられる合併症である。浸透圧の高い栄養剤が急速に注入されることによっておこるもの，乳糖不耐症[1]や脂質吸収障害に伴うもの，本人の消化吸収能力の低下や，最近ではクロストリジオイデス−ディフィシレ *Clostridioides difficile* の感染による，クロストリジオイデス−ディフィシレ関連下痢症（CDAD）も問題となっている[2]。

● 対応　対応としては，栄養剤の濃度を薄くしたり，注入速度をゆっくりにする。経鼻経管栄養法・胃瘻の場合の注入速度は，アメリカ静脈経腸栄養学会のガイドラインによると 200 mL/時とされている。また，腸瘻の場合は 100 mL/時以内とされている。経管栄養を開始した直後はそれよりも遅い 20 mL/時くらいから始めて，1 日に 10〜20 mL/時ずつ徐々に投与速度を上げていくと下痢の発現が減少するという報告がある。

　栄養剤の浸透圧も問題となる可能性があり，以前は薄めて投与することも多かったが，最近は大半の栄養剤の浸透圧は 300〜400 mOsm/L と，血漿の浸透圧である約 280 mOsm/L と比べてもそれほど高くない。そのため，そのまま投与しても問題はないとされている。

　ケースによっては栄養剤の半固形化も有効である。乳糖不耐症では，乳糖が入っていない栄養剤を選択する必要があり，脂肪の吸収に障害のある場合には，脂質含量の少ないものや，吸収されやすい中鎖脂肪酸の含有割合が高いものを使用する。CDAD の場合は，その治療が必要である。

便秘

● 原因　腸の運動が不活発になることでおこる。経管栄養に用いられる栄養剤の種類によって便秘になり，人によっては半固形の栄養剤で便秘となることもある。薬剤性や神経性の腸蠕動の低下が問題となることもある。

● 対応　水分を補給したり，食物繊維の添加をしたり，運動が可能な人では運動を促す。必要に応じて緩下薬を服用し，排便のコントロールを行う。

微量元素などの欠乏症

● 原因　長期間にわたり，同じ栄養剤を投与しつづけると，栄養剤の成分構成と絶対的な投与量の少なさから微量元素が欠乏する。銅欠乏症による好中球減少を伴う銅欠乏による貧血，亜鉛欠乏症による皮膚炎，セレン欠乏症[3]による心筋症などがおきる。また，塩分が不足することもある。なお，

NOTE

[1] 乳糖不耐症
　乳糖（ラクトース）の消化酵素であるラクターゼが生理的に欠乏し，乳糖を含む乳製品などを消化できず，摂取すると著しい下痢や体重増加不良をきたす疾患である。

[2] クロストリジオイデス−ディフィシレ関連腸炎
　難治性の下痢を引きおこす腸炎である。クロストリジオイデス−ディフィシレは常在菌であり，健常者にはほとんど影響はない。在宅の場合は標準予防策で対応する。

NOTE

[3] セレン欠乏症
　超微量元素であるセレンは，抗酸化酵素の合成に必要とされる必須微量元素であり，欠乏すると，心筋障害，不整脈，易感染状態，貧血，筋力低下などを引きおこす。治療は，ミネラルを含む水の補給や亜セレン酸ナトリウムによるセレンの補充である。

◎表 2-8　頻度は少ないが，基本的に入院治療が必要な重大な合併症

合併症	原因	アセスメント点	対処・治療
カテーテルの誤挿入（胃瘻・経鼻とも）	• 胃瘻の瘻孔が長かったり斜めの場合。 • カテーテル交換時の無理な再挿入。 • 経鼻カテーテルの気管への誤挿入。	• 胃瘻でも経鼻経管栄養でも注入前に胃内容物の吸引を確認する。 • 経鼻経管栄養では注入前にチューブのずれがないか必ず確認したうえで，胃液など胃内容物の逆流，聴診による空気注入音の確認を行い，不安のある場合は再挿入を試みる。	• 最初の交換では，胃瘻は内視鏡下，経鼻カテーテルは X 線にて確認する。 • 誤挿入後に栄養剤を注入した場合，致命的経過をたどることもあるため受診・入院して対処する。
バンパー埋没症候群（胃瘻）	• バンパーの圧迫により胃壁に血流障害が発生，壊死をおこすことで，バンパーが胃壁，腹壁内に埋没する。	• 定期的にカテーテルをまわし，バンパーが胃内にあること，バンパー・外固定板の間の長さに余裕のあることを確認する。 • 合併症をおこしている場合，栄養剤の注入速度がしだいに遅くなり，瘻孔よりもれる。	• 体重増加をおこさないような栄養管理。 • 瘻孔の長さを測定し，適したサイズの器具を用いる。 • 瘻孔の確認が困難な場合は胃瘻を再造設する。 • 確認可能な場合は，細径の胃瘻チューブで再造設する。
チューブの再挿入困難・瘻孔の閉鎖（胃瘻）	• 抜去の発見が遅れた場合。	• 抜去を発見した場合は，瘻孔の状態を確認する。	• 定期的な胃瘻チューブの交換。 • 再挿入を試みて主治医に連絡。 • 細径の胃瘻チューブなどを再挿入する。 • 完全に閉鎖している場合は胃瘻を再造設する。
胃・結腸瘻（胃瘻）	• 胃瘻造設時に結腸を貫通してチューブの留置が行われ，チューブ交換の際に先端が結腸に挿入される。	• 症状として栄養剤注入時に下痢をおこす。 • 排出物には栄養剤と便が混入している。	• 最初の交換時には胃内視鏡で確認を行う。 • 造影剤を用いた X 線撮影，または内視鏡による確認。 • 原則的に入院治療。

抗痙攣薬であるバルプロ酸ナトリウムを長期間服用していると，カルニチンの低下がおこることもある。

● **対応**　栄養剤の成分に注意をして，必要なら栄養剤の変更を検討する。長期にわたり経管栄養となることが予測される場合には，みそ汁の上澄みや野菜スープ，果汁，きな粉，ココア，すりゴマをお湯でといたものなどをときおり注入する。血液検査の結果を見ながら，塩分が添加されたり，レボカルニチン❶が処方されたりする場合もある。

▌入院治療が必要となる重大な合併症

　経管栄養の適応時におこる合併症のなかでも頻度は少ないが，基本的に入院して治療が必要な重大な合併症を◎**表 2-8** にあげる。看護師は，訪問時の対象者へのアセスメントや介護者との話からこれらの重大な合併症をおこしている徴候や症状を発見した場合は，ただちに主治医へ連絡する。入院の必要がある場合は，関係機関への連絡・調整を行う。

6　生活の工夫

　居宅は病院とは違う。経管栄養法の実施にあたっては，それぞれの家庭の

▭NOTE
❶レボカルニチン
　カルニチン欠乏症の治療薬である。糖尿病用薬とは併用注意となっている。

生活やリズムに合った方法を選択する必要がある。注入回数や時間・方法など，長期間持続可能な無理のない方法を選択する。理論上はりっぱでも，継続できない方法では意味がない。また，栄養剤の種類によって保険の適応であったり，自費になったりする。対象者の経済状況も考慮し，費用面も考えて主治医とよく相談のうえ，栄養剤を選択する。

　以下に在宅で経管栄養を実施するうえでの生活の工夫の一例をあげる。

　①**胃瘻の処置**　乾燥して感染のない場合は，湯で胃瘻部を洗浄して乾いたものでふきとり，必要ならばティッシュを巻いておく。消毒や不必要な軟膏塗布は推奨されない。

　②**身近な物の利用**　高価な点滴台を購入する必要はない。鴨居などに S 字フックや針金ハンガーを利用してイリゲーター（イルリガートル）を掛けることができる❶。コートハンガーなどで代用してもよい。

　③**半固形栄養剤の使用による注入時間の短縮**　液状の栄養剤では 2 時間ほどかかっていた注入も半固形栄養剤の利用で 15〜30 分程度に短縮が可能である。ただし，適応に関しては主治医と相談が必要である。

┌─ **NOTE**
❶各家庭でさまざまな工夫がなされている。

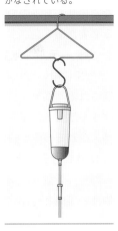

f 在宅中心静脈栄養法（HPN）を受ける療養者の援助

1 在宅中心静脈栄養法とは

　在宅中心静脈栄養法 home parenteral nutrition（**HPN**）は，病院で栄養・水分の補給のために用いられる中心静脈栄養法を在宅の環境で行うものである。

　さまざまな理由により，経腸的な栄養摂取が困難なために入院が必要となる療養者であっても，HPN を導入することによって在宅療養への移行や療養生活の継続が可能となり，QOL の向上が期待される。その背景には，訪問看護や訪問診療など在宅療養を支える基盤が整備されたことや，輸液セットや輸液ポンプなどの医療機器の安全性が高まったことなどがあげられる。

　近年，がん化学療法が外来に移行し，それに伴い輸液や薬物の投与を行うための皮下埋め込み式ポート（●図 2-26，133 ページ）を造設する場合が増えている。また，在宅緩和ケアにおいても，がん性疼痛を除去する目的で，麻薬製剤の投与を高カロリー輸液と並行して実施する機会も増えるものと思われる。

　一方で，中心静脈に挿入されたカテーテルを用いて輸液するという侵襲的な処置を，看護師などの医療職が常時いるわけではない在宅の環境で安全に行うためには，病院とは異なる視点や対応が看護師に求められる。

2 在宅中心静脈栄養法の適応条件

　HPN は，経口または経管による経腸的な栄養摂取が不可能または不十分な状態にあり，高カロリー輸液の経静脈的な投与が必要な療養者がおもな適応となる（●図 2-19，121 ページ）。一般的には，消化管の悪性腫瘍が進行し，腫瘍の増大により著しい通過障害がみられる療養者や，クローン病や短腸症

候群といった小腸の栄養吸収機能の著しい低下や喪失がみられる療養者など が該当する。また，必要な栄養の程度により，24時間持続的に輸液を行う 場合と，一時的に輸液を中断し間欠的に実施する場合がある。

それに加え本人・家族がその必要性や処置方法，緊急時の対応などHPN に関する知識を十分に得たうえでHPNを行う意思を示していて，定期的に 訪問する看護師のほか，医師・薬剤師・栄養士などの支援のもとに安全に実 施できる体制が組まれていることが必要になる。

3　在宅中心静脈栄養法を用いる療養者への在宅看護

◆ HPNに用いられる機材とその管理方法

HPNではさまざまな種類のカテーテルや輸液ポンプが使用されている。 使用にあたっては，専用の機材が必要な場合や，必要となる薬品や手順が異 なる場合もあるので，添付された説明書や医療機関からの説明により確認す る必要がある。

▌カテーテルの種類

HPNに用いられるカテーテルは，体外式と皮下埋め込み式の2種類に大 別される。カテーテルの挿入や抜去は医療機関で行われ，自己管理の行いや すさや生活への制約を考慮して左右の鎖骨下静脈から上大静脈にいたるよう 挿入されるのが一般的である。

● **体外式カテーテル**　病院などで通常用いられる中心静脈栄養カテーテル と同様，輸液ラインとの接続を身体の外部で行う。HPNではカテーテルに 周囲の組織と一体化するための部位があり，カテーテルの自然抜去や皮膚刺 入部からの細菌感染を防止する機能をもち長期使用に適したものが用いられ る。

● **皮下埋め込み式ポート**　体外から専用の穿刺針(ヒューバー針)を用いて， 皮下に埋め込んだポート(リザーバー)に穿刺し❶，ポートに接続されたカ テーテルを経由して静脈へ輸液を行う。リザーバーは，前胸部などに埋め込 まれ，管理がしやすいことから，体外式よりも多く利用されている(◉図2- 25)。

ポートへの穿刺時にはわずかな疼痛を伴うが，ポートが皮膚によりおおわ れているため，穿刺針を外した状態であれば，入浴なども感染を気にするこ となく行うことができる。

▌輸液ポンプ

HPNに用いる輸液ポンプには軽量でバッテリー駆動が可能なものもあり， 専用のベストやキャリングケースを用いて，外出することも可能になってい る❷。また療養者本人や家族による誤操作を防ぐため，ボタン操作を少なく したり，警報と同時に音声による案内がなされる工夫がされているものもあ る。

▌輸液ライン・穿刺針

HPNに用いる輸液ラインは使用する輸液ポンプに適合したものを用いる

□**NOTE**

❶**ヒューバー針とポート**
　上が皮下に埋め込むポー ト，下の写真がヒューバー 針の例である。

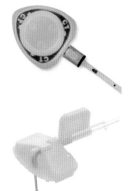

❷**輸液ポンプ**

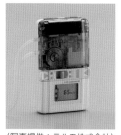

(写真提供：テルモ株式会社)

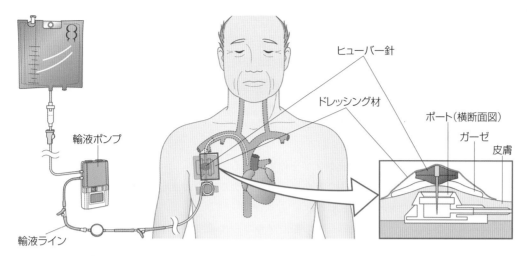

▶図 2-25　リザーバー挿入部
ポートは前胸部など，管理が容易な場所の皮下に埋め込まれる。

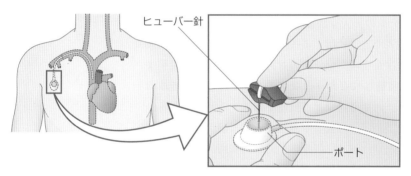

▶図 2-26　ポートへの穿刺方法
一方の手の母指と示指でポート上部の皮膚を軽くのばし，ポートごと固定する。もう一方の手でヒューバー針の翼状部を持ち，ポートの中心に向けて針を垂直方向に，底部にあたるまで穿刺する。

必要があり，安全性を考慮して途中に接続部のない一体化されたものが用いられる。また，皮下埋め込み式の場合に用いるヒューバー針については，抜針後の針刺しの予防のための安全装置がついたものも用いられている。

皮下埋め込み式ポートの管理方法

● ポートへの穿刺方法

ポートへの穿刺は次の手順で行う。

(1) 処置の妨げとならないように穿刺部位を露出し，寝衣を固定する。

(2) 手指の洗浄後，穿刺部位の観察を行ったうえで，消毒液を浸した滅菌綿棒などで消毒する。

(3) 一方の手の母指，示指でポート上部の皮膚を軽くのばした状態でポートごと固定する。

(4) もう一方の手でヒューバー針の翼状部を持ち，ポートの中心に向けて針を垂直方向に底部にあたるまで穿刺する（▶図 2-26）。

(5) 輸液ポンプにより注入を開始し，輸液もれによるポート周囲の腫脹やカ

テーテルの詰まりの有無などを観察する。

(6)接続したヒューバー針が安定するよう，ガーゼを下にはさむなどして高さを調整する。翼状部をテープで固定し，穿刺部が中央にくるようにドレッシング材を貼付する。

(7)輸液ラインをテープで適切に固定する。

● **ポートからの抜針方法**

ポートからの抜針は，次の手順で行う。

(1)輸液ラインのクレンメをとめ，輸液ポンプを停止させる。

(2)輸液ラインの療養者側に近い側管孔などから，カテーテル内の血液凝固を防ぐため，指定された薬液❶を注入する。

(3)ヒューバー針を引き抜き，抜針する。この際，アルコール綿で軽く圧迫止血する。

(4)抜針したヒューバー針は，針刺しに留意して適切な廃棄容器に廃棄する。

◻NOTE
❶通常は生理食塩水やヘパリン加生理食塩水を使用する。

◆ 導入期の看護

HPN の導入に伴うカテーテルの挿入や療養者・家族への指導は，通常は病院で行われる。退院前に在宅で実際に用いる機器に移行し，療養者・家族に輸液管理に伴う清潔操作や注意事項，緊急時の対応方法を具体的に説明する。退院後も安全に HPN が実施されるよう退院支援過程において，地域の医師や訪問看護ステーション，調剤薬局などと役割を確認する必要がある。

訪問看護ステーションの看護師は，対象者が退院する前に病院などを訪問してカンファレンスに参加したり，可能な限り早い時期に初回訪問を行ったりすることで，対象者・家族との信頼関係の構築に努めることが望ましい。その際には，HPN 導入の目的や指導内容を病院の担当医や看護師に確認するだけではなく，看護師の不在時に輸液管理を行う対象者・家族が実際にどのように実施しているのかを確認し，支持的な態度を示しながら必要に応じて指導・助言を行う。

対象者や家族の不安が大きい場合には，退院前に試験外泊を実施して，在宅での環境でどのような問題がおこりうるのかを明確にすることも有意義である。

◆ 維持期の看護

導入後，維持期の HPN 使用の療養者におこりうる問題としては，①カテーテルの感染，②カテーテルの閉塞や抜去，③電解質や血糖値の異常，④輸液の過剰・欠乏，⑤微量元素や必須脂肪酸の欠乏，⑥輸液ラインによる拘束に伴う活動性の低下，⑦経口摂取ができないことに伴ういらだちや抑うつなどがある。これらは，入院患者における中心静脈栄養法とも共通する部分が大きいが，医療職がつねに備えている環境ではないため，HPN を継続するにあたって療養者や家族の不安や負担の大きさには十分留意し，24時間連絡・対応が可能な体制を整える必要がある。

◆ 必要となる援助・指導内容

　以下に示す内容は，訪問看護ステーションの看護師が通常行うものであるが，看護師の不在時には対象者・家族がみずから行う内容も含まれており，対象者・家族への指導内容とも重なるものである。

▌異常の早期発見

　体温・血圧・脈拍などのバイタルサインの観察，経口摂取量や輸液量，尿量，浮腫，皮膚の状態，体重の推移などから水分出納や必要栄養量が適切であるかどうか訪問間隔をふまえてアセスメントし，漫然と実施されることがないよう留意する。医師と連絡をとり，定期的に血液生化学・血糖・電解質検査を行うことも有意義である。

▌カテーテルの感染管理

　体外式カテーテルの接続部や皮下埋め込み式ポートの刺入部からの感染を防ぐため，定期的に刺入部の清潔保持や消毒を行う。そのあと，自然抜去を防止するためカテーテルの固定やドレッシング材による保護，輸液バッグ交換時の清潔操作を適切に行う。

▌日常生活における問題への対応

　持続的に輸液が実施されるために，対象者が日常生活における活動を抑制してしまう場合がある。対象者の状態がよければ，外出や入浴・シャワー浴などは可能な場合が多い。必要以上に活動を抑制している場合には，具体的でわかりやすい対応策を示しながら説明を行い，安心して活動できるように，輸液ラインを固定するなどの支援も必要である。

▌必要物品の管理と廃棄

　HPN に必要な物品は通常，「在宅中心静脈栄養法指導管理料」を算定する医師から支給されるが，そのほかの物品については自費での購入となる。調剤薬局によっては，医師の処方箋に基づいて調剤した輸液製剤を療養者宅まで配送するところもある。HPN に必要な薬品・物品が適切に供給されて，実際に在宅で使える状況にあるかどうかを確認する必要がある。また注射針などは安全な容器に廃棄し，定期的に回収する必要がある。

▌緊急時の対応

　看護師は，異常事態を発見した対象者・家族から電話連絡を受ける場合がある。とくにはじめて経験する事態が生じた場合には，事前に説明を受けていても対象者・家族が動転してしまうことがある。まずは状況をよく確認し，異常の内容や程度に応じて，家族に対応してもらう，医師や業者に連絡をとり指示を受ける，みずから訪問して確認するなど対応を相手に明確に伝え，安心してもらう必要がある。室内に緊急時の対応策を掲示しておくことも有意義である。

▌関連職種との連携

　担当医とは，HPN の開始時に，打ち合せを行うことが望ましい。その後も対象者の状況に合わせた輸液の処方内容の変更や症状への対応などで報告・連絡が必要となることが多い。また，介護保険を使用している場合には，

介護支援専門員とケアプランについて相談することが必要となる。薬剤・衛生材料の供給の面からは調剤薬局との連携も重要である。

4 排泄に関する地域・在宅看護技術

a 暮らしにおける排泄とその援助

● **排泄とその障害** 排泄は，毎日，何度も繰り返し生じる生理現象であり，人が生きていくうえで欠かせない行為である。尿失禁や排尿困難や頻尿，便失禁や便秘や下痢などの排泄障害は，その人の QOL を著しく低下させる。とくに尿失禁や便失禁は，そのために外出を控えることになるなど，療養者の社会活動を大きく阻害する。

● **看護の方向性** 排泄は，人間の尊厳にもかかわるデリケートな問題である。「下の世話にだけはなりたくない」という言葉に代表されるように，排泄を他者にゆだねなければならないことによる喪失感や羞恥心を十分に理解し，その心情に寄り添う看護が求められる。

また，排泄障害は多くの場合，予防や治療が可能であるため，看護師の適切な観察や療養者・家族へのはたらきかけが重要になる。すでに治療がむずかしい排泄障害の場合は，本人が社会的に困らず快適に暮らせることを目ざしてケアを行う。

排泄ケアは介護者の負担感が大きいことから，できる限りセルフケアを目ざして支援する。すでに介護が必要な場合には，介護する側とされる側のお互いが快適に過ごすことができるように支援する。

b 排泄のアセスメント

排泄障害がある場合は，尿路感染から腎機能障害を引きおこさないようにすることが重要な課題である。感染の危険性はないか，感染を予防するためにどのような支援が必要かをアセスメントする。また前述のとおり，排泄ケアでは，できる限りセルフケアができるように支援していく。ADL や認知・判断能力に合わせて排泄環境を整えることなどが必要になるため，幅広い観点からのアセスメントが必要である。

1 アセスメントの方向性

本人が「気持ちよく排泄できているか」に注目する。

排泄には，排尿・排便機能だけでなく，食事内容や水分量，移動・更衣・保清などのさまざまな生活動作が関与する。排泄がうまくできていない場合は，どこに，どのような問題があるかをアセスメントしていく。

排泄行動に問題がある場合のアセスメントでは，○**図 2-27** に示す一連の動作ができるか，できない場合は，その原因はなにかを明らかにしていく。療養者が尿意・便意を感じてから，排泄を終え，あとかたづけをすませるまでの行動を観察し，「できて，していること」「できるのに，していないこ

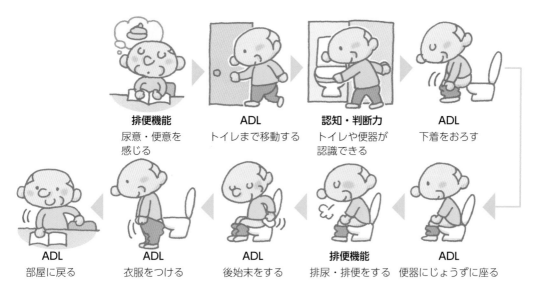

排便機能
尿意・便意を
感じる

ADL
トイレまで移動する

認知・判断力
トイレや便器が
認識できる

ADL
下着をおろす

ADL
部屋に戻る

ADL
衣服をつける

ADL
後始末をする

排便機能
排尿・排便をする

ADL
便器にじょうずに座る

◎**図 2-27　排泄に関連する日常生活行動の観察**

と」「できないこと」をそれぞれの動作ごとに分類して，残存の能力をいかした排泄ケアを計画する。それぞれの動作の場面ごとに，本人の生活意欲を高め，プライバシーを尊重した看護を提供する。

2 排尿のアセスメント

◆ 正常な排尿

　排尿機能をアセスメントするためには，正常な排尿を知る必要がある。排尿は，腎臓からの尿を膀胱にためる蓄尿期と，膀胱から尿道を通じて体外に尿を排出する排尿期からなりたっている。蓄尿期には膀胱が尿量に応じて伸展し，排尿期には膀胱は収縮するが尿道が弛緩するため，膀胱内はつねに低圧が維持されるという特徴がある❶。

　膀胱は，通常 100～150 mL の尿の貯留で最初の尿意（初発尿意）を感じる。そして，これ以上がまんできないという最大尿意を感じる 300～500 mL くらいまで尿をためることができる。尿意を感じてから 30 分から 1 時間は排尿を待つことができ，尿失禁することはない。

　人はある程度の尿意があれば，出したいときに 200～500 mL 程度の尿を，30 秒以内の時間で出すことができる。出すときに痛みはなく，残尿もない。尿の色は，透明から麦わら色であり，混濁はなく，無菌であり悪臭や刺激臭はない。排尿回数は，日中で 4～7 回，夜間で 1 回以下が正常である。

◆ 排尿の観察

　地域・在宅看護の場面は，療養者のそばに常時看護職がいて，排泄を観察できる環境ではない。そのため，看護時にここ数日間の排尿状況，なにを困難と感じているか，どのように対処しているかを，本人や家族から聞きとり

□NOTE
❶**高圧蓄尿・高圧排尿によるさまざまな障害**
　排尿機能の障害により高圧蓄尿になると，膀胱への尿の流出が阻害され，腎機能障害が生じやすくなる。また，高圧排尿により膀胱粘膜の防御因子が破壊され，尿路感染をおこしやすくする。

把握する。排尿障害が予測される場合は，本人や家族に，今後1〜2日の間，排尿量・排尿回数・水分摂取量・もれの有無などを**排尿チェック表**（◐図2-28）に記載することを依頼する。そこに記載された最大尿量，最少尿量，排尿回数（日中・夜間）❶，失禁時の状況などから，排尿障害のタイプをアセスメントする。

◆ 排尿のアセスメントのポイント

尿失禁や頻尿，排尿困難など，排尿障害の有無は，その人の日常生活に大きく影響する。排尿の介護は毎日複数回にわたるため，介助方法の助言やヘルパーの導入など，介護者の負担軽減にも配慮する。

おむつや尿道留置カテーテルの使用

不要なおむつや尿道留置カテーテルの使用は，ADLや認知機能の低下だけでなく，その人の意欲の低下にもつながることから，おむつの装着や尿道留置カテーテルの挿入の要因を明らかにし，できる限り離脱できるようはたらきかける。本人と家族の願いは必ずしも一緒ではなく，本人はおむつや尿道留置カテーテルを外したいと願っていても，家族は介護負担の軽減を優先しそのままを望むことも多いので，ていねいなはたらきかけが必要である。

生活環境のアセスメント

ADLや認知機能，排尿機能だけでなく，生活環境が排尿に影響していることが多い。対象者の退院前に介護支援専門員（ケアマネジャー）・理学療法士・作業療法士・福祉用具専門相談員らと自宅を訪問し，日中・夜間の生活の場からトイレまでの動線を確認して，できる限りトイレで自立した排尿ができる生活環境をアドバイスする。トイレまでの移動がむずかしい場合は，ポータブルトイレ（◐146ページ）での排尿の自立を目ざす。

尿路感染症の予防

在宅療養者の尿路感染症❷は，アセスメントで予防できる。尿路感染症の原因には，残尿や，おむつ内の尿・便による汚染などがある。おむつ内の汚染が原因の場合は，よごれたら交換できるように交換時間を調整したり，陰部洗浄を行ったりすることで清潔を保つ。介護者自身がおむつのあて方を工夫していることも多い。介護者のやり方を尊重したうえで，経済的な負担にも配慮し，さらに介護負担の軽減がはかれる方法を提案していく。

残尿のアセスメント

残尿は，地域・在宅看護の場面で見逃されがちである。残尿感がなくても残尿のある人はいる。とくに脊椎損傷，脳血管障害，神経難病，がんなどの疾患，手術後の後遺症のある人は，残尿があることを予測してアセスメントする必要がある。

● **残尿量と測定**　残尿量は，国際コンチネンス学会 International Continence Society（ICS）により「排尿を終えたとき，膀胱内に残る尿の量」と定義され，高齢者に多い排尿障害（過活動性膀胱や前立腺肥大など）の診断・治療の指標になる。残尿が疑われる場合は，侵襲的負担のないよう，できる限り導尿ではなく超音波を用いた残尿測定器（◐図2-29）で残尿の有無・量を確認する。

NOTE
❶夜間頻尿の場合は，就寝時から記録を始めるとアセスメントがしやすい。

NOTE
❷尿路感染症
尿道口から入った細菌が尿路に感染し，炎症をおこした状態である。部位により尿道炎，膀胱炎，腎盂腎炎に分けられる。このうち腎盂腎炎は症状が重く，腎臓の炎症と高熱がみられ，ときに敗血症に移行することがある。

排尿のアセスメントと排尿チェック表

氏名 ＿＿＿＿＿＿＿＿＿＿　性別　男　女　　　年齢　＿＿　歳　身長　＿＿　cm　体重　＿＿　kg

家族構成 ＿＿＿＿＿＿＿＿＿＿＿＿　本人の困っていること ＿＿＿＿＿＿＿＿＿＿＿

家族・スタッフの困っていること ＿＿＿＿＿＿＿＿＿＿＿＿＿＿＿＿＿＿＿＿＿＿＿

これまでの対処方法 ＿＿＿＿＿＿＿　尿意　（有・わかることもある・無）

現病歴 ＿＿＿＿＿＿＿＿＿　既往歴 ＿＿＿＿＿＿＿＿＿

要介護度　支　1　2　3　4　5　　　認知度　無・有　（　I　II　III　IV　V　）

内服薬（効能記入）

排泄関連動作のアセスメント　　　　寝返り（可・要介助・不可）　　座位（可・要介助・不可）

立位（可・要介助・不可）　移動手段（自立・杖・歩行器・車椅子）

身体状況

| | 排便機能 尿意・便意を感じる | ADL トイレまで移動する | 認知・判断力 トイレや便器が認識できる | ADL 下着をおろす |
| | ADL 部屋に戻る | ADL 衣服をつける | ADL 後始末をする | 排便機能 排尿・排便をする | ADL 便器にじょうずに座る |

起床時間：＿＿＿＿　就寝時間：＿＿＿＿　　　排便方法：トイレ・ポータブルトイレ・おむつ・その他

	時間	失禁 ◯印	尿量 (mL)	水分摂取量 (mL)	備考
1	時　分				
2	時　分				
3	時　分				
4	時　分				
5	時　分				
6	時　分				
7	時　分				
8	時　分				
9	時　分				
10	時　分				
11	時　分				
12	時　分				
13	時　分				
14	時　分				
15	時　分				
合計	1日排尿回数 日中 夜間		1日排尿量 最大排尿量 最少排尿量	1日水分摂取量	

◉図 2-28　排尿のアセスメントと排尿チェック表

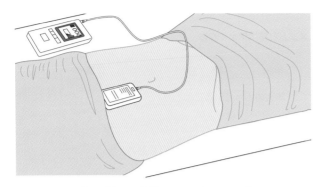

◉**図 2-29 残尿測定器の例(リリアム® α-200)**
排尿後の膀胱内の尿量を測定することができる汎用タイプの携帯型超音波診断装置は,地域・住宅看護において有用である。持続測定も可能であり,より詳細なデータを得ることで正確なアセスメントが可能となる。

◉**表 2-9 残尿感のある人へのアセスメント**

1. 問診で自覚症状を聞く	①いつから,どうして,どのように残尿感が始まったのか(時期・原因・きっかけなど)。 ②どのような状況で失禁するのか。 ③1日の排尿回数,排尿量,排尿状況 ④頻尿,排尿困難,残尿感の有無
2. 病状と残尿の要因を確認する	①膀胱炎や尿路感染症を発症していないか。 ②既往歴,手術歴,出産歴と状況 ③内服薬や合併症の影響 ④心理的状況,生活環境 ⑤排尿障害への対処法の現状 ⑥肥満度とその影響 ⑦排便状況

残尿測定には汎用タイプの携帯型超音波診断装置(ポケットエコー)も使われるが,それについては「便秘のケア」で述べる(◉149ページ)。

●**残尿がある場合** 残尿がある場合は泌尿器科専門医への受診につなげる❶。受診の場合は,残尿感の有無,残尿量も含めた排尿チェック表を1〜2日間記載し,看護師のアセスメントも添えて持参すると,医師の診断のたすけになる(◉表2-9)。本人や家族の状況によっては,看護師が受診に同行することもある。また,地域ごとにICTを活用した病院や診療所での診療情報などを共有できるネットワークがあり,訪問看護ステーションも活用できるため,今後のアセスメントに利用するとよい。

本人の残尿感がなくなったあとも継続的に残尿測定し,生活全体を確認して再発を予防する。

残尿感のある人へのアセスメントを◉**表2-9**にまとめる。

▭ NOTE

❶残尿や溢流性尿失禁が疑われる疾患・状態には,神経難病,前立腺肥大症,前立腺がん,糖尿病,骨盤臓器脱,脳血管疾患後遺症,脊椎損傷,神経因性膀胱,骨盤内手術後などがある。

3 排便のアセスメント

◆ 正常な排便

　口から食べて排出するまでの時間は，個人差はあるが通常24〜72時間である。排便周期は1日に数回の人から4〜5日に1回の人までさまざまである。気持ちよい排便とは，ある程度のいきみでスムーズに便が出しきれることである。そのような排便を支援するためには，排便周期よりも便の性状に注目する。便の性状は**ブリストル便形状スケール（BBS，** ○表2-10）のタイプ3・4・5が正常な便である。タイプ1・2の硬便，タイプ6・7の軟便の場合は，3・4・5の普通便になるように対処する。

◆ 排便の観察

　排尿の観察と同様に，看護時にここ数日間の排便状況，なにを困難と感じているか，どのように対処しているかを，本人や家族から聞きとり把握する。排便障害が予測される場合は，本人や家族に**排便チェック表**（○図2-30）への記載を依頼する。そこから，排便の状態や便の性状をアセスメントする。

◆ 排便のアセスメントのポイント

　正常な排便のためには以下が必要であり，それぞれをアセスメントする。
- ○**図2-31**のような正しい姿勢で排便できる。
- 直腸に便をためることができ，排便時は便を押し出そうと収縮できる。
- ある程度の腹筋と背筋の力があり，腹膜が下降し骨盤底筋の支えがある。
- 排便後，肛門が閉じる。

○**表2-10　ブリストル便形状スケール**

タイプ1		かたくてコロコロのうさぎの糞状の（排便困難な）便
タイプ2		ソーセージ状でかたい便
タイプ3		表面にひび割れのあるソーセージ状の便
タイプ4		表面がなめらかでやわらかなソーセージ状の便（またはヘビのようなとぐろを巻く便）
タイプ5		はっきりとしたしわのあるやわらかい半固形状の（容易に排便できる）便
タイプ6		境界がほぐれた不定形の小片や泥状の便
タイプ7		水様で固形物を含まない液体状の便

排便チェック表

お名前：＿＿＿＿＿＿＿＿　性別：　男　女　　年齢：　　歳

〈便の性状〉

◄　非常に遅い（約100時間）　　消化管の通過時間　　非常に速い（約10時間）　►

硬便		普通便			軟便	
1	2	3	4	5	6	7
コロコロ便	かたい便	ややかたい便	普通便	やややわらかい便	泥状便	水様便
かたくてコロコロのうさぎの糞状	ソーセージ状でかたい	表面にひび割れのあるソーセージ状	表面がなめらかなソーセージ状（またはとぐろを巻く）	はっきりとしたしわのあるやわらかい半固形状	境界がほぐれた不定形の小片や泥状	水様で固形物を含まない液体状

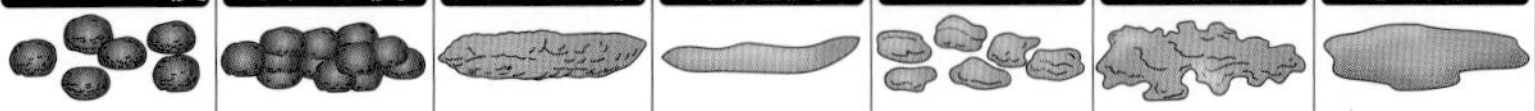

1. 付着
2. うさぎの糞くらい
3. うずらの卵くらい
4. 鶏卵くらい
5. バナナ1本くらい
6. バナナ1本以上

〈便　意〉
○　わかる
△　よくわからない
×　わからない

注）月日は排便がない日も記載してください。

日付	時刻	便の性状			便の量		便意	下剤・食事・水分・生活状況など
		硬便	普通便	軟便				
／　（　　　）	：	1 2	3 4 5	6 7	1 2 3 4	5 6		
／　（　　　）	：	1 2	3 4 5	6 7	1 2 3 4	5 6		
／　（　　　）	：	1 2	3 4 5	6 7	1 2 3 4	5 6		
／　（　　　）	：	1 2	3 4 5	6 7	1 2 3 4	5 6		
／　（　　　）	：	1 2	3 4 5	6 7	1 2 3 4	5 6		
／　（　　　）	：	1 2	3 4 5	6 7	1 2 3 4	5 6		
／　（　　　）	：	1 2	3 4 5	6 7	1 2 3 4	5 6		
／　（　　　）	：	1 2	3 4 5	6 7	1 2 3 4	5 6		
／　（　　　）	：	1 2	3 4 5	6 7	1 2 3 4	5 6		
／　（　　　）	：	1 2	3 4 5	6 7	1 2 3 4	5 6		
／　（　　　）	：	1 2	3 4 5	6 7	1 2 3 4	5 6		
／　（　　　）	：	1 2	3 4 5	6 7	1 2 3 4	5 6		
／　（　　　）	：	1 2	3 4 5	6 7	1 2 3 4	5 6		

▶図 2-30　排便チェック表

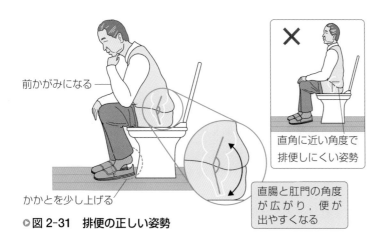

前かがみになる

かかとを少し上げる

×

直角に近い角度で排便しにくい姿勢

直腸と肛門の角度が広がり，便が出やすくなる

◉図 2-31　排便の正しい姿勢

4 排泄環境のアセスメント

◆ 排泄に伴う住環境の整備

　トイレでの排泄は，人間が人間らしく生活でき，尊厳を保つために必要な行為である。住環境の改善で排泄が自立できれば，対象者の在宅での生活がゆたかになり，介護負担の軽減にもつながる。本人の排泄動作，トイレ内の移動動作が，歩行なのか杖なのか，歩行器なのか車椅子なのか，自立なのか，介助が必要なのかをアセスメントし，それに合わせた環境を整える。本人の困っていることや要望を聞き出して整えていく。トイレから居室・寝室までの距離は短いほど移動が容易になる。トイレの使用頻度が多い人は，4 m 以下の距離が望ましい。

◆ 居住地域のアセスメント

　排泄に関連する福祉用具（◉表 2-5，103 ページ）やおむつ，パッドなどの排泄用品の選択に困る在宅療養者・介護者は多い。日ごろから福祉用具専門相談員とのネットワークをもち，適切な排泄用品が地域のどこの店舗で購入できるかを確認しておく必要がある。

◆ 介護力のアセスメント

●**本人と介護者の関係性**　「下の世話にだけはなりたくない」という言葉に象徴されるように，排泄の介護にはさまざまな悩ましい課題がある。まず介護を誰に頼むのかという問題がある。排泄の介護は，介護を必要とする以前の本人と介護者の関係性が影響する。両者の関係性によっては介護困難が生じやすい。

●**排尿の介護の支援**　排尿の介護は，日中夜間を問わず回数が多くなることから，介護負担の軽減のために尿道留置カテーテルやおむつが導入されることがある。しかし導入は，本人の意欲や ADL の低下だけでなく，尿路感染を引きおこす要因となることを介護者と十分に話し合って検討する必要が

ある。

● **排便の介護の支援**　「排便の介護だけは無理」と言う介護者は多い。多くの訪問看護ステーションでは，排便チェック表で排便周期を確認することなく，「○曜日は便出し日」などと決めて，摘便や浣腸での排便ケアを行っている現状がある。しかし排便チェック表で排便周期を確認し，便の性状をブリストル便形状スケールのタイプ3〜5に整え，排便周期を確認して腹部のマッサージを行えば，端坐位がとれる人ならポータブルトイレで排便ができる可能性が高い。それが実現できるように訪問看護や訪問介護を導入するとよい。

「気持ちよく出すこと」を大切にすれば，本人は気持ちよく，介護者の負担も軽減できるのである。

5 排泄の自立に向けたアセスメント

排泄の自立に向けては，排泄機能だけでなく，その人の人生や生活の全体像をアセスメントする。●**図2-32**に，ICFの生活機能分類にあてはめたアセスメント項目を示す。

C 援助の実際

1 セルフケアのための援助

排泄ケアの目標は，セルフケアである。そのためには，本人と家族が「気持ちよく出す」ことができるよう，排泄のメカニズムや本人におきている排

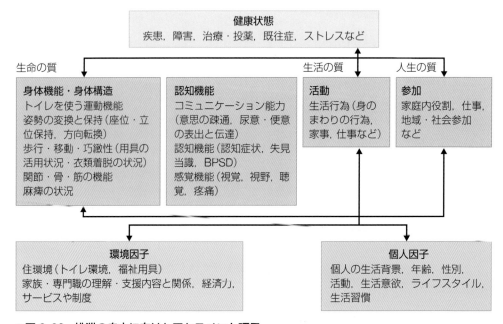

●**図2-32　排泄の自立に向けたアセスメント項目**
国際生活機能分類（ICF）にアセスメント項目をあてはめた。
ICFは健康状態，心身機能・構造，活動，参加，環境因子，個人因子などのそれぞれの要素が双方向的な関連をもつ相互作用モデルであり，アセスメントにおいても全体像の把握と相互作用を重視する。

泄困難の原因となっている病態を知ることから始まる。病態に合わせて，予防できるものは予防方法をアドバイスし，治療できるものは治療につなげ，日常生活のなかで工夫できることを一緒に考えて，できることから取り組んでいく。

　排尿障害と排便障害は合わせてもつ人が多いことから，本人の主訴はどちらか1つであっても，排尿と排便の両方をアセスメントする必要がある。排泄には，その前提としての食事，移動，衣類の着脱などの多くの日常生活動作が含まれていることから，排泄が自立することで，ほかの日常生活も自立することにつながる。

　おむつの装着や留置カテーテルの挿入がなされている場合は，必ずその目的と原因を明らかにし，離脱の可能性をさぐることも，排泄の自立に向けた第一歩となることを忘れないようにしたい。

■ トイレ内の環境整備

　トイレまで移動できれば，膝の痛みや膝関節の可動制限，リウマチや関節痛などに合わせて，さまざまな福祉用具が活用できる。便座に座ることに難がある場合は補高便座や電動式便座昇降機（○図2-33），前屈姿勢をとることがむずかしければ補助手すり（○図2-34）などである。さまざまな工夫によって，排泄のセルフケアを進めていく。

■ ポータブルトイレの使用

　トイレまでの移動がむずかしい場合でも，ポータブルトイレが使用できる。ポータブルトイレとは，持ち運びが可能な簡易型トイレのことである（○図2-35）。歩行が不安定でトイレまでの移動がむずかしい場合や，夜間のトイレの回数が多い場合に，ベッドの近くに設置して使用する❶。ポータブルトイレは特定福祉用具購入費の支給対象になるため，購入時に介護保険が利用できる。

NOTE

❶ポータブルトイレのあとしまつ

　ポータブルトイレを使用する際，においの問題もあり，排泄物のあとしまつを誰がするか，どのようにするかが課題となることが多い。その際は，ポータブルトイレ用処理袋や自動ラップ式ポータブルトイレなどの活用も検討できる。排泄物の処理を対象者が自分でできるようになれば，排泄の自立につながることも多い。

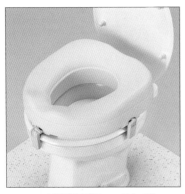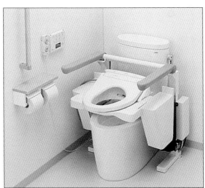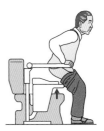

a. 補高便座（7cmのもの）　　b. 電動式便座昇降機

○図2-33　補高便座と電動式便座昇降機
補高便座は，トイレの座面を高くすることで，膝や股関節にかかる負担を軽減する介護用品である（写真はアロン化成株式会社の「安寿®補高便座」。電動式便座昇降機は，便座が上下して着座と立ち上がりを補助する介護用品である。写真はTOTO株式会社の「トイレリフト」。

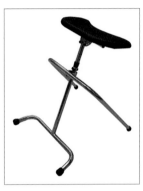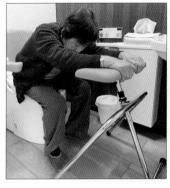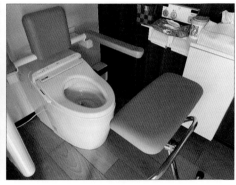

▶図2-34　姿勢補助手すり

排泄時の安定した前屈姿勢を補助する姿勢補助手すりである。写真はタカノ株式会社の「楽助さん」。
一番右は住宅改修したトイレに姿勢補助手すりが置かれている写真である。

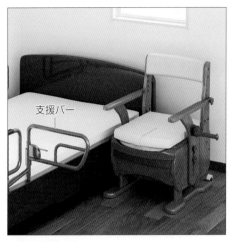

支援バー

▶図2-35　ポータブルトイレ

ポータブルトイレの利用には，以下のような効果が
見込まれる。
・転倒予防
・移動介助の負担軽減
・失禁後処理の介護負担の軽減
・トイレ移動時の寒暖の差による負荷の軽減
・自力排泄による意欲の向上
・いつでも排泄できるという安心感による適度な水
　分摂取の促進
写真はアロン化成株式会社の「安寿® 家具調トイレ」。

2　活動・参加のための援助

　尿失禁や便失禁があることを家族などに告げていなかったり，そのことが
原因で外出を控えてフレイル❶となったりしている人は多い。排泄障害はデ
リケートな課題であり，地域・在宅看護の場で排泄相談につながった人の話
を聞くと，自分ひとりで長い間，悩みをかかえてきたという相談者が多いの
である。看護師は，排泄の問題とはそのように相談しにくいものであること
を認識したうえで対象者とかかわり，もし相談があればそれを受けとめて支
援する必要がある。

　排泄の悩みをどこに相談にいったらいいかわからなかったという声も多く
聞く。排泄の悩みは，その人の活動・参加を阻害する大きな問題であり，社
会全体が排泄のことを語りやすくなるような環境づくりが求められる（◐
plus「コンチネンスケア先進都市こまつ」，147ページ）。

NOTE
❶フレイル
　老化に伴うさまざまな機
能低下により，疾病や障害
に対する脆弱性が増した状
態である。従来は，虚弱や
老衰などとよばれた。

3　機能の維持・向上を目ざす援助

◆　失禁の援助

失禁とは自身の意思に関係なく，尿や便がもれてしまうことである。

▌失禁用品の使用

[1] **使用状況のアセスメント**　失禁が始まっても，いきなりおむつを使うことはしない。もし，すでにおむつなどの失禁用品を使っていた場合も，なぜ使用しているのかを明らかにしたうえで，対象者の ADL の進行に合わせて，できる限りトイレで自立できる看護を提供する。

[2] **失禁用品の選択**　失禁用品には，下着やおむつ，パッドがあり，それぞれさまざまなタイプがある（●表 2-11）。失禁用品の質は年々進化しており，看護師は頻繁に情報収集する必要がある。

失禁用品のうち，外側に使うパンツやおむつのことをアウターとよぶ。失禁用品の選択では，まずアウターを決め，次にアウターに合うインナーを選ぶ。アウターとインナーを，症状や必要に応じて，また使用する本人の希望を配慮して，組み合わせて使い分けていく（●表 2-12）。

[3] **おむつの使用と離脱の援助**　おむつを使用している場合は，適切なアウターとインナーの組み合わせを，本人の希望も含めて検討する。そのうえで，●図 2-36 にあげたような介護の変化を支援することで，おむつからの

---

plus	**コンチネンスケア先進都市こまつ**

排泄のことを語りやすくなるような社会の環境づくりの一例として，石川県小松市での取り組みを紹介する。小松市では，2019（令和元）年度から「コンチネンスケア先進都市こまつ」という取り組みをはじめた。在宅医療・介護連携推進の一環として，地域包括的コンチネンスケアシステムの創設を目ざしている。コンチネンスとは日々の生活のなかで排泄がうまくコントロールされている状態をいう。

2020 年度には，市内の看護職や福祉職からなる，排泄ケアの相談にのれるコンチネンスパートナーが養成され，2021 年度から市内各所で排泄相談窓口が開設されている。以下は，小松市コンチネンス検討委員会が作成したパンフレットである。

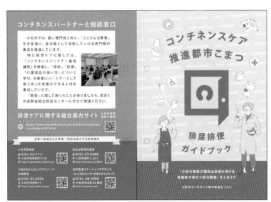
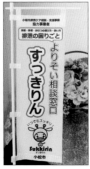

◎ 表2-11　さまざまな失禁用品

種類		タイプ			
アウター	布製	吸収布つき失禁パンツ			その他
		ズロースタイプ	三分丈タイプ	前開きタイプ	パッドつり下げ構造
	紙製	紙パンツ	紙カバー，ネットパンツ		テープどめタイプ
		使い捨てパンツ	通気性抜群のネットパンツ	吸引補完力の弱いテープどめタイプ：紙カバー	使い捨ておむつ
インナー	通常タイプ	生理用ナプキン形状の尿とりパッド		尿道口から肛門までをカバーするタイプ		ろうと状に組み立てる男性用
		5～70cc用	70～170cc用	立体ギャザーなし	立体ギャザーあり	
		面積が広いタイプ			夜間の多尿量ややわらかい便にも対処できるタイプ	
		フラットタイプ	立体ギャザーのあるフラットタイプ	ひょうたん型フラットタイプ	高いギャザーと両脇の溝で対処するタイプ	中央に成形された大きなくぼみで対処するタイプ	アウターに入れたときにできる多くのしわで対処するタイプ
	特殊タイプ	ベルトタイプ	後ろが広いひょうたん型　男女兼用	複数のギャザーで肌をまもる女性用	テトラパック状に成形された男性用	ペニスを入れる穴あきタイプ

(ユニ・チャーム：排泄ケアナビ「下着，おむつ，パッドの種類」<https://www.carenavi.jp/ja/basic/omutsu/knowledge/type.html><2021-08-07>による)

離脱に向けて進めていく。

█ 骨盤底の機能向上へのアプローチ

　骨盤底の機能障害が原因となる腹圧性尿失禁や残便感などへのアプローチは，骨盤底筋群の機能のみを強化する従来の局所へのアプローチから，全身アプローチへと変化している。骨盤底筋群は，腹横筋，多裂筋，横隔膜と腹

◉表2-12　対象者の状況と希望に応じたアウターの選択

ADL（日常生活動作能力）	ひとりで歩ける	介助で歩けるひとりで立てるひとりで座れる	介助で立てる介助で座れる	寝て過ごす
排泄ケアのパターン	自分ひとりでトイレに行ける言葉かけや見まもり、トイレに同行している。	トイレ誘導しているポータブルトイレ誘導している	（トイレやポータブルトイレで）立っておむつ交換している（トイレやポータブルトイレで）座っておむつ交換している	寝たまま尿器・便器を使っている寝たままでおむつ交換している
排泄する場所	トイレまたはポータブルトイレ（ほとんど成功している）	トイレまたはポータブルトイレ（ときどき失敗する）	ほとんどおむつ（たまにトイレやポータブルトイレでできることがある）	すべておむつ、または尿器、便器
交換するときの姿勢	立って、または座って自分でかえる	立って、または座って介助でかえる	つかまり立ちで、または寄りかかって座って介助でかえる	（ベッドに）寝た姿勢でかえる
本人の希望（抵抗感）	布の下着にこだわっている ➡ 失禁用の布パンツや紙パンツならかまわない ➡ テープタイプのおむつでもいやがらない			
アウターの種類	布の下着　失禁用の布パンツ　紙パンツ　テープどめ紙おむつ			

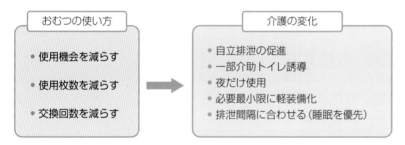

おむつの使い方	介護の変化
● 使用機会を減らす ● 使用枚数を減らす ● 交換回数を減らす	● 自立排泄の促進 ● 一部介助トイレ誘導 ● 夜だけ使用 ● 必要最小限に軽装備化 ● 排泄間隔に合わせる（睡眠を優先）

◉図2-36　おむつの離脱に向けた取り組み

腔の内圧をコントロールするなど、互いに関係が深い。このほか、内閉鎖筋や梨状筋も骨盤底筋群と関係が深いことがわかっている❶。そこで近年は、対象者の全身を観察し、これらの筋が骨盤底にどのように影響しているかを評価したうえで、それぞれの機能や能力を強化するというアプローチがとられるようになってきている。看護師は、理学療法士と協働しながら、対象者の骨盤底機能の向上をはかっていく。

◆ 便秘のケア

▌ 貯留便の観察

　在宅療養者の場合は、加齢や活動量の減少に伴って腸蠕動が低下した弛緩性便秘や直腸性便秘が多くみられる。腹部マッサージ、便秘体操、浣腸、摘便などによって便秘の解消をはかっていくが、とくに腹部マッサージや浣腸、

NOTE
❶骨盤底
　骨盤壁に囲まれた空間に広がる支持組織の総称である。骨盤と腹腔内の臓器を下から支えており、①内骨盤筋膜、②骨盤隔膜、③会陰膜、会陰筋および外肛門括約筋の3つの層から構成される。膀胱・尿道、子宮、前立腺、直腸などの臓器を下から支える重要な役目を担っており、骨盤底の機能低下は、尿失禁と骨盤臓器脱を引きおこす。

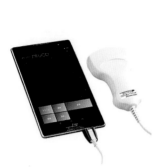
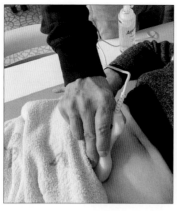
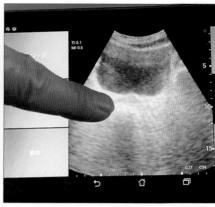

◉図 2-37　携帯型超音波診断装置（ポケットエコー）による測定
指で示したところが便で，その上部が膀胱である。使用製品は日本シグマックス株式会社の「ポケットエコー miruco®」。

摘便の場合は，貯留便の有無，場所や量，かたさなどの確認が重要になる。通常，腹部の触診や直腸診によって観察するが，直腸診は侵襲的であるため，携帯型超音波診断装置（ポケットエコー）によって観察する方法（◉図 2-37）が有用である。

▌腹部マッサージ

骨盤内の筋層をマッサージして，腹部をやわらかくし，あたためる。すると，腹部の血行がよくなることで腸蠕動が生じ，便の排出が促進される。マッサージはリラクセーション効果もあり，それも便の排出に効果がある。

▌便秘体操

便秘体操は，刺激で腸蠕動を促して便通を改善させる運動である。排便に関連する筋の強化にもつながるため，できるだけ毎日続けると効果的である。最も腸が活発に動く朝の時間帯に短時間行うとよい。

高齢者でも行いやすい簡便な方法を◉図 2-38 にあげる。

▌浣腸

直腸内にグリセリン溶液を注入し，浸透圧によって大腸を刺激することで蠕動運動を促す。便がかたくなっているとなかなか便が出てこず，便がまじった液だけが排出される。その場合は，摘便で肛門部のかたい便を排出させ，浣腸で排出されるようにする。浣腸液が便をやわらかくする効果もある。

▌摘便

摘便は，長期間の便秘などで便の排出が困難であり，内服や浣腸などでも効果がみられない対象者に行う。排泄の自立に向けた一時的なケアであることが望ましく，訪問看護時に毎回行うことなどがないように心がける。

効果的で安全な摘便の方法を◉図 2-39 にあげる。

◆ 尿道留置カテーテルの管理とケア

▌ケアの方向性

地域・在宅看護の現場では，尿道留置カテーテルを導入している療養者に多く遭遇する。膀胱萎縮や尿閉，尿の排出障害などだけでなく，夜間頻尿

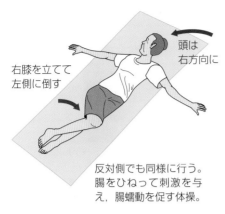

右膝を立てて
左側に倒す

頭は
右方向に

反対側でも同様に行う。
腸をひねって刺激を与
え、腸蠕動を促す体操。

a. 腰をひねる体操

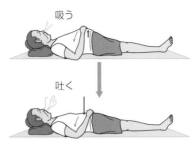

吸う

吐く

大きく息を吸って、おなかに空気をた
め、ゆっくりと吐く。横隔膜と腹筋を
刺激し、腹腔内圧を高める筋を強化す
る。また、腸蠕動を促す。

b. 腹式呼吸

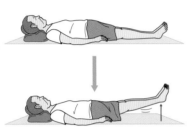

膝をのばしてあおむけになり、両足を
少し持ち上げる。排便時のいきみに必
要な腹筋の強化をはかるほか、腸蠕動
を促す。

c. 腹筋トレーニング

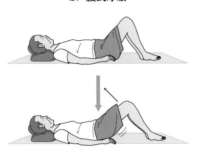

あおむけになって膝を立て、殿部を持
ち上げる。排便時のいきみに必要な背
筋の強化をはかるほか、腸蠕動を促す。

d. 背筋トレーニング

▷**図 2-38　便秘体操**
便秘にはさまざまなものがある。そのうち、高齢者でも簡便に行いやすいものをあげた。

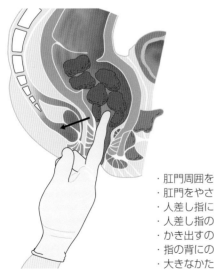

・肛門周囲を温タオルであたため観察する。
・肛門をやさしくタッピングする。
・人差し指にゼリーをつけてやさしくゆっくり挿入する。
・人差し指の腹で肛門を背側に押す。
・かき出すのではなく、引き抜きとともに滑らせる。
・指の背にのせる感覚で便を引き出す。
・大きなかたまりは小さくくずして引き出す。

▷**図 2-39　摘便**

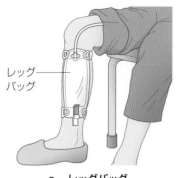
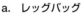
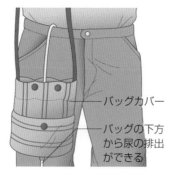
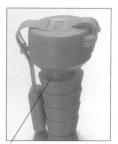

レッグ
バッグ

バッグカバー

バッグの下方
から尿の排出
ができる

この溝までカテーテルに
差し込む

a.　レッグバッグ　　　　　　　　b.　バッグカバー　　　　　　　c.　DIBキャップ

◎図2-40　プライバシー保護のために工夫された用具
（写真提供：株式会社ディヴインターナショナル）

や 褥 瘡 の感染予防などの理由や，介護者の状況などのさまざまな理由で選
択されている場合もある。カテーテルの挿入は生活の制限や外観上の変化を
もたらし，本人のQOLや意欲をそこなうため，看護師は前述のとおり，尿
道留置カテーテルの挿入の要因を明らかにし，できる限り離脱できるようは
たらきかける。尿道留置カテーテル以外の選択がむずかしい場合には，外観
に配慮したレッグバッグ（◎図2-40）なども使用できる。

▍ カテーテルの交換と管理

　尿道留置カテーテル施行例では，訪問看護師もカテーテル交換を行う。定
期交換は2週間に1回が一般的だが，医師の指示によって行う。カテーテル
管理に付随するウロバッグなどの蓄尿バッグやDIBキャップ（カテーテルに
装着する尿の排出口）の費用は，在宅療法指導管理料に含まれる。

　カテーテルの不適切な管理は，感染症や尿道損傷の原因にもなる。挿入部
位・周囲を清潔にするほか，カテーテルが屈曲したり，押しつぶされたり，
引っぱられたりしないように注意する（◎図2-41）。

　カテーテルは，男性の場合は，大腿最上部あるいは下腹部に固定する。大
腿に下向きに固定すると，陰囊を圧迫して血流障害をおこす可能性がある。
女性の場合は，大腿内側に固定する。

　カテーテルやその固定部位の確認ポイント，蓄尿バッグがつねに膀胱より
も下の位置になるようにすべきことなどの観察ポイントを，本人や家族だけ
でなく，訪問介護や通所サービスなどの関係者にも説明しておくとよい。

◆ ストーマの管理とケア

　ストーマ装具やその交換方法などについては，専門分野の「基礎看護学」
の「基礎看護技術」において学習している「ストーマケア」の内容を参照し
てほしい。ここでは地域・在宅看護の視点で重要なポイントを述べる。地
域・在宅看護の場面で求められるのは，心理的・社会的支援を含んだ包括的
な看護の提供である。

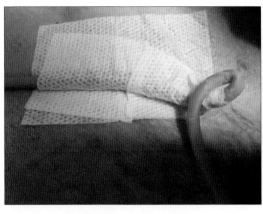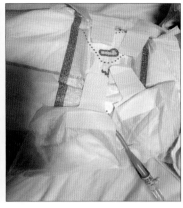

◉**図 2-41　尿道留置カテーテルの屈曲**
左のようにカテーテルが屈曲していると尿の排出ができず，尿もれを引きおこしたり，逆行性感染のリスクになる。右のようにオムツ内で屈曲が生じていると，誰も気がつかないということが生じうるので注意が必要である。

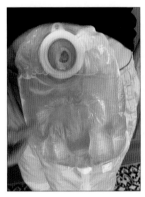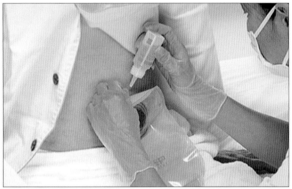

◉**図 2-42　尿路ストーマと装具**
左はストーマ装具のバッグに尿がたまっている様子である。半透明や不透明のものもある。右は粘着剥離剤を使って装具をはがしているところである。ストーマ装具は粘着力が高いため，頻繁な交換による皮膚損傷が炎症などの皮膚トラブルの原因になるため，皮膚を保護しながらていねいに交換する。

▌ストーマの種類

　①**尿路ストーマ（ウロストミー）**　尿路ストーマは，膀胱など尿路の一部を摘出し尿の排出口を腹壁につくる尿路変更術に伴い造設されるストーマである（◉図 2-42）。腸管で代用膀胱をつくり，腹壁の尿路ストーマから自己導尿によって尿を排出する禁制型と，代用膀胱をつくらず尿管を直接，あるいは回腸で導管をつくって腹壁につなげる非禁制型がある。非禁制型の場合は，排尿を制御することはできず，ストーマ装具あるいはカテーテルを通じて，持続的に尿が排出される。

　②**消化管ストーマ**　消化管ストーマは，大腸・直腸・肛門などを摘出した患者が腹壁に造設する人工肛門である。結腸に造設する結腸ストーマ（コロストミー），回腸に造設する回腸ストーマ（イレオストミー）がある。結腸ストーマから排出される便は有形便に近く，比較的管理がしやすいため，皮

膚トラブルは生じにくい。一方，回腸ストーマは，水様便に近く，アルカリ性の消化酵素を含んでいるため，皮膚トラブルが生じやすい。また，電解質バランスを崩しやすいため，注意が必要である。

ストーマの造設期間は，一時的なものと，永久的なものがあり，前者を一時的ストーマ，後者を永久的ストーマとよぶ。

■ セルフケアの支援

近年，入院期間がますます短くなり，合併症予防のための観察や，ストーマ装具の交換などの適切な手技の指導が不十分なまま退院となり，不安を感じている人も少なくない。対象者や家族が，適切なセルフケアができているかを確認し，できていない場合は合併症の防止が重要であることを共有し，装具の交換方法や，清潔保持の方法を繰り返していねいに教え，できている場合は称賛するなど，伴走者として支えていく。

セルフケアでは，ストーマの色や形状の正常と異常の違い，生じやすい皮膚トラブルや合併症，異常が発生した際の対処法（受診❶，経過観察，装具の変更，皮膚保護剤の使用など）について本人や家族が理解して実践できるように援助する。

■ おもな合併症とその対応

ストーマ造設後の合併症は，術後30日以内におこる早期合併症と，それ以降におこる晩期合併症に分類される。早期合併症は水分・電解質異常，皮膚障害，粘膜皮膚離開，陥没，壊死などがあり，退院直後の訪問時には注意して観察する必要がある。晩期症状は，ストーマでの生活がある程度落ち着いた時期に生じるものであり，そのうち頻度が高いものを以下にあげる。

□1 **ストーマ脱出**　ストーマが造設時よりも飛び出すことをいう。いわゆる腸脱出の状態である。脱出は2～3 cm程度から，ときには10 cm以上になる場合もある。はじめて脱出に遭遇する対象者や家族は強い不安をいだくことも多いが，比較的頻度の高い合併症であり，すぐに還納することも多いことを説明する。腹圧をゆるめればすぐに戻る場合もあるが，そうでなければガーゼなどを用いて用手的に還納する。腸が戻らず，管理に支障が出るような場合には，外科的治療を行うことがある。

□2 **ストーマ狭窄**　ストーマの内腔が狭まり，排泄が不十分になった状態である。ストーマの陥没や周囲の皮膚炎を伴うものも多い。尿路ストーマの場合は，尿の排出がむずかしくなったら，尿管ステントを留置して尿路の確保を行う。消化管ストーマの場合は，狭窄が軽度であれば，便の排出がスムーズになるよう食事内容を変更することで対応する。それでも便の排出がむずかしいようなら，指で穴を広げるフィンガーブジー❷を行う。狭窄が高度で管理がむずかしい場合は，ストーマの再造設などの外科的治療を行うことがある。

□3 **傍ストーマヘルニア**　筋膜の裂孔部から腸管や大網が滑り出し，皮膚と筋膜の間に脱出することによって生じるヘルニアである。ストーマの周囲が盛り上がり，おわんのようにふくらむ。腹圧がかかるとさらに膨隆し，巨大なものでは腹壁の形状が不安定になったりもする。著しい外観の変化から，

NOTE
❶受診が必要なケース
　ストーマからの大量の出血，腹膜炎症状（腹痛や発熱），カテーテルの抜去，尿量減少・腰背部痛・発熱などの腎盂腎炎症状（尿路ストーマの場合）などがみられた場合は，受診が必要であり，対象者・家族にすぐに連絡するように伝えておく。

NOTE
❷フィンガーブジー
　消化管ストーマの穴に小指あるいは示指を挿入して拡張する方法である。食用油を指に少量つけて，腸管内腔を確認しながら慎重に行う。繰り返すうちに少しずつ入口がやわらかくなり，拡張する。

対象者や家族は強い不安をいだくことも多いが，ヘルニアのしくみと対処方法について説明し，安心して生活できるように援助する。重篤なものでなければ❶，腹圧がかからない生活をしたり，装具の変更やストーマ保護ベルトを使用したりするなどで対応していく。

　4 **粘膜皮膚移植**　ストーマ周囲の皮膚がストーマの腸上皮粘膜におきかわってしまうものである。ストーマ周囲の皮膚のかぶれや潰瘍を放置している場合に生じる。粘膜皮膚移植が進行すると，排泄物がもれやすくなる。液体窒素や炭酸ガスレーザーで移植部分を焼灼(しょうしゃく)して壊死させ，皮膚を再生するなどが必要であり，受診が必要である。

▌日常生活上の支援

　ストーマを造設しても，工夫によってこれまでと同じ生活を送ることは可能である。ストーマ造設中の日常生活のポイントを，◉**表2-13**にまとめた。

　ストーマの造設者が日常生活で気にすることの1つに，便臭や尿臭などのにおい，ガスの排出(おなら)がある。においやガスを気にして外出をひかえる人もいる。これらは食事内容によってある程度の対応が可能であり(◉表2-14)，また便のにおいを抑制するサプリメントなども販売されているため，利用するとよい。

▌心理的・社会的支援

　ストーマ造設やカテーテル留置に伴うボディイメージの変化は，大きな精神的苦痛となる。対象者がストーマを受け入れ，前向きに生活できるよう，生活の工夫や患者会❷などの情報を提供しながら支えていく。

　学校生活や職場生活への復帰に不安をいだく対象者や家族も多い。生活上の注意点や緊急時の対処法などを関係者と共有し，計画的に社会生活への復帰をはかっていく。

　永久ストーマの造設者は，身体障害者手帳の交付を受けることができ，ストーマ装具の購入費が日常生活用具費として支給される。自治体によって給付の基準額が異なるので確認する。

◆ 腹膜透析の管理とケア

▌腹膜透析とは

　腹膜透析は，腹膜を使った透析である(◉図2-43，157ページ)。腹腔内に透析液を入れ，腹膜を通して透析を行い，老廃物を含んだ液を排出する。腹膜透析の方法には持続的携行式腹膜透析(CAPD)と自動腹膜透析(APD)の2種類がある。

　CAPDは1日に3〜4回透析液のバッグを交換するもので，1回の交換にかかる時間は約30分である。朝・昼・夕方・就寝前など生活のリズムに合わせて，本人や家族が透析液の交換を行う。APDは，日中の自由時間を多く確保するために開発された治療法で，おもに寝ている時間を利用して透析液の交換を自動的に行うもので，毎日の通学や通勤が必要な人を中心に，腹膜透析患者の約40%がこの方法で治療を行っている。

NOTE
❶あまりにも症状がひどい場合は，ヘルニア修復術が行われる。そのほか，腸管がヘルニア内に入り込むと嵌頓をおこす原因になるので腹痛などには注意が必要である。

NOTE
❷**ストーマ造設者の患者会**
　公益社団法人日本オストミー協会は，東京の本部のほか，各都道府県に支部があり，災害時の対応拠点になる。そのほか，若い女性のオストメイトの会である「ブーケ」や，子どものオストメイトの会である「つぼみ会」などがある。

▶表 2-13　ストーマ造設中の日常生活のポイント

生活行動	制限	ポイント
食事	とくになし	・尿路ストーマ：水分を十分に摂取し，1日の尿量を 1,500〜2,000 mL 程度に保って尿路感染症を予防する。 ・消化管ストーマ：下痢や便秘，便の性状などに応じて食事内容を工夫する。
飲酒	可能	・多量の飲酒は控える。ビールなどはガスを発生しやすくする。
入浴	とくになし	・装具をつけたままでも，装具を外しても入浴できる。体内圧は水圧よりも高いため，湯がストーマ内に入ることはない。 ・排泄のおこりやすい食後 1 時間以内は避ける。 ・装具を外す場合は，不意の排泄に備えて，ビニール袋や紙コップなどを用意しておく。 ・非禁制型の尿路ストーマの場合は，つねに尿が排出されるため，装具をつけたほうがよい。 ・感染予防のため，公衆浴場ではできるだけ装具をはって入浴する。入浴の際はタオルで隠すなどの工夫を行うとよい。
衣服	とくになし	・ストーマを圧迫しないようであればなにを着てもよい。ベルト位置にストーマがある場合は，サスペンダーを利用するなどの工夫がある。
睡眠	とくになし	・就寝前に排泄物を破棄し，ストーマ袋を空にしておく。 ・寝返りをうってもストーマ袋と蓄尿袋が引っぱられたりねじれたりしないようにする。カテーテルを養生テープで固定したり，接続部をカバーでおおったりするなどの方法がある。
外出	とくになし	・外出先での排泄物のもれに対応できるよう，交換用の装具一式を持ち歩くようにするとよい。 ・日中トイレに行けない場合は，レッグバッグを装着するとよい。 ・自動車に乗る場合は，シートベルトでストーマを圧迫しないようにする。
旅行	とくになし	・海外旅行も可能である。行き先の国際オストミー協会の連絡先など，トラブル時の相談先を確認しておくと安心である。 ・装具を多めに用意しておく。 ・飛行機の機内にも装具を持ち込むことができる。その際は，気圧によりストーマ袋がふくらむことがあるため，搭乗前に排泄物を破棄しておく。
運動	ほとんどの運動が可能	・格闘技のような身体接触の激しいもの，腹圧を過剰にかけるウエイトトレーニングなど以外は可能である。 ・プールでの水泳や海水浴も可能である。公衆浴場と同様に装具は装着する。
性生活	とくになし	・性生活，妊娠・出産は可能である。

▶表 2-14　排泄物のにおいやガスの発生に影響を及ぼす食品

生活行動	制限	食品
におい	強める	ネギ，ニラ，タマネギ，ニンニク，マメ類，アスパラガス，貝類，カニ，エビ，タマゴ，チーズなど
	抑える	乳酸飲料，ヨーグルト，パセリ，レモン，グレープフルーツジュース，クランベリージュース，緑茶など
ガスの発生	促進する	ビール，炭酸飲料，イモ類，クリ，マメ類，ゴボウ，ネギ，ダイコン，キャベツ，ハクサイ，カリフラワー，ブロッコリー，エビ，カニ，貝類など
	抑える	乳酸菌飲料，ヨーグルト，納豆，パセリ，レモンなど

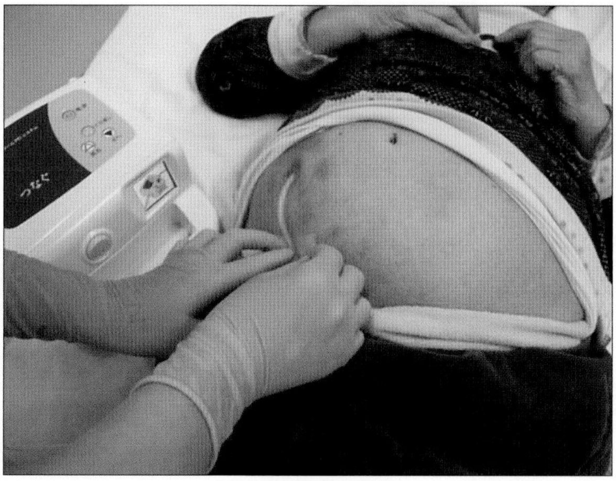

a. 透析液の注入①
留置しているカテーテルと透析液の入ったバッグをつなぐ。写真の機器は接続部の切り離し・接続および消毒を自動で行う腹膜灌流用紫外線照射器(バクスター株式会社の「つなぐ」)。

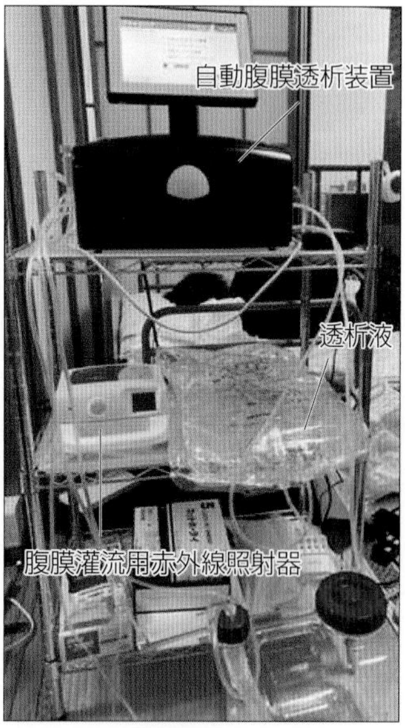

b. 透析液の注入②
自動腹膜透析(APD)の場合は，自動的に透析液の注液と廃液が行われるため，寝ていれば終了である(バクスター株式会社のAPD装置「かぐや」)。

図 2-43　腹膜透析
(写真提供：日本財団在宅看護センターひまわり)

看護の実際

看護師は，本人や家族が機器の操作や透析液の交換，排液の処理，在庫管理，体液管理❶などをセルフケアできるよう支援する。カテーテルの出口部は毎日の洗浄や消毒が必要であり，それがきちんと行われているか，感染をおこしていないかを確認する。合併症では，腹膜炎の早期発見が重要である。腹痛，腹壁緊張，発熱などの症状に注意する。

NOTE
❶体液管理
除水量(排液量から注液量をさし引いたもの)，尿量，排便，体重，血圧などの管理状況を確認する。体重は，基準体重の±1 kg以内を目安に管理する。

d 排泄援助の例

地域・在宅看護場面における排泄援助の例として，排泄相談から訪問看護につながったMさんの例を紹介する。

事例❶ Mさんのケース①：排泄相談

K市の民間機関が開設している排泄相談窓口にMさん(男性・76歳)が訪れた。両手に4点杖(つえ)を持ち，杖を頼りに足を前後させながら，窓口の担当者(看護師)に，こうたずねた。

「ここは，おしっこのことも相談にのってもらえるんけ？」

担当者が話を聞くと，後縦靱帯骨化症と診断されているとのことである。

「手足が動かんのや。難病やっていわれて本当にびっくりしたわ」

後縦靱帯骨化症は，脊髄の前方に位置する後縦靱帯が肥厚・硬化することで脊柱管が狭くなり，脊髄や神経根が圧迫されて感覚障害や運動障害などの神経症状を引きおこす疾患である。重度になると，歩行や排泄に障害が出現

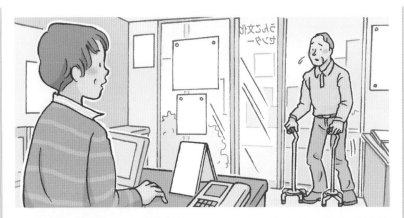

する。「難病の患者に対する医療等に関する法律」（難病法）に基づく指定難病の1つである。

　「それで，うんこしたいとか，おしっこしたいとかがわからんのや。おしっこのほうで困っとる。パッドじゃ追いつかんほど出るんや。夜のほうがひどくて，朝起きたらふとんまでびちゃびちゃや。病気やし，しょうがないとあきらめとったけど，ここがあるの知ってな。なんかいい方法ないかな」

　担当者は，「では，まず残尿をはかりましょう」と，Mさんに腹部を見せてもらって残尿測定器をあてると，トイレに行ったばかりなのに残尿が180 ccもあった。担当者は，膀胱周囲の神経障害による溢流性尿失禁と考え，イラストを示しながら，尿ができるしくみ，排尿と蓄尿のしくみ，溢流性尿失禁について説明した。

　担当者は，残尿測定の際に見た腹部の膨満が気になっていた。そこで便についても話を聞くと，「便は1週間から10日くらい出んねえ。でも，かみさんに坐薬を入れてもらっているので，とくに困っとらんよ」とのことだった。

　便秘のほうも深刻だと考えた担当者は，Mさんに「おなかのマッサージさせてもらっていいですか？」と聞き，Mさんに横になってもらい，腹部マッサージを試みた。すると，Mさんは「ちょっとトイレ行ってきてええか？」と言い，戻ってから聞くと，りっぱな便が4本も出たそうである。かためでバナナ状ということなので，ブリストル便形状スケール（以下，BBS）の「4」である。

　「すごいなあ！　びっくりやなあ！」

　Mさんは，とても喜んでくれた。それから，いろいろ話を聞くと，妻と娘夫婦，3人の孫との三世代同居とのことだった。要介護認定は受けていたが，まだ訪問看護は利用していないという。そこで，訪問看護を申し出たところ，Mさんは快諾してくれたため，Mさんの担当ケアマネジャーに導入を依頼することになった。

　医療や介護，生活などの相談窓口はあっても，そのような場所では，排泄の相談はなかなかしにくいものである。排泄は非常にデリケートな問題であり，事例のような排泄専門の相談窓口が必要である。

　Mさんは，排尿の悩みをどこに相談すればよいかわからず，尿失禁にずっと悩んできた。尿失禁は，精神的苦痛が大きく，日常生活上の活動範囲

の制限や，本人と家族の QOL の低下などをもたらす大きな問題である。また同時に気がつくことができた便秘も，放置すれば栄養障害や腸閉塞などにつながる問題である。二次的な弊害までは生じていない段階で，M さんに訪問看護をつなげることができた意義はたいへん大きい。

事例❶ M さんのケース②：訪問看護

　看護師が初回訪問を行ったところ，腹部膨満が著明で，腸蠕動は非常に弱く，触診では左下腹部がかたく触れた。そこで温罨法を行いながら腹部マッサージを行ったところ，腹部はやわらかくなり，直腸診を行うと硬便に触れた。そのまま摘便を行うと，灰色と深緑色がまじったような色の兎糞状のかたい便が，ころころと出てきた。最近は食欲もなく，体重が 4 kg 減少し，気力もなくなって，運動する気もうせているとのことだった。

　食事についてたずねると，M さんはかなりの偏食であることがわかった。白飯と肉が中心で，野菜はほとんど摂取しないという。看護師は M さんに便性を整えるためにバランスのよい食事が大切であること，食物繊維が不足していることなどを伝えたが，かえようとする様子はみられなかった。せめて野菜スープや野菜の入った豚汁などの摂取をすすめたが，気が進まない様子だった。そこで，市販の高発酵性の水溶性食物繊維をみそ汁に入れて飲用することを提案した。

　排便については，ふだんは妻がトイレで坐薬を入れているとのことだったが，坐薬だけ排泄されてしまうことがあるとのことだったので，妻に効果的な坐薬の使用方法を教えた。また，医師に酸化マグネシウムの増量を依頼し，M さんには排便日誌への記録を依頼した。

　排尿については，排尿チェック表を渡し，記入を依頼した。尿量の測定については，交換時におむつとパッドの重さをはかり，もとの重さを引いて計上すること，トイレで排尿する場合は，便座に目盛りつきの採尿容器❶を置いて尿量を確認することを伝えた。

　1 週間後に再度訪問すると，M さんが Excel® で自作したオリジナルの排尿チェック表に 3 日分を記載していた。そして，「やっぱり溢流性尿失禁やな」とつぶやいた。排尿チェック表の作成で，自身で泌尿器科の受診の必要性を理解してから，M さんはこれまで以上に協力的になった。定期的な残尿測定と自己導尿，夜間多尿に対応した紙おむつの選択，また夜間頻尿による睡眠不足対策として規則的な昼寝をすることなどにより，M さんの排尿はコントロールできるようになり，「朝，ふとんがびちゃびちゃになる」などということはなくなった。

　便については，週 2 回の訪問時に直腸診をし，便があれば坐薬を挿入して排便の有無を確認した。直腸内に便があっても便意は感じないが，坐薬挿入して 30 分ほどたつと，なんとなく便意を感じるとのことだった。排便日誌をつけはじめてからは，「3 日排便がないと便がかたくなるようや」などと自己分析し，坐薬を使用するようになったという。

　1 か月ほど経過すると，徐々に便性が改善し，BSS 3〜4 の排便がバナナ大でみられるようになった。まだ腸蠕動は弱く，腹部マッサージや股関節のストレッチを継続した。それから 2 週間経過すると，多量の排ガス後に肛門に重たい感じがしたあとにトイレに行くと排便があるというパターンをつ

NOTE

❶目盛りつき採尿容器

　洋式トイレに置いて使うものが便利である。写真はアズワン株式会社の「ユーリパン」である。

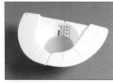

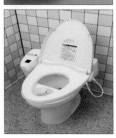

かんだ。以前の便意とは異なるが，代償便意を感じようになったのである。
「ガスのおつげや」

Mさんは，坐薬を使用せずに自然排便ができるようなったことを喜んだ。

またMさんは，排便日誌からみそ汁に入れている水溶性食物繊維の効果
も実感し，飲用を継続するようになった。

その後，ついにMさんの排便は安定し，2～3日に1回の周期でBSS 4
の便がバナナ1本以上排泄できるようになった。

　Mさんは，情報をもとに自分で考える力がある人だったため，排尿
チェック表や排便日誌の作成により排尿・排便状況が「見える化」されたこ
とで，自分で状況を理解し，よりよい方法を模索するなど，セルフケアを進
めることができた。排泄相談から訪問看護につながり，セルフケアの確立が
果たせた成功例である。尿意や便意がなくても，セルフケアは確立できる。

　代償便意が感じられるようになり，よいタイミングでの排便ができるよう
になったのは，「いい便が出て気持ちがよかった」という感覚を繰り返した
ことが大きい。排泄ケアでは，「気持ちよく排泄できる」ことがとても重要
である。

5 清潔・衣生活に関する地域・在宅看護技術

a 暮らしにおける清潔・衣生活とその援助

1 清潔・衣生活の援助における文化・習慣の尊重

●清潔の習慣・意味づけ　人の清潔行動には，手洗いや洗顔，全身・部分
清拭，入浴，足浴，口腔ケア，洗髪などがある。人は誕生時に産湯で清潔ケ
アを受けて以来，親などから清潔の援助を受け，自立した清潔行動ができる
ようになり，この間，地域の文化や家族の文化・習慣の影響を受ける。

　身体の清潔の習慣をとっても，「熱い湯に短時間つかる」「ぬるめの湯に長
時間つかる」「シャワー浴だけ」などのさまざまな習慣や好みがある。入浴
が単に清潔のためだけではなく，生活の活力や楽しみになっている場合もあ
る。「明日もがんばろう」といった心の切りかえの手段になっていたり，銭
湯に行って近所の人たちと話しながらゆっくり湯に入ることを暮らしの楽し
みにしたりしている人もいる。

　このほか，清潔行動は人の1日，1週間の生活リズムにも影響している。
たとえば，夜寝る前に1日の疲れやよごれを落とすために入浴やシャワー浴
をする，朝に目ざめをよくして1日の始まりをスムーズにするためにシャ
ワー浴をするなど，人それぞれの生活リズムがある。

●衣生活の習慣・意味づけ　衣生活は，生活における衣服の着用をいい，
人が衣服を身につけることには，外部環境への適応，身体の防護という生理
的意義，自己表現や社会生活への適応という心理・社会的意義がある。衣生

活も清潔と同様に，地域の文化や家族の文化・習慣の影響を受け，また，その人の習慣・好み，その人にとっての意味づけがある。

　このようなことから，在宅の療養者の清潔・衣生活の援助では，対象者のこれまでの暮らし方，価値観を十分に尊重する必要がある。

2 地域・在宅看護における清潔・衣生活の援助の方針

● 習慣を続けられるように配慮する　在宅の療養者の清潔・衣生活の援助は，病院などの医療施設以上に，その人の生活のなかで"なじみ"となっている方法や場，その人にとっての意味を理解し，なるべく本人が望む習慣を続けられるように配慮することが大切である。

　たとえば，ふだんの生活では浴槽にゆっくりつかって入浴していた対象者が，病状によってベッド上での清拭しかできなくなった場合，全身清拭だけでなく足浴を組み合わせて，湯につかった感覚を得られるようにするなどの工夫が必要である。シャワー浴が習慣だった対象者の場合は，シャワーチェア❶を使用するなど，なるべく浴室でシャワー浴ができるように援助する。

　入浴やシャワー浴の際は，事前に排便できるよう下剤を調整し，よりさっぱりとした気持ちになれるよう配慮することなども必要な援助である。

● 対象者が「自分でできる場面」をつくる　加えて重要なのは，対象者の「自分でできる力」をアセスメントし，1つでも「自分でできる場面」をつくることである。たとえば全身清拭ならば，顔や陰部は自分でふくよう声をかけるなどである。とくに陰部は，プライバシーを保護し，自分の好みの圧や触れ方で清潔にできるよう，対象者自身で行ってもらうとよいだろう。

　このほか，対象者が「これまでの習慣を再び続けられるようになる」ことをリハビリテーションの目標にするのもよい。たとえば，銭湯に行けなくなった対象者の場合，再び銭湯に行くことを目的としてリハビリテーションを進めるなどである。

● 対象者の意欲を引き出す　清潔・衣生活の援助は，行為そのものが対象者の「よくなりたい」「前のような暮らしに戻りたい」という療養意欲やリハビリテーションの動機づけにもなる援助である。たとえば，衣服を選ぶ際は，病院でよくみられるような病衣やパジャマだけではなく，自宅にある衣服のなかから，対象者が好きなものを選ぶと，「ベッドから離れたい」という気持ちを高めることになる❷。好きな色やおしゃれな服を選べば，「外に行ってみよう」という気持ちを引き出すこともできるだろう。

● 対象者との関係を深める場とする　清潔・衣生活の援助は，頻度が高く，対象者と直接的に触れ合う援助である。看護師が対象者のこれまでの暮らしを理解し，対象者に対する思いやりや敬意を伝え，相互にコミュニケーションをはかり，信頼関係の構築を進める重要な機会にもなる。

■ NOTE

❶シャワーベンチ，入浴用椅子ともよばれる。転倒防止のために療養者が座ってシャワー浴をする際などに使用される。手すりなし，手すりはね上げ式，背もたれなしなど，さまざまな製品が販売されている。下の写真はアロン化成株式会社の「折りたたみシャワーベンチ」である。

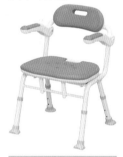

■ NOTE

❷ただし，できるだけリラックスできる衣服がよい。

b 清潔・衣生活に関するアセスメント

1 療養者のアセスメント

◆ 清潔援助のアセスメント

● **全身状態の観察**　入浴やシャワー浴などは，療養者のエネルギーを消耗する活動である。看護師は援助の前に，対象者の全身の状態，つまり発熱などのバイタルサイン，食欲の有無，意識の状態などから，どの程度の清潔援助に耐えられるかを判断する必要がある。高齢者や免疫機能が低下している対象者の場合，肺炎や膀胱炎などの感染症に罹患していても発熱しない場合があるため，観察には注意が必要である。

● **援助方法の選定**　活動制限の有無，平衡感覚や活動性の状況を確認し，「ベッド上で援助するか」「椅子に移動して行うか」「浴室で行うか」などの清潔援助の方法を決める。浴室の場合は，浴室の段差をこえられるか，浴槽に入るための片足立ちができるかなどをアセスメントする。浴室まで自力歩行できない場合は，車椅子やシャワーキャリーを使用する（●図2-44-a）。浴室で安定した片足立ちができない場合はバスボードを使用して転倒を予防し，安楽に浴槽に入ることができるように環境整備を行う（●図2-44-b）。

◆ 衣服の選択・更衣のアセスメント

　衣服は，療養の安楽や対象者の気分に影響するため，対象者の衣服の好みや，ふだんの衣生活の習慣を把握する。対象者がリラックスでき，更衣しやすい衣服を選ぶことができるよう，点滴・胃瘻・ストーマなどの医療処置や活動制限の有無，それらの状況についても把握する。

　更衣については，対象者が自身でどの程度行うことができるのか，更衣動作に危険はないかなどをアセスメントする。

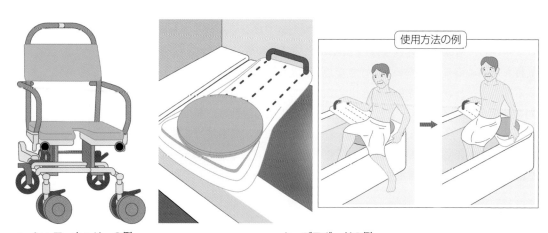

使用方法の例

a. シャワーキャリーの例　　　　　　b. バスボードの例

●**図2-44　シャワーキャリーとバスボード**

2 介護力のアセスメント

　介護者は，療養者が自宅で療養を継続するために重要な役割を担っている。介護者の1日は多忙であり，療養者の起床・洗面・朝食・昼食・夕食・入浴・睡眠といった暮らしに合わせ，さまざまな介護を行っている。介護者には，これまでの自身の生活があり，それに24時間365日の介護が追加されているのである。看護師はそのことを考えて介護者をケアする。

● **健康ニーズの把握**　看護師は，対象者と同様に介護者の健康や暮らしをアセスメントし，健康ニーズを把握することが重要である。多くの介護者が地域社会とつながりながらなんとか暮らしている状況であり，なかには自身の清潔や衣生活もままならない状態になっているケースもある。

　たとえば，障害のある子どもをかかえ，長年支援を受けずに自宅で1人で介護し，ずっと子どもを抱いて入浴していたため，40年以上も1人でゆっくりお風呂に入ることがなかったという介護者もいる。このほか，日常生活が自立できない状態に陥ったまま長年暮らしていて，一方が体調不良で入院して介護保険が導入されるまで，ゴミだらけの部屋で不衛生な生活をしていた高齢の夫婦もいる。なかには清潔が維持できない状態が日常になってしまって，「汗をかかないから入浴はしない」と風呂場を物置にしていた介護者，洗濯を1か月に1回程度と決めていた介護者もいるという現状がある。

　看護師は，療養者のほかに介護者の清潔の現状を理解し，場合によっては介護者の健康のために新しい清潔習慣を提案することも必要である。

3 経済状況のアセスメント

　療養者の清潔の維持には，経済状況も影響している。シャンプーや歯ブラシ，歯みがき粉など清潔の維持に必要な日常用品の準備や使い方には，家計の事情が反映される[1]。このほか，浴室への移動や入浴は可能な状態であっても，浴室の滑りどめマットやシャワーチェアなどの必要物品の準備がむずかしい場合もある。清潔援助の方法の選択には，対象者の経済状況への配慮が必要である。

C 在宅における清潔・衣生活の援助の実際

1 援助に共通する基本事項

◆ 療養者に合わせた援助

▌習慣・希望・嗜好

　対象者の清潔・衣生活の習慣，希望や嗜好はさまざまであり，それを十分に理解したうえで，それぞれの個別性に応じた援助を行う必要がある。たとえば清潔習慣ひとつとっても，自室の浴室などの設備，なじみの道具，洗浄剤はさまざまであり，それぞれの使い方や好みがある。シャンプーや石けんなどは，高価でも好みに合う製品を使いたいと希望する対象者がいる一方で，

NOTE

[1]援助の場面でも，たとえばシャンプーはワンプッシュだけしか使わないと決めて節約している対象者や家族がいるため，注意が必要である。

なるべく消費を控えてほしいと希望する対象者がいる。習慣や希望には，対象者の経済状況が反映している場合もあるので注意が必要である。

発達段階や障害

　対象者の発達段階や障害によっても，対象者の希望や必要な援助は異なる。

● **小児**　医療的ケア児や障害児の清潔・衣生活の援助は，感染予防のために重要である。新陳代謝が高い小児の場合，発汗や唾液などにより頻回な清潔援助や更衣が必要な場合がある。また小児の衣生活の援助では，事前に親の好みやこだわりを確認しておく必要がある。

● **若年者の援助**　清潔援助や更衣はプライバシーに関与する援助であるため，若年の療養者の場合はとくに配慮が必要である。できれば同性の看護師が援助を行うようにしたい。また若年者にはがんの療養者が多く，抗がん薬治療による脱毛が問題になることがある。抗がん薬治療によって毛髪がない療養者の場合も，好みのシャンプーや石けんなどを確認し，本人が希望した方法で清潔援助を行う。近年は，毛髪がない状態でもおしゃれが楽しめる帽子やかつらなどが多く登場しており，皮膚の清潔に配慮したうえで対象者の希望にそえるように援助する❶。

● **精神障害をもつ療養者**　精神障害をもつ療養者のなかには，幻聴などの精神症状によって入浴をこわがったり，活動性の低下などからおっくうに感じたりして清潔動作を拒否したりすることがある。この場合は，対象者の気持ちを理解したうえで洗髪だけでも支援するなど，対象者の要望や状態に応じて援助する。

　また，知的障害や精神障害をもつ療養者の場合，生活リズムを整えて健康な生活習慣を獲得するために，なんらかの動機づけ支援が必要になることがある。たとえば，清潔や衣服の交換をおっくうに感じている対象者に，好みのイラスト入りのカレンダーを使って，洗髪やシャワー，入浴などができたらシールをはってもらい，訪問時に確認して「できたね」などと声をかけて笑顔を引き出すなど，対象者に合わせた工夫が必要である。

◆ 療養環境に応じた援助

　対象者の自宅は，マンション・公営集合住宅・一戸建てなどとさまざまであり，それぞれの環境に合わせた援助を行う必要がある。たとえば一般の住宅では，病院や施設のような室温・空調管理はできず，気密性や断熱性もさまざまである。入浴などの移動に伴う室温差に注意し，冬の浴室は暖房をあらかじめ入れるなどの配慮が必要である。

　また，病院や施設と異なり，ケアに必要な物品が十分そろっていないことが多い。その場合は，対象者の自宅にあるものを活用するなどの工夫が必要である。たとえば介護用のシャワーボトルをペットボトルで代用したり，自宅の簡易椅子にポリ袋をかぶせてシャワーチェアのかわりにしたりすることもある（◐図2-45）。

NOTE
❶医療用ウィッグとして，さまざまな製品が販売されており，近年はおしゃれなものも多い。わが国ではまだ医療保険の適用にはなっていないが，独自に助成制度を設けている自治体もあるため，確認するとよい。

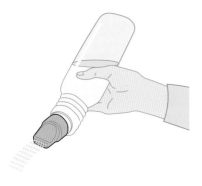
a. シャワーボトルの例

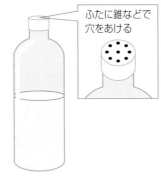

ふたに錐などで穴をあける

b. ペットボトルでつくった代用品

図2-45　シャワーボトルとペットボトルでつくった代用品

◆ 介護者に対する支援

● **介護者に配慮した訪問**　看護師が対象者のケアのために訪問する自宅は，同居する介護者にとってもやすらげる場所である。対象者の生活リズムの尊重はもちろんであるが，介護者の1日の生活リズムや用事などにも配慮した訪問が必要である。

● **観察ポイントの共有**　介護者は，歯みがき援助の際には口腔内を，おむつ交換や排泄援助の際には陰部を，などと療養者の身体の各部を見る機会が多いが，その際に介護者に医学的視点がなければ療養者の変化に気づくことができない。看護師は，訪問時に全身の異常の有無を確認するだけではなく，介護者に介護時にみてほしいことをわかりやすく伝え，もし変化があれば電話で知らせてもらうように指導することが，対象者の状態悪化の予防のために重要である。

● **負担の少ない介護方法の提案**　介護者の日常的な清潔・衣生活の介護については，なるべく簡単で負担がない方法を提案する。たとえば，発熱し発汗も多い対象者を高齢の介護者が介護している場合，頻繁な更衣はむずかしいため，「夜間は麻布やタオルを療養者の背中に入れ，それを交換するだけでもよい」などと伝えることもある。

　医療的ケア児の親などの場合，病院と同じ物品，同じ方法でケアしなくてはならないと考えていることがある。しかし退院後は，医療ではなく育児としての清潔ケアになることから，一定以上の清潔が保たれるならば介護者のやりやすい方法でよいことを理解してもらい，介護者の負担を最小限にする必要がある。また，人工呼吸や点滴などの医療処置を受けている療養者の場合，臥床したままの状態で清拭や更衣を実施することも多い。介護者にはむずかしく負担が大きい介助であるため，最初は看護師と一緒に行って慣れていけるように援助する。

◆ 清潔援助時の観察

　清潔援助は，全身状態や皮膚，口腔，足などを観察するよい機会にもなる。

1 **全身状態**　歩き方や姿勢，足の引きずり方，四肢などの左右対称性，脊柱の彎曲の有無などを視診や触診で確認し，関節や皮膚の熱感や圧痛，浮腫などを視診や触診で確認する。対象者の疾患や治療によって観察ポイントはかわり，たとえば，腰椎狭窄などでしびれのある高齢者の場合は足の感覚障害の有無などを清拭中に確認する。

2 **皮膚**　皮膚の色や厚み，緊張，体温，湿りけなどを観察する。寝たきり状態の対象者の場合は，骨突出部など褥瘡になりやすい部分の変化も観察する。

3 **口腔**　口腔ケアなどの際に，歯肉や口腔粘膜，舌の状態，歯や義歯の状態，口腔内のよごれ，痛みなどについて観察する。誤嚥性肺炎を繰り返している対象者の場合は，舌苔の有無にも注意が必要である。口腔内は，高齢者ではとくに注意して観察し，義歯が合っているかどうかにも留意する必要がある。たとえば義歯が合わずに口内炎が生じて食事量が減っていただけなのに，対象者から訴えがなく看護師もそれに気がつかなかったため，医師が別の原因による食事量の低下と判断して治療がかわってしまったというケースもあるので注意しよう。

4 **足**　足の白癬菌による皮膚の異常や巻き爪による痛みが歩行意欲を低下していることもあるため，注意して観察する。

■ ボディイメージの変化に伴う感情の理解

清潔援助は，対象者とのコミュニケーションを通じてボディイメージの変化による不安や苦痛などの感情を知る機会にもなる。ふだんは気持ちを表出しなくても，やせてしまった自分の身体から死を想像して不安や恐怖を感じていたり，ストーマの造設による排泄方法や見た目の変化に葛藤をかかえていたりする。そのような場合，清潔援助における看護師との親密なかかわりのなかで，対象者が気持ちをもらすことがある。

2 入浴援助のポイント

入浴は，療養生活のなかでもとくに体力を消耗する行為であるため，効率よく安全に実施できるように環境整備を行う。

■ 基本的なポイント

● **準備**　転倒の危険がある場合は，浴室ではシャワーチェアを使用し，浴室の床と浴槽内には滑りどめマットを敷き，転倒を予防する（◯図2-46）。また，入浴直後の体調の変化を予想して援助することが必要である。たとえば，入浴中に呼吸困難が生じる可能性がある場合には，シャワーチェアを肘かけがはね上がるタイプにすると，呼吸がらくな姿勢をとれる。脱衣所にこのタイプのシャワーチェアを置くなどの準備をしておく。また，できる限り事前に排泄をすませておく。

● **浴室までの移動**　部屋から浴室まで安全に移動できるように援助する。前述のように居室，廊下，浴室の寒暖差にも注意が必要である。

● **入浴中**　対象者が自分で身体を洗うことができる場合でも，シャンプーや石けん，ボディシャンプーを手もとの取りやすい場所に置くなどの援助を

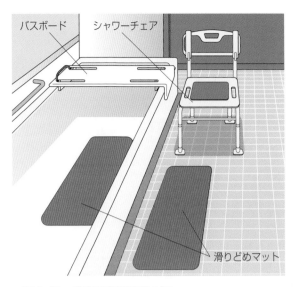

バスボード
シャワーチェア
滑りどめマット

▶図 2-46　浴室の環境整備の例

する。
● **入浴後**　入浴後は皮膚が乾燥しやすい。高齢者などの場合は，保湿剤を全身に塗布する。

■ ケース別のポイント

　①**医療的ケア児の場合**　医療的ケア児や障害児が自宅の浴室で入浴する場合は，母親や介護職などと協力して安全に入浴できるよう手順を確認し，小児用のベビーチェアなどを使用して援助する。兄弟姉妹がいる場合は浴室におもちゃなどが散乱していることがあるため，事前に浴室の物品を整理し，足もとの安全に気をつける。

　②**在宅酸素療法施行中の場合**　在宅酸素機器から酸素チューブが十分に延長できているかを確認し，入浴途中での呼吸困難を予防するため，医師の指示のもとで酸素量を上げて対応する。

　③**中心静脈栄養施行中の場合**　入浴日を穿刺針（ヒューバー針，▶132 ページ）の交換日に合わせるなど，療養者が入浴しやすいような配慮を行う。

3　清拭に関するポイント

　清拭は，入浴が体力的にも環境的にも困難な場合，あるいは療養者が入浴を希望しない場合に実施する援助である。清拭は，全身の皮膚からの排泄物を取り除く清潔ケアであるが，循環を改善するなどのマッサージ効果ももち，清拭後にはここちよい感覚とともに心身の爽快感をもたらすケアである。

● **方法の選択**　ベッドで臥床や座位で行うか，椅子に移動して行うかなど，状態に合わせて実施方法を選択する。発熱時や状態の変化時には，全身清拭ではなく部分清拭に変更することもある。

● **実施におけるポイント**

・できる限り清拭前に排泄をすませておく。

- 在宅ではフェイスタオルを電子レンジであたためたホットタオルを使用することが多い。4〜5枚程度のフェイスタオルを水でしぼり，ポリ袋（レジ袋などでよい）に入れて電子レンジで1分から2分程度あたためてつくる。
- 前腕に点滴を実施している場合は，前開きのパジャマや服を選び，輸液ルートに注意しながら行う。
- 清拭後は，衣服を交換するが，その際，療養者自身が選んだものに交換すると，療養者が気持ちを新たにすることができる。

4 部分浴（足浴，手浴）に関するポイント

　部分浴（足浴，手浴）は身体負担が少なく，入浴がむずかしい場合の代替や療養者の希望などにより実施する。足や手は発汗しやすく，身体のなかでよく使う部分であり，洗い流すことで心身に爽快感が得られるほか，循環の改善などの効果がある。

● **方法の選択**　座位がとれない場合は，ベッド上で臥床のまま行う。膝関節が変形して側臥位が負担になる場合は，ポリ袋を二重にしたものに湯を入れて部分浴を行うこともある（◐図2-47）。

● **実施におけるポイント**　足浴では，お湯に対象者が好きなかおりのアロマオイルを数滴垂らしたり，市販の入浴剤を活用したりすると，リラックス効果が得られる。

5 洗髪に関するポイント

　頭皮や毛髪がよごれると，ふけやかゆみや不快感が生じて療養者のストレスになるため，定期的な洗髪が必要である。頭皮の乾燥や掻破によってふけが多くなると，においや頭皮の炎症などの原因になる。髪の脂分や質感は個人によって異なり，整容ケアで髪のブラッシングができない対象者の場合，とくによごれがたまりやすいので毛穴づまりや頭皮の炎症に注意が必要である。

● **洗髪の効果**　洗髪は清潔ケア以外でも，気分転換や頸部・背部の循環改

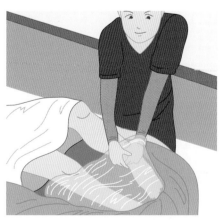
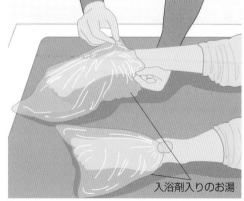

入浴剤入りのお湯

◐図2-47　ポリ袋を使った足浴の例

善に有効であり，身のおきどころのない苦痛などに対する緩和ケアにもなる。たとえば筋萎縮性側索硬化症（ALS）などで気管切開している療養者は，いつも寝たきりの状態であり，頸部・背部の筋肉の硬結による苦痛やストレスに悩まされる。傾聴やマッサージだけでは療養者の気分が改善しないようなとき，洗髪が効果を発揮することがある。洗髪が頭皮とそれに続く顔面・肩の血液循環を改善し，シャンプーのかおりに癒され，髪を洗い流したあとの清涼感，ドライヤーで乾燥する際の爽快感などが気分をかえる。退院直後の終末期の療養者に洗髪すると，「ああ，帰ってきた」などとほっとした表情になってくつろいだ気持ちで自宅での療養生活を始められることも多い。

● **方法の選択**　状態が安定している対象者に対して計画的に洗髪を実施する場合は，携帯用洗髪器を持参して援助する（◉図 2-48-a）。これ以外に，療養者の訪問時の状態により，洗髪が必要と判断して計画外で行う場合もある。頸部の後屈が苦痛でない対象者の場合は，自宅にあるバスタオルや 45 L のポリ袋，ビニールシーツなどを使用し，排水できるようにして洗髪を行う（◉図 2-48-b）。ALS の患者のように頸部の後屈がむずかしい場合は，本人や家族の了解を得て吸水パッドや紙おむつを使用して洗髪を行うこともある。

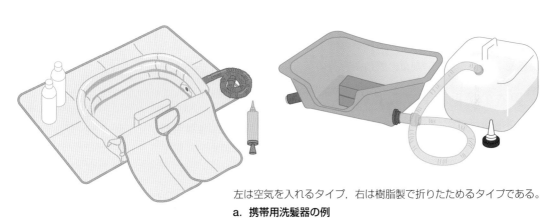

左は空気を入れるタイプ，右は樹脂製で折りたためるタイプである。
a. 携帯用洗髪器の例

大きな洗濯バサミ　輪ゴム

45L 以上のポリ袋　バスタオル

b. バスタオルとポリ袋などを使った洗髪の方法の例

◉**図 2-48　洗髪**

6 口腔ケアに関するポイント

　口腔ケアは，齲歯（むし歯）や歯周病などの口腔疾患，呼吸器感染症，口臭の予防のために重要である。とくに高齢者や医療的ケア児，障害児，経口摂取がむずかしくなった療養者の場合は口腔内が不衛生になりやすく，誤嚥性肺炎や食欲低下を引きおこしやすいので注意が必要である。

● **方法**　口腔ケアは，自宅の歯ブラシや舌ブラシ，歯間ブラシを使用し，食後や睡眠前に微温湯で行う。

ケース別のポイント

　①**医療的ケア児・障害児**　歯のはえ方が不ぞろいなことも多く，その部分が不衛生になり，歯肉炎になることもあるので注意が必要である。医療的ケア児や障害児は，口唇など口腔への刺激に過敏であり，ブラッシングが発作の引きがねになることもある。そのため，児のきげんのよいときに，人差し指を歯ブラシがわりにして，歯肉をマッサージするだけでもよい。手袋を装着し，人差し指で歯をなでるようにゆっくりと滑らせ，マッサージする。

　②**抗がん薬治療の既往や免疫機能の低下がある療養者**　口内炎による痛みが生じている場合があるために注意する。痛みで歯みがきができない場合は，微温湯や炭酸で咳嗽すると，口の中がさっぱりすることもある。

　③**高齢者**　義歯がある場合は外してブラッシングを行う。その際，義歯がきちんと合っているか（痛みや粘膜に傷がないかなど）を確認する。

　④**終末期の療養者**　輸液や排痰機能の低下などの影響で痰が口の中にこびりつきやすくなるため，細菌の繁殖や舌苔の発生に注意が必要である。

7 更衣の援助に関するポイント

● **衣服の選択**　自宅では，リラックスでき，着ごこちがよく，体温調整ができる，療養者の好みに合った衣服を選択してもらう。毎日の洗濯に耐え，汗などを吸収しやすい素材の寝衣がよい（●plus「柔軟剤の使用について」）。点滴，胃瘻などの医療処置がある場合は，前開きの衣服が自己管理しやすく，

---

plus	柔軟剤の使用について

　近年，さまざまな種類の洗濯用柔軟剤が販売されており，なかでも強いかおりが持続する商品が人気になっている。しかし，柔軟剤の強いかおりが苦手な人がいるため，よかれと思って使用しても，療養者が不快な気分になることがあるので注意が必要である。

　訪問する際のユニホームのかおりにも注意が必要である。柔軟剤の強いかおりのせいで，気分がわるくなったりぐあいがわるくなったりする療養者や家族がいる。たとえば医療的ケア児は，人工的な強いかおりによって体調や心の状態に変化が生じることがある。また，化学療法中の療養者は嗅覚過敏になり，人工的な強いかおりで気分が不快になることがある。そのため，ユニホームを洗濯する際は，強いかおりの柔軟剤は控える必要がある。

着がえの際の抜去を予防しやすい。

　在宅の環境は病院と異なり，季節による温度・湿度の変化が室内環境に直接反映されることが多い。冬は寒く，夏は暑く，梅雨の時期には湿度が高くてふとんも湿り不快になりやすい。これらの室内環境の変化は対象者の体調に影響するため，季節や室内の環境に合わせた衣服の選択が必要である❶。

　高齢者で認知症の単身者は，外気温が 35℃ 近くになってもエアコンを入れずに冬用のセーターを着ていることすらある。そのような対象者には，季節ごとによく使う衣装ケースの衣服など，手に取りやすい場所にある衣服を交換し，脱水などを予防する必要がある。

●**更衣**　清潔援助と同様に，更衣時も対象者の全身状態を観察するよい機会となる。ただし，寝たきり状態の医療的ケア児や障害児・者，高齢者などの対象者は，病状によっては更衣によって疲労することもあり，短時間で更衣を行うようにする。

　精神障害の対象者には更衣をおっくうがる人もいるが，訪問時に声をかけて更衣をすすめるなど，セルフケアを支援することが重要である。生活リズムを整えるため，朝，起床したらパジャマから衣服に着がえて日中の活動をしやすくし，寝る前にはパジャマに着がえるよう，介護職や介護者と協力をして支援する。

NOTE
❶歩行ができる療養者の場合は，冬場にトイレなどに行く際に上着などを準備して急な温度変化に対応できるようにしておくとよい。

6　苦痛の緩和・安楽確保に関する地域・在宅看護技術

a　暮らしにおける苦痛と安楽への援助

1　暮らしにおける苦痛

●**本項で扱う苦痛**　ここで扱う苦痛は，第 4 章 I 節の「がん終末期の療養者の事例展開——在宅での看取りの支援」（◯330 ページ）で学ぶ，がん性疼痛などの傷病に直接由来する苦痛を除くものである。たとえ病気やけががなくとも，生きていくことにはさまざまな苦痛が伴い，私たちも日常的にいろいろな苦痛を体験している。療養者の場合，さらに身体機能や生活に制約があり，そのぶん，さまざまな苦痛を感じる機会は多い。看護師は，対象者になるべく苦痛を与えないよう，対象者の日常にあふれる苦痛について理解する必要がある。

●**苦痛の分類**　療養者の苦痛は，身体的苦痛，精神的苦痛，霊的苦痛に分けて考えることができる。

　① **身体的苦痛**　療養者の場合，介助を受ける際に身体的苦痛にあうことがある。たとえば，体位変換の際に強く手首を引っぱられたり，立位介助でズボンを引き上げられた際にズボンが股（また）に食い込んだり，口腔ケアの際に長い時間開口を強要されたりなど，さまざまな例があげられる。看護師は，対象者がケア時に可能な限り苦痛を感じないですむように配慮する必要がある。

　② **精神的苦痛**　病気や老化によりさまざまな機能がそこなわれたり，病

的変化や衰えが進行することに精神的苦痛をかかえる療養者は多い。また，病気や老化に伴う役割変化に対する喪失感，自身の療養にかかわる家族の関係変化や介護を受けることに対する葛藤をかかえる人もいる。身体的な制限があることにより，楽しみや生きがいの実現が困難になることに対する苦痛も大きい。状況によっては，将来に対する不安もあるだろう。

　③ **霊的苦痛**　人は，自分自身の価値観に合った行動がとれないときに苦痛を感じる。たとえば，親として子どもに食事をつくることを大切にしていた人が，体調不良でそれができない場合などに，自分の存在意義に対する苦痛を感じる。霊的苦痛❶とは，このような自身の生きる意味や価値にかかわる苦痛である。たとえば，お祈りなどの宗教的な行為を大切にしている人が，それが果たせないときに感じる苦痛も含む。

2 暮らしにおける安楽

● **安楽のとらえ方**　療養者の暮らしにおける安楽を考える際に大切なことは，安楽は本人が認識するものであり，医療職やそのほかの支援者が自分の基準で考えるものではないということである。とくに寝ることや座ること，立つこと，歩くこと，食べること，楽しくおしゃべりをすることなどの日常生活における安楽を，療養者の基準で満たせるように工夫することが地域・在宅看護の特徴である。

● **苦痛と安楽の関係**　生活におけるさまざまな苦痛は，その人の価値観や信念に大きく左右される。療養者の場合，疾病や障害のために苦痛が増幅されている状態である。そこから考えれば，個人の信念や価値観が尊重され，精神的・霊的に満たされるならば，苦痛は低減され，安楽を感じやすくなる。対象者の苦痛を緩和し，安楽につなげる援助は，柔軟で個別性の高いものでなくてはならない。

b 苦痛と安楽のアセスメント

　苦痛と安楽のアセスメントにあたって，とくに大切なことを述べる。
● **小さなサインに気づく**　その苦痛や安楽がいつ，どのように生じているのか，対象者にとってどのような意味があるのかを，ていねいに知る必要がある。それらは言葉だけからでなく，表情や活動からも観察する。とくに言葉で訴えることがむずかしい対象者の場合は，「いつもより食欲がない」「少しイライラしているようだ」などと，さまざまな小さなサインに気づくことが重要である。対象者の苦痛や安楽を言葉以外から察するための小さなサインの例を，▶表2-15にあげる。
● **ささいなことでも教えてくれる関係を築く**　また，看護師が対象者と接する時間は生活のごく一部であるということをつねに意識し，家族や他職種などの支援者などが気づいた小さなサインを教えてもらうことが重要である。そのためには「関係ないことかもしれないが看護師に話してみよう」と思えるような関係性を，家族や支援者と築く必要がある。また，家族や支援者が自分の気づいたことを教えてくれたときは，歓迎し感謝する姿勢でいること

NOTE
❶霊的苦痛は，スピリチュアルペイン spiritual pain の訳語である。スピリチュアルペインはほかに，全人的苦痛とも表現される。スピリチュアルペインについてはさまざまなとらえ方がなされており，まだ明確な定義はなされていない。

○表2-15　苦痛や安楽を言葉以外から察するための小さなサインの例

	サインの例
苦痛	• 眉間のしわや表情 • 食欲のなさ • そわそわした落ち着きのない態度 • 血圧の上昇 • 筋肉のこわばり • おこりっぽさ • 不眠
安楽	• おだやかな表情，血色のよい顔色 • 食事に集中する様子 • リラックスした態度 • 睡眠の確保 • 趣味などの活動への積極的な参加

が大切である。情報が見当違いなものであっても，看護師が威圧的であったり，報告を軽んじたりすることがあれば，今後，看護師に話してみようとは思わなくなってしまう。

C　苦痛と安楽に関する援助の方法・ポイント

1　発言の真意や背景を知る

　対象者からなんらかの訴えや希望などが伝えられた際，看護師は発言をそのままニーズととらえるのではなく，その背景や意図を知ろうとすることが重要である。たとえば，対象者から「膝が痛くて買い物に行けない」などの発言があった場合，安易に買い物を看護師が代行したり，医師に痛みどめの処方を依頼したりするのではなく，「その苦痛がいつ，どのように生じているのか」「本人にとってどのような意味があるのか」をていねいに知ろうとすることが大切である。過度な支援を防ぎ，対象者の暮らしをそこなわないためである。

　この場合，対象者は「膝が痛いのはときどきであり，歩きすぎると生じる」「生活には困ってない」といった状況かもしれない。その買い物というのも生活用品ではなく「楽しみにしている友人との買い物」かもしれない。看護師は対象者の発言の意図をよく知り，そのうえで「本人がどう対処したいと考えているのか」「その考えは現実的か」「どのような支援ができるか」を考えていくことが大切である。この例では，サポーターで支持すれば痛みなく歩行できる時間をのばすことができたり，友人との買い物の行き先を近くの店にかえたりするような工夫ができるかもしれない。

2　本人・家族などができる方法を見つけ出す

　苦痛の緩和や安楽の確保は，日常的に必要なケアである。地域で暮らす療養者の場合，病院や施設と違い，看護師などの医療職は一時的にしか側にい

ないため，医療職にしかできない方法で援助を行っても意味がない。

　たとえば，下肢に浮腫があり，重さやだるさを訴える対象者に対して，看護師は弾性包帯の使用を考えるかもしれない。確かに弾性包帯を使えば，浮腫に対して適度な圧に調整することができ，安楽を得られるかもしれない。しかし弾性包帯は，誰にでも巻けるわけではない。もし看護師がいるときしか弾性包帯を使用できないなら，家族や他職種などの支援者が実施できる弾性ストッキングや靴下のようなものを選択したほうがよいだろう。そのうえで，弾性ストッキングの着脱は多少のコツと力が必要であるため，家族や支援者が単独で行えるかどうかをアセスメントし，むずかしいようなら最適な補助具❶の検討と導入を家族や支援者と一緒に行ったほうがよい。

　なんらかの方法を導入する際，本人，家族や支援者と一緒にやってみて本当に可能かを確かめ，経済的にも問題ないかを相談しながら，本人あるいは家族や支援者の誰もができる方法を見つけ出すのが看護師の役割である。

7 呼吸・循環に関する地域・在宅看護技術

a 暮らしにおける呼吸・循環とその援助

　呼吸と循環は，まさに生命を支える活動である。通常は自律的に行われているが，その不調は人に死を連想させ恐怖をまねく。

　地域・在宅看護の場においては，加齢に伴う呼吸機能・循環機能の低下がありながら無症状で生活を営む人たちもいれば，慢性疾患の進行などにより，医療機器や薬剤の補助がなければ生命の維持が困難となる人たちもおり，求められるケアもさまざまである。

　呼吸と循環に関連する対象者と家族の看護ニーズを察知し，その個別性や暮らし，希望を尊重しながら，対象者の身体的・生理的基盤である生命活動，生命の基盤となる生活活動，そして社会活動を可能にするようなはたらきかけが必要である。

b 呼吸のアセスメント

　呼吸苦や呼吸困難などの呼吸器症状は，その人の QOL を低下させ，社会活動を大きく阻害する。そのうえ症状の悪化は，死にいたる可能性もある。

　病院の入院場面などと異なり，地域・在宅看護の場面では，常時医療職がいて頻繁に観察できる環境ではない。呼吸のような生命に直結する機能のアセスメントは，その1回がより重要になる。その人の「いつもどおり」から逸脱するような徴候が察知できたならば，五感をフルに活動させながら的確にアセスメントする。

─NOTE

❶弾性ストッキング着用の
　ための補助具

　以下のようにさまざまな
タイプのものがある。

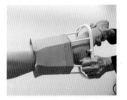
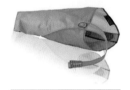

1 対象者のアセスメント

◆ 平常とその逸脱

「息があらい」「呼吸時に異音がある」「呼吸が苦しそう」「痰がからんでいる」「胸が苦しそう」など，呼吸や気道・肺に関するなんらかの徴候を感じとったら，その人の「いつもどおり」を知り，そこからどれほど逸脱しているかをアセスメントする。

たとえば，「呼吸が苦しい」「痰がからんでいる」のは，「昨日からかぜぎみ」だからかもしれない。その人が「いつものかぜ薬を今朝から飲んでいるからだいじょうぶ」と言うなら，本人のセルフケアにまかせて様子をみればよいだろう。けれども，「今朝から息が苦しくて。いままでこんなことなかったのに……」ということなら，重要な問題がないか，なんらかの対応が必要かなどをアセスメントしていく。とくに医学的な異常がない場合があっても，本人が「いつもより息が苦しい」などととらえていれば，本人の主観的な苦しみが解消するように対応を考える。

呼吸困難や肺炎の徴候など，生命に直結するような重大な呼吸器症状や，持病の顕著な増悪があれば，すぐに医療機関につないだり，救命救急処置を行ったりするなど，緊急の対応が必要である。

◆ 呼吸のフィジカルアセスメント

▌対話から始まるフィジカルアセスメント

対話や視診におけるアセスメントにより「いつもどおりからの逸脱」があり❶，それがたとえば心不全や喘息の増悪などの大きな異常の徴候である可能性があれば，さらなるアセスメントを行い，要点をしぼってフィジカルアセスメントを行っていく（◉表 2-16）。たとえば，その人に心臓の持病があり，左心不全による肺水腫を疑うことができるなら，背部の下肺野を聴診して肺音の減弱がないかを確認するなどである。このように，地域・在宅看護の場面では早期発見や予測のための症状アセスメントの知識が重要になる。

触診や聴診などを行う際はもちろんきちんと目的を説明し，相手の了解を得てからプライバシーに配慮したうえで実施する。肺音などは，場合によっては薄いシャツの上から聴取してもよい。

▌事前の情報把握が可能な場合

事前に現病歴や既往歴，生活状況などがわかる外来看護や訪問看護，施設看護などの場面なら，自覚症状の訴えなどがなくても，あらかじめ生じそうな問題を予測しておき，効果的にアセスメントを行う。

たとえば，脳卒中の後遺症を伴う対象者や長い療養生活で寝たきりの状態にある対象者は，嚥下機能の低下や体力低下により自力で排痰することが困難になっている場合があり，状態によっては排痰法（◉182 ページ）につなげることも視野に入れて，呼吸音から痰の貯留の有無を確認する。また，免疫機能が低下している対象者の場合，肺炎などの感染をおこさないよう，感染

NOTE

❶対話のなかで，呼吸数や呼吸の仕方，胸郭の動かし方，姿勢，チアノーゼの有無（唇・爪の色など），ばち状指の有無，爪の状態（酸素が足りないともろくなる）などをアセスメントする。

○表2-16 呼吸器症状から疾患・異常をさぐるための質問

症状	質問	疑われる異常・疾患
咳嗽 （がいそう）	いつから続いていますか？	急性→かぜ症候群，急性気管支炎，肺炎など 慢性→気管支喘息（ぜんそく），咳喘息，肺結核症，慢性閉塞性肺疾患（COPD），肺がんなど
	乾いた咳（せき）ですか？	乾性咳嗽→肺結核症，咳喘息，肺がんなど
	痰がからんだ咳ですか？	湿性咳嗽→気管支喘息，COPD など
	夜間や早朝におこりやすいですか？	気管支喘息
喀痰	さらさらして透明ですか？	漿液性痰（しょう）→かぜ症候群，肺水腫など
	ねばねばして，白色か黄色ですか？	粘液性痰→肺炎，気管支炎，気管支喘息，COPD，肺結核など
	緑色・黄緑色・茶色などですか？	膿性痰→肺炎，気管支炎，そのほかの細菌感染
	血は混じりますか？	肺がん，肺結核を含むさまざまな疾患の可能性
呼吸困難	いつから苦しくなりましたか？	突然→気胸，肺血栓塞栓症，肺梗塞，誤嚥（ごえん），心筋梗塞など 前からあったが急に増悪→喘息発作，COPD の急性増悪など 徐々に→慢性心不全・肺炎・貧血など
	夜間に苦しくなりますか？	心不全（急性左心不全），気管支喘息など
	早朝に苦しくなりますか？	気管支喘息，COPD など
	息苦しさは悪化していますか？	気胸，COPD の急性増悪など
	息苦しさはよくなっていますか？	軽度の喘息発作，過換気症候群など
	動くと息苦しいですか？	左心不全，労作性狭心症など

※必要性に応じて，これらの質問を会話にさりげなくおりまぜながら，呼吸症状の原因や緊急性などを把握していく。

の徴候がないか，痰の色などから観察し，状況によって予防的なケアを提供する必要がある。痰の状況（量・色・粘稠度（ねんちゅう）など）は，看護場面で直接確認できないことも多く，介護者や家族などに聞くなどの情報収集が必要である。

慢性閉塞性肺疾患（COPD）などにより在宅酸素療法を受けている対象者（●272ページ），神経難病などにより人工呼吸器を使用している対象者❶の場合，呼吸の管理とケアは，対象者の生命に直結する重要な看護である。それぞれの治療法や使用する医療機器の操作方法を熟知し，それをふまえた入念なアセスメントが求められる。

◆ 日常生活の状況と活動・参加のアセスメント

フィジカルアセスメントと合わせて，呼吸状態に関係する日常生活状況，および活動・参加についてアセスメントし，看護ニーズを把握していく。

● **日常生活の状況** 呼吸にわるい生活習慣（喫煙など）はないか，日中の活動はどのくらいか，臥床している時間はどのくらいか，1日の生活リズムはどうかなどを確認する。呼吸と姿勢・動作は密接に関連しているため，基本動作である寝返り・起き上がりの状況，移乗，立ち上がり，歩行状況をアセスメントする。日常生活動作と症状の関係性の把握も重要である。どのような動作のときに，どのような症状が出現するかを確認する。移動・排泄・入浴などは呼吸苦を伴うことが多いため，アセスメントが必要である。

● **症状と活動・参加の関係性**　呼吸器症状がその人の活動（あらゆる生活行動や仕事・余暇活動などを含む）や参加（家庭や社会に関与し役割を果たすこと）にどの程度の影響を与えているかもアセスメントする。

◆ 心理的アセスメント

　息苦しいという自覚症状は，強度の不安を伴う。「動くと苦しい」などの訴えをていねいに聞き，本人や家族と一緒になって対応を考えるなど，相手に寄り添ったかかわりが重要である。

◆ その他

　既往歴や現病歴にない疾患，服薬状況が呼吸状態に影響している場合もある。たとえば，うっ血性心不全などの心疾患や貧血などの疾患，抗がん薬やステロイド薬などの副作用として呼吸苦が生じることがある。また，気管支喘息なのに定期的な服薬をしていない場合もあるだろう。服薬状況を確認するほか，未知の疾患の可能性を念頭において情報収集をはかることも大切である。

2 環境のアセスメント

◆ 居宅環境のアセスメント

　居宅環境の改善によって呼吸器症状を緩和させることができるか，増悪を防止できるかをアセスメントする。呼吸管理を必要とする療養者の病状を悪化させる一番の原因は感染であるため，感染予防も念頭におく。

　ハウスダスト❶など，居宅環境が呼吸器症状の原因，あるいは増悪要因である場合もある。場合によっては，換気や清掃状況，ペットの有無などを把握し，環境の改善をはかる必要がある。しかし，本人や家族の生活習慣や考え方，あるいは価値観を第一に考える。

　動作に伴う呼吸苦がある場合は，動きやすい環境を整える視点でアセスメントすることも重要である。たとえば要介護状態の対象者の場合，ベッドは対象者が端座位で床に足底がつく高さであるか，安全に移乗するためのベッド柵が備えられているか，居宅から廊下への出入り，トイレや浴室までに段差はないか，生活動線はどうかなど，動作に伴う呼吸苦を軽減できる工夫はないかをアセスメントしていく。

◆ 居住地域のアセスメント

　その人が居住する地域の特性についてのアセスメントも重要である。

　呼吸器症状の原因，症状の増悪につながるような環境（排ガス，スモッグなど）がないか，活動・参加を制限するような道路・交通状況はないか，本人の行動範囲はどのようかなどを把握する。

　重篤な呼吸器症状や人工呼吸器などの在宅医療機器のトラブルは命に直結するため，地域の医療状況の把握も重要である。近くに呼吸器症状を診療可

▱NOTE
❶ハウスダスト（室内塵）
　家の中のほこりに含まれる粒子径 1 mm 以下の微粒子をいう。人体から出たアカやフケ，動物の毛やフケ，ダニのフンや死骸，カビ，細菌，花粉，繊維のくずなどからなる。

能な診療所や病院はあるかなどを把握しておく。

◆ 人的環境のアセスメント（介護力を含む）

　介護が必要な対象者の場合，とくに事前把握が重要になる。家族の関係性や役割分担，おもな介護者を把握し，介護力をアセスメントしていく。

▌介護力のアセスメント

　介護力のアセスメントでは，まず介護者の健康状態や体力を把握する。呼吸苦を増強させないような動作介助などは，介護者にも負担がかかる。家族の介護の知識，介護にあてる時間などをアセスメントし，無理なく介護を継続できるように在宅介護を支えるサービス体制などの条件を整える必要がある。

　次に，在宅生活における呼吸管理・ケアについての知識と理解を把握する。対象者の呼吸器疾患や障害，呼吸苦などの症状について，生活上の具体的な場面と関連づけて理解しているかを確認する必要がある。

　在宅酸素療法や人工呼吸器などの医療機器を使用している場合は，安全な使用や管理ができているかも重要なアセスメント内容である。機器に対する理解度，手技の確認，コミュニケーションの方法，緊急時の対応方法について知っているかなどを確認する。また，対象者や介護者が運動療法や呼吸法，排痰法などについて正しい知識をもっているかも確認する。

▌社会資源のアセスメント

　医療保険や介護保険などのフォーマルサービスだけでは十分な支援がむずかしい状況では，インフォーマルサービスの利用も重要になってくる。たとえば筋萎縮性側索硬化症（ALS）の患者ならば，一般社団法人日本ALS協会がさまざまな相談事業を行っている❶。ALS患者の生活支援ボランティアを行っている団体もある。このほか，療養者のエンパワメントに役だつような社会資源もある。たとえば，「呼吸不全友の会」や「在宅酸素療法患者会」などの患者会・家族会の活動もある。このような社会資源について情報収集しておくことも重要である。

C 循環のアセスメント

　心臓や血管は生命の維持に欠かせず，その機能低下や障害は生命の危機に直結する。循環の障害は，急性心筋梗塞や大動脈解離，致死性不整脈など突発的な急変をもたらすほか，循環と呼吸が密接に関連していることから，呼吸苦としてあらわれることが多い。代表的なのが慢性心不全の症状としてあらわれる呼吸器症状である。地域で暮らす高齢者に，慢性心不全をもつ人は多い。

　このほか，地域・在宅看護場面では，生活習慣病である高血圧や脂質異常症などへの対応も重要である。自覚症状が乏しいなか，その人の健康やQOLを維持するために，長期のかかわりが必要になる。脳梗塞や肺血栓塞栓症などを引きおこす血栓の予防や，活動・参加を阻害する浮腫への対応なども重要である。

□NOTE

❶一般社団法人日本ALS協会は，非営利団体として1986（昭和61）年に設立された患者・家族・医療職・介護職・研究者などが参加する支援団体である。会員になれば，ALS相談室で療養や社会資源に関する相談を受けることができる。

　また，循環は全身の体温調節にも重要な役割を果たす。うつ熱や低体温症などが生じるようであれば，そのときの対応について助言する。

　医療機器を使用している患者としては，ペースメーカー装着者が多く地域で暮らしている。地域・在宅看護としてとくにケアが必要な場面は少ないが，念頭におく必要がある。胸腔ドレーン施行中の患者の在宅療養，補助人工心臓装着患者の在宅療養なども一部では行われているが，まだ一般的ではない。

1 対象者のアセスメント

　「動悸がある」「胸が苦しい」「胸が痛い」「むくみがある」「顔がほてる」「手足が冷える」など，循環に関するなんらかの訴えがあったら，その人の「いつもどおり」を知り，そこからどれほど逸脱しているかをアセスメントし，看護ニーズをさぐっていく。

　もちろん，突然の胸痛など，生命に直結するような重大な循環器症状や，持病の顕著な増悪があれば，すぐに医療機関につないだり，救急救命処置を行ったりするなど，緊急の対応が必要である。

◆ 循環のフィジカルアセスメント

▌ 対話から始まるフィジカルアセスメント

　呼吸のフィジカルアセスメント同様，対話や視診などのアセスメントにより，「いつもどおりからの逸脱」があれば，さらなるアセスメントを行う。ただし，突然の胸痛は，心筋梗塞，急性大動脈解離，肺塞栓症，致死性不整脈などの緊急対応が必要な疾患の可能性があるため，それぞれの胸痛の特徴について理解しておきたい（●表2-17）。

▌ 事前の情報把握が可能な場合

　事前に現病歴や既往歴，生活状況などがわかる外来看護や訪問看護の場面なら，自覚症状の訴えがなくても，あらかじめ生じそうな問題を予測しておき，効果的にアセスメントを行う。

●表2-17　胸痛から疑われる疾患・異常

胸痛の状態	疑われる異常・疾患
背部から前胸部にかけての引き裂かれるような激しい痛み	急性大動脈解離
感冒などの先行感染があった場合の前胸部の鋭い痛み（肩や頸部への放散あり）	心膜炎，心筋炎
労作時に生じる，胸が締めつけられるような痛み	大動脈弁狭窄症，肥大型心筋症
痛みが心臓の鼓動に一致する	不整脈
突然の胸痛と呼吸困難	肺塞栓症（長期臥床や術後の場合はリスクが高い），気胸
数日以上続き，深呼吸や体位変換，咳によって増悪する胸痛で，発熱・咳・痰を伴う	胸膜炎，肺炎，気管支炎
指1本で示せる範囲の限局した鋭い痛みや局所の圧痛	筋骨格系の痛み
肋間神経走行に沿った鋭い痛み	肋間神経痛

　たとえば慢性心不全をもつ人の場合，軽度では労作時の息切れ，重度では安静時の呼吸困難などの症状が出現する。また，右心不全の場合は，下腿を中心とする浮腫が生じる。重篤な不整脈の既往や動悸の訴えがあれば，心音を聴取する。動悸は注意が必要な不整脈の徴候，胸痛は心筋梗塞・狭心症・肺梗塞などの徴候の可能性もあり，症状を注意深く把握する。臥床時間が長い対象者の場合，血栓への対応も重要である。ペースメーカー装着者の場合は，活動や服薬の状況について情報収集する。高血圧や脂質異常症の対象者については本人のライフスタイルを尊重しながら，コントロール状況について確認しておく。

◆ 日常生活の状況と活動・参加のアセスメント

　フィジカルアセスメントと合わせて，循環状態に関係する日常生活の状況と活動・参加についてアセスメントしていく。

　慢性心不全があるなら，重症化を予防するために，服薬状況の把握（服薬中断などがないか，心不全を悪化させる薬物を服用していないか），食事などの生活習慣（食べ過ぎはないか，塩分は制限しているか），過労やストレスはないかなどをアセスメントする。感染も心不全を悪化させるため，予防が大切である。

　高血圧や高脂血症があれば，日常生活の状況を把握し，改善できることはないか，本人の自己コントロールをたすけるためにはどうすればよいかを考えながら情報収集やアセスメントを進めていく。

　ここでも，あくまで本人の意向が第一であることを念頭におく。

◆ 心理的アセスメント

　慢性心不全の「すぐに疲れてしまって身体が思うように動かない」「手足がむくんで重い」「動くと息が苦しい」などの自覚症状は，本人の役割遂行を妨げる。維持治療が中心になるため，本人の意欲やQOLをどう保っていくか，本人や家族と一緒になって考える姿勢が必要である。

2 環境のアセスメント

　環境が問題になるのは，慢性心不全などで呼吸苦や活動制限などが生じた場合がほとんどであるため，基本的には呼吸の項を参考にしてほしい。循環症状からくる活動制限や全身倦怠感は，本人の役割遂行をそこなう。本人の家族役割に変化がないか，そのことで葛藤が生じていないかアセスメントする必要があるだろう。

　冒頭で述べたように，循環器疾患は突発的な急変をもたらす。いざというときのための備えや，近隣との関係などもアセスメントしておく。

　社会資源としては，「日本心臓ペースメーカー友の会」❶などのペースメーカー装着者のピアグループが全国にあり，貴重な情報交換や癒しの場になっている。

□NOTE
❶心臓ペースメーカー装着者の有志によって1970（昭和45）年に設立された。会員向けの勉強会の開催や情報提供，会員間の相互交流などの活動を行っている。

d 援助の方法

1 セルフケアのための援助

◆ セルフモニタリングの支援

その人がより健康になるため、疾病の増悪を防ぐため、セルフモニタリングができるような方法を助言することは、重要な看護である。本人と家族が、身体についての「いつもどおり」と「いつもと違う」を知ることが大切である。

▌ 呼吸のセルフモニタリング

呼吸苦などで低酸素状態が続いている人なら、パルスオキシメータ❶を用意し、経皮的動脈血酸素飽和度をこまめに測定し、自身の体調や活動状況との関係性を把握してもらうとよい。また、労作時の息切れについては、MRC 息切れスケール❷などに基づいて、程度を把握できるようなしくみをつくるとよい。

▌ 循環のセルフモニタリング

血圧をこまめにはかり、心拍数も確認してもらい、その日の体調や活動状況との関係性を把握してもらうとよい。寒暖の差による変化も重要である。

また、高齢者は、暑さや寒さを感じにくく、体温調節の機能も低下しているため、発熱やうつ熱、低体温に気がつきにくい。夏季には熱中症の症状や対策についての知識を確認し、こまめな水分補給や体温測定をすすめる。

◆ 活動・参加の援助

在宅療養者の場合、戸外に出て新鮮な空気を吸ったり気分転換をはかったりすることも、呼吸症状の緩和や増悪の防止に有効なことがある。対象者の呼吸症状や苦しみに配慮しつつ、外出へと誘導するかかわりが重要である。在宅酸素療法の鼻カニューレや気管カニューレの挿入による外見上の変化によって外出を控えてしまう場合もあるため、そのような様子がみられたら対応を考える❸。自室から玄関までの通路や、戸外に出るまでの通路など、呼吸苦を増大させ、活動を制限するような環境がないかどうかもアセスメントしていく。

なお、日常生活や活動・参加は、本人の価値観や生き方が大きくあらわれる部分でもある。たとえば、呼吸苦や咳嗽があっても、喫煙がその人の大きな楽しみであり、本人に禁煙するつもりがまったくなければ、一方的に指導したりするのではなく、本人の意向を尊重しつつ、より健康になれる方法を一緒に考えていく。

NOTE

❶パルスオキシメータ
経皮的動脈血酸素飽和度（Spo_2）と脈拍数を測定するための機器である。赤色光と赤外光の出る装置（プローブ）を指に装着することで測定する。コロナ禍をきっかけに家庭用のものがドラッグストアなどでも購入できるようになったが、パルスオキシメータは「医療機器等の品質，有効性及び安全性の確保等に関する法律」（薬機法）で健康に一定の影響を与える管理医療機器に分類されており、できれば医療用を使うことが望ましい。
❷呼吸困難の客観的な評価を行うためのスケールである。修正 MRC スケールがおもに用いられている。
❸カニューレが目だたないように、メガネと一体型になっているもの、ヘッドホンとマイクのような形状のものなど、さまざまな商品がある。

2 機能の維持・向上を目ざすケア

◆ 呼吸法・呼吸リハビリテーション

適切な呼吸法の訓練や，呼吸リハビリテーションを通じて，呼吸機能の維持や向上を目ざす。呼吸の仕方，呼吸の姿勢，呼吸筋の低下などが呼吸症状の一因であるなら，その改善や呼吸筋の増強などによってかなりの改善ができる。自宅で継続してもらえるよう，最初は一緒に行いながら効果を実感してもらう。姿勢の改善，口すぼめ呼吸，腹式呼吸，正しい姿勢でのウォーキングなどの方法がある。

◆ 排痰ケア

排痰ケアは，看護師がいるときに一時的に行うだけでは効果が得られない。本人と家族が日常的に継続できる方法を一緒にさがし，本人と家族が自身でできるように協力していく。具体的な手技は，専門分野「基礎看護学」の「基礎看護技術」において学習した「排痰ケア」の内容を参考にしてほしい。ここでは，地域・在宅看護場面で行う場合の注意点やポイントなどを紹介する。

▌咳嗽介助，ハフィング

咳嗽が多く，痰がからむなどの自覚症状が強いときの効果的な方法として，家族と一緒に行ってみるとよい。本人と家族が日常的に継続できる方法をともにさがすことが大切である。ただし，高齢者や心疾患患者に行う場合には注意が必要である。

▌呼吸理学療法

体位ドレナージ，叩打法，振動法，スクイージングなど，さまざまな方法で排痰を促す。「基礎看護技術」で習得した方法をふまえつつ，その人や家族が実践でき，かつ，そのなかで最も効果的な方法をさがしていく。

人工呼吸器を装着している患者であれば，人工呼吸器の設定を確認し，呼吸器回路や挿管チューブや気管切開チューブに負担がかからない体位ドレナージの方法を医師や理学療法士などと確認しておく。

体位ドレナージは循環動態に大きな影響を与えるため，実施後は心拍数や血圧などの確認が重要である。また，誤嚥性肺炎にも注意が必要である。

◆ 吸引

吸引は，①自力での痰の喀出が困難，②痰の量が多い，③全身の衰弱や意識障害がある，④嚥下機能の低下や誤嚥がある，⑤気管切開を受けている，などの療養者に行われる。基本的な手技は病院の場合とかわらないが，使用する吸引器はすえ置き用の卓上タイプやポータブルタイプになる。また，停電時などの非常時には，電源がなくても使用できる足踏み式の吸引器などを使用する（◯図2-49）❶。

地域・在宅看護の場面では，看護師がいないときに家族や介護職が適切に

▭**NOTE**
❶吸引器は，介護保険の福祉用具貸与の対象外のため，介護保険外レンタルとなるが，障害者や難病患者等で障害支援区分認定を受けている場合は，「障害者総合支援法」に基づき市区町村が行う地域生活支援事業の日常生活用具給付等事業として給付の対象になる。

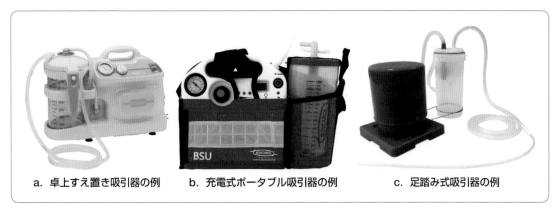

a. 卓上すえ置き吸引器の例　　b. 充電式ポータブル吸引器の例　　c. 足踏み式吸引器の例

◎**図 2-49　在宅療養で用いる各種の吸引器の例**
（写真提供：〔a〕新鋭工業株式会社，〔b〕Oscar Boscarol，〔c〕アモレ株式会社）

吸引を行えるように支援することが重要である。そして，訪問時には，吸引による口腔内・鼻腔内の傷はないか，呼吸状態は良好か，副雑音はないか，機器の動作に問題はないかなどを確認する。

◆ 末梢循環促進ケア

　活動量の乏しい対象者の場合は，末梢循環不全による下肢血栓や下肢静脈瘤のリスクが生じる。また，慢性心不全などの患者は下肢の浮腫が生じやすい。まずはなるべく歩行をすすめたり，椅子に座っている間や台所などで立ち仕事をしている間などに，こまめに脚を動かすよう助言したりする。看護場面で下腿マッサージを行ったり，自身で行えるストレッチやマッサージの方法を教えたりするのもよい。下肢血栓や下肢静脈瘤の進展がみられたときは，弾性ストッキング❶の使用を検討する。

3　機能を補う方法の提案と実施

　機能の維持・向上をはかるケアだけでは状態がよくならない場合，在宅酸素療法（HOT），在宅人工呼吸療法（HMV）などが選択される。これらの方法のなかには，侵襲性の高いものがあり，また選択にあたる患者・家族には「一度，施行したらもとの状態には戻れない」などの思いもあるため，その苦悩は深刻な場合が多い。

　看護師は，地域・在宅看護を継続中に病状の進展によってこれらの方法を療養者や家族が選択する場面に遭遇したり，療養者が病院でこれらの方法を施行して自宅などに退院後，訪問看護を行ったりしてかかわる場合が多いだろう。ここでは，それぞれの方法と，それらの方法の選択にかかわる意思決定の支援について説明する。

◆ 在宅酸素療法（HOT）

▌在宅酸素療法（HOT）とは

　在宅酸素療法は，home（在宅），oxygen（酸素），therapy（療法）の頭文字

をとって **HOT**（ホット）とよばれることが多い。HOT は，からだの中に酸素を十分に取り込めない慢性呼吸不全の状態や肺高血圧症，慢性心不全などの状態の療養者に対し，在宅で酸素吸入を行う療法である。

わが国では，1985（昭和 60）年に健康保険の適用が認められ，その後，全国的に普及した。HOT の施行により，呼吸困難感やそれに伴う不安感を軽減して安心した生活を過ごすことができるようになり，社会復帰や QOL の向上がはかることができる。

しかし，HOT を行うだけでは，活動性や肺機能の低下をまねくおそがある。そのため，近年では残された肺の機能や呼吸筋を最大限に使えるように，呼吸理学療法や上下肢の筋力訓練などを取り入れた包括的呼吸リハビリテーションが行われ，HOT もその一部として位置づけられている。

健康保険による HOT の適応条件

次の場合に健康保険による HOT の適応が認められている。

①**HOT 適応の対応疾患**　高度慢性呼吸不全例，肺高血圧症，慢性心不全，チアノーゼ型先天性心疾患および重度の群発頭痛。

②**高度慢性呼吸不全例のうち，対象となる患者**　動脈血酸素分圧（PaO_2）55 mmHg 以下の者，および PaO_2 60 mmHg 以下で睡眠時または運動負荷時に著しい低酸素血症をきたす者であって，医師が在宅酸素療法が必要であると認めた者が対象となる。なお，適応条件の判定には，パルスオキシメータによる経皮的動脈血酸素飽和度（SpO_2）から推測した PaO_2 を用いることが可能である。

③**慢性心不全のうち，対象となる患者**　ニューヨーク心臓協会（NYHA）分類で重症度がⅢ度❶以上で，睡眠時にチェーン-ストークス呼吸がみられ，1 時間あたり無呼吸または低呼吸の数が 20 以上であることが睡眠ポリグラフィーで確認されている場合が対象となる。

HOT の選択にかかる自己決定支援

HOT の導入を選択する療養者は，長年，息切れや呼吸困難をかかえており，QOL の改善をはかるために導入することが多い。そのため，本人が選択の場面で思い悩むことは比較的少ないが，病気の進行や HOT 導入そのものに対する心理的苦痛は大きいため，配慮が必要である。患者・家族の心理的苦痛が大きいことがらは，鼻カニューレの装着によるボディイメージの変化，酸素ボンベを持ち歩かなければいけないことによる活動の制限，維持費用などの金銭面の負担である。導入のメリット・デメリットをていねいに説明し，自己決定を支援する。

HOT を受ける療養者の地域・在宅看護は 186 ページで説明する。

◆ 在宅人工呼吸療法（HMV）

在宅人工呼吸療法（HMV）とは

在宅人工呼吸療法（HMV❷）とは，病院で行われる人工呼吸器を用いた呼吸管理を，医師や看護師などの支援のもと，在宅療養の場で行うものである。HMV は，本人に十分な説明をしたうえで，本人の意思に基づいて行う必要

がある。

● **HMV で使用する機器**　HMV に用いる人工呼吸器は，病院で用いるものに比べてコンパクトかつ軽量で，外出にも適している。機器の設定は在宅療養に必要なものに限定されており，家庭での利用に配慮してバッテリーを内蔵するなどの安全対策が講じられている。機器は高額であるが，わが国では健康保険の適用となっており，医療機関を通じて専門業者からレンタルすることができる。

● **HMV の種類**　人工呼吸療法にはマスクを装着して行う**非侵襲的陽圧換気（NPPV❶，** ●190 ページ）と，気管挿管や気管切開を行って挿管チューブや気管切開カニューレに人工呼吸器の回路を装着して行う**侵襲的陽圧換気（IPPV❷）**がある。気管切開を伴う IPPV を**気管切開下陽圧換気（TPPV❸，** ●197 ページ）とよぶ。在宅療養者では，呼吸困難を軽減することや，気管内吸引を管理しやすくすることを目的として，疾患の進行に合わせて気管切開が行われ，TPPV に移行するケースが多い。とくに近年の NPPV 利用者の増加を背景として，NPPV から TPPV に移行する数が増えてきている。TPPV は療養者の発声を制限するため，呼吸障害だけではなくコミュニケーション障害に対する支援も必要となる。

NOTE
❶NPPV：non-invasive positive pressure ventilation の略。
❷IPPV：invasive positive pressure ventilation の略。
❸TPPV：tracheostomy positive pressure ventilation の略。

HMV の適応条件

　HMV は，呼吸が十分に行えず，低酸素血症や高炭酸ガス血症となりやすい在宅療養者の換気機能を補助・代行するために，医師の指示のもとで行われる。呼吸障害の原因となる疾患は，筋萎縮性側索硬化症（ALS）や筋ジストロフィーなどの神経・筋疾患，外傷などによる脊髄損傷，肺結核後遺症や慢性閉塞性肺疾患（COPD）などの呼吸器疾患，睡眠時無呼吸症候群など，さまざまである。低酸素血症が重度の場合には在宅酸素療法（HOT）を併用し，酸素濃縮器で発生させた酸素をチューブで人工呼吸器に送る場合もある。

　在宅人工呼吸療法を受ける療養者は，入院して行われる人工呼吸療法の患者に比べ，全身状態がおおむね安定している。しかし，とくに自発呼吸が消失した療養者において，呼吸トラブルは死に直結する可能性があり，家族のみならず医師（訪問診療医，専門医）や訪問看護師，介護職員，医療機器レンタル会社の職員などの専門家が連携して，HMV を安全に行える体制を整備することが必要である。

HMV の選択にかかる自己決定支援

　HMV の導入は医療機関において行われる。慢性の経過をたどる疾患の場合には，自身の今後の機能喪失に直面することにもなるため，緩和ケアを提供することになる。HMV の導入によって，どのような生活になるのか，家族などの介護者はどのような介護が必要になるのか，どのような支援体制がつくられるかなどのイメージを共有し，場合によっては同病者によるピアサポートなども行い，十分な情報提供のうえで自己決定ができるように支援する。

　機器の操作や，故障・トラブル時の対応など，対象者や家族の不安は大きい。また，気管切開の場合はボディイメージの変化が大きく，発声制限が生

じるなど，本人や家族の苦悩は大きい。また，一度 TPPV に移行すると不可逆的なケースが多いため，対象者の霊的苦痛にも配慮が必要である。アドバンスケアプランニングと並行しながら時機をみた十分な説明と支援が重要である。

HMV を受ける対象者の地域・在宅看護は 190 ページより説明する。

e 呼吸・循環における医療管理レベルの高い療養者の援助

1 在宅酸素療法（HOT）を受ける療養者の援助

◆ 在宅酸素機器レンタルシステム

HOT の機器のうち，酸素を供給するための酸素供給機器と酸素ボンベは，「在宅酸素管理指導」として健康保険の適用になっている。医療機関が酸素機器業者に業務を委託し，酸素機器業者がレンタル機器の設置や説明，保守点検や管理を行うというレンタルシステムが確立している（◉図 2-50）。

◆ 在宅酸素機器の特徴

在宅酸素機器は，療養者の病状や家庭環境・行動範囲に合わせて種類を選択する。酸素供給器（酸素濃縮器，液体酸素），酸素ボンベには，それぞれ次のような特徴がある。

▌**酸素供給器**

①**酸素濃縮器** 酸素濃縮器は，部屋の空気を取り込んで，そこから窒素を取り除き酸素を濃縮して供給するタイプの機器である（◉図 2-51-a）。操作が簡便で安全性が高いが，電気代がかかり，フィルターの交換や精製水の補給などの手間がかかる。また，停電時には使用できないため，あわせて酸素ボンベの準備が必要である。

②**液体酸素** 酸素は −183℃ で液化できる。この液体酸素を少しずつ気化

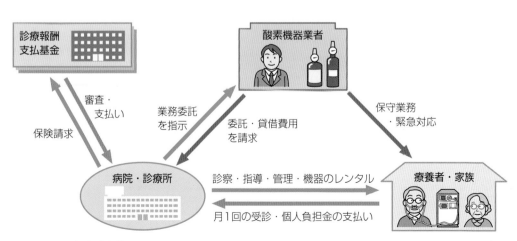

◉図 2-50　在宅酸素機器レンタルのシステム

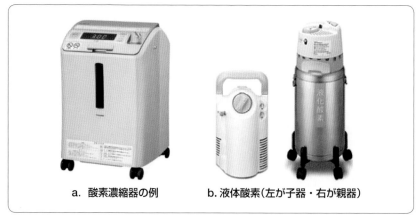

a. 酸素濃縮器の例　　　b. 液体酸素(左が子器・右が親器)

◉図 2-51　酸素濃縮器の例
(写真提供：〔a〕帝人ファーマ株式会社，〔b〕市村酸素株式会社)

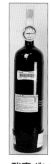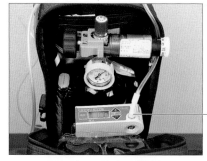

デマンドバルブ装置

a. 酸素ボンベ　　　b. デマンドバルブ装置

◉図 2-52　酸素ボンベとデマンドバルブ装置

させることで気体の酸素を供給し，高濃度(99.5%)・高流量を確保する酸素供給器である(◉図 2-51-b)。液体酸素は親器から子器に充塡が可能で，携帯用の子器は小型で軽量のため，持ち運びが便利である。また，電気代がかからず停電時にも使用できる。

酸素ボンベ

　200～500 L のアルミ合金製のボンベや強化プラスチックを用いた軽量ボンベから酸素を供給する。外出時や酸素濃縮器が故障したときなど緊急用として用いられる(◉図 2-52-a)。デマンドバルブ装置は，吸息時だけ酸素が流れるしくみで，酸素使用時間を延長することができる(◉図 2-52-b)。

酸素カニューレ

　酸素カニューレはプラスチック製の鼻カニューレ❶が一般的に使用されている。鼻カニューレは長期使用でかたくなるので 3～4 週間で交換する。

◆ 在宅酸素機器の設置場所と留意点

　在宅酸素機器は，生活の動線を考え，直射日光や火気を避けて設置する(◉図 2-53)。酸素は燃焼をたすける性質があるため，近くに火気があるとチューブや衣服などへの引火を引きおこしやすい。タバコやろうそく，線香

<hr />

NOTE

❶鼻チューブともよばれる。酸素供給装置から送られてきた酸素を鼻から供給するカニューレである。鼻の下に固定して用いる。

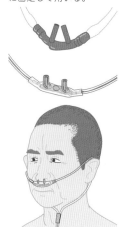

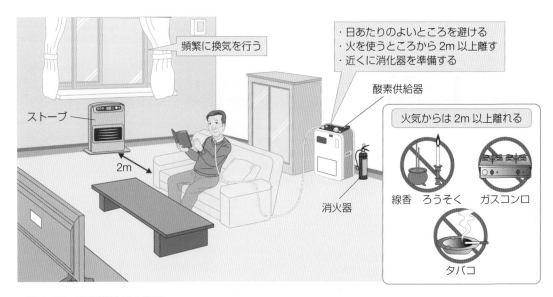

頻繁に換気を行う

・日あたりのよいところを避ける
・火を使うところから 2m 以上離す
・近くに消化器を準備する

酸素供給器

ストーブ

2m

火気からは 2m 以上離れる

線香　ろうそく　ガスコンロ

タバコ

消火器

○**図 2-53　酸素供給器の設置**
酸素自体が燃えることはないが，酸素には，燃えているものをさらに燃えやすくする性質がある。

などの火気の取り扱いには十分に注意する。

　実際，酸素を装着したままタバコを吸い，鼻や顔にやけどする事例や，仏壇から火災を引きおこす事例が毎年おこっている。そのため，2010（平成22）年には，厚生労働省から注意喚起を促す下記の通知が出されている。なお，療養者だけではなく家族やまわりの人も，療養者や酸素機器の近くでは禁煙をまもる必要がある。

■**在宅酸素療法における火気の取扱いについて（注意喚起及び周知依頼）**
1. 在宅酸素療法を受けている患者やその家族等に対して，以下の点を説明し，酸素吸入時の火気の取扱い等について，注意喚起すること。
 1)高濃度の酸素を吸入中に，たばこ等の火気を近づけるとチューブや衣服等に引火し，重度の火傷や住宅の火災の原因となること。
 2)酸素濃縮装置等の使用中は，装置の周囲 2 m 以内には，火気を置かないこと。特に酸素吸入中には，たばこを絶対に吸わないこと。
 3)火気の取扱いに注意し，取扱説明書どおりに正しく使用すれば，酸素が原因でチューブや衣服等が燃えたり，火災になることはないので，過度に恐れることなく，医師の指示どおりに酸素を吸入すること。
2. 注意喚起を実施する際に使用するための文書や動画等の資材は，各酸素濃縮装置等の製造販売業者又は販売業者から提供されるので，適宜活用すること。

（厚生労働省：在宅酸素療法における火気の取扱いについて〔注意喚起及び周知依頼〕，平成 22 年 1 月 15 日付け医政総発 0115 第 1 号・医政指発 0115 第 1 号・薬食安発 0115 第 1 号通知）

◆ 日常生活の管理

▌HOT 導入時の看護

　対象者や家族に疾患の理解・酸素の必要性・使用方法について説明する。酸素吸入の受容が不十分のままでは，十分な治療効果が望めないだけではなく，予期せぬ事故の原因となりやすい。そのため，対象者や家族が受容できるように，わかりやすい説明を心がける。

▌維持期の看護

　在宅酸素療法を行っている対象者は，長い経過のなかで息切れに対する恐怖心から歩行や外出がおっくうになり，活動性が低下しやすい。それを予防するためには，治療を継続しながら呼吸理学療法や上下肢の筋力訓練・食事療法などを組み合わせた包括的呼吸リハビリテーションを取り入れ，対象者の状態に合ったプログラムを実施していく。また，いざというときにパニックにならないように定期的な機器の点検や，緊急時の対応や連絡方法について確認する。

▌チーム医療と連携

　緊急な状態の変化に備えて24時間緊急対応が可能な医療機関を選定する。さらに，包括的呼吸リハビリテーションを継続し，日々の体調管理を行うためにも早期に訪問看護を導入するとよい。対象者や家族には，病状の変化があれば医療機関や訪問看護ステーションに，機器が故障したときは酸素機器業者に連絡をするように指導する。見やすい場所に緊急時の連絡先をはり，外出時は連絡帳を携帯するようにしておくとよい。また，関係職種は顔の見える関係性を構築して，情報の共有や連携を円滑にして対象者や家族が安心して生活できるように支援していく。

◆ HOT に関する看護技術

　訪問看護の場面では，在宅酸素機器の管理や流量のチェック，カニューレの管理，パルスオキシメータによる SpO_2 の確認，呼吸音の聴取，呼吸困難感の有無などの観察を行う。看護師には，小さな変化も見逃さない観察力が必要である。そのため，日々新しい知識や情報を収集して，看護技術や能力の向上に努める必要がある。

▌悪化の兆候についての指導

　対象者や家族に慢性呼吸不全の悪化の兆候を示す症状を理解してもらい，早期発見・早期治療のために，下記の症状や不安がある場合はすぐに連絡をするように指導しておく。
　(1) 熱がある，だるさがある
　(2) 息切れが強い
　(3) じっとしていても動悸がする
　(4) 咳が出る，痰の量が多い
　(5) 尿量が低下し，手足がむくんでいる(心不全徴候)
　(6) 集中力がない

（7）眠けが強い，頭が痛い，気分が落ち着かない

正しい呼吸法の指導

慢性呼吸不全の療養者は，体力の消耗を防ぎ，呼吸器の負担を少なくするために，正しい呼吸法を身につける必要がある。看護師は，訪問看護などの場面で，繰り返し指導していく。

①**口すぼめ呼吸**　息を吐き出すときに口をすぼめることで気道の内圧を高めて気管支を広げ，肺にたまっている空気を出しやすくする呼吸法である。

②**腹式呼吸（横隔膜呼吸）**　横隔膜を効率よく上下に動かすことで，呼吸に必要な運動量を減らす呼吸法である。

③**労作時の呼吸法**　息切れを防ぐ呼吸法（1・2で吸って3・4・5で吐く）を心がけながら，ゆっくり自分のペースで歩行する。

感染予防

在宅療養者は高齢者のみの世帯が多く，室内の環境整備が不十分な場合も少なくない。介護支援専門員と情報を共有し，訪問介護などを利用して居室の掃除や換気が行われるように支援する必要がある。また，療養者だけではなく，家族・関係職種も手洗い・うがいを励行して感染予防に努める。

生活指導

動くと苦しいという経験から動くことへの不安感が生じ，活動性が低下しやすい。そのため，なるべく安全で効率的に移動ができるように生活動線を観察し，浴室やトイレでも酸素吸入が行えるように環境整備が必要である。

移動距離が長い場合は，椅子などを設置して休憩を取り入れながら移動ができるようにして，動作による呼吸困難感の軽減をはかるようにするとよい。

また，看護師は本人や家族の不安を受けとめ，少しずつ身体を動かすことができるように援助する。

災害時対応マニュアルの作成・活用

日ごろから災害や停電時に備えることが大切である。酸素ボンベを用意して残量を確認しておき，必要時は早めに酸素機器業者に連絡することや，本人や家族が酸素ボンベに切りかえるための手技を習得しているか確認をする。その際は呼吸困難予防と体力温存を考慮し，口すぼめ呼吸をしながら行うように指導する。

また，これらの内容を記載した災害や停電時の対応マニュアルを作成して，対象者や家族への確認などに活用する（○図2-54）。

2　非侵襲的陽圧換気（NPPV）を受ける療養者の援助

◆ 非侵襲的陽圧換気（NPPV）とは

非侵襲的陽圧換気（NPPV）は，気管挿管や気管切開という侵襲的な方法は用いず，マスクやマウスピースなどのインターフェイス（接続部）を使用して上気道から機械的に陽圧をかけ，換気を補助する方法である（○図2-55）。在宅では，慢性閉塞性肺疾患（COPD）や肺結核後遺症などの慢性呼吸不全，神経・筋疾患，睡眠時無呼吸症候群❶の療養者が多く使用している。

NOTE
❶睡眠時無呼吸症候群の患者は，日中の眠け・倦怠感などの症状を改善する目的で，就寝中のみ使用する。経鼻的持続陽圧呼吸療法（CPAP）とよばれる。

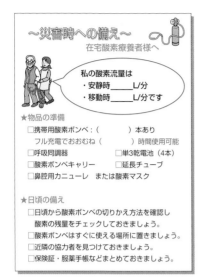

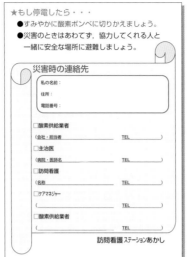

◐図 2-54　停電時のマニュアルの例

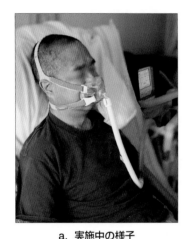

a. 実施中の様子

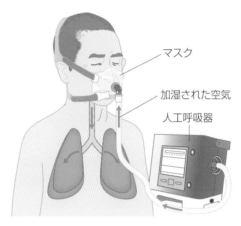

b. 空気の流れ

◐図 2-55　NPPV

▌NPPV の特徴

NPPV には，次のようなメリットがある。

①手術が不要のためにすみやかに導入できる　NPPV はインターフェイスを装着すればすぐに開始することができる。マスクのタイプもいろいろと選択可能であり，別の治療への切りかえもスムーズである。

②気管挿管や気管切開の留置に伴うリスクが少ない　NPPV は，自然に加湿された空気が上気道を通じて肺に送られるしくみであり，気道に気管カニューレなどの異物を留置しないため，気道の損傷や下気道の感染のリスクも少ない。

③QOL を維持できる　NPPV は，会話や食事の機能を保持することができ，チューブの抜去などを気にせずに自由な体位をとりやすいなど，IPPVと比べて QOL が維持できる。

　NPPV は，侵襲的な換気方法に比べて操作や管理が簡単なこともあり，在宅での使用が増加している。その一方で，マスクは不快感を伴い，顔の大部分をおおうマスクの装着に恐怖心をいだくことがあるため，本人の抵抗があり導入がむずかしいことがある。また，会話や食事ができるために重症度が過小評価されやすく，呼吸状態の悪化時や痰の増加時には，上気道以外の気道が確保されていないために，かえってリスクが高いというデメリットもある。

▌NPPV の効果

　NPPV の長期的な効果として，人工呼吸器関連肺炎（VAP）❶などの罹患率の低下や入院日数の短縮，予後の改善などが報告されている。急性増悪を防ぎながら在宅療養を長期に継続するためには，本人や家族の理解と協力のもと，病院と在宅の医師や看護師などが連携して導入時から維持期にかけての安全を確保し，QOL の維持・向上に向けた支援を行うことが重要である。

◆ NPPV の適応条件

　NPPV は，呼吸器疾患の急性増悪時や感染性肺炎，術後などの急性呼吸不全，神経・筋疾患，慢性閉塞性肺疾患（COPD）などの慢性呼吸不全の場合に適応が検討される。疾患ごとに基準となる状態が異なるため，検討の際は確認が必要である。

　一般的な適応の条件としては，マスクで換気を行うことが大半であるため，マスクの装着が可能であること，意識があって協力的であることが必要である。呼吸状態としては，気管挿管をしなくても気道が確保できていることが重要である。痰が多くて排痰が著しくむずかしい場合は，気道閉塞の危険性があるために注意を要する。また，循環動態が不安定な場合は，持続的に気道に陽圧がかかることで循環動態に影響を受ける可能性があり，慎重な判断が必要である。

　これら身体的な適応条件に加えて，在宅での長期の使用にあたっては，対象者本人と家族の希望や事情，在宅の療養環境，支援体制も含めて総合的に適応を判断する必要がある。

◆ NPPV の機器と管理方法

　在宅で使用する人工呼吸器は，病院用に比べて機能や構造がシンプルで故障しにくく，操作法が簡単でわかりやすい，電源確保が確実に行えるものが求められている。機器は基本的に，人工呼吸器と非侵襲的なインターフェイス，それをつなぐ回路で構成されている（●図 2-56）。回路には，フィルターや回路内の結露を回収・廃棄するウォータートラップ，必要に応じて加温加湿器などを組み込んで使用する。

▌インターフェイスの種類

　NPPV に用いるインターフェイスには，鼻の一部または全部をおおう鼻マスク，口と鼻を覆う口鼻マスク（フルフェイスマスク），顔全体をおおう顔マスク（トータルフェイスマスク），マウスピース❷などがある（●図 2-57）。

▭ NOTE

❶人工呼吸器関連肺炎

　人工呼吸を開始した患者に発生する肺炎である。人工呼吸により肺に菌が侵入することが原因で，気管挿管で生じやすい。

　人工呼吸以外が原因の肺炎と区別するため，人工呼吸開始から 48 時間以上あとに発症したものを人工呼吸器関連肺炎としている。

▭ NOTE

❷患者が任意でくわえたり離したりして人工呼吸を行うインターフェイスである。マスクに比べて不快感が少ない，視野が保たれる，誤嚥の心配が少ないなど，さまざまな利点はあるが，口でくわえる動作が保たれていることが前提となる。

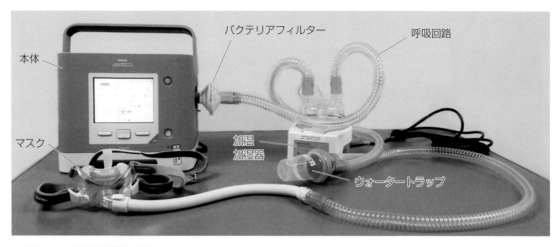

● 図 2-56　NPPV 機器の例
写真はフィリップス社製の人工呼吸器とマスク，回路である。

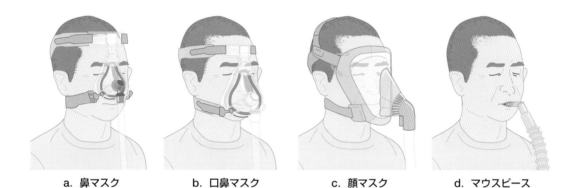

a. 鼻マスク　　　　　　b. 口鼻マスク　　　　　　c. 顔マスク　　　　　　d. マウスピース
　　　　　　　　　　（フルフェイスマスク）　　（トータルフェイスマスク）

● 図 2-57　NPPV のインターフェイスの種類

　鼻マスクは視野が確保され閉塞感が少なく会話もしやすいが，口を閉じてお
かなければならない。口鼻マスクは，開口時にも換気が維持されるが，会話
がしにくく圧迫感があり，飲水や吸引時にはマスクを外す必要がある。顔マ
スクは口鼻マスクよりもさらに圧迫感があり眼が乾燥しやすいが，フィッ
ティングが容易で緊急時や急性呼吸不全の際に用いられることが多い。この
ほか，材質やサイズによってもさまざまな種類がある。

▌ マスクのフィッティングの確認

　さまざまなインターフェイスの特徴をふまえて，状態に適したマスクを実
際に装着しながら選択する。マスクは，換気補助の緊急性，口・鼻からの呼
吸の状態，痰の量や嘔吐の危険性などに加え，顔の形や大きさ，マスクの材
質などを総合的に検討し，最終的には療養者が不快に感じないもの（不快感
が少ないもの）を選択する。

　マスクの場合は，フィッティングが重要である。フィッティングとは，マ
スクを適切に装着できるようにクッションやフレームを調整することである
（● 図 2-58-a）。マスクを所定の部分にかぶせて，マスクの上部にある 額

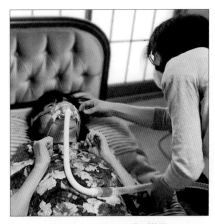

a. フィッティングの様子

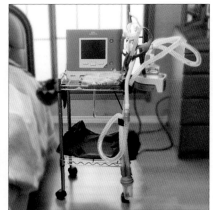

b. 居宅での設置の例

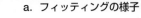 図2-58　フィッティングと機器の設置

（著者撮影）

アームでマスクの角度を調節し，ヘッドギアやストラップの締めぐあいを調整してマスクを固定する。

　NPPVは1本の回路で吸気を送っているため，回路またはマスクに呼気の出口があるが，マスクの隙間からも適度なエアリーク（空気のもれ）を許容し，頬部で指1〜2本が入る程度にストラップの強さを調節する。締めすぎると痛みや皮膚のトラブルの原因となるので注意する。実際に装着して，顔を動かしたり，仰臥位・側臥位など体位をかえたりしたときの変化や安定性も確認する。

▮ 機器の管理方法

● 日常的な確認　人工呼吸器をつねに安全に作動させるために，機器業者によって専門的な定期点検と付属品（マスク・回路など）の定期交換が行われる。看護師は，日常的に人工呼吸器の点検を行い，対象者の状態に適して作動しているかを確認する。在宅は生活の場であり，看護師の知らないうちに環境や対象者の状態が変化していることがある。対象者・家族や医師と連携・協力しながら，日常的な確認を行っていく。

　①機器の設置状況　近くに火器や危険物はないか，設置台は安定しているかなど周囲の環境を確認する（●図2-58-b）。

　②機器の作動状況　電源，バッテリーの電源切りかえ，回路の接続や亀裂の有無，換気条件やアラームの設定が医師の指示どおりになっているか，対象者の換気状況（胸のふくらみや音など）に異常がないか，などを確認する。

● 機器の手入れ　皮膚に触れるマスクは，適宜ぬれた布などでふき，つねに清潔を保つ。マスクや再利用可能な回路は，中性洗剤とぬるま湯で洗い，陰干しして乾燥させる❶。頻度は，機器業者の推奨や施設の方針に従う。よごれをふきとる際は，アルコールを含んだものを使用するとマスクのシリコン素材が劣化・変形するので注意する。

　破損や亀裂を考慮して予備を1セット準備しておく。空気を取り込む呼吸

NOTE

❶なお，回路は使い捨てのディスポーザブルタイプの使用が推奨されている。

器本体のフィルターも定期的に交換する。

◆ 導入期の看護

▌適応の判断

　実際にNPPVの導入にいたるまでには，呼吸状態のアセスメントや検査を経て，医師が適応を判断する。疾患や状態によって導入基準は異なるが，検査値や呼吸困難・努力呼吸の状況から，呼吸不全の状態を見きわめて，導入のタイミングが判断される。低酸素による症状は目だたなくても，朝に出現する，あるいは持続性の頭痛や疲労，体重減少などが慢性的な低換気の徴候の場合があり，導入のタイミングを見逃さないためにも観察が重要である。

▌対象者・家族の意思決定

　NPPVの適応が決まれば，対象者や家族による意思決定を進めるため，医師が説明を行う。対象者の身体の状態，NPPVの目的・利点・副作用，合併症のリスクと対処法，NPPVの中止や続行，気管切開による換気への変更の可能性など，今後想定される状況も含めた説明がなされる。とくに慢性疾患の場合は，NPPVの導入が余命を大きく延長する可能性があるため，その人の人生にかかわる重大な決定を迫られることになる。訪問看護師はNPPVの導入の前から対象者や家族とかかわり，意思決定の際に相談を受ける例もある。

　看護師は，対象者や家族の理解状況や気持ちを確認し，対象者自身にとってよりよい自己決定ができるように支援する。NPPVの導入が決まったら，適切な機種やインターフェイスを選択したうえで，最初は短時間で開始し，段階的に試しながら導入を進めていく。

▌対象者・家族の意思決定

　病院でNPPVが導入され，在宅で継続する場合は，退院前に病院における対象者・家族への指導内容と，退院後の在宅支援体制を確認する。

　[1]**対象者・家族への指導内容**　人工呼吸器や回路など機器・付属品の操作方法，日常の手入れと点検，体調の管理，異常時の対応方法などの指導が行われる。看護師が対象者や家族と実際に行いながら，習得状況を確認するとよい。機器の設置場所など，療養環境についても事前に確認していく。

　[2]**退院後の在宅支援体制**　対象者の病状や家族の介護力などに課題がある場合は，訪問看護を利用することが望ましい。訪問看護師は退院前に病院を訪問し，病状や対象者・家族への指導内容，理解の状況について病棟看護師と情報を共有しておく。そのうえで，退院後は早期に訪問し，機器の取り扱いや日常生活において問題はないかを確認する。

◆ 維持期の看護

▌対象者の状態・機器の作動状況・管理状況の確認

　導入後は，対象者の状態と機器の作動状況・管理状況を確認する。

　[1]**対象者の状態**　基礎疾患の症状に加えて，バイタルサインや酸素飽和度，呼吸法，呼吸困難感などの自覚症状を確認し，呼吸状態の変化を観察す

る。また本人の訴えを聴き，換気やマスクの不快感・閉塞感がないかや，会話以外の表情・顔色などを確認する。

神経・筋疾患の場合は，呼吸筋麻痺(まひ)の進行により，呼吸器のモードや換気量，IPAP（吸気気道陽圧）/EPAP（呼気気道陽圧）の設定値などの変更が必要となるため，継続的な観察が重要である。

2 **機器の作動状況**　日常点検のなかで，人工呼吸器の設定条件やアラーム設定が指示どおりになっているか，マスクや回路に破損はないかを確認する。また，手入れがきちんと行われているかなど，管理状況の確認も重要である。管理が不十分な場合は再度指導し，できないときは看護師が管理するなどの対応を検討する。

▌異常の早期発見と急性増悪・合併症への対応

平時からの観察のなかで，つねに急性増悪の徴候がないかを確認することが重要である。

1 **早期の対応を要する徴候**　発熱，酸素飽和度の低下，脈拍数の上昇，呼吸困難感の増強，頭痛，痰の量の増加・性状の変化，浮腫(ふしゅ)の増加，活気や食欲の低下，意識状態の変化の観察は重要である。

2 **急性増悪の原因**　気道感染が多く，誤嚥(ごえん)予防や喀痰(かくたん)吸引，呼吸理学療法，咳(せき)介助など，日ごろからの感染予防，早期発見・対応が重要である。家族や訪問する職員もワクチン接種や手洗いなど感染予防策を徹底し，感染源をもちこまないように管理する。

3 **NPPV の合併症**　誤嚥性肺炎，陽圧換気に伴う低血圧，気胸などがある。胸痛を伴う場合，気胸や急性心不全の可能性もあり，早急な受診が必要である。

異常を発見した際の緊急時の対応や連絡体制，主治医への報告方法などについて，本人や家族，関係者と事前に協議して確認しておく。

▌トラブル・副作用への対応

1 **機器と療養者のトラブル**　NPPV のトラブルには，人工呼吸器に関するものと，療養者におこるものとがある。

①**機器のトラブル**　回路の外れ・破損・閉塞などがある。

②**療養者におこるトラブル**　マスクの不快感・圧迫感，顔面の皮膚の発赤・潰瘍(かいよう)など，マスクに関するトラブルが生じやすい。また，送気の圧や流量に関連する，鼻閉，耳の痛み，鼻・口腔の乾燥，眼への刺激，腹部膨満，エアリーク（空気もれ）などのトラブルもある。マスクのあて方（ストラップの締めぐあいなど）を調節したり，適度な加湿をしたり，皮膚保護剤を使用したりするなどの対応を検討する。

2 **在宅でおこりやすいトラブル**　在宅でおこりやすいトラブルとしては，室温と回路内の温度差による結露がある。回路内に結露がたまり，それがマスク内に流れると危険であり，室温の調整や回路の保温，頻回の結露の除去などが必要である。また，結露が生じやすい場合は，機器をベッドよりも低い位置に設置するのが望ましい。

このほか，回路リーク❶による過剰送気もおこりやすい。回路接続の外れ

NOTE

❶リークは，ガスもれのことである。人工呼吸においてはエアリーク（空気もれ）をいう。リークが発生すると，人工呼吸器のアラームが鳴る。

や亀裂，ヘッドギアの消耗によるマスクのゆるみ，回路の組み立てミスによることが多い。多量のエアリークがあると送気時の音が大きくなる。

▌停電時の対応

NPPVの機器の多くは，内蔵バッテリー機能を搭載している。停電時にはバッテリー電源に切りかえられるため，日ごろからバッテリーの充電を行い，バッテリーの劣化や稼働時間を確認しておく❶。呼吸が不安定であったり24時間の装着が必要だったりする場合は，蘇生バッグ（◯第2章D-1-3「療養者が安全に外出するための準備と方法」，78ページ）を備えておき，喀痰吸引が必要な場合は合わせて吸引器の電源確保も確認しておく。また，災害時などの長時間の停電に備え，外部バッテリーや発電機などの準備を検討する。

停電時の対応については，いざというときに確実に行えるよう，対象者や家族，関係者で訓練をしておくとよい。

▌緊急時の対応・関係職種との連携

NPPVを装着する対象者の急性増悪や合併症の発生時，機器のトラブルなどの際は，迅速な対応が必要である。24時間連絡・対応が可能な訪問看護ステーションの利用や機器業者との連携により，対象者や家族が連絡・相談しやすい体制を整えておく。緊急時の連絡先は一覧表にして，電話機の近くなどにはっておくとよい。

▌社会資源の活用

人工呼吸器は，医師の医学的管理のもとで使用する。通院が困難な場合は，訪問診療や訪問看護を利用して健康管理・機器管理を行う。訪問看護は，医療保険の対象となる。加えて，介護保険や身体障害者手帳の活用で，医療費の補助や介護面でのサポートが受けられる。看護師は他職種と連携しながら，対象者・家族が安心して安全に療養生活を送れるよう，さまざまな社会資源を活用して支援体制を構築し，療養者のQOLの維持・向上を目ざす。

③ 気管切開下陽圧換気（TPPV）を受ける療養者の援助

◆ 気管切開下陽圧換気（TPPV）とは

気管切開下陽圧換気（TPPV）は，一時的あるいは永久的に第2〜4気管軟骨を切開して管（カニューレ）を気管内に挿管し，そこに人工呼吸器を接続して換気を行う人工呼吸である（◯図2-59）。近年の人工呼吸器は，非侵襲的陽圧換気（NPPV）とTPPVの両方に対応したものが多いため，NPPVとの違いはインターフェイス（接続部）だけである。しかしTPPVには，発声や食事が困難になるという大きな影響があり，頻繁な吸引が必要になるなど，家族の負担も大きい。この項では，NPPVとは異なる点を中心に説明していく。

◆ TPPVの特徴

●**TPPVのメリット**　TPPVのメリットは，NPPVよりも厳密な人工呼吸管理ができること，自発呼吸のない患者にも使用できること，確実な気道確

▣ **NOTE**

❶人工呼吸器は常時，コンセントにつないで使用し，外出時には内部バッテリーで稼働する。機種にもよるが，内蔵バッテリーによる稼働時間は2〜6時間程度である。

停電などの非常時に備えて，予備のバッテリーの用意と充電，市販の蓄電器の購入と充電，自動車から電源を引けるようなインバーターの準備，発電機の購入など，さまざまな電源を確保しておくと安心である。

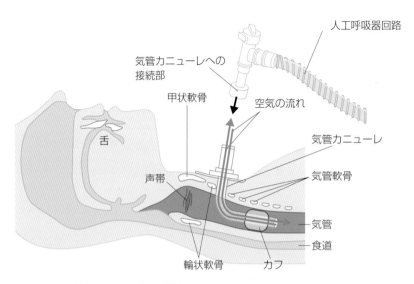

人工呼吸器回路

気管カニューレへの
接続部

甲状軟骨

舌

空気の流れ

気管カニューレ

声帯

気管軟骨

気管

食道

輪状軟骨　　カフ

◎図2-59　気管カニューレの挿管
気管カニューレには上図のタイプのほか，カフがないもの，管が2本あるもの（複管）
など，さまざまなタイプがある。

保ができることである。そのため，神経・筋疾患の療養者などは，最初は
NPPVで人工呼吸を開始し，病態の進行に伴ってTPPVに移行する例も多
い。

●**TPPVのデメリット**　発声と食事が困難というのが，最大のデメリット
である。この2つの困難は，療養者のQOLを大きく低下させるため，導入
にあたっては十分な意思決定支援が必要である。また，「のどに開いた穴に
常時管がつながっている」状態は，療養者のボディイメージを大きく変容さ
せる。それを受容できるような心理的支援が必要である。

◆ TPPVの適応

　気道内分泌物を自発的に喀出できない，舌根が沈下するなど，気道の確保
がむずかしい場合や，自発的な呼吸が微弱あるいは困難な場合，NPPVで
は効果が不十分な場合❶などに対象となり，筋萎縮性側索硬化症（ALS）や
筋ジストロフィーなどの神経・筋疾患の患者，脊髄損傷などによる呼吸筋麻
痺の患者，重症心身障害の患児などが適応となる。

◆ TPPVの管理

　機器の管理などは，NPPVと同様である。TPPVでとくに問題になるの
は，①気管切開部の管理，②気管カニューレの管理と交換，③排痰ケア，④
抜管などの緊急時の対応である。

　① **気管切開部の管理**　気管カニューレがあたる気管切開部は，皮膚トラ
ブルがおこりやすく清潔を保つ必要がある。1日1回は皮膚の洗浄やふきと
りを行い，終了後は水分を除去して乾いた状態にする。

　② **気管カニューレの管理と交換**　気管カニューレの固定状態を確認する。
カフがあるタイプの場合は，カフ圧の確認も必要である。汚染などの状況に

□NOTE
❶NPPVは，二酸化炭素
（CO_2）の排出がうまくい
きにくく，CO_2が体内に
蓄積しやすいというデメ
リットがあり，それを理由
にTPPVに移行する例が
ある。

よるが，2〜3週間に1度くらい気管カニューレの交換が必要になる。交換は通常，医師が行うが，特定行為研修を受けた看護師が行うこともある。痰によるカニューレの閉塞，カフの破損など，緊急にカニューレの交換が必要になることがある。身近な家族などが交換をできるようにしておくことが望ましく，看護師は事故抜去や閉塞などの際の対応を家族と一緒に練習しておく。また，つねに予備のカニューレを近くに置くように指導する。

　③ **排痰ケア**　TPPV を受ける療養者は，自力で痰を喀出（かくしゅつ）できない人がほとんどであり，吸引などの排痰ケアが重要になる。排痰については，次項の「4　在宅人工呼吸療法と排痰法」で説明する（◐200ページ）。

　④ **抜管時の対応**　体位変換や移動時には，気管カニューレの事故抜去がおこりやすい。身近な人がすぐに再挿入ができるよう，看護師が一緒に練習しておくなど，備えておく必要がある。

◆ 導入期・維持期の看護

● **発声と食事の困難に対する説明と支援**　基本的には NPPV に準ずるが，TPPV を受ける療養者において重要になるのが，発声と食事の困難についての説明および支援である。

　① **コミュニケーションの援助**　気管切開による言語的コミュニケーションの障害は空気流入路の変更のためであり，構音機能が保たれていればスピーキングバルブの使用❶や気管カニューレのカフエア❷の量を減らすことで発声が可能な場合があり，そのことを説明する。これらの方法による発声にはコツがあり，対象者に発声の希望があれば，方法の選択と発声練習を支援する。発声がむずかしい場合は，筆談やコミュニケーションボード，パソコンなどによるコミュニケーションができるよう支援する。

　② **食事に関する説明と援助**　嚥下機能が保たれていれば，経口摂取は可能である。誤嚥の防止が重要であり，食べる訓練を行ってから経口摂取を進める。むせないようにゆっくり食べることが重要である。嚥下機能の低下がある場合は，回復の可能性があれば嚥下訓練から始める。

● **日常生活上の管理**　日常生活上のおもな注意点を以下にあげる。
　(1) 口腔の清潔：食事が中止された場合は口腔内が不潔になりやすいため，口腔の清潔に気をつける。
　(2) 入浴：カニューレ内に湯が入らないように注意する。浴槽につかる際は，気管切開孔に湯がつかないように注意する。
　(3) 衣生活：着がえの際などに抜管しないように注意する。
　(4) 室内の湿度：乾燥すると痰がかたくなりやすいので，適度な加湿が必要である。

● **心理的支援**　TPPV は気管切開を伴うため，NPPV よりもさらに対象者や家族の不安や葛藤（かっとう）が強い。対象者や家族と繰り返し話し合い，TPPV を受けながらの生活をできるだけ前向きに受容できるように支援していく。患者会や支援団体の紹介なども重要である。また看護師は，将来のエンドオブライフケアも視野に入れながら意思決定支援を進めていくことも必要である。

<hr>

NOTE

❶スピーキングバルブが使用できるのは，自発呼吸の力が残っている場合に限られる。

❷カフエアは，カフ内の空気のことである。カフは，気管壁とチューブの間からのエアリークを防止するためのものであり，換気量の低下を引きおこさない程度に調整することが重要である。

4 在宅人工呼吸療法（HMV）と排痰法

　ここでは，HMV を行う在宅療養者に共通する看護と排痰法について説明する。これまでの NPPV と TPPV を受ける療養者の援助で説明した内容と一部重なる部分もあるが，HMV に伴う看護の全体像と流れを本項でつかんでほしい。

◆ HMV を行う在宅療養者に共通する看護

■ HMV に用いられる機材とその管理方法

● **用いられる機材**　HMV を行うためには，室内の空気を設定どおりに送りだす人工呼吸器本体，呼吸器と療養者をつなぐ回路，吸気の加温・加湿を行う加温・加湿器（もしくは人工鼻），電源アダプター，外出・非常用バッテリーなどの一式が必要である。これらは，ガーゼや注射器，綿棒，吸引カテーテルなどの必要な衛生材料も含め，診療報酬で在宅人工呼吸指導管理料を算定する医療機関から支給される。必要な衛生材料の量は訪問看護計画書などにも記載される。

　このほか，吸引を行うための吸引器やネブライザー，排痰補助装置，バッグバルブマスク（アンビューバッグ）などの機器も適宜必要となり，レンタルまたは購入する必要がある。また災害や停電に備え，充電式もしくは電気を必要としない機器の用意が必要である。

● **管理と環境の整備**　これらの機材は，対象者の療養環境や吸引などの処置を行う動線を考慮して，清潔操作の妨げにならないように，棚などを用いて整理する必要がある（●図 2-60）。また，呼吸器回路が気管切開カニューレから外れたり，引っぱって刺激を与えたりしないような固定の方法を考える必要がある。

　HMV は，呼吸器や吸引器などによって一度に多くの電力量が必要になり，

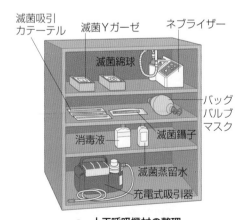

a. 人工呼吸機材の整理
機材は棚などを用いて整理・整頓しておく。

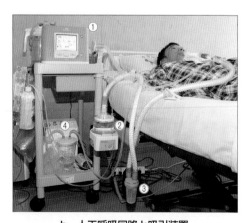

b. 人工呼吸回路と吸引装置
①人工呼吸器　②加温・加湿器　③ウォータートラップ
④吸引装置

●**図 2-60　HMV に用いられる機材**

エアコンなどを使用している状況下では電気容量が不足するおそれがあるため，HMV の導入時にはとくに注意を要する。世帯ごとの分電盤の容量，集合住宅の場合には設備の制約の有無の確認，家屋内では延長コードの購入やタコ足配線を防ぐための電源工事の要・不要などの確認が必要である。

◆ 時期別の看護の流れ

● **導入時の看護**　次のような流れで進める。

　①**緩和ケアの提供と意思決定支援**　HMV の導入は医療機関において行われる。慢性の経過をたどる疾患の場合には，自身の今後の機能喪失に直面することにもなるため，緩和ケアを提供する。同時に，時機をみた医師の説明，看護師や医療ソーシャルワーカーとの面談を通じた導入後の生活や支援体制のイメージの構築，同病者によるピアサポートなどを通じて，人工呼吸器をつけるかどうかの意思決定に必要な情報提供を行う。

　②**対象者・家族への操作説明**　対象者本人と家族の意思決定により HMV の導入が決まったのち，本人に適した呼吸器の設定や必要となる処置が決定される。その後，実際に在宅で使用する機器を用いて対象者と家族などを対象に，必要な操作方法，吸引における手技や清潔操作，アラームが鳴ったときの対処方法，居宅の療養環境の整備などを具体的にわかりやすく説明する。このとき，体位変換や排泄ケアなどの介護方法や処置の方法も同時に習得する必要があることが多いため，指導の順序や量などをふまえ，計画的に進める。

　③**退院前カンファレンス**　これらの進行状況もふまえて，退院前カンファレンスを，訪問診療医や訪問看護師，訪問介護職員，医療機器供給会社のほか，必要に応じて保健師，介護支援専門員，福祉用具販売業者などを交えて開催する。ここでは本人と家族の在宅療養に関する意向を確認し，チーム内で対象者に関する情報共有や通常の治療・緊急時の対応などの方針確認を行い，継続したケアが行えるように留意する。また状態にもよるが退院前に試験外泊を行うことも，不安の解消や最終的な問題点の洗い出しのために有意義である。

● **初期の訪問看護**　退院後は，対象者と家族は呼吸のトラブルが生じないかと 24 時間緊張が続いていることが予想される。人工呼吸器の利用者には毎日 3 回までの訪問が診療報酬上で認められているため，訪問看護師は要望と必要性を考慮したうえで訪問を行い，対象者の呼吸状態や呼吸器の作動状況，家族による吸引の実施状況などを確認し，必要な教育や助言を行う。

● **維持期の看護**　維持期の対象者においては，対象者本人や家族，介護チームも HMV に慣れ，吸引などの手技への習熟がはかられてくる。しかしながら，呼吸の維持が生命に直結していることにかわりはなく，呼吸機能の変化や感染症などの早期発見は在宅療養の維持のために重要である。長期化することで介護者である家族の疲労の蓄積や，介護チームスタッフの変更といった支援体制の課題が生じることもある。病気の進行とともに徐々に対象者に対するケアの量も増えてくるため看護師による直接的な支援の提供のほ

か，訪問看護の診療報酬制度や，介護保険，障害者福祉などのサービスへの理解を深め，関係者との連携をはかりながらケアの質が維持されるような取り組みも必要となる。

◆ 訪問看護において必要となる援助内容

　以下に，医師からの訪問看護指示を受けた訪問看護師が行う一般的な援助内容をあげる。これらは通常，看護師が行うものであるが，看護師の不在時には家族や介護職員が実施・確認する場合もあることから，教育的な介入の項目としても重要なものである。

　1 **異常の早期発見**　体温や血圧，脈拍といった一般的なバイタルサインの計測のほか，肺野の聴診，SpO_2 の計測，口唇や肌の色，胸郭や横隔膜の動き，吸引時の痰の性状や量，呼吸困難の有無などを観察し，異常の有無をアセスメントする。また関連項目として，水分・栄養摂取量および排泄量から水分出納を確認しておく。

　呼吸器感染症や気管切開孔の出血，気胸などのおこりやすい合併症についても確認をし，異常がみられる場合には医師と連絡をとり，必要な対応を行う。

　2 **人工呼吸器の管理**　HMV に使用される呼吸器は信頼性が高く，定期的に医療機器供給会社による点検も行われるが，生命維持に直結することから，定期的に作動状況や機器のトラブルがないかを確認する必要がある。上述した確認すべき対象者の症状とともに●**表 2-18** の項目をチェックリストにして，1 週間程度の変動がわかるようにすると，家族によるチェックのもれを防ぐことができ，体調の変化もわかりやすくなる。

　3 **介護負担の軽減**　人工呼吸療法の不調は対象者の生命にかかわるため，とくに自発呼吸が微弱・消失した対象者の場合，つねに家族や介護職員が付近にいてアラームへの対応やケアを行う必要が生じる。とくに十分な介護サービスの支援が得られない場合，家族は自分自身の生活にも制約が生じ，精神的・身体的に疲労が蓄積することが考えられる。介護支援専門員や相談支援専門員などと連携をして，介護サービスの量やレスパイトケアの検討が必要である。

　4 **日常生活の制限の軽減**　HMV 実施中であっても，外部バッテリーを用いることで車椅子を用いた外出が可能である。その場合，HMV 利用下でのベッドから車椅子への移乗，吸引や栄養補給などの医療処置を含めた外出時の物品の準備など，家族や介護職員も含めた技術の習熟が必要である。対象者の社会生活の拡充に向けて，看護師の積極的な関与が必要となる。また生活の範囲を維持するために呼吸機能以外で障害されていない機能を維持するための治療やリハビリテーション，自助具の利用などを多職種で支援していくことも必要である。

　5 **災害への備え**　HMV 療養者は，機器の作動のために電源が必要であること，ADL が低下している場合が多いこと，大型の医療機器とともに移動する必要があることなどから，災害時には要援護者となる可能性が高い。東

◎表2-18　人工呼吸器のトラブルシューティング

問題内容	原因と考えられるもの	対処方法
(1)全アラームが同時点灯	• 機器内部の異常 ＊一部の機種では，電源を入れたとき，アラームテスト中，一時的にこの状態になり，異常ではない。	①用手的換気（バッグバルブマスク）で呼吸確保 ②メインスイッチの確認 ③人工呼吸器本体の異常を各機種のマニュアルで原因究明して対処 ④解決しなければ，医師に報告・医療機器供給会社に連絡
(2)低圧アラームが点灯	• 設定換気量の間違い • 人工呼吸器回路の接続間違い，外れ • 人工呼吸器回路の破損による空気のもれ • 通常の気道内圧より低い値を示す場合は，気道内圧チューブ，呼吸弁チューブの外れ・閉塞・水の貯留 • 気道内圧針が0に戻らない場合は，呼気弁が水にぬれて不調の場合が多い。 • 気管カニューレカフの異常（空気もれ，均等にふくらんでいない） • 指定された気管カニューレが入っていない	①用手的換気で呼吸確保 ②人工呼吸器本体の異常（設定換気量等）の確認，各機種のマニュアルで原因究明と対処 ③人工呼吸器回路の異常（左項）を確認して対処（異常の修正・回路交換・部品の交換） ④気管カニューレの異常（左項）の確認と対処（カフ圧の修正・気管カニューレの交換＊） ⑤解決しなければ，医師に報告，必要時に医療機器供給会社に連絡
(3)高圧アラームが点灯	• 気道内に痰貯留 • 人工呼吸器回路の接続間違い • 人工呼吸器回路のねじれ，圧迫 • 人工呼吸器回路内に水が貯留 • フィルターの目詰まり • 気管カニューレの閉塞（内腔に分泌物付着など）	①用手的換気で呼吸確保 　• 呼吸理学療法の実施・ネブライザー・十分な吸引 　• 異常の修正・回路交換・部品の交換 ②人工呼吸器回路の異常（左項）の確認と対処（異常の修正・回路交換・部品の交換） ③人工呼吸器本体の異常（設定換気量等）の確認，各機種のマニュアルで原因究明して対処 ④解決しなければ，医師に報告，必要時に医療機器供給会社に連絡
(4)チアノーゼ，呼吸困難，経皮的動脈血酸素飽和度の低下	• 人工呼吸器本体の異常（作動しない，送気しない） • 人工呼吸器回路の異常 　回路の接続間違い／回路のねじれ・圧迫／回路内に水貯留／呼気弁のふくらみ不調・破損／回路の破損 • 気管カニューレの異常（カフ空気の減少・ふくらみのかたより） • 痰の貯留 • 呼吸器感染 • 気胸	①用手的換気で呼吸確保 ②人工呼吸器本体の異常（左項）の確認，各機種のマニュアルで原因究明と対処 ③人工呼吸器回路の異常（左項）の確認と対処（異常の修正・回路交換・部品の交換） ④気管カニューレの異常（左項）を確認して対処（カフ圧の修正・気管カニューレの交換＊） ⑤呼吸理学療法の実施・ネブライザー・十分な吸引 ⑥解決しなければ，医師に報告，必要時に医療機器供給会社に連絡
(5)聴診で異常呼吸音あり	• 痰の貯留 • 呼吸器感染 • 気胸	①呼吸理学療法の実施・ネブライザー・十分な吸引 ②解決しなければ医師に報告（バイタルサイン，全身状態の観察）
(6)「吸入空気の乾燥」「温度が高い」の訴え	• 加温・加湿器に滅菌蒸留水が入っていない • 加温・加湿器の温度設定が設定どおりでない • 加温・加湿器の電源が入っていない • 加温・加湿器の電源を切らずにプラグを抜いた場合，次回作動しない • 加温加湿器本体と加湿モジュールの設置固定が不完全（人工呼吸器と加湿モジュール間の回路の接続のゆるみ，破損） • 室内温度が高い	①加温・加湿器の異常（左項）を確認して対処 　加温・加湿器の電源確認／滅菌蒸留水量の確認／設定値の確認／加湿加湿器本体と加湿モジュールの設置固定の確認 ②室温の調整 ③解決しなければ医師に報告，必要時に医療機器供給会社に連絡

＊気管カニューレ交換は，医師に報告，指示を受けて行う。

（東京都健康福祉局医療サービス部疾病対策課編：医療関係者のための神経難病患者在宅療養支援マニュアル．東京都，2000による，一部改変）

日本大震災後，HMV療養者をおもな対象として，災害時・緊急時の避難などの個別支援計画を平時から立案しておく自治体が増加している。大規模災害では，訪問看護師も被災者となる場合があり，ふだんから近隣住民の協力や他の地域に住む患者団体などとの連携も考慮しておく。

　⑥緊急時の対応　看護師が不在の状況で対象者・家族が異常を見つけた場合の連絡先を，事前に確認しておき，人工呼吸器のそばなどに大きく表示しておくとよい。状況に応じて連絡先がかわるが，不明な場合は訪問看護師に連絡がくる場合が多いので，状況を把握したうえで以下のような対応をとる。

（1）対象者本人や家族に対応方法を指導し，対応してもらう。

（2）機器の異常と考えられる場合には医療機器供給会社に連絡してもらう。

（3）対象者の苦痛が大きかったり，生命に危機があると考えられる場合には訪問する（主治医と適宜連絡をとる）。

（4）心肺停止などの状況であれば，救急車を要請する。

　なお，こうした問題が生じた場合，今後同様の問題が生じないように，チームでカンファレンスを開催するなどして対応策を検討することが望ましい。

◆ 排痰に関する地域・在宅看護技術

　HMV療養者は，気管切開の刺激や陽圧換気の影響で痰が増えるとともに，咳嗽する機能が低下していることが多く，痰をうまく排出できずに無気肺や肺炎などの合併症をおこしやすい。痰が気道や気管カニューレを閉塞させれば，窒息にいたるおそれもある。

　また多くの療養者は身体的な活動に制限が生じ，痰が貯留しやすい状態にあること，加湿が不十分であったり，体内の水分が不足すると痰の粘稠度が増すことから，適量の水分摂取や処方された去痰薬を適切に投与する必要がある。これらをふまえつつ，下記の排痰法を組み合わせて支援する。

▌ おもな排痰法

　呼吸によるガス交換を正常に保つために，気道に貯留する痰を末梢から中枢へと移動させ，体外に排出させる方法を排痰法という。HMVを利用する対象者に頻用される排痰法として体位ドレナージ，咳嗽補助，用手的呼吸介助，気管内吸引などがある。

　①咳嗽補助および肺胞の拡張　咳嗽は最も基本的な排痰法である。対象者が咳をして痰を喀出できれば，吸引のような侵襲や苦痛を伴わずに排痰することができる。また自力での咳嗽ができない対象者であっても，機器の補助により咳と同様の状況で排痰ができるのであれば生理的な方法で負担が少なく排痰することが可能になる。

　対象者の咳嗽機能は，ピークフローメーターを用いて，最大呼気流速を測定することで評価する。最大呼気流速は呼気流速自体を補助することや肺の吸気量を増やすことで改善するため，担当医との連携・指示のもとで必要な処置を行うことが望ましい。

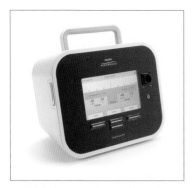

a. 排痰補助装置(カフアシスト E70)
写真はフィリップス・レスピロニクス合同
会社の製品。

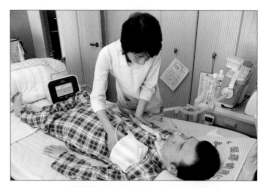

b. 排痰補助装置を用いた咳嗽の補助
排痰補助装置を用いると同時にスクイージングを行い,
分泌物の排出を促している。

◎図 2-61　排痰補助装置とその使用例

　肺の吸気量を増やす方法として, バッグバルブマスクを使用する方法がある。吸息時に通常の換気量よりも多めに空気を送りこむことで, ふだんは使用されない肺胞や無気肺となっている肺胞が拡張し, 呼気とともにその空気の流れで気道に貯留していた痰が中枢側に移動することになる。

　そのほか, MAC(mechanically assisted coughing)とよばれる排痰補助装置を用いる方法がある(◎図 2-61)。MAC は肺に一定時間陽圧をかけて肺胞を拡張させたのち, 急激に陰圧に切りかえることで咳嗽と同じような空気の流れを発生させ, 末梢側にあった痰を中枢側に移動させる。2012(平成 24)年の診療報酬の改定により, HMV を使用している神経筋疾患の療養者において排痰補助装置加算が設定され, 人工呼吸器と同様に, 機器をレンタルできるようになった。

　②用手的呼吸介助　聴診や触診により, 痰が貯留していると想定される部位の胸壁をカップ状にした手で軽くたたいたり, 機械や手で細かな振動を与えることで, 気道に付着した痰をはがす効果が期待される。これらはそれぞれ, 軽打法(パーカッション)や振動法(バイブレーション)とよばれる。また呼息時に胸郭を生理的な動きにそって手で押し込むスクイージングも, 呼気流速を高めることで気道内の痰を中枢側に移動させることが期待できる。

　③気管内吸引　上記のような方法で末梢から中枢側に移動させた痰は, 最終的に吸引により排出することになる。吸引の手技の原則は病院で行われる方法と同じであるが, 在宅では家族や介護職が吸引を行う場合もあるため, 継続して実施できる方法を考慮したうえで, 使用する吸引器や吸引チューブ, 手袋などの衛生材料を準備する必要がある(◎plus「痰の吸引の制度化」)。

　気管内吸引時には, 聴診や触診により痰の貯留部位を確認して実施するとともに, 気管切開カニューレ周囲の皮膚の状態や痰の性状などを確認する必要がある。人工呼吸器を外して行うこと, まれではあるが致死的な合併症を引きおこすことなどから, 吸引する圧力や時間を厳守し, ていねいに手技を実施する必要がある。

8 創傷管理に関する地域・在宅看護技術

　在宅の場面でよく遭遇する創傷には，テープ類による皮膚トラブル，褥瘡，スキンテアがあり，本項ではこれらについて解説していく。

　ほかにも医療機器に関連した創傷 medical device related pressure ulcer（MDRPU）や失禁関連皮膚炎，アトピー性皮膚炎，乳児脂漏性湿疹，化学療法に関連した皮膚トラブル，がん性皮膚潰瘍などにも遭遇するが，これらについては専門分野の「成人看護学」「小児看護学」の学習内容，「がん看護」のテキストなどを参照してほしい。

a テープ類による皮膚トラブルの予防とケア

1 テープ類による刺激の種類と皮膚トラブル

　テープ類（以下，テープ）による皮膚トラブルは，いわゆる「テープかぶれ」とよばれるものである。テープによる皮膚刺激には，物理的刺激と化学的刺激がある（◉図 2-62）。

　1 物理的刺激　テープが皮膚に貼付されること自体や，テープをはがしたときに生じる損傷によって生じる刺激である。緊張性水疱や角質・表皮剝離，浸軟などの皮膚障害が生じる。

　①緊張性水疱　皮膚の表面に何度も強い力が加わったことで生じる水疱（水ぶくれ）である。

　②角質・表皮剝離　テープをはがしたときに，一緒に角質や表皮がはがれることをいう。若干の角質が剝離することは避けられないが，強くはがすと表皮まで剝離することがある。

---

plus	痰の吸引の制度化

　痰の吸引は医行為に該当し，「医師法」などの規定により医師，看護職員のみが実施可能とされてきたが，家族の介護負担などの現状を考慮して，一定の条件のもとで介護職などによる実施が容認されてきた（実質的違法性阻却論）。多くの議論を重ねたうえで「社会福祉士及び介護福祉士法」が改正され，2012（平成24）年より介護福祉士や研修を受けた介護職員が一定の条件のもとで口腔内，鼻腔内，気管カニューレ内部の吸引等を行えるようになった。

　その実施にあたっては医師の指示および，看護職員を含めた連携体制が重要であり，介護保険において訪問看護に関する報酬の「看護・介護職員連携強化加算」としても評価されている。

　このような介護職による痰の吸引の制度化により，家族が吸引を行う負担の軽減が期待されている。しかし現状の介護職の不足などもあり，サービスを十分に利用できるとは限らない。そこで看護師が排痰ケアを行って家族の吸引の機会を減少させることは，本人の苦痛の軽減の観点からも重要である。また口腔内の唾液量が多く，気管への誤嚥が多いようであれば，口腔内の低圧持続吸引が有効な場合もある。

　近年，自動吸引装置も開発されており，対象者の状態をふまえて医師とともに導入の是非を検討するなど，さまざまな選択肢を用意して，個々の対象者と家族に適した排痰ケアの方法を計画・実施することが求められる。

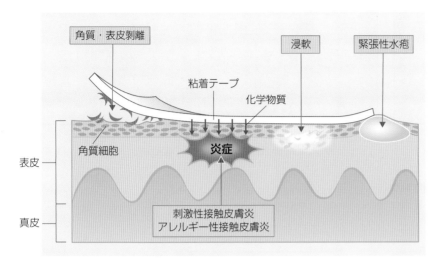

○図2-62　テープによる皮膚刺激と皮膚トラブル

③**浸軟**　一般でいう「ふやけ」である。テープの貼付によって発汗や不感蒸泄が妨げられて生じる。浸軟した皮膚は，びらんや感染，損傷をおこしやすく，注意が必要である。

②**化学的刺激**　テープや被覆材(ひふく)の成分中の化学物質による刺激である。刺激性接触皮膚炎やアレルギー性接触皮膚炎などを生じるが，これらは主薬や膏体(こうたい)❶などの有効成分だけでなく，添加剤や粘着剤に含まれる成分でもおこる。

①**刺激性接触皮膚炎**　テープに含まれる化学物質やテープを貼付する前に皮膚に付着・接触していた物質が皮膚中に浸透して引きおこされる皮膚炎である。紅斑，水疱，かゆみ，疼痛(とうつう)などを生じる。

②**アレルギー性皮膚炎**　テープに含まれる化学物質にアレルギー反応をおこして生じる皮膚炎である。テープの貼付から12～24時間後に，痛みやかゆみを伴った紅斑，浮腫(ふしゅ)，丘疹(きゅうしん)，小水疱などの症状があらわれる。

□NOTE
❶膏体
　貼付剤の有効成分が入った粘着部分のことをいう（つまり，膏薬の部分）。たとえば，湿布薬のくっつく部分がそれにあたる。

2 皮膚トラブルをおこさないテープの使い方

テープは，看護において日常的によく使用するため，使い方のコツをきちんと把握してほしい。

◆ 緊張性水疱の防止

緊張性水疱は，貼付したテープの端の部分にできやすい。これは，貼付したテープが皮膚を引っぱるためである。たとえば，テープを強く引っぱって貼付すると，のびたテープがもとに戻ろうとする力がはたらく。肘(ひじ)や膝(ひざ)などの屈曲部に貼付した場合も，曲げのばしの際に力がはたらく。

緊張性水疱を予防するためには，皮膚を引っぱらないようにテープを貼付する必要がある（○図2-63）。そのためには，以下の(1)～(5)の点に注意するとよい。

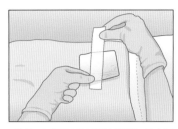
①テープをあらかじめ適切な長さに
切る。

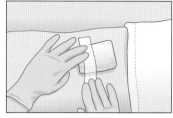
②皮膚に負担がかかりにくくする
ために，中央部分から外側にテー
プを引っぱらずにはる。

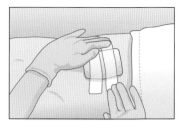
③安定した粘着力を得るために，
指の腹でやさしく圧着し，なじま
せるようにする。

▶図 2-63　テープ類の適切なはり方
（スリーエムジャパン株式会社：貼り方・はがし方の基本テクニック──サージカルテープ〈https://www.3mcompany.jp/3M/ja_JP/medical-jp/tape/howto/〉〈参照 2021-10-08〉による）

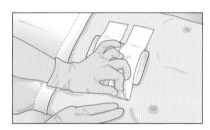
①皮膚に負担がかかりにくくするために，
テープを約180度に折り返す。

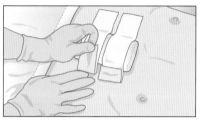
②皮膚が持ち上がらないように片手で
押さえながら，体毛の方向に逆らわず
折り返して，ゆっくりとはがす。

▶図 2-64　テープ類の適切なはがし方
（スリーエムジャパン株式会社：貼り方・はがし方の基本テクニック──サージカルテープ〈https://www.3mcompany.jp/3M/ja_JP/medical-jp/tape/howto/〉〈参照 2021-10-08〉による）

（1）貼付するときにテープを引っぱらない。
（2）中心部から両端へ向かって貼付するようにする。
（3）伸縮性のあるやわらかい素材のテープを使用する。
（4）屈曲部に貼付する際は，あらかじめ屈曲させた状態で貼付する。
（5）屈曲部に貼付する際は，テープにあらかじめ切り込みを入れておく。

◆ 角質・表皮剝離の防止

　テープを強い力で一気にはがしたり，いつも同じ部位にテープをはったりすると，角質が大きく剝離され，表皮が剝離されて真皮が露出することもある。剝離により皮膚に発赤が生じ，真皮の露出にまでいたれば，疼痛や感染リスクが生じる。

　角質・表皮剝離を防止するには，テープを愛護的にはがす（▶図 2-64），ポリウレタンフィルム材❶はフィルムを引っぱりながらはがすなど手順をまもって行う。また，あらかじめ皮膚に被膜剤を塗布しておいたり，テープをはがす際に剝離剤を使用したりする方法もある。

─NOTE

❶ポリウレタンフィルム材
　透明または半透明の薄いポリウレタンフィルムに粘着剤を塗布したドレッシング材である。創部の保護などに使用される。

◆ 浸軟の防止

　浸軟を防止するためには，必要以上に長時間貼付することを避ける，透湿性や通気性の高いテープを使用する，などの対策をとる。

◆ 刺激性接触皮膚炎・アレルギー性接触皮膚炎の防止

　化学的刺激による皮膚炎を防止するためには，皮膚炎をおこしたテープの使用を中止する，事前にパッチテストを行って安全に使用できる製品を選択するなどの方法をとる。発生した皮膚炎には，ステロイドの入った軟膏を塗布する。

b 褥瘡の予防とケア

1 褥瘡とは

　褥瘡とは，一般には「床ずれ」とよばれるもので，身体の一部分が長時間圧迫されて血流が障害された結果生じる組織の損傷をいう。

　褥瘡は，寝たきり状態の人や麻痺がある人におこりやすい。健康な人の場合は，寝ているときでも，身体の一部分に持続的に圧力がかかると，虚血を感じ，知らず知らずのうちに寝返りをうつ。しかし，寝たきりの人や麻痺がある人の場合は，自分で体位をかえることができなかったり，知覚障害のために虚血となっていることを感じなかったりして，寝返りがうてない。その結果，同じ場所にずっと体重がかかり，骨の突出している部位などに褥瘡が生じるのである（◉図2-65）。

　寝たきりや麻痺の療養者が増えるにつれて，褥瘡は看護師が対応する重要な問題となっている。病院や施設では褥瘡の対策チームがつくられて活動しているように，地域・在宅看護の場面でも，介護職や福祉職も含めた多職種チームで対応していく必要がある。褥瘡は，除圧だけすればよいという単純な問題ではなく，基礎疾患のコントロールや栄養状態，皮膚の清潔や湿潤，摩擦，ずれ，圧迫，姿勢管理など，さまざまな要因が関与する総合的な問題であり，多職種による多方面からのはたらきかけが必要である。

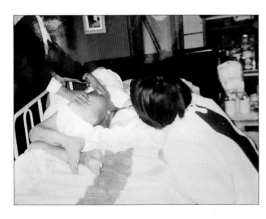

◉図2-65　**褥瘡の療養者のケア**
療養者の仙骨部にできた褥瘡のケアを行っている。

2　褥瘡の予防

　新たに看護を提供する対象者では，褥瘡発生の危険を予測して，対策をたてることが看護師の重要な役割である。障害高齢者の日常生活自立度（寝たきり度）判定基準（◉『系統看護学講座　地域・在宅看護の基盤』の第6章）でB1〜C2❶に該当する対象者の場合は「危険あり」と考え，褥瘡発生の予測スケール❷に基づいてリスクを評価する。

◆ 褥瘡予防用マットレスの選定

　「褥瘡予防・管理ガイドライン第4版」は，褥瘡発生リスクのある在宅療養者に対する褥瘡予防用の体圧分散マットレスの使用が推奨されており，積極的に導入していく。マットレスの選定は，◉表2-19のOHスケールで点数をつけ，その結果に基づいて行う（◉図2-66）。選定を誤るとADLの低下や褥瘡の発生をまねくので，適切なマットレスの選定が大切である（◉plus「褥瘡予防用具にかかるサービスの制度による違い」）。

　「褥瘡予防・管理ガイドライン第4版」ではまた，同一体位が長時間続かないよう，定期的に体位変換を行うことが推奨されている。在宅療養者の場合では2時間ごとの体位変換は実質的に不可能と考えられるため❸，場合によってはより除圧効果の高い用具を選定することもある。ただし，除圧効果の高いエアマットは基底面がふわふわして動きにくいため，ADLの低下やおむつ交換などの介護がしにくくなる面がある。そのため，本人や家族の状況を十分考慮して除圧用具を選定する必要がある。

◆ 圧迫以外の要因の把握と対策

　前述のとおり，褥瘡は圧迫だけが問題ではないため，予防もマットレスの導入だけでは不十分である。対象者の状況を総合的に把握したうえでの対策が必要である。

▌基礎疾患のコントロール

　褥瘡の予防には，糖尿病や心不全，腎疾患などの基礎疾患のコントロールが重要であり，そのためには定期的な受診が必要となる。対象者が寝たきり

□NOTE

❶Bは「屋内での生活はなんらかの介助を要し，日中もベッド上での生活が主体であるが，座位を保つ。」状態であり，そのうえでB2は「介助により車いすに移乗する」状態である。
　Cは「1日中ベッド上で過ごし，排泄，食事，着がえにおいて介助を要する」状態であり，そのうえでC1は「自力で寝返りをうつ」，C2は「自力では寝返りもうてない」状態である。
❷褥瘡発生の予測スケールには，褥瘡危険因子評価表，ブレーデンスケール，褥瘡危険度予測スコア（OHスケール），在宅版K式スケールなどがあり，所属する施設・事業所の採用しているスケールに基づいて評価する。
❸介護者が常時2時間ごとに睡眠を中断して長期の生活を行うことは無理があるため，たとえ数人の介護者が交替で行っても，むずかしいものである。

◉表2-19　褥瘡危険要因点数表（全患者版）：OHスケール

1	自力体位変換 意識状態，麻酔 麻痺，安静度	できる 0点	どちらでもない 1.5点	できない 3点
2	病的骨突出（仙骨部）	なし0点	軽度・中程度 1.5点	高度 3点
3	浮腫	なし0点	あり3点	
4	関節拘縮	なし0点	あり1点	

（注）　「1」枠（自力体位変換）は，意識状態・麻酔・麻痺・安静度による変動も含む。
（大浦武彦：「褥瘡に対する新しい考え方と治療」ホームページ〈http://www.jokuso-dr-ohura.ne.jp/index.html〉〈参照 2021-12-01〉による）

褥瘡発生の危険要因レベル （褥瘡危険要因点数）	マットレスの製品例	
軽度 （1〜3 点） 使用方法・素材・機能から組み合わせて予防用マットレスを用いる	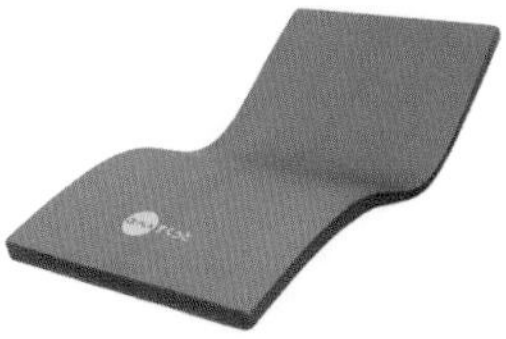 a. アルファプラ®すくっと 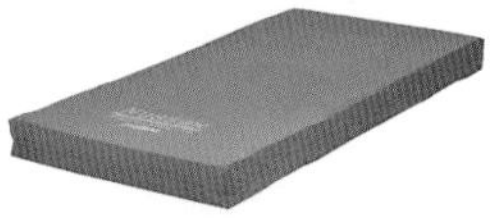	b. ナッキー®
中等度 （4〜6 点） 低圧保持が可能な高機能のエアマットを用いる	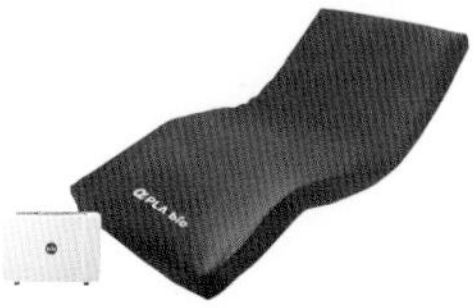 c. アルファプラ®ビオ 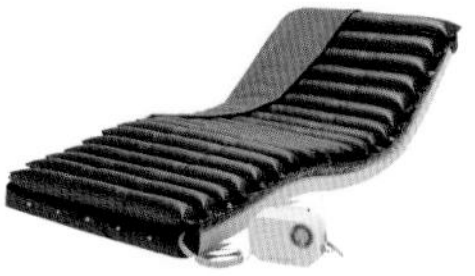	d. エアドクター®
高度 （7〜10 点） コンピュータによる圧の切りかえ機能のついた低圧保持が可能な高機能のエアマットを用いる	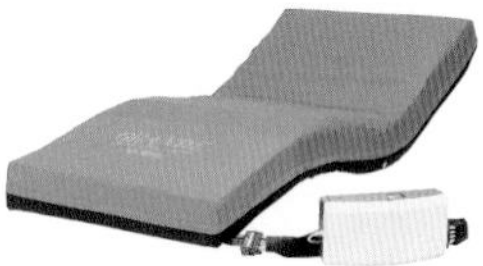 e. グランデ 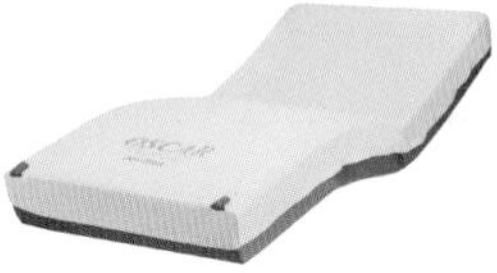	f. オスカー

▶ **図 2-66　褥瘡危険要因点数（OH スケール）に応じた褥瘡予防用のマットレスの製品例**
（写真提供：〔a, c〕株式会社タイカ，〔b, e, f〕株式会社モルテン健康用品事業本部，〔d〕株式会社ケープ）

で簡単には移動ができない状況であれば，診察をどのように受けるのか，すなわち受診なのか，往診なのか，また受診をするのであれば誰とどのようにして受診をするのか，家族が対応できるのかなどを把握し，場合によっては介護支援専門員に訪問介護員の援助などの手配を依頼することも検討する。

▎服薬状況

　疾患のコントロールのためには，服薬の継続が重要である。服薬状況を把握し，できていないようなら，薬剤師による服薬指導や，服薬セットの導入，訪問介護員による服薬介助などの支援を検討する。

---

plus	**褥瘡予防用具にかかるサービスの制度による違い**

　介護保険の利用者の場合，在宅での褥瘡予防用具のレンタルが可能となっており，本人の状態に合ったものがすぐにレンタル可能である。また，本人の状態に合わせて変更も容易にできる。しかし，「障害者の日常生活及び社会生活を総合的に支援するための法律」（障害者総合支援法）に基づく福祉サービスの場合は，レンタルではなく給付であり，いったん購入したものは耐用年数が過ぎるまで再度購入することができない。

▌皮膚ケア

皮膚の状態が不衛生で，湿潤状態にあると，褥瘡が発生しやすくなる。適切な皮膚ケアにより，皮膚を清潔で乾燥した状態に保つ。まずは在宅において清潔ケアやおむつ交換などが定期的に行われているか，誰がどのように行っているか，それが今後も継続される状況にあるか，ケアの方法は適切か，などを把握する。

場合によっては，看護師が介護者に清潔ケアの方法や，おむつの種類や使用方法についてアドバイスする必要がある。とくに，おむつの不適切な使用によって褥瘡が発生するケースは多くあり，注意が必要である。たとえば，おむつを引っぱり上げられていて皮膚に圧力が加わっていたり，何枚も重ねたおむつがよじれて皮膚を圧迫していたりすると，リスクの高い利用者の場合は容易に褥瘡が生じてしまう。

▌姿勢管理

● ベッドアップ　摩擦〔まさつ〕，ずれなどが生じない適切な姿勢の管理も，褥瘡の予防にとても重要である。とくに自力での体動が不可能な対象者の場合は，ベッドアップ（ギャッチアップ）の仕方によって容易にずれが生じ，そこにベッドとの摩擦も加わると，褥瘡の発生や褥瘡ポケット❶の形成が生じる。

ベッドアップ時は，本人の身体が適した位置にあるかを確認してから行い，ベッドアップ後は，背抜きや膝抜き❷を必ず行う。

● 体位　褥瘡発生時にとる基本的な体位は，30度側臥位❸である。しかし，殿部のやせがひどく，仙骨部の骨の突出が著しい人や，自分で好みの体位に戻ってしまう人，30度の側臥位をとっても，ずれてしまう人には，この体位は適さない。「褥瘡予防・管理ガイドライン第4版」では，90度側臥位も推奨度Bとされており検討してもよいだろう。

長時間車椅子に座る対象者の場合も，車椅子用の除圧用具を用いるほか，姿勢管理が重要である（●図2-67）。

▌栄養管理

栄養状態がわるいと褥瘡が発生しやすく，また治癒しにくくなる。そのため，十分な栄養の摂取ができているかを把握する。実際にどのような内容の食事で，どの程度の量を摂取しているのかを詳細に把握し，1日何kcalでタンパク質を何g程度摂取できているのか，定期的に評価することが大切

▤ NOTE

❶褥瘡ポケット
褥瘡の周囲の皮膚の下部組織が破壊されて生じた空洞のことである。ポケットが形成された褥瘡は難治化することが多い。

❷背抜き・膝抜き
背中や膝をマットレスからいったん浮かせ，摩擦やずれを解消させることをいう。

❸30度側臥位
骨の突出がない殿部で身体を支えるように，クッションなどを活用して30度に傾ける側臥位をいう。

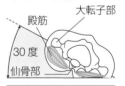

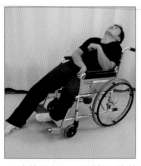

a. 車椅子上での不適切な姿勢

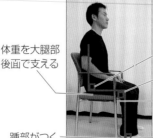

体重を大腿部後面で支える

踵部がつく

股関節90度

膝関節90度

椅子から2.5cmあける

足関節90度

b. 適切な姿勢（90度の法則）

● 図2-67　姿勢管理
座位の姿勢管理では，90度の法則が基本である。
踵部をつけ，股関節・膝関節・足関節が90度になるように座り，骨突出部がなく支持面積の広い大腿部後面で体重を支える。

である。疾患に応じた治療食が必要な場合は、家庭で治療食を提供できているかを把握し、必要に応じて補助食品などの利用を検討する。

　病院と違って自宅の場合は、必ずしも療養に適した栄養バランスの食事が用意されるわけではない。わが国の伝統的な病人食は、おかゆなどの低エネルギー・低タンパク質の食事であり、これは胃腸炎からの回復期などには適しているが、褥瘡の大きな誘因となってしまう。しかも低エネルギー・低タンパク質の食事は、サルコペニア(筋肉減少症)❶の要因になる。

　褥瘡の予防や治療において、栄養の評価や改善は非常に重要であり、ていねいに観察して対応する必要がある。

介護力の評価

　介護力の評価を行い、家族介護者だけでまかなえない部分は、訪問介護の訪問介護員や入浴サービス、デイサービスなど、適切なサービスの導入を検討する。

3 褥瘡発生時の対応

　褥瘡が発生した場合は、原因をアセスメントしたうえで、早急に必要な対策をとる。

◆ 褥瘡発生原因のアセスメントと対応

　1 褥瘡予防用具　褥瘡予防用の体圧分散マットレスが対象者の状態に合った適切なものであるかアセスメントし、必要であればさらに除圧効果の高いものに入れかえる。家族の介護力も視野に入れ、マットレスやポジショニング用の枕などの用具を選定して導入する。

　2 栄養状態　エネルギー量やタンパク質の量は十分か、必要な栄養が摂取されているかをアセスメントする。必要に応じて、補助食品や栄養剤の導入を検討する。

　3 介護方法　介護力は十分か、介護方法に問題は生じていないか、生じているとすればどこか、それをどのように補うことが可能か、などの視点で介護方法や介護内容を検討する。必要に応じて、介護支援専門員と相談し、導入するサービスの再検討を行う。

　4 姿勢管理　食事や経管栄養注入時の姿勢、車椅子での姿勢などの姿勢管理に問題はないか、問題があれば、どのようにすれば改善が可能かを検討し、場合によっては理学療法士などと相談しながら対応する。

　5 皮膚ケア　皮膚の清潔状態はどうか、おむつ交換の頻度や便の性状などはどうか、浮腫はないか、発汗は多いかなどを確認し、改善点を明確にする。必要に応じて、介護支援専門員と相談のうえで訪問介護サービスの導入、回数の増加などを検討する。

　このような多角的な視点から、褥瘡の発生要因のアセスメントおよび対応を行う。

NOTE
❶サルコペニア
　老化に伴う筋肉量の減少により身体機能の低下がおこった状態をいう。最大の原因は低栄養である。サルコペニアは、老化に伴う虚弱であるフレイルの主要な原因である。

◆ 褥瘡創部のアセスメント

　褥瘡の分類では，日本褥瘡学会が開発した DESIGN® や DESIGN-R® が専門職の共通言語として使用されている（◉図2-68）。

　DESIGN® は日本褥瘡学会のガイドラインに対応しており，評価が治療方法にすぐに結びついているので，なにに基づいてどのような治療を行うかが明確である。そのため，地域・在宅看護の場面でよくあるように訪問看護の看護師と主治医が別の組織に所属している場合などでは，互いの共通言語として非常に有用である。DESIGN-R® を仙骨部の褥瘡のアセスメントに使用した例を◉図2-69にあげる。

4 治療・ケア計画の実際

◆ 局所治療

　ここでは褥瘡の一般的な治療方法を取り上げる。外科的な治療は医師が行うが，それ以外の治療は医師の指示のもとで看護師や家族，訪問介護のスタッフやデイサービス・デイケア・入浴サービスの看護師などが役割分担をして行う。

DESIGN-R® 褥瘡経過評価用			カルテ番号（　　　）　患者氏名（　　　　　　　）		月日	/	/	/	/	/	/
Depth 深さ　創内の一番深い部分で評価し，改善に伴い創底が浅くなった場合，これと相応の深さとして評価する											
d	0	皮膚損傷・発赤なし	D	3	皮下組織までの損傷						
				4	皮下組織を越える損傷						
	1	持続する発赤		5	関節腔，体腔に至る損傷						
				DTI	深部損傷褥瘡(DTI)の疑い						
	2	真皮までの損傷		U	深さ判定が不能						
Exudate 滲出液											
e	0	なし	E	6	多量：1日2回以上のドレッシング交換を要する						
	1	少量：毎日のドレッシング交換を要しない									
	3	中等量：1日1回のドレッシング交換を要する									
Size 大きさ　皮膚損傷範囲を測定：[長径(cm)×長径と直交する最大径(cm)]*3											
s	0	皮膚損傷なし	S	15	100以上						
	3	4未満									
	6	4以上　16未満									
	8	16以上　36未満									
	9	36以上　64未満									
	12	64以上　100未満									
Inflammation/Infection 炎症/感染											
i	0	局所の炎症徴候なし	I	3C	臨界的定着疑い						
				3	局所の明らかな感染徴候あり（炎症徴候，膿，悪臭など）						
	1	局所の炎症徴候あり（創周囲の発赤，腫脹，熱感，疼痛）		9	全身的影響あり（発熱など）						
Granulation 肉芽組織											
g	0	創が治癒した場合，創の浅い場合，DTI疑いの場合	G	4	良性肉芽が，創面の10%以上50%未満を占める						
	1	良性肉芽が創面の90%以上を占める		5	良性肉芽が，創面の10%未満を占める						
	3	良性肉芽が創面の50%以上90%未満を占める		6	良性肉芽が全く形成されていない						
Necrotic tissue 壊死組織　混在している場合は全体的に多い病態をもって評価する											
n	0	壊死組織なし	N	3	柔らかい壊死組織あり						
				6	硬く厚い密着した壊死組織あり						
Pocket ポケット　毎回同じ体位で，ポケット全周（潰瘍面も含め）[長径(cm)×短径*1(cm)]から潰瘍の大きさを差し引いたもの											
p	0	ポケットなし	P	6	4未満						
				9	4以上16未満						
				12	16以上36未満						
				24	36以上						
部位[仙骨部，坐骨部，大転子部，踵骨部，その他（　　　）]					合計*2						

©日本褥瘡学会 /2020

◉ **図2-68　DESIGN-R® 2020**

（日本褥瘡学会ウェブサイト〈http://www.jspu.org/jpn/info/design.html#〉〈参照 2021-12-01〉による）

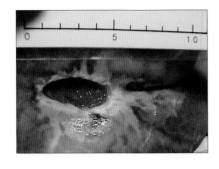

評価項目	結果	
Depth	皮下組織をこえる損傷	D4
Exudate	1日1回の交換	e3
Size	4.5(cm)×2(cm) = 9	s6
Inflammation-Infection	炎症なし	i0
Granulation	良性肉芽90%以上	g1
Necrotic tissue	壊死組織極少量	N3
Pocket	ポケットなし	p0

評価結果 → D4-e3s6i0g1N3p0：D4・13点　と表記する

◉ **図 2-69　DESIGN-R®を仙骨部褥瘡に使用した例**

　褥瘡の壊死組織のデブリドマン❶は特定行為❷に，褥瘡や慢性創傷の血管結紮による止血処置は通常の診療の補助となっており，一定の手順書のもとで看護師が行う手技である。

▍褥瘡の深さに応じた処置

　1 浅い褥瘡　状態に応じて，次の処置を行う。

　①発赤　創面保護のため，ポリウレタンフィルム材を使用する。

　②水疱　水疱は破らず，ポリウレタンフィルム材もしくは薄いハイドロコロイド材を使用する。

　③びらん・浅い潰瘍　適切な湿潤環境を保てる閉鎖環境を整える。薄いハイドロコロイド材，キチンドレッシング材，ハイドロジェルのシートタイプを使用する。

　2 深い褥瘡　次の処置を行って治癒を促進する。

　①壊死組織の除去　黒色壊死組織がある場合は，外科的または化学的デブリドマンを行う。

　②肉芽形成の促進　肉芽形成を助長するようにハイドロコロイド材，ポリウレタンフォーム，キチンドレッシング材，ハイドロポリマーなどを使用して，適切な湿潤環境を整える。滲出液が多い場合は，アルギン酸やハイドロファイバーなどを使用して，滲出液をコントロールする。

　③創の収縮　湿潤環境を維持する。

▍合併症への対応

　1 創部感染　壊死組織を除去し，スルファジアジン銀，ポビドンヨードなどの感染抑制作用のある外用薬を使用する。全身性の感染に対しては，点滴での抗菌薬投与を行う❸。

　2 滲出液　多量の滲出液が生じた場合は，全身の浮腫および，創の感染の改善を行い，滲出液を吸収する外用薬やドレッシング材を使用する。また，吸水性ポリマービーズやポリウレタンフォームを使用し，創面の湿潤環境を保つ。

　3 ポケットの形成　外用薬などでの保存的治療や，外科的治療，姿勢管理を行う。姿勢管理では，とくにずれに注意する。

NOTE

❶デブリドマン
　褥瘡や皮膚の潰瘍，外傷部などにおいて，治癒を促進させるためにメスなどで壊死組織を除去して清浄化させる手技である。創面切除ともいう。

❷特定行為
　特定行為研修を受けた看護師が手順書に基づいて行うことのできる診療の補助である。

NOTE

❸明らかな感染徴候はないが，菌が定着し治癒を妨げている臨界的定着（クリティカルコロナイゼーション）にも抗菌作用のある外用薬やドレッシング材を使用することで治癒が促進されるとの報告もある。

◯表 2-20　褥瘡治療において重要な栄養素とその欠乏症

治癒過程	必要な栄養素	欠乏症
炎症期	炭水化物	白血球機能低下
	タンパク質	炎症期の遷延
増殖期	タンパク質, 亜鉛	線維芽細胞機能の低下
	銅, ビタミン A・C	コラーゲン合成機能低下
成熟期	カルシウム	コラーゲン架橋結合不全
	ビタミン A	コラーゲン再構築不全
	亜鉛, ビタミン A	上皮形成不全

◆ 全身状態の管理

1 基礎疾患のコントロール　心不全や糖尿病などの基礎疾患の管理を行う。

2 栄養管理　栄養状態を適正に保つ。標準体重 ideal body weight（IBW）❶の 1 kg あたりに必要なエネルギーとタンパク質を下記に示す。

①**浅い褥瘡**　エネルギー 25～30 kcal, タンパク質 1.2～1.3 g。

②**深い褥瘡**　エネルギー 30～35 kcal, タンパク質 1.5 g 以上（腎疾患がある場合は上限 2.0 g）。

栄養素については, 褥瘡治療において重要な栄養素を◯**表 2-20** に示す。

◆ 介護状況の整備（介護者への指導）

1 除圧・減圧指導　適切な除圧用具の選択と使用方法の説明, 体位変換の方法と具体的な実施方法❷を, パンフレットなどを用いて指導する。

2 栄養指導　必要栄養量を提示し, 摂取方法を説明する。経管栄養の場合は医師と相談のうえ, 必要量を決定し説明する。

3 処置指導　処置方法や必要な処置材料・薬剤の入手方法, 管理方法などを具体的に説明する❸。

4 悪化時の対応方法　発赤部位や褥瘡そのものが大きくなる, 色がわるくなる, はれてくる, 膿が出る, 熱をもつなどの褥瘡悪化の兆候や症状を説明し, すぐに訪問看護ステーションや主治医に連絡するなどの悪化時の対応方法を明確にしておく。

◆ ケアチームへのはたらきかけ

医師, 看護師, 栄養士, リハビリテーションスタッフ, 入浴サービススタッフ, デイサービススタッフ, 介護職など療養者を支える多職種チームへの連絡や調整を, 介護支援専門員を通して行う。チームには在宅褥瘡管理者❹が入ることが望ましい。

NOTE

❶ 身長（m）²×22 で求める。たとえば, 身長 1 m70 cm ならば, 1.7×1.7×22 で, 63.58 kg が標準体重となる。

NOTE

❷ たとえば車椅子座位になる場合は, その注意点や車椅子の乗車時間を明確にするなど, 具体的に示す。
❸ 以前は褥瘡の治療によく円座が使用されていたが, 現在は中央部への血行を阻害するため, 褥瘡部への使用は禁忌となっている。

NOTE

❹ **在宅褥瘡管理者**
日本褥瘡学会が教育・研修と資格認定を行っている。診療報酬で在宅患者訪問褥瘡管理指導料を算定するためには, 在宅褥瘡管理者が指導に関与することが条件とされている。

C　スキンテアの予防とケア

1　スキンテアとは

　スキンテア skin tear(皮膚裂傷)とは，摩擦やずれによって皮膚が裂けて生じる，真皮深層まで達した損傷(部分層損傷)をいう(●図2-70)。上・下肢に生じやすく，転倒，清拭・更衣時や移動・移乗時の打撲❶，テープの剝離などの場面で生じやすい。スキンテアをおこしやすい皮膚の状態として，乾燥・浮腫・紫斑・薄いティッシュペーパー様の皮膚・色素沈着・血腫・水疱などがあげられる。

━NOTE
❶ベッド柵に上肢をぶつける，フットレストに下肢をぶつけるなどで生じる。

2　スキンテアのリスクと予防・ケア

◆　スキンテアのリスク要因

　過去にスキンテアをおこしている，スキンテアの個体要因がある(●表2-21)，スキンテアの外力発生要因がある(●表2-22)療養者にはリスクがあり，

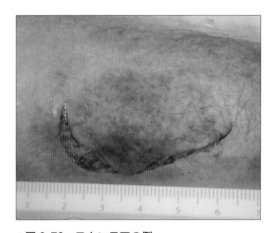

●図2-70　スキンテアの例

●表2-21　スキンテアの個体要因

分類	要因
全身状態	・75歳以上 ・ステロイドや抗凝固薬の長期にわたる使用 ・低活動性 ・過度な日光曝露歴(屋外作業，レジャーなど) ・抗がん薬や分子標的薬による治療歴，放射線治療歴，透析治療歴 ・低栄養状態(脱水含む) ・認知機能低下
皮膚状態	乾燥，鱗屑(りんせつ)，紫斑，浮腫，水疱，ティッシュペーパー様 (皮膚が白くてかさかさして薄い状態)

上記の項目に1つでも該当すれば「個体要因リスクあり」とする。
(日本創傷・オストミー・失禁管理学会編：ベストプラクティス　スキン-テア〔皮膚裂傷〕の予防と管理，照林社，2015による，一部改変)

◯表 2-22　スキンテアの外力発生要因

	分類	要因
行動要因	本人の行動によって摩擦・ずれが生じるリスクがあるケース	・痙攣(けいれん)・不随意運動 ・不穏行動 ・物にぶつかる(ベッド柵, 車椅子など)
ケア要因	ケアによって摩擦・ずれが生じるリスクがあるケース	・医療用テープの貼付 ・抑制具, 医療用リストバンド, 車椅子, ストレッチャーなどの器具の使用 ・体位変換・移動などの介助 ・入浴・清拭などの清潔ケアの介助 ・リハビリテーションの実施

上記の項目に 1 つでも該当すれば「外力発生要因リスクあり」とする。
(日本創傷・オストミー・失禁管理学会編：ベストプラクティス　スキン-テア〔皮膚裂傷〕の予防と管理, 照林社, 2015 による, 一部改変)

予防的なケアが必要になる。

◆ スキンテアの予防

　スキンテアの予防には, 皮膚の保湿が重要である。

● **テープ類の使用**　医療用のテープ類の使用は可能な限り避け, どうしても必要な場合は角層剝離の少ない低刺激性のテープ類を選択し, 皮膚被膜剤を使用したうえで貼付する。毎日テープをはりかえる場合や, 安全管理上, 強い固定が必要な場合は, テープをはる部分にシリコン系のフィルム材やハイドロコロイド材を貼付し, そのうえからテープを貼付する。そして, シリコン系のフィルム材やハイドロコロイド材は頻繁な交換は行わず, 7 日程度は貼付したままとし, はがすときは剝離剤を使用して慎重にはがす。

● **四肢の保護**　レッグカバーやアームカバーを着用して保護する。

● **移乗・移動**　移乗時や移動時は, スライディングシート❶やスライディンググローブ❷を使用する。その際は, 衣類やおむつなどで皮膚をひっぱらないように注意して行う。スライディングシートを使用せずに移動する場合は, 対象者の身体を引きずらないように気をつけて行う。車椅子やストレッチャーなどに露出した皮膚がぶつからないようにも気をつける。移動時には, 固い物に足や手がぶつからないように環境を整備し, 必要な場合はベッド柵にカバーをつけて外傷を予防する。

● **保清**　保清時はこすらず, 押しぶきとする。石けんを用いる場合は, 低刺激性で弱酸性のものを使う。

● **衣服**　伸縮性のある肌にやさしいものを選ぶ。

◆ スキンテアのケア

　スキンテアのケアは, 出血のコントロールと創洗浄から行う。可能であればはがれた皮膚をもとの位置に戻し, 縫合したり皮膚接合用テープなどで固定したりする。そして, 非固着性ガーゼなどのはがしやすい被覆材を選び, 創を保護する。被覆材の交換時には, もとの位置に戻した皮膚を再びはがさ

▢ NOTE

❶ **スライディングシート**
　身体の下に敷いてベッド上での身体の移動や体位変換をたすける, 滑りやすい素材のシートである。

❷ **スライディンググローブ**
　介助者が上肢にはめて使用する, 滑りやすい素材でできたグローブである。療養者の身体の下に腕を滑り込ませて, 移動や体位変換などを行う。

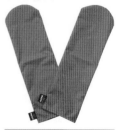

ないように注意する。被覆材にはがす方向を記入しておくとよい。

9 与薬に関する地域・在宅看護技術

1 地域・在宅看護における与薬

◆ 地域・在宅看護における基本的環境

　与薬は，病院に限らず，地域・在宅看護においても日常的にかかわる看護行為である。しかしその流れやそれを扱う環境，主体などが入院中とは異なる点が多いため，それをふまえて介入をしていく必要がある。

　自身におきかえて考えてみよう。1日3回，食後に服用する薬が処方されたとする。平日や週末を問わず朝起きる時間，夜寝る時間は同じだろうか。朝食や夕食を食べる時間はどうだろうか。食事を抜くことはないだろうか。また，不足がないよう，残薬の管理を適切に行えるだろうか。忙しい日常生活のなかで受診のタイミングを問題なく調整できるだろうか。家での薬の置き場所は決まっているだろうか。学校や実習で遅くに疲れて帰ってきたり，友人と夜遅くまで遊んだりしたときは，どうするだろうか。いろいろなイベントのある生活のなかで，きちんと1日3回の薬を服用しつづけることは簡単だろうか。

　生活における与薬とは，そのような基本的環境のうえにある。処方どおりに薬を服用することは意外とむずかしい。在宅ケアは入院医療と違い，それを「強制的に管理」できない点をふまえておこう。

◆ 処方から与薬の流れとさまざまな人のかかわり

　処方から与薬までの流れも，入院医療とは異なる。まず，受診して処方箋^{せん}を発行してもらうことが必要である。そのうえで薬剤師のいる薬局に処方箋を持ち込み，処方してもらう。さらに，薬を家まで持ち帰る必要もある。このように，地域・在宅看護の場面では，与薬までに①受診，②処方，③薬の持ち帰りという3段階のステップがある。すべて療養者自身が行う場合もあれば，家族などが代行する場合もある。近年では，訪問診療・訪問薬局などが広がり，一部あるいはすべてが自宅で行われることもある。

　地域ケアにおける与薬には，もう1つ入院とは異なる特徴がある。そこに，医療職以外の，しかも施設の異なる介護職や介護支援専門員，生活保護のケースワーカーなどがかかわるという点である。

2 アセスメントのポイント

◆ 生活習慣

　入院期間は決まった起床・就寝時間などがあるが，自宅などではそうではない。好きな時間に起き，好きな時間に寝て，食事も好きな時間に食べるな

ど，人には個別の習慣がある。朝・昼・夕に服用する薬が処方された場合，朝は毎日 11 時に起き，朝と昼をかねた食事をとる人は，朝と昼の内服薬をどのように飲めばよいかわからなくなるだろう。対象者の自宅での生活習慣は，与薬において重要な情報となる。とくに起床，就寝，食事や外出頻度，夕食の有無や時間などは，与薬への影響が大きいため確認しておくとよい。

◆ 環境

習慣と合わせて，環境も重要な視点となる。サービス付き高齢者住宅や施設などではその限りではないが，自宅は対象者ごとの個別性が最もある場所であり，1 つとして同じ環境はない。自宅のどこに薬を管理・保管するのか，本人や家族が日常的に管理しやすい場所はどこか，日常の視線や導線を対象者とともに確認しながら，安全な与薬環境を検討する。構造的な環境だけでなく，たとえば「小さい孫が口に入れてしまう」「ペットがいたずらしたり持ち去ったりする」ことなどがないように安全面も考慮する。

◆ 薬への認知や認識

対象者や家族が「その薬をどのようにとらえているか」は，薬物療法において重要な情報である。薬の目的や効能などが正確に伝えられていても，対象者や家族がそのとおりに受けとめているとは限らない。ある薬に対して強いこだわりがあったり，本当は飲みたくないと思っていたりすることもある。

また，誰もが処方されたとおりに服用するとは限らない。自分なりの判断や気持ちが間に入り，過剰に使用してしまったり，使うべきときに使わなかったりすることがある。効果への理解と，薬に対するとらえ方（認知）は，全く別ものであることを肝に銘じておく。対象者や家族に薬に対する思いがあれば，そこには理由があることが多い。その理由が「正しい」か「間違っている」よりも，「なぜ，そのようにとらえているのか」に着目して介入していくほうが，結果的にはよりよい与薬につながる。

◆ セルフケア力（本人のもつ資源）

セルフケア力というと，自己管理能力と考えがちだが，もっと広義で考え，本人の強みや資源ととらえる。認知機能が低下していても，「日付をカレンダーで確認できる」「いつも大切にしているメモに書いてあることなら気づいてできる」などは，強みである。人は「全部できる・全部できない」の 0 か 100 かではなく，「できる部分とむずかしい部分」のグラデーションである。強みを十分に活用して，与薬のために支援する。

また，本人のもつ強み以外の資源には，訪問介護やデイサービスなどの公的サービス資源，家族，友人や隣人，地域包括支援センターの職員，行政ボランティア❶，本人が利用する民間サービス（飲料の宅配❷，宅食，警備会社の見まもりなどのさまざまなサービスなど）がある。本人を支える資源として意図的に巻き込んでいくことも，支援体制を考えるうえで必要である。

NOTE

❶行政ボランティア

　厚生労働省あるいは地方自治体などの行政機関から委嘱された奉仕員，あるいは地方自治体などが養成・認定する奉仕員などの総称である。行政機関と協働するボランティア団体が含まれることもある。法定のものでは民生委員，社会福祉協議会とその職員，国の政策として各自治体で養成されるものでは健康推進員，集落支援員，ゲートキーパーなどがある。自治体独自のボランティアも多い。

❷長年，乳酸菌飲料の宅配を頼んでいて，宅配員と世間話をする関係になっている高齢者は多い。毎日，届けに来る顔なじみの宅配員が，対象者の支援を考えるうえで大きな存在になる例もある。

◆ 通院医療機関と処方内容

　在宅ケアサービスを利用する対象者は，必ずしも訪問診療を利用しているわけではない。外来通院をしながら訪問看護や介護保険サービスを利用している人は多く，複数の診療科や医療機関を受診していることもめずらしくない❶。それぞれの医療機関からさまざまな薬が処方され，受診のタイミングも違うとなると，管理が複雑になることがある。本人と話し合いながら受診機関や薬をとりまとめたり，治療や生活に影響がないように処方経路を再構築したりするなどを視野に入れながら環境を調整する。

　複数の医療機関を受診している場合，病院と違って医師の処方箋が電子カルテで管理されることはない。薬局処方である場合は，薬袋・薬の説明書・お薬手帳などから必ずすべての処方内容を確認する。本人や家族から「薬の内容がかわった」と聞いたら，必ず確認することも大切である。点滴注射については，医師の点滴指示書を必ず確認する。突発的な対応による口頭指示の場合は，指示を復唱したうえで必ずメモを残し，内容に間違いがないかを確認する。

◆ ポリファーマシーと副作用

　対象者が複数の医療機関を受診していたり，精神科を長く受診していたりすると，多種かつ大量の薬剤が処方されていることがある。それぞれの処方には合理的な理由があるだろうが，すべてを重ねていくと，ポリファーマシーの問題が生じる。ポリファーマシーとは，複数あるいは多くの薬を服用することで副作用などの問題が生じている状態をさす。対象者の健康に有害な事象が出現しているとき，それが疾患によるものかポリファーマシーの顕在化によるものかを判断する際は，日々の看護師のアセスメントによる情報が重要になる。とくに高齢者や精神障害者では，薬剤による副作用症状について注意深くアセスメントをしていく必要がある。

◆ 残薬の管理

　在宅療養者の場合，大抵は薬とそれに付随する物品などを自宅に置き，在庫管理をしながら与薬していくことになる。内服薬であれば次回の受診まで残薬が足りるのか❷，インシュリン注射薬の場合は空打ち❸の数も含めて残りが足りるのかを計算する必要がある。本人や家族が自身でできればまかせてよいが，その場合も問題なく足りる状況かを観察する。

　以前に処方された内服薬，複数の医療機関から処方された同じ内容の薬などが大量にタンスやベッドの下から出てくることがある。意図的にたくさんため込んでいる❹，短期記憶障害によって短期間で複数の医療機関を受診した，処方されてもほとんど服用していなかったなどのケースがある。そのような場合は，保管するか処分するかなど，どうしていくかを本人と話し合い，現在の与薬に影響がないような環境を一緒につくることが必要である。

NOTE

❶とくに高齢者や小児の対象者には，そのような例が多い。

NOTE

❷あたり前の話だと思うかもしれないが，さまざまな理由や状況により足りなくなる場合がある。また頓服薬の場合は，5回や10回分など限定された処方数であることも多く，不足することもある。

❸皮下注射する前の試し打ちをいう。注射針内・注射器内の空気を抜くため，針の詰まりがないか，正しく装着されているかを確認するために行う。

❹「予備があると安心だから」という理由や，なんらかの強いこだわりがある場合が多い。

◆ 事故防止

　訪問看護において与薬を実施する場合，看護師が 1 人で行う場合がほとんどである。もちろん入院医療機関においても，ベッドサイドで与薬を実施する看護師は 1 人であり，実施者としての責任の大きさはかわらない。ただし，入院医療機関に比べて，ダブルチェックがしにくいという点は考慮しなければならない。訪問看護の場合，1 人で訪問し，まわりに医療職がいない環境で与薬を実施するため，1 人で 6R の確認❶をすることになる。

　しかし昨今，インターネット技術により，ダブルチェックなどを含む安全対策が入院時とほぼ同じレベルで再現できるようになり，日常的に運用しているステーションも増えている。たとえば，投与にあたってスマートフォンから電子カルテにアクセスして医師の指示書を確認し，リスクの高い薬についてはチャットツールを使い❷，同僚にダブルチェックを行ってもらったうえで投与することができるようになっている。もちろん，本人や家族と投与内容や指示内容を確認することもできるが，インターネット技術を使って訪問看護ステーションの事務所に待機中のスタッフや訪問中のスタッフ，他職種との物理的な距離を解消し，安全な療養環境を構築できる。

3 与薬方法ごとの在宅ケアのポイント

◆ 内服薬

▌ 経口服薬の場合

　内服薬は大抵の場合，定期的に 7～90 日間分を処方される。複数の錠剤やカプセル剤が処方される場合には，個別にシートで包装されている場合と，1 回の服用分を一包化して包装されている場合がある。内服薬の処方が多い場合は，薬局で一包化してもらうと，飲み忘れや間違いを防ぐことができる（❍図 2-71-a）❸。

　病院と違い，訪問看護は完全看護ではない。そのため，週に 1～2 回の訪問でも本人や家族が問題なく内服薬を飲めるよう，薬カレンダー❹（❍図 2-71-b）などを導入することは多い。ただし，前述のとおり，対象者の生活習慣によってはカレンダーを導入したことで余計に混乱することがあるので注意が必要である。対象者の生活習慣，生活動線や視線から服薬に気づけるような方法を，利用者とともに考える。

　訪問看護師の連携先としては，訪問介護を担う介護職との連携が最も多い。介護職は内服薬をセットすることや，その場の判断で飲ませることはできないが，用意されている定時薬や頓服薬を「そこから取って対象者に飲ませる」「対象者に渡す」ことは可能である。

　看護師は，介護職が訪問中に「内服薬がなくなっている」「飲み忘れている」などの想定外のことがおこっていたときに，看護師に電話をしてもらうように依頼しておき❺，対応を相談したり介護職の業務範囲内で対応してもらったりする。昨今は内服ロボット❻などが介護保険で利用できるため，ひ

NOTE

❶6R の確認
　① 正しい患者(right patient)，②正しい薬剤(right drug)，③正しい目的(right purpose)，④正しい用量(right dose)，⑤正しい用法(right route)，⑥正しい時間(right time)かを確認することである。
❷暗号化された安全なインターネット環境下で使用できる。
❸処方箋を提出する薬局に依頼すれば，一包化してくれる。対象者や家族が困っていたり服薬ミスがあったりする場合は，依頼をするとよい。
❹服薬カレンダー，内服カレンダー，投薬カレンダーなど，さまざまな名称でよばれている。種類も多いので，対象者や家族と相談しながら合うものを選ぶ。
❺スムーズに連携ができるような関係性を築いておき，あらかじめ依頼しておくとよい。
❻内服ロボット
　服薬管理ロボット，服薬支援ロボットなど，さまざまな名称でよばれている。服薬の時間に合わせてアラームが鳴り，そのとき服用する薬が出てくるというタイプが多い。下は，株式会社メディカルスイッチの「FUKU 助」である。

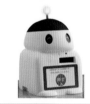

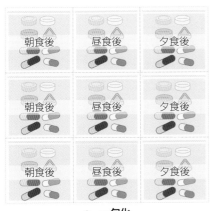

a. 一包化

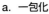

b. 薬カレンダー

◯図 2-71　経口服薬の支援方法の例

とり暮らしの対象者で，過剰に内服をしてしまう場合などに有用である。

胃瘻などから注入する場合

　内服薬を経口からだけではなく，経鼻カテーテルや食道経由経腸栄養用チューブ（ED チューブ），胃瘻チューブなどから投与することも多い。錠剤やカプセル剤などは，簡易懸濁法❶によって水にとかして注入する。漢方薬はとけにくくて水にまざりにくく，通常よりも懸濁に長い時間がかかることがある。粒が残ったまま注入するとチューブを詰まらせてしまうことがあるため，しっかり懸濁させる必要がある。

◆ 貼付薬

　硝酸イソソルビドのテープ剤（フランドル®テープ）やツロブテロール塩酸塩のテープ剤（ホクナリン®テープ）に代表される，血管拡張作用や気管支拡張作用をもつ貼付薬などを使用する在宅療養者は多い。また，緩和ケアにおいてはフェンタニルクエン酸塩のテープ剤（フェントス®テープ）やフェンタニル（デュロテップ®パッチ）など麻薬の貼付薬もよく使用される。

　対象者の身体機能が徐々に低下し，内服がむずかしくなった際，貼付薬に変更をしていく場合もある。この場合は，看護師が対象者の身体機能をアセスメントしながら，医師・薬剤師に提案し，協働していくことが求められる。

　貼付薬は，与薬が簡便であり，本人や家族も行いやすい。訪問介護の介護職も定時薬や頓服薬であれば交換が可能であるため，与薬環境を整えやすい。貼付薬への変更を始める際は，「定期的に交換できる人」が本人・家族・看護師・介護職などの誰になるのか，その人の資源などをふまえて与薬環境を整える。また，間違ってはがれてしまったときの対応も考慮しておく。

　貼付薬は皮膚にはることから，かゆみや発赤などの皮膚トラブルが生じるリスクがある（◯第 2 章 E-8「創傷管理に関する地域・在宅看護技術」，206 ページ）。皮膚トラブルのために対象者がかきむしり，意図せずはがしてしまうことはめずらしくない。はがれた場合にどうするかなどは，あらかじめ本人や家族，

NOTE
❶錠剤やカプセル剤をそのまま約 55℃ の温湯に 5〜10 分程度つけてとかす方法である。薬を完全に溶解させるのではなく，水にまざり合ってチューブを通過する程度にとかすため，懸濁法という。錠剤を粉砕したりカプセルを開けたりする過程でミスが生じたり量が減ったり異物が混じったりしやすいなど，さまざまな問題が生じていたために，開発された方法である。

介護職などと協議しておく必要がある。

　また，入浴の際にどうするかなど，生活習慣に合わせた対応を考えておく必要がある。たとえば毎日入浴をし，入浴する時間がおおむね決まっているのであれば，その際に交換してもよいだろう。48時間使用できる貼付薬なら，一時的にフィルムやラップ，ガーゼなどで保護し，入浴してもはがれないようにすることもある。看護師は対象者の日常生活の習慣を阻害せずに与薬できるよう工夫を重ねることが大切である❶。

NOTE
❶この際，薬剤師に保護方法などを相談することも多い。

◆ 吸入薬・ネブライザー

　地域ケアでは，気管支喘息などにより定量噴霧式吸入器やドライパウダー式吸入器などの吸入薬を使用する療養者に遭遇することも多い。

　外出時に喘息発作が生じて頓服が必要になる場合を考慮し，短時間の外出でも必ず携帯することが重要である。旅行などの長期の外出の場合は，多めに携帯しておく。

　重症心身障害児ではネブライザーを使用する頻度が高い❷。いずれも入院患者が行う場合と操作方法はかわらない。ただし，外出時の準備や保管方法などについては注意が必要である。ネブライザーは，リビングのテーブルの上などに置かれたままになることが多いため，直射日光があたらないか注意する。携帯可能なバッテリー式のポータブル型ネブライザーがあれば外出も容易であり，対象者の外出の頻度や時間，経済状況なども考慮しながら準備を検討しておく。

NOTE
❷ネブライザーは，与薬だけでなく，生理食塩水の吸入などの気道の加湿を目的とした介入もある。

◆ 点眼薬・点鼻薬・点耳薬・坐薬

　点眼薬・点鼻薬・点耳薬・坐薬は，保管について注意が必要な場合が多い。とくに遮光や冷所保存が必要な薬については，対象者や家族と保管方法を協議する必要がある。坐薬などは頓服の場合も多いが，その場合はどのようなときに使用するのがよいか，本人や家族に具体的に伝えておく。

◆ 塗布薬（軟膏）

　在宅ケアにおける塗布薬の使用目的は，多岐にわたる。保湿などの皮膚トラブルの予防，感染症や炎症の治癒，創傷治癒などを目的とした使用が多い。それぞれ処方のとおりに使用するが，対象者の皮膚の状態に合う薬を選択するために，看護師のアセスメントが重要になる場面が多い。保湿目的であれば市販品も含めて検討し，対象者の皮膚の状態に合った基剤を選択していく。

　在宅ケアでは，褥瘡治療を目的とした与薬の機会も多い。褥瘡治療は，創傷の治癒過程に合わせた適切な薬の切りかえが治療結果を左右する。医師から処方された薬を漫然と使用するだけでなく，対象者の皮膚の状態や症状，兆候をよく観察し，アセスメント結果を医師に伝えて連携し，そのときの状態に合った処方に変更していくことが重要である。

　訪問先で以前に処方された塗布薬がたくさん見つかることも多い。その場合は，使用期限を確認することが必要である。またステロイド軟膏は，塗布

する部位によって吸収率が大幅にかわる。処方目的と違う部位に塗布していることがあれば，そのことを伝えておく。

◆ 注射・点滴

▊ 中心静脈内注射

在宅ケアで中心静脈内注射・中心静脈栄養を行う場合，中心静脈（CV）ポートから，もしくは CV カテーテルからの投与のいずれかで行われる（▶第 2 章 E-3-f「在宅中心静脈栄養法（HPN）を受ける療養者の援助」，131 ページ）。このうち頻度が高いのは，比較的簡便に扱うことができる CV ポートである。

● **穿刺針の交換**　CV ポートを皮下に埋め込んで留置している場合，穿刺針の交換を 1 週間に 1 回程度で行うことが多い。清潔操作が必要なため，自宅で安全に行えるような環境整備が必要である。たとえば入浴時や外出時にはどうするかなど日常生活のなかで問題が生じないように準備しておく。また，おこりうるトラブルについて事前に検討し，支援体制を構築しておく。

● **投与時間の選択**　中心静脈栄養を行う場合は，輸液ポンプを使用することが多い。高カロリー輸液であれば 12 時間や 24 時間での投与が一般的であるが，投与時間については対象者の状況をみながら医師と相談する。

たとえば 12 時間の場合，夜間のみの投与になれば日中の活動の自由度が高くなり，対象者の QOL が向上する。しかし，その時間の看護師の訪問はむずかしいことが多く，毎日の投与の開始や終了の点滴操作❶を本人や家族が行う可能性が高くなる。医療者以外ができない操作ではないが，対象者や家族の状況によってはむずかしいことも多い。

一方，24 時間投与の場合は，ルート交換などは看護師の定期の訪問に合わせて行うことができ，本人や家族はバッグの交換ができればよい。ただし，日中も輸液ポンプやルートがつながったままになるため，対象者の活動範囲は限られる。その結果，QOL が低下し，意欲の減退につながることがある。

投与時間は，身体的な負荷や治療目的により決められることがあるため，対象者の生活に合わせられないこともある。しかし選択が可能な場合は，本人や家族と十分に相談しながら，対象者の希望する生活や大切にしている習慣をできるだけそこなわない方法を検討する必要がある。

▊ 末梢静脈内注射・皮下注射・筋肉内注射

● **物品の代用**　在宅ケアでも，さまざまな理由で末梢静脈内注射や皮下注射，筋肉内注射を行う場面がある。基本的な手技は医療機関で行う場合とかわらないが，物品などに関しては医療機関と同様にいかない場面もある。

たとえば，静脈ルート確保をする際に腕の下に敷くシート❷などは専用の物がないことが多いが，その場合は新聞紙などで代用することができる。また針捨てボックスも，市販の物を事前に準備して持ち込むことが基本ではあるが，それができない場合は空きびんを利用することができる。空ペットボトルの使用は，針が突き出て事故につながるため，避けたほうがよい。

● **点滴静脈内注射における留意点**　点滴静脈内注射で針を留置する場合，点滴の終了後そのつど，留置カテーテルに生理食塩液などを満たして閉塞を

NOTE

❶輸液バッグを開通してルートを満たし，輸液ポンプをセットして安全に投与を開始すること，開始時および終了時には清潔な操作をすることなどである。

NOTE

❷出血した場合に，それを受けとめるためのものである。

防ぐ処置(ロック)が必要である。家族でも実施できるが,誰でもできるというわけではないため,点滴の実施時だけでなく終了時にも看護師の訪問が必要になる場合が多い。

● **点滴皮下注射における留意点**　点滴皮下注射(皮下輸液)の場合は,点滴が終わったあとに針を抜くだけですむため,家族でも実施可能である。抜かずにルートを確保する際も,上述のロックは必要ない。そのため,点滴皮下注射は対象者と家族に負担が少ない方法だが,投与できる薬剤や内容には制限があり,投与速度や吸収速度が点滴静脈内注射よりも遅い。

　どの輸液方法を使うかについては,目的や内容,本人や家族の環境を考慮し,医師と協議して実施していく。

▌ 輸血

　近年は,在宅ケアにおいて輸血を行うケースも増えてきている。輸血後の対象者の状態の変化を観察・対応できる訪問看護・訪問診療の体制があることが必要である。現状では積極的治療としての輸血よりも,緩和ケアの時期において出現する重度の貧血に対する対症療法として,定期的な赤血球輸血などを行うケースが多い。

　輸血の実施については,投与経路の安全性を確保するためにCVポートの埋め込みがあること,輸血製剤の移送が十分にできる環境であることなど,いくつか条件がある。しかし,在宅ケアでは現在,輸血への対応まで進みつつあり,輸血を必要としながら在宅療養の対象となる療養者がますます拡大している。

参考文献
1. 一般社団法人全国訪問看護事業協会編集:訪問看護の安全対策,第3版.日本看護協会出版会,2017.
2. 田村由美:新しいチーム医療改訂版——看護とインタープロフェッショナル・ワーク入門.看護の科学社,2018.
3. 細田満和子:「チーム医療」とは何か——医療とケアに生かす社会学からのアプローチ.日本看護協会出版会,2012.
4. 宮崎和加子編集:在宅ケアリスクマネジメントマニュアル,第2版.日本看護協会出版会,2016.

第 **3** 章

地域・在宅における時期別の

看護

本章の目標	□ 外来受診，入院，退院，在宅療養，終末期までのさまざまな時期の地域・在宅看護を理解する。
	□ 地域・在宅看護がロングタームケアであることを理解する。

　ここでは，地域・在宅看護を受ける人の状態に着目し，その時期を９つに分け，各期の看護のおもな特徴と目的を述べる（◉図 3-1）。

A 健康な時期の看護

1 健康な時期とは

● **健康の意味**　世界保健機関（WHO）憲章（1947 年）の前文において，「健康とは，病気でないとか，弱っていないということではなく，肉体的にも，精神的にも，そして社会的にも，すべてが満たされた状態にあること」と定義されている[1]。

　本項における健康の意味も，この定義に準じるが，「すべてが満たされた状態」かどうかの判断は個人によって異なり，また同じ個人でも状況によって判断の基準が変化する可能性がある❶。

　このように，健康かどうかの判断は個人やそのときの状況によって異なるため，個人が「自分は健康である」と判断しても，客観的にはそのように判断されない場合がおこりうる。たとえば健康診断でメタボリックシンドロームが指摘されたが，当人は「最近，おなかが大きくなってきた」などとは思っていても，それほど問題ととらえておらず，日常生活や社会生活上はな

> ⬚ NOTE
> ❶たとえば，同じ個人でも，若いときと，年をとってからでは，判断の基準が変化することもある。

〈地域・在宅看護の９つの時期〉	〈おもに活動する看護師など〉
A　健康な時期の看護	← 地域で活動する看護師，地域で暮らす看護師，保健師，助産師
B　外来受診期における看護	← 外来の看護師
C　入院時における看護	← 外来の看護師，病棟の看護師
D　在宅療養準備期（退院前）の看護	← 退院支援を担う看護師，病棟の看護師
E　在宅療養移行期（退院後１〜３か月）の看護	← 退院支援を担う看護師，病棟の看護師，訪問看護を担う看護師
F　在宅療養安定期の看護	← 訪問看護を担う看護師，外来の看護師
G　急性増悪期の看護	← 訪問看護を担う看護師，外来の看護師
H　終末期の看護（グリーフケアを含む）	← 訪問看護を担う看護師
I　在宅療養終了期の看護	← 訪問看護を担う看護師

◉**図 3-1　地域・在宅看護の９つの時期とおもに活動する看護師など**

1）公益社団法人日本 WHO 協会：世界保健機関憲章前文（日本 WHO 協会仮訳）．（https://japan-who.or.jp/about/who-what/charter/）（参照 2021-11-19）．

んら支障がないので，自身を健康と考える場合などである。

●**この時期の看護の方向性**　地域・在宅看護において，本人の主観的健康観は重要である。しかし，先ほどの例の場合，メタボリックシンドロームのままの状態が続けば，いつか生活習慣病を発症するかもしれない。その人なりの価値観や生活を大切にし，「その人なりに活気ある日々」を送ることができることを重視したうえで，健康の増進や病気の予防を目的とした看護が必要になる。

　以上のことから，ここでいう「健康な時期」とは，なんらかの疾患が明らかになっていないだけでなく，「すべてが満たされた状態にある」と当人が判断している時期とする。

2　健康な時期のおもな看護目標

(1)「その人なりに活気ある日々」を送りながら，健康状態の維持・向上に取り組むことができる。

(2)「その人なりに活気ある日々」を送りながら，病気の予防・早期発見に取り組むことができる。

3　健康な時期のおもな看護計画

1　さまざまな年代の対象者に対し健康管理に関する情報提供を行う

　健康な時期の対象者に健康管理に関する情報提供を行うことは，重要な看護である。たとえば，学校や職場，住民主体のサロン，地域のお祭り，営業時間外の銭湯など，さまざまな場所や機会を使って健康管理に関する情報をまとめたパンフレットなどの資料を配布したり，講演会やワークショップなどを開催したりする活動である。

　このような集団に向けた情報提供活動を行う意義は大きい。活動を行うためには，事前に関係者の理解や賛同を得るほか，さまざまな打ち合わせの必要があるだろう。そのプロセスが関係者との協働や連携の形成，地域におけるネットワークづくりにつながり，個別の相談対応などの次の活動へと展開できる可能性が生まれていく。

　このような活動以外に，個人に対する情報提供も重要な活動である。たとえば，訪問看護先の家族などである。療養者への看護の提供のほかに，家族に対して健康増進や病気の予防をはたらきかけることができる。家族のヘルスリテラシーは，療養者の QOL にも影響を与えるものである。

2　さまざまな年代の対象者の病気の予防行動を支援する

　情報提供と同時に，予防行動への動機づけや行動変容の支援も重要な看護である。たとえば，上記の情報提供活動の結果，健康管理に対する関心が高

まったり自分の健康管理を思い返したりした個人に対して，現在取り組んでいる病気の予防行動や習慣についてたずねてみる。大切なのは，そのとき聞かれた予防行動や習慣が，必ずしも病気の予防に有効とは限らなくても，そのような取り組みをしようと思ったこと自体と，実際に行動をおこしたことを，肯定的に評価することである。

そのうえで，もしその行動を修正する必要がある場合は，「○○すべき」と説明するのではなく，「もし○○をしたら，□□となることが知られており，もし○○をしなかったら，××のリスクが高まる」などと，本人が自分で考えて判断するために必要な情報や選択肢を提供することに努め，本人の実行可能性も一緒に考えながら検討していく。

このような個別の支援を通して，個人が病気の予防に有効な知識を得て，さらに自分で予防行動を選択し，決定するという体験を得ることが重要である。そうすれば，今後，別の課題が生じた場合も，同じように対処できるという自信につながるのである。

B　外来受診期における看護

1　外来受診期とは

病気を発症し，診断から治療を計画・実施し，治癒や症状管理を目的として定期的に通院する時期を**外来受診期**という。外来受診時は，主治医の診察や各種の検査を受け，看護師や薬剤師，医療ソーシャルワーカーなどと面談を行い，次回の外来受診日までの自己管理を行う。この過程が年余にわたる場合，看護師は，対象者が病気管理や外来受診などの経験を経て，「自身の心身や生活をセルフマネジメント（自己管理）できる熟練の患者」に成長していくことを支援する。

● **外来看護の役割**　外来看護とは，「看護師の相談技術をもってその疾患に必要な身体管理技術を提供し，患者の心理的適応を促進し，具体的な負担を軽減するために社会資源の紹介・導入を行い，これをもって人々が疾患管理をそれぞれの生活に織り込み，折り合いをつけてその生活を再構築していけるようにすること」[1]である。

生活を再構築するとは，患者がセルフマネジメントによって新たな生活をつくり上げ，それを維持するということだろう。人は病気や障害を負っても，安定した日々の暮らしを営んでいけるよう，治療を継続したり症状に対処したりしながら，暮らしを調整しようとする。

どのように調整を行うかは，その人の価値観やこれまでの暮らし方，もてる資源や環境などと関連し，個別性が大きい。暮らしの調整は，症状などの

1）数間恵子編著：The 外来看護——時代を超えて求められる患者支援．p.136-137，日本看護協会出版会，2017.

心身の状態にかかわる部分だけでなく，食事・排泄・活動・睡眠などの日々の基本的な営み，発達段階における発達課題，学業や仕事などにおける役割や責任，そして家族や友人，パートナー，同僚などとの人間関係といった多岐にわたる。それらはつねに変化するため，それに応じて調整の必要性は継続的に発生する。

　患者と外来で出会う看護師は，患者がこのようなセルフマネジメントを経て外来に来ていることを念頭におき，それを支援することが重要になる。

2　外来受診期のおもな看護目標

（1）患者が自分なりのセルフマネジメントができるようになる。
（2）患者が熟練した患者になっていくことができる。

3　外来受診期のおもな看護計画

1　セルフマネジメントに必要な支援を行う

◆ 身体管理技術を提供する

　患者が疾患や障害とともに，その人なりの健康な暮らしを続けるためには，治療の継続や行動変容，健康管理が必要になる。看護師は，どのような情報を定期的に把握すればよいか，その結果などから自身の健康状態をどのように把握し，日常生活においてどのような調整をすればよいかなどの身体管理技術を患者に伝えて，患者が受診と治療を継続するよう支援する。

◆ 心理的適応を促進する

　病気や障害の内容や程度にもよるが，患者の心理的適応を促進するのも外来看護における重要な役割である。診断を受けたあと，悲嘆のプロセス❶をたどるような重大な病気や障害の場合，患者の心理状態は時間の経過とともに変化する。加えて，病気や障害をもちながら日々暮らすなかで経験する，さまざまなできごとによる影響で，心理状態が変化するということもある。

　心理状態の変化は個別性が大きく，またそのときどきによってさまざまである。看護師は，外来という限られた時間のなかでも患者をよく観察し，患者が少しでも落ちついた気持ちになったり，自信を回復して前向きな気持ちになったりするよう，本人のもてる力が十分に発揮されるように支援する。

◆ 社会資源を紹介・導入する

　病気や障害によっては，医療費の負担や生活上の困難が，患者を苦しめることがある。看護師は，医療ソーシャルワーカーなどと連携をしながら，対象になる医療費の助成制度や障害者福祉制度のうち，まだ導入していないものがないかを調べて紹介する。公的な制度でなくても，たとえばピアサポー

NOTE
❶キューブラー＝ロスは，①否認と隔離，②怒り，③取り引き，④抑うつ，⑤受容というプロセスを示した。ほかにもさまざまなモデルが示されている。

トや民間のボランティア団体などの互助にあたる社会資源がないか，調べてみるとよいだろう。

2 患者とパートナーシップを形成する

　医療における患者と医療者の関係については，治療方針に患者が従うことを意味するコンプライアンス(遵守)❶や，合意した治療方針に患者が自発的に従うことを意味するアドヒアランス(固守・執着)❷に加え，近年はコンコーダンス(一致・調和)という考え方が浸透してきている。コンコーダンスとは，病気について十分な知識をもった患者が疾病管理にパートナーとして参加し，患者と医療者が合意した治療を共同作業として行うという過程を重視する考え方である。

　コンコーダンスにおいては，患者と医療者にパートナーシップが形成されることが重要であり，医師や看護師，薬剤師などの医療者は，患者が自己決定するための情報提供を，各分野の専門家として行うという立場になる。看護師は，対象者が「自身の心身や生活をセルフマネジメント(自己管理)できる熟練の患者」に成長できるように支援していく土台として，コンコーダンスの考え方に基づいたパートナーシップを築いていく。

C　入院時の看護

1　入院時とは

　入院の形態は，予定入院と緊急入院の大きく2つに分類される。

　1 予定入院　外来受診していた患者が，受診中に入院を計画する場合である。外来の看護師が患者に入院に関する説明を行い，外来受診中の情報と合わせて病棟の看護師へ情報提供する。これにより，病棟の看護師は入院までの患者の生活状況や外来受診の状況，今回の入院に対する思いなどを知ることができる。

　2 緊急入院　外来受診していた患者が急変し，予約外で救急外来を受診し入院となる場合，あるいは外来受診していない患者が救急搬送によって，そのまま入院になる場合である。後者の場合は，それが初診になる。これらの入院の場合は，救急外来や緊急入院の病棟において，患者の情報収集を開始することになる。

　予定入院・緊急入院のいずれの入院形態でも，患者が入院の目的を理解し，意思が尊重されるように支援する。

2　入院時のおもな看護目標

　(1)入院生活において意思が尊重される。

NOTE

❶コンプライアンス
　法令・社会的規範の遵守という意味で，人間生活や企業活動などの場面を中心に広く使われている。医療においては，治療方針に患者が従うこと，とくに医師の指示どおりに服薬することの意味で使われる。

❷アドヒアランス
　患者が治療を理解し，治療に積極的に参加し，治療に関する決まりに従うことをいう。服薬については，とくに服薬アドヒアランス(服薬遵守)という言葉も使われる。在宅療養においては疾病の自己管理が重要であるため，残薬の確認のみにかかわらず，治療の理解と参加状況について確認することが重要である。

plus	HIV 感染症/エイズ患者の外来受診時の看護

　外来看護は，療養者の地域生活の拡充や継続のために，今後さらなる役割や機能の充実を進めることが期待されている。とくに，訪問看護などの在宅医療サービスを受けていない療養者にとって，外来通院は医療との唯一の接点になるため，外来の看護師がマネジメント機能を発揮することが求められている。そこで，疾患管理や治療の継続，心理的適応の継続，社会資源の紹介・導入，パートナーシップの形成などがとくに重要となる HIV 感染症/エイズ（HIV/AIDS）の患者を例に，外来受診時にどのような看護が求められているかを概説する。

■ HIV/AIDS 患者の状況

　HIV/AIDS は，慢性進行性の性感染症である。HIV/AIDS 患者は，免疫機能の状態と自覚症状が必ずしも一致しないことから，外来受診や抗 HIV 療法の継続がむずかしくなることがある。また，感染予防のための行動変容と自己管理が求められ，それが人間関係に影響し，孤立に陥ることがある。病気に対する社会の誤解や偏見から，患者は周囲の人々に知られたときの反応をおそれる気持ちがあり，そのことが病気の受け入れに影響する。感染を周囲に知られたくないために，気づかれないよう，つねに注意をはらって生活し，その結果，外来受診や抗 HIV 療法を続けられなくなってしまうこともある。看護師は，HIV/AIDS 患者におけるこのような事情を理解したうえで，外来受診期の支援を行うことが必要である。

■疾病管理

　HIV/AIDS 治療は，定期的な血液検査で免疫機能の状態やウイルス量を測定し，数値の変化を確認して最適な治療開始の時期や治療の効果を判断する。抗 HIV 療法の進歩により，定期的に受診して適切な時期に治療を開始し，それを継続すれば，HIV/AIDS が原因で死亡する可能性はほとんどなく，これまでの生活を中断する必要もなくなっている。しかし前述のとおり，免疫機能の状態と自覚症状が必ずしも一致しないため，適切な治療の継続がむずかしくなることがある。不規則な服薬や服薬の中断は，耐性ウイルスの出現につながり，薬の効果がなくなって治療が困難になるおそれがある。また，治療の中断によって AIDS を発症すれば，治療が発症前よりもむずかしくなるほか，AIDS の治療のために入院治療が必要になり，生活が中断され，結果として周囲に感染を知られないようにすることもむずかしくなってしまう。

　看護師は，患者の苦悩に寄り添い，受容的に接したうえで，定期的な受診と適切な服薬の継続の重要性を伝え，そのためにどのような調整が必要かを一緒に考えながら，患者が受診と治療を継続するよう支援する。

■心理的適応の促進の支援

　HIV/AIDS は，診断による心理的衝撃が大きな病気である。完治せず，一生薬を飲みつづけなければならないこと，感染予防のための行動変容や自己管理が求められることも大きいが，いまだ病気に対する社会の誤解や偏見も大きく影響している。

　病気の受容および心理的適応の促進は，治療の継続に大きく影響するため，医療との接点である外来の場面で，看護師が患者の気持ちをよく聞き，理解しようと努めることが重要である。そして，誤解や偏見へのおそれがあり，周囲に知られることへの恐怖などの思いがあれば，対処法などについて一緒に考えたり，少しでも安心して過ごせるようにするためにはどうしたらよいかを話し合ったりしながら，患者の気持ちを受けとめ，希望を引き出していく。この過程そのものが，患者の気持ちが落ち着いたり前向きな気持ちになったりするきっかけとなり，患者の心理的適応の促進への支援になる。

■社会資源の紹介と導入

　抗 HIV 薬は薬価が高く，そのことが治療開始や継続の支障となる場合がある。しかし，免疫機能障害で身体障害者手帳を申請し，障害者福祉サービスの自立支援医療制度を利用すれば，1 か月の治療費の自己負担分をかなり低減させることができる。多くの場合，治療開始の手続きの一環として身体障害者手帳の取得申請を実施している。手帳の申請には，免疫機能の状態とウイルス量のデータが 2 回分必要などの条件があり，手続き後，自立支援医療を使用できるようになるには数か月かかるため，このような制度とその手続きなどについて早期に情報提供し，治療費の負担軽減を支援する。

■パートナーシップの形成

　患者の適切な治療継続の重要な要素となるのが，患者と医療者との信頼関係の構築である。対等な関係であると相互に認識し，互いを尊重する態度でかかわり合い，パートナーシップを形成することが，HIV/AIDS のような長期にわたる治療が必要な病気の患者支援において重要である。

（2）希望する退院後の生活について考えることができる。

3　入院時のおもな看護計画

1　患者に関する情報を外来と病棟で共有する

　外来受診していた患者の場合は，病棟において心身の状態を観察し，必要な看護を行いながら，同時に外来で把握している入院までの患者の生活状況や外来受診の状況，今回の入院や退院後の生活に対する思いなどを共有し，入院治療が実施されるなかでも患者の意思が尊重される環境を整える。こうしたことの積み重ねが，外来と病棟のパートナーシップの育成にもつながる。

2　退院後の生活に対する希望を表明できるよう支援する

　入院治療が進むのに合わせて，病状などの変化を予測しながら，患者が退院後の生活をどのように考えているか確認し，意思決定のための支援（退院支援）を行う。患者との個別の面談を行ったり，家族などを交えての面談，家族だけとの面談などを併用したりしたうえで，多職種がそれぞれ把握している患者の希望に関する情報をカンファレンスなどで共有し，支援を進めていく。そして，その生活を実現するための具体的な準備や調整を行う在宅療養準備期へ確実に移行できるようにする。

　たとえば，脳梗塞で片麻痺の患者が退院する見通しとなった場合，医師や病棟看護師が折にふれ，患者が麻痺をどのように受けとめているか理解しようと努める。そして，入院前のような仕事をしながらのひとり暮らしに戻ることを希望していることがわかったら，それを実現するための課題などについて一緒に考え，どのような退院後の生活を目ざすのかを意思決定できるよう支援していく。看護師が行う支援は，患者の意思を基盤とする。そのため，患者が遠慮や抵抗感などをできるだけ感じずに希望を表出できるよう，関係や環境づくりに努める。

D　在宅療養準備期（退院前）の看護

1　在宅療養準備期とは

　在宅療養準備期は，医師や看護師が24時間，疾病管理や看護を行っていた病院から，診療や訪問看護を受ける間以外は対象者や家族がセルフケアを行う自宅へ療養の場を移す準備をする重要な時期である。この段階での十分なアセスメント，対象者や家族への説明と対話，多職種間の情報共有・連携による支援体制の構築，自宅の療養環境の整備などが，対象者の円滑な在宅療養の開始を進めるためのカギになる。

1 退院調整と退院支援

● **退院調整・退院支援とは**　在宅療養準備期は，病院の視点でみれば**退院調整**を行う時期になる。退院調整とは，入院早期から始まる**退院支援**の最終的な段階をさし，退院に関する患者や家族の意思決定に基づき，患者が円滑に退院できるようにさまざまな支援や調整を行うことである。医療機関によっては独立した退院支援・調整部門などを設け，看護師や社会福祉士などを専属で配置しているところもある❶。

● **退院調整における多職種連携**　退院調整においては，退院後の患者や家族を支える多職種との連携が重要になる。対象者の在宅療養を支える近隣の医師，訪問看護を担う看護師，理学療法士，介護支援専門員（ケアマネジャー），介護福祉士などは，それぞれが異なる機関に属している場合が多い。これらの専門職や社会資源が1つの支援チームとして機能するまでには，ある程度の時間がかかるものである。退院前カンファレンスなどの場面だけに限らず，早い段階から連携を深めておく。

　事前に在宅療養生活の開始までに解消しておきたい課題を洗い出し，「どこまで」を病棟で行い，「どこから」を訪問看護や多職種が担うかについて決めておく。地域連携クリニカルパス（●361ページ）があるなら活用し，今回の対象者の退院と在宅療養の開始にあたり，各専門職がどのような役割を果たせばよいのかを共有して，円滑な在宅療養への移行を進める。

2 在宅療養生活への移行における包括的支援

　入院生活から在宅療養生活への移行は，対象者や家族にとって大きな決断である場合が多く，本人や家族の不安は大きいものである。看護師は不安を受けとめ❷，不安が解消されるような包括的支援を提供する必要がある。近年は，病院の看護師などが退院予定の対象者の自宅を訪問して療養環境を確認して退院支援にいかすという**退院前訪問指導**❸が行われるようになってきており，対象者の個別性に応じた退院支援が求められている。

　なお，退院先は自宅とは限らず，リハビリテーション目的で老人保健施設を経由することもある。しかし，退院支援の中身は本質的にはかわらないため，適宜読みかえて学んでほしい。

2 在宅療養準備期のおもな看護目標

（1）対象者と家族の現状に関する理解，在宅療養生活に関する希望や意向，考え方が明確になる。

（2）対象者や家族と在宅療養の目的や方針について共通認識をもつ。

（3）対象者や家族が退院後の療養生活（1日の流れや暮らし）について具体的なイメージをもてる。

（4）家族が安全かつ安心して在宅療養を開始するための準備が整う。

　・在宅療養に必要な物品の準備（医療機器，医療材料，介護用品，福祉用

NOTE

❶退院支援・調整部門に配置された看護師を「退院支援看護師」「退院調整看護師」などとよぶことがある。2016（平成28）年度の診療報酬改定では，入退院支援部門を設置して専従の社会福祉士と看護師を配置すると加算になるしくみが導入された。入退院支援業務の担当者を明確にすることで地域との連携・調整を円滑にするためである。

NOTE

❷近年の入院期間の短縮化に伴い，十分な準備期間がないまま退院するケースでは，そのことに不安や不満をもつ対象者や家族もいる。

❸2020（令和2）年の診療報酬改定で，退院前訪問指導が評価されるようになり，徐々に広がっている。

具など）

- 薬剤の準備
- 退院先でのリハビリテーションの準備
- 退院先の療養環境調整（◉第2章 E-1「療養環境調整に関する地域・在宅技術」，86ページ）
- 介護者の確保状況，介護保険利用の有無の確認と対応。介護保険を利用する場合は，要介護認定と介護支援専門員によるケアプランを作成する。
- 急な病状悪化や医療機器のトラブルなどの緊急時の医療の確保（往診可能な医師，緊急時の受診先・入院先医療機関）
- 医療機器の故障時の対応の確保
- 災害発生時の支援体制の構築

3 在宅療養準備期のおもな看護計画

対象者と家族が現状をどのように理解しているか，在宅療養生活にどのような希望や意向，考え方をもっているかを把握する❶。そのうえで，在宅療養生活の目的や方針を共有し，具体的な退院後の生活のイメージについて共通認識がもてるようにする。同時に，在宅療養に必要な物品・介護の確保，必要によっては介護保険を利用するための準備，退院先の療養環境調整などを進め，他職種とも相談しながら緊急時の支援体制についても検討していく。

NOTE
❶できれば対象者と家族に自身の言葉で語ってもらう。

1 医療管理・処置・リハビリテーションの準備

◆ 在宅療養に必要な物品の準備

● **医療機器**　退院先で使用する医療機器を購入・レンタルする手続きをとる。在宅酸素療法や在宅人工呼吸療法，在宅透析療法のための機器は，医療保険の枠内で医療機関から貸し出される。一方，ストーマ装具やカテーテルなどの医療材料の多くは消耗品であり購入が必要になるが，身体障害者手帳を取得していれば「障害者の日常生活及び社会生活を総合的に支援するための法律」（障害者総合支援法）の日常生活用具給付等事業❷の対象として給付が受けられる場合がある。ストーマ装具の購入費などは，この制度の給付対象である。

このような給付や補助制度の情報などとともに，退院先で使用するさまざまな医療機器・医療材料の準備や使用方法について，本人や家族などに十分に説明しておく。

● **介護用品**　介護用品については，介護保険の使用の有無により，準備の方法が異なる。介護保険を使用するなら，介護支援専門員がケアプランに盛り込めば，さまざまな福祉用具のレンタルを受けることができる（◉第2章E-2「活動・休息に関する地域・在宅看護技術」，93ページ）。入浴補助用具，便座などレンタルが適さない福祉用具（特定福祉用具）については，1割負担で購入できる。

NOTE
❷市町村が行う地域生活支援事業の必須事業に位置づけられている。障害者等の日常生活がより円滑に行われるよう，①介護・訓練支援用具，②自立生活支援用具，③在宅療養等支援用具，④情報・意思疎通支援用具，⑤排泄管理支援用具，⑥居宅生活動作補助用具（住宅改修費）について，給付または貸与を行う事業である。

紙おむつは医療保険，介護保険の対象にはならないが，自治体によっては独自の給付・補助制度を設けているところもあるので確認しておく。

医療材料や介護用品は，災害時や緊急時に備え，十分な量を用意しておく。

◆ 薬剤の準備

退院後も使用を続ける薬剤の名称，1回使用量，1日使用回数を確認し，必要な処方を受ける。症状に応じて頓服薬の処方も受ける。最低でも1〜2週間分の用意が必要であり，急な受診がむずかしい状況が発生することを考えると，十分な量の用意があったほうが安心である。また，必要に応じて，服薬カレンダーなどの服薬補助用品の準備も必要である。

◆ リハビリテーションの検討・準備

ここでいうリハビリテーションとは，看護師や理学療法士などが行う他動訓練や関節可動域訓練，歩行訓練などのみを意味するのではない。たとえば，自分で身体を動かすことができない筋萎縮性側索硬化症（ALS）の療養者にとっては，介護者が対象者の上肢を上げるだけで，胸郭を広げて呼吸をたすけるリハビリテーションになる。また同時に身体を動かす行為そのものが，ずっと同じ姿勢を保持せざるをえない療養者の快を刺激するリラクセーションにもなる。このほか，歩行機能に障害がある高齢者が伝い歩きでトイレや台所に行くこともリハビリテーションである。このような日常的なリハビリテーションを対象者や家族が自身で行えるように支援する必要がある。

それに加えて，専門的なリハビリテーション❶が必要であれば，対象者の状況に適したものを検討し，準備を行う。対象者や家族が自身で行う場合は，退院先の環境で効果的にできる方法を検討し，わかりやすく伝える。介護保険で訪問看護や訪問リハビリテーション，通所リハビリテーションを利用する場合は，病院と連携して対象者に合った内容が提供されるようにする。

NOTE

❶運動器リハビリテーション，歩行リハビリテーション，呼吸リハビリテーション，心臓リハビリテーション，認知リハビリテーションなど，さまざまなものがある。

2 生活と介護のための準備

◆ 退院先の療養環境調整

病院から退院先までの経路と移動手段を確認し，安全に支障なく移動できるかを確認する。たとえば車椅子で家まで移動するなら，門や玄関アプローチ，玄関，対象者が過ごす部屋までどのように移動するか，途中にこえにくい段差などの障害がないかを確認する。自宅への退院であれば，移動がむずかしいようなら，スロープや手すりなどの福祉用具の導入や自宅改修などを検討する。また，対象者が過ごす部屋の環境を整え，介護用ベッドなど必要な介護用品・福祉用具を準備する。これらは介護保険の対象であるため，介護保険を使用して準備するならば，介護支援専門員との相談が必要である。

◆ 介護の確保

主介護者と副介護者が確保されているかを確認する。そのうえで，週単位，

1日単位の介護の予定を組んで検討する。単身者や介護者が1人の場合，あるいは主介護者と副介護者がいても介護が不足する場合には，介護保険の訪問介護など，社会資源を使って補う。

　介護保険を利用するために必要な要介護認定をまだ受けていない場合は，市区町村の介護保険担当窓口，または地域包括支援センターに問い合わせ，申請の手続きを行うよう，対象者や家族にすすめる。すでに要介護認定を受けている場合は，認定時と現在の状態がかけ離れていないかを確認する必要がある。要介護度が異なると使えるサービスに違いが出てしまうため，現在の状態に合った要介護度にする必要がある。その場合は，担当介護支援専門員と相談して，市区町村の介護保険担当窓口などに再審査を依頼する。

　また，介護保険を利用するためには，介護支援専門員によるケアプラン作成が必要である[1]。担当介護支援専門員に連絡し，対象者や家族の希望に合ったケアプランの作成を依頼する。

　家族介護者については，介護準備態勢がある程度できているか，心理状態や健康状態はどうかなどについても確認する。家族介護者が疲弊しないような支援体制づくりが重要である。

3　緊急時のための準備

◆ 緊急時の医療の確保

　在宅酸素療法や在宅人工呼吸療法などを受ける医療依存度が高い対象者の場合は，緊急時にすぐ対応してくれる診療所や病院，入院を受け入れてくれる病院などを近隣に確保する。できれば，緊急時に往診可能な医師を確保したい。また，対象者が住む自治体の消防署とも連携をはかっておく。

◆ 医療機器の故障

　医療機器メーカーや販売代理店の担当者と，定期点検や故障・トラブル時の対応について打ち合わせをしておく。在宅人工呼吸器使用の場合は，事業者の24時間対応可能な窓口と，緊急時の対応を打ち合わせしておく。

◆ 緊急時の連絡先の確認

　急な病状の変化や，医療機器の故障・トラブル，それ以外の緊急連絡が必要になった場合に備え，医療機関や訪問看護ステーション，担当介護支援専門員，家族や親戚などの電話番号を対象者の携帯電話に登録したり，一覧にして電話機の近くにはったりしておく。

◆ 災害への備え

　対象者が療養生活を送る地域のハザードマップを確認し，どのような災害が予測されるかを確認する。そのうえで，大規模災害の発生を想定した備えを整え，避難場所と持参する物品を確認する。避難時に持参する物品は，リックサックなどにまとめておくとよい。在宅人工呼吸器などの医療機器を

NOTE

[1]なお，要介護認定の審査結果が出る前に在宅療養開始となった場合でも，暫定的なケアプランによってサービスの利用を開始することができるため，介護保険の申請が遅れたり，要介護認定が間に合わなそうだったりした場合には介護支援専門員や関係者に相談するとよい。

使用している場合は，停電時の電源の確保が重要である。必要に応じて，発電装置，予備バッテリー，自動車から電源を取得するコネクター，バッグバルブマスク，手動式吸引器，携帯用酸素ボンベなどを用意しておく。

◆ 事前指示（アドバンスディレクティブ）

突然に病状が急変するなどして，対象者が自分の受ける医療処置に関する希望や意思を伝えられない状態に陥った場合に備え，延命処置を希望するかどうか，気管挿管や蘇生処置を行うかどうか，人工呼吸療法や経管栄養を受けるかどうかなどについて，事前指示（アドバンスディレクティブ）❶を受けておくことは重要である。とくに延命処置に関する事前指示は，アドバンスケアプランニング（ACP，人生会議）の一環として行えるとよい。

それぞれの事前指示については，対象者がそう考える理由や気持ちなどを一緒に聞いておくと，本人の価値観や考え方も知ることができ，さらなる本人の意向を想像するたすけとすることができる。

なお，認知症などにより本人の意思の把握がむずかしい場合は，家族などに「○○さんは，この処置を受けることをどのように考えるでしょうか」などと，療養者の意思を代弁してもらうことになる。

NOTE
❶事前指示（アドバンスディレクティブ）
　将来みずからが判断能力を失った際に，自分に行われる医療行為に対する意向を前もって意思表示することをいう。これを書面にしたものを事前指示書という。

E　在宅療養移行期の看護

1　在宅療養移行期とは

在宅療養移行期は，疾患や障害をかかえた対象者が退院し，在宅療養生活の場に移行した最初の1〜3か月くらいの時期をいう。退院直後は，疾病や生活の自己管理，生活の再構築❷などが不安定になりやすい。開始したばかりの在宅療養生活が安定するように，さまざまな支援が必要な時期である。

● **介護者のケア**　この時期はとくに家族介護者への配慮が重要になる。家族介護者にとっては，在宅介護というはじめての状況が開始される時期であり，最初の1〜3か月は介護疲労の蓄積が始まる時期である。そのため，看護師は訪問時や外来受診時に，対象者本人の観察や聞きとりに加え，介護者の健康面や心身の疲労などにも関心を向ける必要がある。

● **介護保険サービスの確認**　介護保険を利用している場合は，ケアプランに基づくサービスの提供が順調に行われているかを確認する。介護支援専門員と連携しながら，対象者を支える多職種チーム間の情報交換や連携が円滑に進むようにはたらきかけ，対象者の支援体制を整えていく❸。

● **退院後訪問指導**　在宅療養移行が円滑に進むよう，入院していた病院の看護師などによる退院後訪問指導が行われており，退院後に訪問看護を担っている看護師がそれに同行することも行われている❹。この退院後訪問指導は，病院が行った退院支援の短期評価の場でもある。また，医師から**特別訪**

NOTE
❷施設などの自宅以外への退院の場合は，生活の再構築ではなく新構築になるため，移行直後の対象者は不安や緊張を感じることがある。
❸対象者のもとに連絡ノートを置いて，多職種間の情報共有や連絡などに活用すると効果的である。
❹退院後訪問指導は，退院前訪問指導と同様に2020（令和2）年の診療報酬で評価の対象となり，広がりを見せている。退院日を除き，退院から5回までの訪問が評価の対象となる。訪問看護事業所の看護師による同行訪問も評価の対象となっている。

問看護指示書の発行を受ければ、医療保険により頻回の訪問看護を受けることもできる[❶]。

━NOTE
❶特別訪問看護指示書は、肺炎や心不全などの急性増悪、終末期、退院直後などの場合に、医療保険から14日にわたり基本的に制限なく訪問看護の利用を認めるものである。

2　在宅療養移行期のおもな看護目標

(1) 対象者の病状に変化なく、在宅療養生活が安定に向かう。
(2) 医療機器・医療材料の取り扱い、医療処置などが安全に実施できる。
(3) 服薬やリハビリテーションが継続できる。
(4) 日常的ケアが安定的に実施され、対象者のQOLが維持できる。
(5) ケアプランに基づくサービス提供が確実に行われるようにする。
(6) 対象者と家族がかかえる不安や不満、在宅療養における課題を明らかにして改善する。
(7) 多職種による支援チームがうまく機能し、情報共有や連絡が円滑に行われるようにする。

3　在宅療養移行期のおもな看護計画

1　療養者の心身状態、療養生活の安定化に向けた観察

　療養の場の移行（リロケーション）の際は、とくに心身の状態が不安定になりやすい。そのため、訪問時には必ずバイタルサインを測定し、体調に変化がないかを確認する。対象者の疾患に応じた観察点もまとめておき、悪化の兆候がないか確認するとよいだろう。また、身近な人から、ふだんの様子に変化がないかを確認することも重要である。

　心身状態の安定には、QOLの維持が必要である。睡眠や食事、清潔の状態を確認し、対象者の気分転換にもなる外出や散歩、入浴の程度について把握する。対象者が日常生活のなかで、なにを楽しみに過ごしているかなども把握する。日常生活行動については、自立度の低下が生じていないかも合わせてアセスメントする。

　対象者や家族の自己管理と、現在の支援体制で、疾病や療養生活の管理ができているかをアセスメントし、課題があれば新たな対応を検討する。また、対象者や家族に、退院前に希望した生活を送ることができているか確認する。希望した生活を送ることができていない状況ならば、解決すべき課題を把握し、対応について検討する。

2　医療機器・医療材料の取り扱い、医療処置の実施状況の確認

　医療機器・医療材料の取り扱い、医療処置の実施状況と手技について確認する。対象者や家族は、退院前に指導は受けていても、医療関係者ではない一般の人が短期間で機器の操作や処置の手技を習得するのはむずかしい。機器や処置に強い恐怖感をもつ人もいる。高齢者の場合は、電子機器の操作に

慣れないという状況や記憶力の低下などがある。看護師が訪問時に確認し，操作や手技に問題がないか，清潔と不潔の区別がついているかを確認し，必要に応じて，一緒に行いながら支援するとよい。医療材料などについては，残りを確認することも重要である。

3 服薬状況の確認，リハビリテーションの実施と調整

服薬については，指示どおりできているか，飲み忘れや残薬はないかなどのアドヒアランス状況を確認する。自己注射などが必要な場合は，手技についても確認する。合わせて，副作用の有無についても観察する。

リハビリテーションについては，対象者と家族が自身で行うものは実施状況を確認し，必要に応じて適切な方法で継続できるように支援する。ねぎらいなどの心理的な支援も重要である。訪問看護が担う専門的なリハビリテーションの場合は，対象者の状況に合わせて訪問時に確実に実施する。理学療法士が訪問で行うもの，通所リハビリテーションなどについては，実施状況や内容について確認する。また随時，当初の計画以上のリハビリテーションの必要性はないかを確認し，必要時には関係職種で目的や方法などを再検討する。

4 日常的なケアの実施状況と介護者の観察

食事や清潔，排泄などの日常的なケアの実施状況，家族介護者の疲労状況や負担感，健康状態や心理状態について確認し，必要があれば対応策を検討する。家族介護者は，対象者の退院によっていままでの自分の生活が一変している状況である。そのことに配慮し，ケアを肯定的に評価し，ねぎらう姿勢でのぞむ。困りごとはないかたずね，介護の分担などの状況を聞き，疲労が過度にならないように支援する。

必要時には，介護支援専門員と相談して，訪問介護やデイサービスなど，介護保険のサービスの利用を計画する。

また，対象者と家族の関係はどのような状態かを観察し，対象者や家族が不安や不満をかかえていないかを把握するように努める。

5 ケアプランに基づくサービス提供状況，多職種連携の状況の把握

ケアプランどおりのサービスが提供されているか，追加や変更の必要はないかなどを確認し，必要に応じて介護支援専門員に相談する。また，対象者と家族を支える多職種の支援チームがうまく機能しているか，きちんと連携がはかれているかも確認し，課題があれば解決していく。

F　在宅療養安定期の看護

1　在宅療養安定期とは

　在宅療養安定期とは，退院後，およそ2〜3か月経過し，対象者の病状に変化がなく，介護者による日常的なケアも安定して実施できるようになり，多職種による医療やケアが軌道にのる時期をいう。

● **対象者と家族の人生・生活にとって重要な時期**　在宅療養安定期は，対象者と家族が自身の人生や生活のなかで，今回の在宅療養生活をどのように意味づけるかに影響する重要な時期になる。せっかく在宅に移行しても，安定期がしっかりと確立できず，急性増悪による入院を繰り返したり，救急外来の受診が増えたりするような状態だと，本人や家族の疲弊が増すばかりである。対象者と家族ができるだけおだやかに過ごせるように支援しながら，病状の変化の兆候を早期にとらえ，安定を維持できるように早期に対応していく。

● **急性増悪・体調変化の兆候の早期発見・対応**　慢性疾患をかかえる療養者は，かぜや発熱などの少しのきっかけで疾患の急性増悪などをおこしやすい。訪問時には全身状態をていねいに観察し，急性増悪などの体調変化の兆候を早期にとらえて対応する。本人や家族からの情報は重要であり，前回の訪問から現在までの体調について，ふだんとの違いや気になることがないかを確認する。また，本人や家族が記載した療養ノートを見て，体温・血圧・食事・排泄・睡眠・服薬などの経過を確認する。

● **安定とはなにか**　なお，どのような状態を「安定」ととらえるかは，個別性が大きい。「安定」の意味やとらえ方は人によって異なる。大切なのは，対象者や家族が「安定している」ととらえることである。対象者や家族にとって「安定」はどのような意味合いをもつかをアセスメントし，それを看護目標に反映させることで，個別性のある看護の提供につながる。

2　在宅療養安定期のおもな看護目標

（1）安定した在宅療養生活が継続できる。
（2）病状変化や急性増悪を早期に把握して対応できる。
（3）服薬やリハビリテーションが継続できる。
（4）災害への備えやリスクマネジメントが継続できる。
（5）療養者や家族が安心できる支援体制・連携体制を継続できる。

3　在宅療養安定期のおもな看護計画

1　療養者の心身状態の観察

　対象者の疾患に応じてバイタルサインを観察し，全身状態に変化や合併症が生じていないかを評価する。また，日常生活の様子などを聞きながら，対象者が楽しみの時間をもつことができているか，社会参加の状況はどうかなどを把握する。

2　医療機器・医療材料の取り扱い，医療処置の実施状況の確認

　基本的な内容は，在宅療養移行期に準ずる。ただし，この時期には，対象者や家族が療養生活や介護に慣れ，処置やケアの方法，道具に独自の工夫を加えることもある。たとえば人工呼吸器装着の対象者の気管吸引に用いる吸引カテーテルを家族が洗浄したうえで繰り返し使用するなどである。療養上，重大な問題が生じるような方法がとられているならば，介入する必要がある。医療費などの経済的事情も関係するため，慎重な判断が必要である[1]。

3　服薬状況の確認，リハビリテーションの継続

　服薬状況の確認については，在宅療養移行期に準ずる。

　リハビリテーションは，継続が重要である。自宅でのリハビリテーション，通所でのリハビリテーションを，計画どおり継続して機能低下を防ぐ。もし継続できていないとしたら，その要因をアセスメントして介入する。

　また，リハビリテーションと同時に，対象者の気持ちが前向きになったり意欲が向上したりするよう，対象者が「快」や「喜び」を感じてリラックスできるようなはたらきかけを考えていく。

4　日常的なケアの実施状況と介護者の観察

● **日常的ケアの実施状況の観察**　日常的なケアの実施状況は，在宅療養移行期に準ずる。できるだけ QOL の高い生活を送ることができるよう，食事・排泄・睡眠・移動・清潔・楽しみ・喜びなどの項目をアセスメントする。

● **介護者の観察**　介護者については，移行期を終えてここまで介護を続けてきたことに敬意を表し，言葉にしてねぎらうようなかかわりが重要である。引きつづき，介護者の健康状態や心理状態を観察し，疲労が過度に蓄積していないかをアセスメントする。介護の開始から数か月がたち，可能であれば介護者自身の楽しみや気分転換も大切にするようはたらきかける。そのために，介護保険のサービスを利用するのもよいだろう。

● **家族関係の観察**　引きつづき，対象者と家族の関係性に変化がないか，感情の軋轢（あつれき）が生じていたり，家族が身体的・精神的・経済的な負担を過度に感じたりしていないか，アセスメントする。

◻NOTE
[1] 人工呼吸器の機器本体や付属品，バッテリーや蘇生バッグは医療保険，痰吸引器やネブライザーなどは「障害者の日常生活及び社会生活を総合的に支援するための法律」（障害者総合支援法）のサービスの対象となる。しかし，吸引チューブや吸引に必要な衛生材料，精製水などは対象となる制度がなく，療養者や家族が購入しなくてはならないケースも多い。

● **ステレオタイプの見方は禁物**　ただし，介護者というと，介護負担が重く介護疲労をかかえやすいというステレオタイプな見方があるが，介護者という役割にやりがいや生きがいを感じていたり，介護することが介護者自身の健康に役だったりしている場合もあり，一方的な見方をすることは禁物である。この家族や介護者にとって，対象者の介護はどのような意味合いをもつのかを観察し，個別性に基づいたはたらきかけを行うことが重要である。

5 災害への備えやリスクマネジメントの継続

　在宅療養準備期で述べたような備えやリスクマネジメントが継続できているかを評価する。災害対策やリスクマネジメントは，平常時の備えが重要である。避難時に携帯する予定の物品が不足している，医療機器の予備バッテリーが充電されていない，携帯用の酸素ボンベの酸素量が不足しているなどの状況がないよう，小まめに確認する。

6 対象者や家族が安心できる支援体制・連携体制

　多職種の支援チームによる医療やケアの提供，多職種の連携体制が，対象者や家族の満足できるものになっているか，不安がないかを確認し，課題があれば対応していく。対象者や家族が安心して在宅療養生活を続けることができるような体制を整備し維持していく。

G　急性増悪期の看護

1 急性増悪期とは

● **急性増悪と急性増悪期**　**急性増悪**とは，慢性的な経過を示していた状態が急激に悪化することをいう。急性増悪は，細菌やウイルス感染，薬剤の服用，刺激物の吸入などを契機としておこることが多いが，原因不明の場合も多い。救急外来の受診や入院が必要になったり，生命の危機に直面したりして，対象者の療養生活に大きな影響を与える。場合によっては，死亡につながることもあるので，予防と早期の対応が重要である。ここでは，在宅療養安定期から一転して急性増悪をたどる時期を急性増悪期とする。

● **兆候の発見**　急性増悪の兆候は，訪問した医療職がとらえるケースもあるが，多くの場合は本人や家族が「なにかいつもと違う」と感じることで発見されるケースが多い。そのため，本人や家族がたとえ少しの違和感であっても相談できるような関係性をつくることが重要である。また，急性増悪の兆候があれば，訪問日外，時間外であっても看護師に連絡してほしいと伝えておく。

2 急性増悪期のおもな看護目標

（1）急性増悪を早期に発見し，すぐに適切な対応をとる。
（2）急性増悪の影響を最小限にとどめ，早期に日常の在宅療養に戻ることが
　　できるようにする。

3 急性増悪期のおもな看護計画

1 対象者の病状観察

対象者の病状変化の程度や全身状態を観察し，緊急度を評価する。

2 医師・医療機関との連携

主治医やあらかじめ緊急時の連絡先に設定していた近隣の医師，医療機関
に連絡をとり，病状を伝え，経過観察・往診・受診・入院などの対応を確認
する。医師と連携し，急性増悪の影響が最小限にとどまるよう，早期に適切
な対応をとる。

往診がむずかしく，すぐに受診か入院が必要と判断された場合には，医療
機関までの移送手段を家族などとともに検討する必要がある。移送がむずか
しく，かつ緊急の場合は救急車を要請する。

訪問看護については，医師から急性増悪等による特別訪問看護指示書の交
付を受ければ，訪問回数の制限が緩和されるため，しばらくは訪問頻度を上
げて対応することが可能である。家族の心理的ケアをはかり，合わせて医療
機関への情報提供を行う。

入院となった場合は，医療機関から貸し出されていた医療機器などを一度
返却する必要があるか確認する。

H 終末期の看護（グリーフケアを含む）

1 終末期とは

終末期とは，適切な治療を受けても回復が見込めず，死への対応が必要に
なる時期をいう。がんや心不全など慢性疾患の末期や，老衰による高齢者の
終末期などが該当する。同様の時期を，「最期まで本人の生き方（＝人生）を
尊重し，医療・ケアの提供について検討する」[1]という考え方から，「人生の

1）人生の最終段階における医療の普及・啓発の在り方に関する検討会：人生の最終段階における医療・ケアの決定プロセスに関
　するガイドライン　解説編　改訂平成 30 年 3 月．厚生労働省，2018.

最終段階」とよぶこともある。

●**在宅死ニーズの拡大**　近年，終末期を自宅で過ごしたいと考える人が増え❶，終末期の在宅医療のニーズが拡大している。終末期の在宅医療・ケアといっても，疾患や状況によって提供される医療・ケアはさまざまである。がんの末期では緩和ケアが中心となり，老衰の終末期では，臓器の機能が低下してゆるやかな経過をたどるなかで，やすらかな死を迎えることをたすけるケアが中心になる。

●**アドバンスケアプランニング**　地域・在宅看護では，対象者とのかかわりのなかで，アドバンスケアプランニング（ACP，人生会議）を進めていく。その一環として，どのようなかたちで死を迎えたいか，対象者の思いを把握しておくとよいだろう。終末期を自宅で過ごし，自宅で看取られたいという希望があれば，終末期が予測された段階で，終末期ケアの準備を開始しておく。

●**終末期の訪問看護**　なお，終末期も特別訪問看護指示書の対象である。また，がんの終末期の場合は，それとは別に，診療報酬ではターミナルケア療養費，ターミナル加算という算定項目が設けられており，週 4 日以上の手厚い訪問看護を提供することが可能である。ただし，ターミナルケア療養費は，ターミナルケアの支援体制を構築している訪問看護事業者が対象になる。

■NOTE
❶厚生労働省設置の人生の最終段階における医療の普及・啓発の在り方に関する検討会による「人生の最終段階における医療に関する意識調査　平成 30 年 3 月」では，どこで最期を迎えることを希望しますか」という質問に，約 7 割の市民が自宅と答えている。

2 終末期のおもな看護目標

（1）対象者がやすらかで尊厳ある終末期（看取り期）を過ごすことができる。
（2）家族介護者やパートナー，キーパーソンなどの家族等や関係者が満足した看取りを行うことができる。

3 終末期のおもな看護計画

1 今後おこりうることの把握と対処法の決定

　慢性疾患の終末期には，痛みや呼吸困難，吐きけや嘔吐など，さまざまな症状が出現する。終末期の初期段階のうちに，主治医と今後おこりうる病状変化や症状について確認し，家族に説明したうえで，対処法を決めておく。当初は在宅死を希望していても，途中で入院を希望し，そのまま病院で亡くなるというケースも多い。人生の最終段階が本人や家族などにとって最善なかたちとなるよう，ある程度の経過と対処法について共有しておくことは重要である。なお，この段階で決めた対処法はあくまでも予定であり，経過や本人の意向の変化などに合わせ，柔軟に変更していくものである。

2 苦痛のない生活の維持

　対象者が，心身ともにおだやかに，最期まで本人らしく過ごせるように支援する。日常生活の自立度や意識状態に応じて，対象者がしたいことをでき

る環境を整える。対象者の希望を聞き，それがかなうように支援する。家族や介護者，パートナー，キーパーソンなどとゆたかな時間をもてるようにすることも重要である。生死については，本人や家族が自分の気持ちを正直に吐露できるような雰囲気づくりができるとよい。

　身体的苦痛に対しては，痛みや呼吸困難感などの苦痛症状が緩和できるよう，薬物使用を確実に行うほか，さまざまな緩和ケアを提供する。在宅酸素療法，在宅人工呼吸療法などが施行されている場合は，処方に応じて医療機器が適切に使用されているかを確認し，最期まで対象者の苦痛が最小限になるように配慮する。

　感染予防も重要であり，口腔ケアを行う際には誤嚥しないように口腔内吸引をしながら行うなど，十分な対策をとる。

3　病状および症状の観察

　適切な緩和ケアを進めるため，対象者に残された時間をはかるためには，病状および症状のていねいな観察が重要である。

　意識状態を確認して，対象者の状態に合わせてコミュニケーションをはかる。対象者のバイタルサインを測定し，フィジカルアセスメントを行い，自覚・他覚症状を把握し，その経過から身体状況の変化を評価する。食事・水分摂取量と尿量のバランスの評価も重要である。50回/分以下の徐脈，8回/分以下の徐呼吸，35℃以下の体温低下，400 mL/日以下の乏尿は，死期が近いことを示しているため，家族にもそれを伝えて準備を促す。

4　病状変化の予測と対応

　病状の変化が速くなってきたら，次の変化を予測して早めに対応していく。日常生活動作（ADL）の自立度の低下を見こして，たとえばポータブルトイレの設置，褥瘡予防のマットレスの用意など，療養生活環境の整備を行う。看取りが近くなってきたら，前述のとおり，苦痛緩和と安楽の保持が重点になる。そのころには，連日の介護や看病などで家族の疲労は蓄積している。家族にねぎらいの言葉をかけながら，看取りのその瞬間の前に，できるだけ休息をはさむようにすすめる。家族だけで無理をしないよう，いつでも相談してほしいと伝える。また，看取りの場所や蘇生に関する希望を，再度確認しておく。

5　精神的な支援

　対象者と家族の精神状態に気を配る。心配なこと，つらいことなどがあれば，なんでも相談してほしいと伝える。本人や家族が心理的に動揺したり葛藤したりするのを緩和するため，先の見通しや，今後の病状の急激な変化について説明し，心理的な準備ができるように気を配る。

6　看取り

　呼吸の変化を観察し，家族が最後のケアにかかわれるようにする。呼吸停

止・心停止・瞳孔散大などの死の３徴候が見られたら医師に報告する。死亡診断後は，しばらくの間，家族らが対象者と過ごせるようにする。お悔やみの言葉を述べ，家族をねぎらい，希望に応じて家族と一緒にエンゼルケア❶を行う。

7　グリーフケア

　葬儀が終わって１か月以上が過ぎた適切な時期に，グリーフケアのための遺族訪問や手紙，花束の送付を検討する。**グリーフケア**とは，大切な人を失った人の悲嘆作業（グリーフワーク）を支えるケアである。死別は，深い悲しみや喪失感を伴う。遺族がその死と向き合い，悲嘆のプロセスを進むことができるように支援していく。

　遺族訪問の際は，お悔やみを述べ，家族の心に寄り添い，ときには対象者の思い出を語ったり，経過をふり返ったり，その間の介護をねぎらったりして，遺族が対象者との死別を受容できるように支援する。同時に，悲嘆が長引いていないか，うつ状態に陥っていないかなど，心身両面の健康観察を行う。在宅療養が満足できるものだったか，医療者の対応はどうだったかを聞いて，自己の評価を行う機会とするのもよいだろう。

I　在宅療養終了期の看護

　在宅療養が終了する時期を，在宅療養終了期とする。

　在宅療養が終了するのは，①対象者が回復して療養の必要がなくなった，②訪問看護の目標が達成されて訪問の必要がなくなった，③病院や施設などに長期間，入院・入所することになった，⑤対象者や家族が訪問終了を申し出た，⑥療養者が亡くなった，などの場合である。

　病院や施設などに療養の場を移すことになった場合，そのほか療養者が転居した場合などには，看護師は訪問中の経過をまとめた**看護サマリー**を作成して医療機関や介護支援専門員，本人，家族に渡し，対象者のケアに切れ目が生じないようにする。

NOTE

❶エンゼルケアは，死者が尊厳ある姿でいられるように行う，清拭，着がえ，化粧（エンゼルメイク），そのほかの死亡後の容姿の変化を隠す死後処置のことをいう。死後硬直は１～２時間後から始まり，約８時間で全身に及ぶため，その前にエンゼルケアが行えるようにする。

　人によっては，衝撃が大きく，エンゼルケアを一緒に行えないことがある。また，子どもの場合は，ショックを受けることもある。家族それぞれの心理状況などに配慮し，けっして無理に行わせることがないようにする。

第 4 章

地域・在宅看護の事例展開

本章の目標	□ 多様な療養者と家族の「物語」があり，それに応じた看護があることを理解する。
	□ 対象者や家族の「物語」に合わせ，暮らしや思い，人生の経過を理解し，対象者や家族の価値観にそって看護を展開する活動であることを理解する。

A 事例を学ぶにあたって ——地域・在宅看護における看護実践の考え方

1 1人ひとりの「物語」に合わせて看護を展開する活動

1 長い時間軸のなかで継続して実践する活動

　地域・在宅看護では，幅広い年齢や疾患・障害をかかえる療養者と家族の暮らしを尊重した看護過程を展開している。

　地域・在宅看護の提供期間は一定ではなく，療養者のなかには，病状が安定しセルフケア能力の向上により，いったん訪問看護を終了し，その後，病状を含めた療養生活の変化により，訪問看護を再開する人もいる。また，看護師は在宅での看取り後，遺族が再度人生を歩めるように寄り添うグリーフケア❶を実施している。このように地域・在宅看護は，療養者と家族に必要な看護をその必要な期間，継続して実践する活動である。

2 暮らし・思い・人生の経過を理解して支える活動

● **限られた時間内に行う活動**　地域・在宅看護は，具体的には地域の医療・介護サービスと協力し，チームの一員として行う内容であり，訪問看護の場合は週に何回か，30分から1時間半程度の短時間に行うケアである。療養者・家族のセルフケア力に合わせ，訪問頻度もそれぞれの療養者・家族のニーズに合った回数を行う。看護師は限られた時間内に効果的に情報を収集してケアを実践し，さらに次回の対面までに予測できることを療養者・家族に説明し，もし異常があったら連絡できるよう支援する。

● **療養者や家族の療養生活の再スタートを支える活動**　とくに，療養者の心身の状態が変化しやすい時期として，病院から退院した在宅療養開始時期があげられる。この時期は，療養者の病状の変化や，家族の介護方法へのとまどいなど，療養者や家族の不安は大きく，主治医からの特別訪問看護指示書による頻回な訪問を行うことが望ましい。看護師が，なるべく訪問開始の早い時期に，療養者や家族の医療情報以外の暮らしや，思い，これまでの人生の経過を理解して支えることができれば，療養者や家族は不安なく療養生活を再スタートできる。そして，療養者や家族がセルフケア能力を高めることで，これからも自宅で療養していけるといった自信をもつことができる。

NOTE

❶グリーフケア
　家族と死別した人の悲嘆に対する援助をいう。定期的に遺族にカードを送る，遺族会を開くなど，死別直後だけでなく，長期的な視点で遺族の悲嘆作業(グリーフワーク)を支援する。

3 「物語」と価値観にそった看護を展開する活動

●**療養者や家族の体験を傾聴する**　看護師は，受傷や診断直後の不安な時期と，その後の治療期などを経て在宅療養となった時期では，療養者の気持ちや価値観が変化していることを想像し，本人の体験を傾聴することが必要である。地域・在宅看護の現場では，時間を経て疾患や障害をかかえながらも心ゆたかに暮らし，その人らしい人生を歩んでいる人や家族に多く出会う。すべての療養者や家族には「物語」があり，疾患や障害に伴う疎外感や社会的役割の喪失などを克服し，前向きな姿勢で療養している療養者は多い。

●**療養者や家族の価値観にそった看護過程を展開する**　地域・在宅看護は，1人ひとりの療養者や家族の疾患や障害に伴う多くの体験を理解し，それまでの人生や暮らしをていねいに傾聴し，物語を知る活動である。療養者や家族の価値観にそった看護過程を展開することが求められている。

2 多様な対象者に多彩なケアを行う活動

●**「伴走者」であるために必要なこと**　地域・在宅看護は，1人ひとりの対象者と家族の暮らしやこれからの人生の「伴走者」としての役割を担う。そのための地域・在宅看護の困難の1つに，対象者の多様な人生を理解し，そのニーズに合わせ，柔軟な看護ケアを行うことがあげられる。

●**多様な対象者へのケア**　たとえば誕生時から医療的ケアを必要とし，新生児集中治療室（NICU）で高度医療を受けた重症心身障害児の看護ケアでは，生命をまもるための医療的管理や急変への対応はもちろん，両親の心身の健康や将来の不安，育児に対しての不安へのケアが重要になる。

　小児の場合は，活用できる社会保障制度が幅広く，連携先も多様であるため，さまざまな知識が求められる。また，若い両親が対象児やその兄弟姉妹をどのように育てていき，家族として発達していくのかをともに考え，児の成長をともに喜ぶ姿勢が必要である。

　対象者のなかには，人生の中途で進行性の難病にかかり，これまでの人生を突然中断させられ，変化していく身体機能や介護を受けて生きていく人生に葛藤や怒りをかかえた対象者や家族もいる❶。看護師は頻繁に更新される医療情報を確認しながら症状予測を行い，現在の自宅の環境整備や福祉用具・補助具の活用により，対象者や家族とともに新たな在宅での暮らしを模索していくことが求められる。

　このほか，単身でひとり暮らしの認知症高齢者や，ぎりぎりまで抗がん薬治療や分子標的薬治療を行い，チームで生命予後の改善に挑戦する末期がんの対象者，精神科病院への長期入院から退院し，はじめて自活する統合失調症患者など，地域・在宅看護の対象者は非常に多様である。

　このようなことから，地域・在宅看護は，専門的知識や技術を十分身につけ，多様な価値観を理解し，すべての療養者や家族の尊厳をまもり，看護過程を展開することが求められる活動である。

□NOTE
❶**中途障害者**
　これまで健常者として生活していたが，脳血管障害や難病，交通事故などに遭遇して突然に障害をもった人を中途障害者とよぶ。その苦悩や葛藤に寄り添ったケアが求められる。

B 医療的ケア児の事例展開
——人工呼吸器装着児の在宅移行の支援

1 医療的ケア児を取り巻く状況

● **医療的ケア児の現状**　近年の医療や医療機器の進歩は目ざましく，わが国の新生児の死亡率の低さは世界一となっている一方で，重度の障害児や，日常の生活を送るうえで，医療的処置や医療機器が必要な**医療的ケア児**が増加している。医療的ケア児はこの10年で約2倍に増えており，このうち人工呼吸器を装着している児は約10倍以上に増えている（●図4-1）。

● **医療的ケア児の支援**　わが国はすでに人口減少社会に転じ，近い将来，深刻な労働者不足に陥ると見込まれている。このなかで医療や介護・教育の質を保ちながら，複雑化するニーズにどう対応していけばよいのか，多くの課題をかかえている。地域包括ケアシステムは，高齢者のみを対象としたシステムではない。子育て世帯，障害児・者などを含むその地域に暮らすすべての人にとっての総合的・包括的な地域ケアのしくみであり，しかもその地域に合ったシステムをつくることが重要である。医療的ケア児については利用できるサービスやしくみが整っていない自治体も多く，多くの親が医療や介護の負担の重さに悩んでいる現状がある（●図4-2）。

● **医療的ケア児の教育**　また，教育についてもさまざまな困難がある。インクルーシブ教育❶の重要性が認識されてはいるが，医療的ケア児，とくに人工呼吸器を装着している児は，希望しても一般の小・中学校に通えないケースが多い。養護学校への通級も困難であり，訪問学級で教育を受けている児も多いのが現状である（●図4-3，254ページ）。

❶**インクルーシブ教育**
　多様性の尊重，障害者の自由な社会参加などを促進し，障害のある子どもの能力を最大限引き出すために，障害のある子どもと障害のない子どもがともに教育を受けることである。

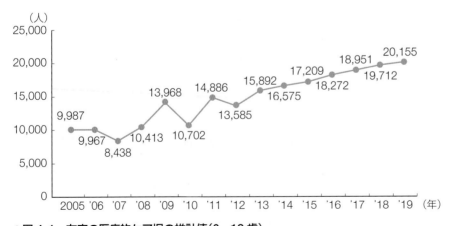

●**図4-1　在宅の医療的ケア児の推計値（0〜19歳）**
（厚生労働科学研究費補助金障害者政策総合研究事業「医療的ケア児に対する実態調査と医療・福祉・保険・教育等の連携に関する研究（田村班）」の協力のもと障害児・発達障害者支援教室が作成した資料による）

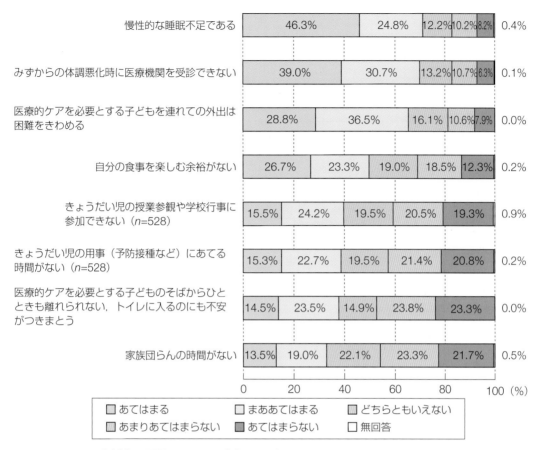

○図 4-2　日々の生活上の課題，困りごと①（*n*=843）

※「きょうだい児の授業参観や学校行事に参加できない」，「きょうだい児の用事（予防接種など）にあてる時間がない」は，同居家族にきょうだい児が含まれる人のみにたずねている。

（厚生労働省：医療的ケア児者とその家族の生活実態調査報告書．2020 による）

● **支援法の成立・施行**　2021（令和 3）年 6 月に「**医療的ケア児及びその家族に対する支援に関する法律**」が成立し，9 月に施行された。同法では各都道府県での医療的ケア児支援センターの設置，保育所・認定こども園・放課後等デイサービスにおける医療的ケア児受け入れの体制整備，学校における医療的ケアを担う看護職等の配置❶，日常生活の支援体制の整備などが規定されており，これまで自治体ごとに差が大きかった支援体制が，今後整備されていく見込みである。

　ここでは，脊髄性筋萎縮症の 1 歳児，B ちゃんの看護展開を紹介する。

2　訪問看護導入初期の看護

1　療養者についての初回（依頼時）の情報

　1 療養者　B ちゃん（1 歳 3 か月・男児）
　2 病名　脊髄性筋萎縮症❷Ⅰ型（SMA Ⅰ型）

□ NOTE

❶これに対応して 2021（令和 3）年 8 月に行われた「学校教育法」の一部改正では，医療的ケア児の療養上の世話または診療の補助に従事する医療的ケア看護職員の規定が盛り込まれた。

❷脊髄性筋萎縮症
　おもに脊髄前角細胞が変性・脱落することにより，進行性の筋萎縮・筋力低下をきたす疾患である。Ⅰ〜Ⅲ型に分類され，Ⅰ型は座位がとれない重症のタイプである。

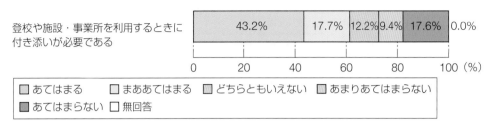

a. 登校や施設・事業所を利用するときに付き添いが必要である（*n*=843）

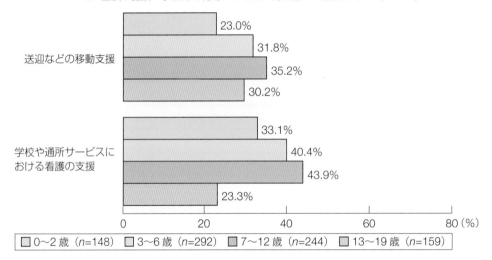

b. 日々の負担を軽減するために必要なサービス
（送迎などの移動支援，学校や通所サービスにおける看護の支援）

◉図4-3　日々の生活上の課題，困りごと②

（厚生労働省：医療的ケア児者とその家族の生活実態調査報告書. 2020 による）

③ **家族**　父（36歳）と母（32歳），姉（4歳）の4人家族。県内に母方の両親がおり，援助を頼むことはできる。父方の両親は遠方在住である。

④ **経済状況**　とくに問題なし

⑤ **住環境**　エレベーターつきマンション5階の3LDK（分譲）

⑥ **治療**　ヌシネルセンナトリウム（スピンラザ®）を使用中。ただし今後の使用は検討中。人工呼吸器を24時間装着。胃瘻を造設しており，経管栄養が主体である。

⑦ **経過**　1か月検診でモロー反射❶がないと指摘され，4か月時にSMA Ⅰ型と診断された。9か月時に気管切開が施行され，人工呼吸器装着となった。

2 支援計画の作成

　Bちゃんは，生まれてすぐから現在まで，県内のこども病院に入院している。1歳を過ぎたころから退院に向けて準備を始め，2週間後を退院予定日に設定することとなった。Bちゃんは，人工呼吸器を装着して在宅に戻るため，両親の不安は大きく，負担も重い。看護師は，両親の心配や希望に対応しながら，さまざまな支援計画をたてて退院を進める必要がある。

▭ NOTE

❶ **モロー反射**

　新生児期にみられる反射で，突然の大きな音を感じると，上肢を前に出して抱擁姿勢をとるものである。

まず在宅生活を送るにあたり，自治体の障害福祉サービスの相談支援担当者(相談支援専門員❶，医療的ケア児等コーディネーター❷など)と連携し，必要な支援を導入し，本人や家族を中心とした支援のネットワークをつくる(◖plus「障害児の支援計画」)。

◆ 両親の希望・心配とその対応

▌両親の希望・心配

カンファレンス前の両親との面談で，Bちゃんの在宅療養の開始にあたり，次のような希望や心配があることがわかった。それぞれについて対応策を検討していく。

①人工呼吸器の管理や気管内吸引などの医療処置を手伝ってほしい。
②リハビリテーションを行い，Bちゃんの発達を促したい。
③家族の負担を軽減してほしい。
④移動時の手段を確保したい。
⑤いつでも相談にのってくれるところがほしい。
⑥上の子(4歳・女児)の保育参観や予防接種など，日常のさまざまなことにどう対応したらよいのか。
⑦介護に疲れたときや上の子の行事対応などでショートステイなどの利用ができるのか。
⑧上の子の毎日の幼稚園送迎をどうすればよいのか(毎日はむずかしいが，地域の人々にBちゃんを知ってもらうために，たまには連れていきたいとは思っている)。

▌それぞれへの対応

1 人工呼吸器の管理や気管内吸引などの医療処置を手伝ってほしい　この希望については，次のような体制で負担を軽減することを計画した。
(1)こども病院神経内科を定期受診する。
(2)X診療所から訪問診療を受ける：予防接種や急な発熱などへの一次対応のほか，気管カニューレや胃瘻チューブの交換支援を受けることにする。
(3)訪問看護ステーションから定期的な訪問看護を受けることにする。

plus	障害児の支援計画

障害児は，介護保険ではなく，「障害者総合支援法」による障害福祉サービスを利用することになる。サービスを利用するためには市町村あるいは市町村の委託を受けた指定特定相談支援事業者に相談し，所属する相談支援専門員のケアマネジメントを受け，利用計画書案を作成してもらい，市町村に障害支援区分の認定調査を依頼する。そこで障害支援区分(6段階)が決まれば，サービスを利用できる流れとなっている。本来であれば2015(平成27)年度までに在宅で障害福祉サービスを受けるすべての対象者が相談支援を受けることになっていたが，東京や横浜などの大都市圏では相談支援専門員が不足しており，両親が役所の担当者と相談しながらサービスを調整している状況が続いている。

NOTE
❶相談支援専門員
「障害者の日常生活及び社会生活を総合的に支援するための法律」(障害者総合支援法)による障害福祉サービスの利用にあたり，障害者の家族への全般的な相談支援を行う者である。相談支援業務や介護業務の一定の実務経験のある者が研修を受けてなることができる。実務経験の程度は条件によってさまざまで，たとえば看護師の資格をもっていれば5年の実務経験で要件を満たす。

❷医療的ケア児等コーディネーター
医療的ケア児等の支援に特化した相談支援や支援チームづくりなどの役割を果たす者である。とくに医療依存度の高い小児が在宅での生活を送るうえでの相談役・支援の調整役としての機能が期待されている。2019(令和元)年から育成が進められているが，なかなか配置が進んでいないのが現状である。
都道府県による研修受講が要件で，相談支援専門員や保健師，訪問看護に従事する看護師などが研修対象者として想定されている。

（4）介護職による吸引を検討する。

　在宅や学校における医療処置を誰が担っていくのかというのは大きな問題である。重度の障害をもつ人にとっては，吸引や注入，導尿などの医療処置は生活のための行為である❶。現在，障害児の医療処置については，家族以外に養護学校の教員や介護職などが一部を担うことで，なんとか乗り切っているという現状である（▶plus「医療処置と医行為」）。

　②リハビリテーションを行い，Bちゃんの発達を促したい　この希望については，次のような体制を計画した。

（1）療育センターの訪問リハビリテーションの利用

（2）療育センターの理学療法士（PT）・作業療法士（OT）と連携をとり，訪問看護でのリハビリテーションの施行

　③家族の負担を軽減してほしい（▶column「親への対応」，257ページ）　具体的には「看護師に入浴介助を手伝ってほしい」「受診時の援助をヘルパーに依頼したい」という希望があったので，次のような体制を計画した。

（1）訪問看護時に入浴介助を行う。

（2）受診時に介護職が同行する。

　④移動時の手段を確保したい　この希望については，次のような体制を

NOTE
❶このような視点から，在宅や学校での吸引や注入，導尿などの処置は「医療処置」ではなく「医療的ケア」ともよばれている。

---

plus	**医療処置と医行為**

　家族の医療処置負担を軽減するためには，それを代行する者が必要だが，医療処置のうち，法律上の「医行為」の範囲のものは，行える職種が限られてしまう。医行為とは「医師の医学的判断及び技術をもってするのでなければ人体に危害を及ぼし，又は危害を及ぼすおそれのある行為」[*1]であり，医師，歯科医師，その指示を受けた看護職など一部医療職のみが実施できる行為である。

　在宅療養で行うような一部の医療的な行為が「医行為」にあたるかどうか（介護職などができるかどうか）について，現場では長く混乱が生じていた。そこで2005（平成17）年に厚生労働省の医政局長通知[*2]で，内服薬の服薬介助や爪切り，自己導尿の補助，ストーマパウチ内の排泄物を捨てること，口腔ケア，市販の浣腸の使用，簡単な傷の処置などは医行為ではないとの解釈が示された。

　このほか一部の医行為を担える職種を増やす，あるいは医師の指示でできる行為を拡大する動きも進んでいる。2012（平成24）年4月からは「介護保険法」や「社会福祉士及び介護福祉士法」などの法改正により，一定の研修を受けて試験に合格した場合は介護職員や学校教職員が「認定特定行為業務従事者」として吸引と経管栄養のうち一部の行為を行うことが可能と

なった。ここにおける特定行為とは，①口腔内の喀痰吸引，②鼻腔内の喀痰吸引，③気管カニューレ内部の喀痰吸引，④胃瘻または腸瘻による経管栄養，⑤経鼻経管栄養の5つである。これらの行為は，これまでは法律を違反するに足りる正当な理由があるという「実質的違法性阻却」という考え方に基づいて行われていた。

　介護職員等のこれらの行為は，医師の指示のもと，看護職員との情報共有や適切な役割分担のもとで行われる必要があるため，看護師は訪問介護事業所等と連携し，利用者にかかわる計画の作成の支援等の役割が求められる。

　また，2015（平成27）年からは，看護師の特定行為研修が開始となった。研修を修了した看護師は医師の事前の包括的指示に基づき，気管カニューレの位置調整や交換，人工呼吸器の設定変更，胃瘻チューブの交換などのさまざまな特定の医行為をできるようになっている。

[*1]　厚生労働省医政局長通知：医師法第17条，歯科医師法第17条及び保健師助産師看護師法第31条の解釈について（医政発第0726005号，平成17年7月26日）．

[*2]　厚生労働省医政局長通知：上掲通知．

計画した。Bちゃんの場合は，吸引器や呼吸器などをつねに持って移動する必要があり，バギーも大きいため，通常のタクシーの利用は困難である。

（1）福祉車両利用の登録をして，受診時などに利用する。

（2）民間事業所の移送サービスを利用する。

（3）退院までに人工呼吸器，吸引器や経皮的酸素飽和度測定器（パルスオキシメータ）の乗る頑丈なバギーを作成する。

　なお，公的な移送サービスの運用は自治体によって異なっており，各地域の現状の確認が必要である。自治体が重度障害タクシー利用料金助成制度を設けているところもあり，介護タクシーを利用できるタクシー券などが支給される場合がある。

　⑤いつでも相談にのってくれるところがほしい　Bちゃんの自宅療養について両親の不安は大きい。また，「①医療的ケア児を取り巻く状況」（◯252ページ）で紹介したように，医療的ケア児の支援体制は整備されておらず，自治体によって制度が異なり，どのような支援を受けられるか，どのようにすれば制度を利用できるかを把握するのがむずかしい。そこで，医療や療育，福祉や支援制度の相談について，次のような体制を計画した。

（1）医療面や療育の相談は，訪問看護ステーションの24時間連絡体制を利用する❶。

（2）制度利用などの相談は，相談支援専門員（あるいは医療的ケア児等コーディネーター）や療育センターの相談員が行う。

　⑥上の子（4歳・女児）の保育参観や予防接種など，日常のさまざまなことにどう対応したらよいのか　次の⑦と合わせて対応を検討した。

　⑦介護に疲れたときや上の子の行事対応などでショートステイなどの利用ができるのか　⑥と⑦の希望については，次のような体制で負担を軽減することを計画した。

（1）日中一時預かり，医療型児童発達支援❷や医療型短期入所，重症児・者福祉施設などの通所，ショートステイを利用する。

（2）訪問看護の時間拡大（◯plus「訪問看護の時間拡大」，258ページ）や，居宅訪問型児童発達支援❸の利用を検討する。

（3）自治体が独自に行っている訪問看護師の長時間滞在事業への登録を検討する。

（4）重症心身障害児者等在宅レスパイト事業❹を利用する。

◻NOTE

❶訪問看護ステーションによっては24時間対応体制のないところもある。

❷医療型児童発達支援
　重症心身障害児向けの児童発達支援である。児童発達支援は，小学校就学前までの障害のある子どもが発達の支援を受けるための通所施設である。

❸居宅訪問型児童発達支援
　重度の障害等により外出が困難な障害児に対して，居宅に訪問して発達支援を提供するサービスである。

❹レスパイト事業
　市町村独自の事業で，医療的ケア児等を自宅で介護する家族の一時休息（レスパイト）やリフレッシュをはかるため，家族のかわりに一定時間，訪問看護師が医療的ケアなどを行うサービスである。両親の疲労軽減やきょうだい児の行事対応など，さまざまな場面での利用が好ましい。

---

column　親への対応

　「親だからやってあたり前」という発想で親に対応しない。たとえ親であっても，いくら愛情があっても，人間である以上は一定の休息を必要とする。また，掃除や炊事，きょうだいの育児や行事への対応，冠婚葬祭など，医療的ケア児のケア以外にも，多くのことをこなしていかないと生活はなりたたない。長期に在宅での療育を行っていくには，生活という視点でみることが重要である。

| plus | **訪問看護の時間拡大** |

　特別な管理を必要とする利用者の場合，訪問看護事業所は，医療保険で90分をこえたぶんについて長時間加算が算定できるようになっている。さらに15歳以下の超重症児・準超重症児・医療的ケア児の場合は，週に3回まで長時間加算の算定が可能となっている。これが全国的な制度である。それに加えて一部の自治体では3時間程度の長時間の訪問看護事業も実施されている。

　そのほか，ボランティアナースや全額自費での訪問看護，居宅訪問型児童発達支援などの支援はあるが，地域によって対応できない場合も多い。「ないサービスはつくる」ことが必要であり，必要性を感じ，かつ根拠があれば，看護師も自治体に訴えていくことが必要となる。

　疲労の蓄積は，うつ状態をまねきやすい。加えて，周囲の無理解などが重なると，虐待や無理心中に発展することも考えられる。介護者の負担感が大きくなればなるほど，在宅療養の継続も困難であるため，さまざまな対応が必要である。

　⑧上の子の毎日の幼稚園送迎をどうすればよいのか（毎日はむずかしいが，地域の人々にBちゃんを知ってもらうために，たまには連れていきたいとは思っている）　育児サポーターの利用を検討することとした❶。

3　退院前カンファレンス

　退院にあたっては，病院内で家族への顔合わせの意味も含め，関係者を集めたカンファレンスが開催されることが多い。Bちゃんの退院前カンファレンスでは，両親，主治医，病棟師長，担当看護師，病院の医療ソーシャルワーカー（MSW）❷，療育センターの相談員，保健福祉センターの障害担当者と保健師，訪問看護ステーションの管理者と担当予定看護師が参加した。

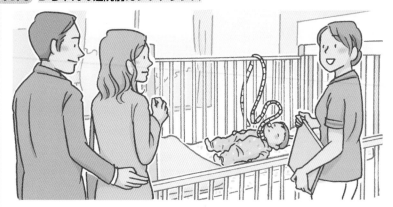

事例❶　Bちゃんの退院前カンファレンス

こども病院の退院支援看護師からY訪問看護ステーションに連絡があり，

◻NOTE

❶市町村がどのような取り組みをしているか，どのようなサービスを利用できるかはさまざまである。市町村とは別に療育センターが独自に育児サポーターの育成や登録を行っている場合もある。
❷医療機関などで患者や家族の生活面での相談支援を行う担当者である。福祉制度や社会資源の利用支援，退院や社会復帰に向けた経済的・社会的課題の解決支援などを行う。社会福祉士や精神保健福祉士の有資格者が多い。

「人工呼吸器を装着して退院する幼児がいるので退院前カンファレンスを行いたい」との連絡があり，病院でカンファレンスを行った。

　担当医からいままでの治療の経過が説明され，病棟の担当看護師からは院内での生活状況・ケアの状況・両親への指導の状況などについて説明された。Aちゃんは現在，自発呼吸はあるも弱く，24時間の人工呼吸器装着が必要であるが，知的には障害がないとのことだった。薬物療法として，新薬のヌシネルセンナトリウム（スピンラザ®）の髄注を行っているが，顕著な効果はみとめられず，今後も継続して行っていくかは検討中という。

　両親は，人工呼吸器の扱いや吸引，気管カニューレの交換，入浴などの手技はすべて獲得できている。退院に向けての住環境の調整・確認に，こども病院の在宅支援チームが入る予定で，環境が整いしだい退院になる。父方の両親は県外におり直接的な支援はむずかしいが，母方の両親は県内に在住で，現在仕事もしていないため，家事や上の子の世話を手伝いに来ることが可能である。

　話し合いの結果，Y訪問看護ステーションの看護師は，Bちゃんの自宅へのこども病院の在宅支援チームの訪問に同行を予定し，退院日にはBちゃんが自宅に到着後，一度訪問し，その後在宅での生活が安定するまでは頻回に訪問することとなり，24時間対応体制の希望もあり契約することとなった。リハビリテーションスタッフもいるため在宅でのリハビリテーションを療育センターと連携しながら継続する。訪問診療はこども病院小児神経専門外来との役割分担を行う。疾患の治療に関しては今後もこども病院の通院を継続するが，通院は時間もかかり車の手配なども含めて負担が大きいため日常のかぜや胃腸炎などの診療や予防接種，定期的な気管カニューレや胃瘻チューブの交換は訪問診療で行うこととなった。こども病院受診時は当面は父親が休みをとって同行することとなった。

4　在宅療養の開始

　退院に向けた両親の心配や希望への対応を計画し，退院前カンファレンスを終えるなどの手続きを経て，Bちゃんの在宅での療養生活が開始された。

1　初回訪問

　初回訪問は，Y訪問看護ステーションの管理者と担当看護師の2名で行った。病院からの申し送りを確認しながら，足りない情報を家族から聞いて補足した。薬剤や備品を確認し，足りないものがないか，すぐにそれぞれの処置ができる状態になっていて家族が対応できるかを確認し，必要に応じて説明や指導を行った。

● **医療的ケア児の初回訪問のポイント**　医療的ケア児の初回訪問のポイントを次にあげる。

（1）初回訪問は可能な限り管理者と担当看護師の2名以上で行う。担当者不在時の急な訪問への対応のためや，制度上の説明にもれがないか確認したり，対応に不足がないようにしたりするためである。

(2)小児科領域では，両親は自分の子の疾患や処置についてかなり学習していることが多く，処置ができないなどの問題があるケースは比較的少ない（なお，Bちゃんのケースでは試験外泊もしており，手技の確認も行っている）。

(3)若い両親が多いため理解力があり，しかも医療処置や日常のケアに関してひととおりのことができるようになってから在宅に移行する例が多い。しかしだからといって両親にまかせるのではなく，そのなかでも手がかかる処置やケアなどについて，訪問看護でなにを行うことで負担が軽減できるかを両親と相談したうえで，訪問看護の計画をたてるとよい。

(4)24時間連絡体制と特別管理加算❶・乳幼児加算，個人情報使用に関する注意事項などについて説明を行い，両親の希望があれば24時間の待機電話の番号を知らせ，連絡方法を説明する。

NOTE

❶特別管理加算
　気管切開，成分栄養経管栄養法などの利用者に対し，その状態に応じて計画的な管理を行うために算定される診療報酬の加算である。

2 初期計画の作成

　訪問看護師は初回訪問のあと，2週間以内に看護計画を作成し，主治医に報告し，家族に対しても説明を行い，納得を得た。

◆ 看護目標

　次の看護目標のもと，次項の「問題点とその対応」にあげる問題を提起して介入を行うこととした。
(1)両親が継続する治療・ケア計画を理解し，実施できる。
(2)合併症の症状や予防方法を理解し実施できる。
(3)本人の成長発達が促される。
(4)本人および家族のストレスが適切な範囲内にある。

◆ 問題点とその対応

▌ 非効果的気道浄化
●**計画**　Bちゃんは，清浄な気道を維持するために痰などの分泌物や閉塞物を，気道から取り除くことができない状態である。これには，以下の対応を行うこととする。
(1)呼吸状態のアセスメント：呼吸数，呼吸音，肺雑音，痰の量や性状・喀出状況，人工呼吸器の使用状況，アラームの履歴，経皮的動脈血酸素飽和度(Spo_2)など
(2)呼吸リハビリテーション：体位ドレナージ，スクイージング，バイブレーションなど
(3)吸入・吸引，薬の効果と副作用のモニタリング(去痰薬などの使用状況)
●**人工呼吸器装着児の気道浄化**　気管切開し，人工呼吸器の常時装着で，自力では体位変換ができず，喀痰の自己喀出の困難な児では，気道の分泌物を効果的に除去することは，呼吸状態を改善させるとともに呼吸器感染や無気肺(●261ページ)などの予防ともなる。体格の小さい小児とはいえ，気管切開口や人工呼吸器の回路に配慮しながら，児をうつぶせにしてスクイージ

ングなどの呼吸リハビリテーションを行うのは，手間も時間もかかる作業である。看護師が胸部の聴診を行いながら効果的な排痰を行うことで家族の負担も軽減され，呼吸器合併症の予防につながる。

気管切開に伴うトラブル出現のハイリスク状態

● **計画**　気管切開に伴うおもなトラブルへは次の対応を行う。

(1) 出血：出血の有無を確認する。出血時の対応方法を指導する。

(2) 不良肉芽形成：肉芽の有無・程度を確認する。肉芽の出現時の対応について指導する。定期内視鏡検査を受ける。

(3) 無気肺：吸引状況の確認，肺への空気の流入状況，呼吸器使用状況やアラーム履歴の確認，SpO_2，胸郭の動きなどについて確認する。

(4) 気管カニューレ周囲の皮膚トラブル（◐図4-4）：皮膚を清潔に保ち，必要時は軟膏塗布などの処置を行う。

● **気管切開に伴うトラブル**　気管切開で人工呼吸を行う療養者には，気管切開に伴う次のようなトラブルがおこりうる。

①**気管からの出血**　気管粘膜の炎症・肉芽・潰瘍といった病変自体からの出血や，気管カニューレや吸引カテーテルによる刺激，カテーテル自体による外傷によりおこる。看護師は，侵襲が少なく効果的な吸引方法を知り，それを実行して評価する必要がある。まれではあるが，発症すると生命の危険にさらされる気管腕頭動脈瘻からの出血もありえるので注意が必要である**❶**。

②**不良肉芽**　気管切開孔周囲肉芽や気管内肉芽がある（◐図4-5）。いずれも気管カニューレや吸引カテーテルなどによる慢性的で持続的な刺激に生体が反応してできるものである。気管切開孔の肉芽は，分泌物の刺激や感染によっても生じるため，気管切開孔のケアはとても重要であり，毎日行う必要がある。

③**無気肺**　分泌物や誤嚥した食物や唾液・胃液が気管支などを閉塞させ，末梢域の肺に空気が入らなくなる状態である。無気肺となった部分ではガス交換ができず，細菌が繁殖すれば肺炎となる。無気肺の徴候を観察するとと

▭ NOTE

❶腕頭動脈は大動脈弓からのびる太い動脈であり，気道のすぐそばを通る。気管腕頭動脈瘻からの出血は，大出血につながる可能性があり注意が必要である。大出血がおこると，呼吸困難に陥り大変危険である。あざやかな色の出血がある場合は，様子をみることなく医師への連絡と受診が必要である。

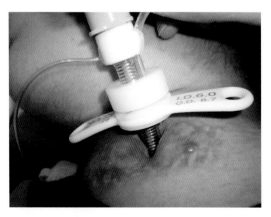

◐図4-4　気管カニューレ周囲の皮膚トラブルの例

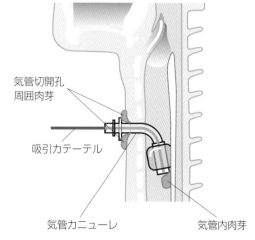

気管切開孔
周囲肉芽

吸引カテーテル

気管カニューレ　　　　　気管内肉芽

◐図4-5　気管切開孔周囲肉芽と気管内肉芽

もに日ごろの予防的なケアが重要となってくる。

　④気管切開孔周囲の皮膚トラブル　痰がふき出したりすることが多く，ガーゼとの間がつねによごれていたりするとおこりやすい。消毒は必要ないが，つねに清潔に保つことが大切である。ガーゼは湿潤環境になりやすいため，近年は気管切開孔にガーゼなどを使用しないケースも多くなっている。

▌感染のハイリスク状態──呼吸器感染

● **計画**　人工呼吸器とその回路，気管切開口や吸引カテーテルの管理，肺への空気の流入状況，呼吸音，SpO_2，痰の量や性状について確認する。

● **人工呼吸器装着児の感染予防**　感染予防のためには，吸引カテーテルや加湿の水，そのほかの備品の管理が重要である。吸引カテーテルの保管方法に関しては，本人の状態を考慮し，主治医の医療機関と相談のうえ，適切な方法を選択する必要がある。

▌体液量インアウトバランスのリスク状態

● **計画**　注入量の確認，インアウトバランスの確認，必要に応じ医師と連絡をとり水分量の調整を行う。

▌皮膚統合性の障害のハイリスク状態

● **計画**　皮膚に障害をおこさないよう除圧用具（低反発マットレスや低反発まくらなど）の使用，入浴後の皮膚ケア（必要時に保湿ローションの塗布など）を行う。

▌成長と発達の変調

● **計画**　療育センターの理学療法士・作業療法士・言語聴覚士との連携，関節可動域運動（ROM運動）やストレッチの施行，話しかけやコミュニケーション手段の確立，年齢に応じた教育の準備を行う。

▌家族介護者の役割緊張

● **計画**　役割緊張の状態が発生していないか，アセスメントを行う。

（1）両親の休息状況の確認：とくに母親の睡眠が確保できているか。

（2）きょうだいがストレスによる問題などをおこしていないか。

（3）定期的なショートステイなど休息の場が設けられているか。

（4）疲れによりケアのもれや危険が生じていないか。

5　日常の看護の実際

1　緊急対応

事例❷　Bちゃんの緊急対応

7:30の緊急連絡

　ある冬の晴れた朝に母親から，「1回換気量が減って脈が速くなり，SpO_2が低下している。いま夫と交代で，アンビューバッグでバギング❶を行っている。バギング中は脈も戻り，SpO_2が改善するが，バギングをやめて人工呼吸器を装着するともとに戻ってしまう」との連絡が訪問看護師の緊急用の

□NOTE

❶アンビューバッグ（バッグバルブマスク）を使った用手換気のことである。人工呼吸器のトラブルなどの際に行う一時的な救命処置である。

携帯電話にあり，急いで訪問することとなった。

8:00 の緊急対応

　看護師が B ちゃん宅に到着すると，父親がバギングを行っている最中だった。早朝 4 時くらいからこの状況が続いているとのことである。訪問診療の診療所に連絡をしたところ，いつも担当してくれている医師がいないため，こども病院を受診するようにとのアドバイスがあったという。

　すぐにバイタルサインの測定と呼吸状態の確認を行い，本人の状況を確認する。発熱はなく，バギングすれば脈も Spo_2 も通常とかわりない。ただ，朝からずっと 4 時間近くバギング中心で，呼吸器を装着している時間が短かったため，気道が加湿されていない状況だった。また，この状況で朝の食事や水分の注入も行っていないとのことである。そのなかで何度も吸引を繰り返しており，痰はほとんど除去できていないという。

　呼吸音を確認すると，右肺にかすかにかわいた狭窄音を聴取する。水分も食事もとれていなかったため，胃内容物がなにもないことを確認し，水分の注入を開始する。以前，B ちゃんがかぜをひいたときに処方された去痰薬（ブロムヘキシン塩酸塩）があったので，訪問診療のクリニックに確認し，内服を行った。狭窄音が聴かれるほうを上にして側臥位でスクイージング，バイブレーションを行い，排痰を促した。その間，父親にはバギング継続をしてもらい，20 分ほど呼吸リハビリテーションを継続したところ，痰が上がってきた様子であったので吸引すると，少しかための小さな痰のかたまりを数個吸引できた。そこで人工呼吸器を装着すると，今度は換気量低下もおこらず，バイタルサインも安定した。

　この事態は，冬場で空気が乾燥したため，痰がかたくなり，細い気管支が閉塞傾向となったために生じたと考えられる。従圧式の人工呼吸器❶の場合，気道が狭窄したり閉塞したりすると圧が高くなるため，1 回の換気量が減少したものと思われる。バギングで乾いた空気を送りつづけ，水分や食事を摂取しなかった状況が，痰をさらにかたくしてしまったこともあるだろう。

　この事例では，落ち着いたところで朝の食事の注入を開始してもらい，訪問終了とした。その後，訪問診療医とも相談して，痰を出すための排痰補助装置❷を導入することとし，一度，こども病院に入院して，排痰補助装置を導入した。

2　就学に向けた援助

事例❸ B ちゃんの就学支援

その後の成長

　B ちゃんはその後もときおり，かぜをひいたり胃腸炎になったりすることはあったが，すくすくと成長していった。人工呼吸器から離脱できるほどの改善はみられていないが，ヌシネルセンナトリウム（スピンラザ®）の髄注を継続して行うことで，顕著でないものの手足の動きが少し改善され，なにより病気の進行がみられなくなった。小さな声であれば，空気のリークを利用して話もできるようになってきた。日常生活では，好奇心が旺盛である。な

NOTE

❶人工呼吸器の換気様式には，換気量を設定して決められた量を換気する従量式と，呼吸器からかける圧を決定して換気する従圧式がある。

❷自力では排痰が困難な療養者の排痰を補助する装置である。さまざまな原理のものがあるが，療養者の気道に陽圧を加え，その後迅速に陰圧に切りかえることによって痰の除去を補助するタイプがよく使用されている。

により絵本が好きで，物語を読んでもらっていると目をキラキラさせて絵本に見入り，笑ったり，ときにはこわがったりと楽しんでいた。数や色・形も少しずつわかるようになってきていた。性格は，これまで自宅内での生活が中心であることもあって，比較的おとなしいようである。

幼稚園への通園

　生活が落ち着き，両親が本人のケアなどに慣れてきたころ，Bちゃんは4歳となり，就学について考える時期になってきた。3歳違いの姉は小学校に入学し，両親は姉と同じ学校への就学を希望していた。

　しかし，在宅での生活は確立してきたが，これまで通園や通学はしておらず，療育センターの児童発達支援に週に1回ほど通って療育を受けているのみの状況であり，今後一般学級での就学に向けては多くの課題がみえてきた。

　そこで，近くの保育所や幼稚園に受け入れについて問い合わせを行ったところ，母親か看護師が同行し，医療的なケアを幼稚園側が行わなくてよいのであれば受け入れ可能という幼稚園が見つかり，朝から昼食前の時間に週に3回程度，通園することとなった。3回のうち2回は母親，1回は長時間の訪問看護を利用して看護師が同行することとし，Bちゃんははじめて同年代の健常の子どもたちの集団に入ることとなった。

　登園初日，母親と看護師が同行して幼稚園に行くと，子どもたちがすぐに寄ってきて，「なんで歩けないの？」「この機械はなに？」「お話できないの？」などと，さまざまな質問を投げかけてきた。そしてすぐに，「Bちゃん遊ぼうよ」となんのてらいもなく，遊びに誘ってくれた。Bちゃんは，生まれてはじめて，友だちと一緒に「だるまさんが転んだ」をやった。看護師が車椅子を押しながらではあるが，みんなと一緒に動いて，とまって，Bちゃんは本当に楽しそうだった。看護師は，子どもにとっての遊び，それも子どもどうしでの遊びの大切さを実感した。

　幼稚園に行くことで就学に向けた課題が明確にもなってきた。経験の乏しさから知識が少ないことや，コミュニケーションをどうやってとっていくか，上肢の筋力が弱いBちゃんが「書くこと」ができるかという課題である。これらに対応するためにはどのような道具が必要となるのかなど，検討すべきさまざまな問題があった。療育センターのリハビリテーションスタッフとも連携しながら，上肢の筋力の弱さを補って運動をたすける補装具「アームサポート」❶を導入したり，視線入力装置❷を試してみたりするなど，入学に向けての取り組みを開始した。

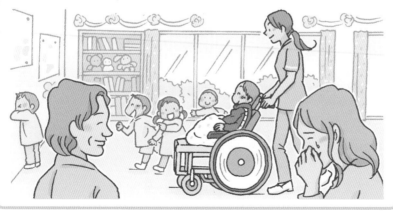

▣NOTE

❶アームサポート

　わずかな力で上肢をなめらかに動かせるように補助する。

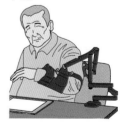

❷視線入力装置

　視線の動きだけでコンピュータの操作を可能にする装置である。アイトラッカーともよばれる。上達すれば，マウスのように自由な操作が可能で，文章作成やメール送信，SNSの利用などもできる。

6 まとめ

● **看護介入の考え方**　初期計画では問題点をあげて介入をするが，ひととおりの手技や日常生活上の問題を確認したあとは，日常生活のなかで時間や手間がかかり介護者の負担になる部分を訪問看護が定期的に入ることで担っていくという考え方がよい。人工呼吸器装着の医療的ケア児の場合は，具体的には呼吸リハビリテーションを含む排痰ケアや入浴介助などが介護者の負担になる部分であり，訪問看護が日常のケアを担うことで，呼吸器感染や皮膚トラブルのリスクを軽減するとともに，両親の負担軽減にもつながっていくと考えられる。

　入浴は，児が小さいうちでも神経を使うケアであるが，成長するに伴い，浴室の改修やリフト設置が必要になったり，入浴サービスに切りかえる必要が出てきたり，さまざまな問題が生じてくる。看護師はそのときどきで相談に応じ，療育センターや相談支援事業所の相談支援専門員などと協力をして，問題解決をサポートする必要がある。

● **相談支援**　前述のとおり，2018（平成 30）年から医療的ケア児等コーディネーターの養成が始まり，小児の相談支援機能の強化が行われている。訪問看護ステーションの看護師が研修を受けて，医療的ケア児等コーディネーターとして相談を受けているケースもある。児童発達支援等サービス利用については，「障害者総合支援法」に基づき，指定特定相談支援事業者（指定障害児相談支援事業者）がサービス等利用計画を作成することとなっており，これらの相談支援事業所との連携も重要である。

● **ロングタームケア**　在宅ケアを継続していくうえで，本人の成長や状況の変化によっておこってくるさまざまなことがらに両親とともに対応していくのも，看護師の役目である。排便のコントロールや水分・栄養の調整などが，よく生じる課題である。

　このほか，本人の学習能力に合わせて，就学を見すえた取り組みも必要である。年齢が上がっていけば，卒業後の進路についても考えていくことが必要となる。昨今はさまざまな電子デバイスが発達しており，障害のある部分を補う道具をうまく活用することで可能性は大きく広がっていく。現時点だけではなく，将来を見すえたケアが求められる。

　また，ケアが長期間に及んでくると，介護者の疲れや緊張感の緩和が思わぬ事故につながることがある。ある程度臨機応変にしてかまわない部分と，しっかり行わなければいけない部分を看護師が認識し，注意をはらうことが大切である。

　きょうだい児のいる場合では，きょうだい児の急な変化にも柔軟に対応できることが望ましい。在宅では医療処置や病状管理も日常生活のなかで行われており，家族を単位として日常の生活が健やかに営まれるような援助が必要である。

C 脳卒中の療養者の事例展開 —— 在宅移行・在宅療養初期の支援

1 脳卒中の現状

脳卒中は，かつてわが国の死因順位の第 1 位を占めていた。昨今は予防が進み，また効果的な治療が広く行われるようになったため，死亡率は減少している。しかしそれでも，死因順位の第 4 位を占める重要な疾患である[1]。とくに地域・在宅看護との関連でみれば，要介護のおもな原因では，認知症につぐ第 2 位であり，とくに要介護 4・5 では 1 位となっている[2]。また，男性に多い傾向がみられるのも特徴である。

2 訪問看護導入初期の看護展開

1 療養者についての初回（依頼時）の情報

① 療養者　C さん（78 歳・男性），身長 168 cm，体重 75 kg

② 職業　無職（60 歳まで警察官，その後 75 歳まで警備会社勤務）

③ 家族　妻（76 歳），障害のある長男（54 歳）と同居。次男（52 歳）は他県在住で，自身の家庭をもつ。

④ 経済状況　問題なし。年金が相応にあり，自宅は持ち家で貯蓄もある。

⑤ 住環境　木造一戸建ての住宅で，本人と妻の居室は 1 階部分にある。2 階部分は長男が使用している。

⑥ 既往歴　虫垂炎で虫垂切除術（21 歳），高血圧・脂質異常症（48 歳），非弁膜症性心房細動・慢性心不全・大動脈弁閉鎖不全症（70 歳）

⑦ 診断名　脳出血，出血性梗塞

⑧ 治療　48 歳から高血圧と脂質異常症で内服治療を受けていた。70 歳からは心房細動のために抗凝固療法も開始となっていた。今回は突然，右上下肢の脱力が生じたために救急車で救急搬送され入院した。左視床出血と診断され，血腫吸引術が施行された。一時，脳の偏位の改善がみられ，リハビリテーションで日常生活動作（ADL）は改善傾向にあったが，入院中に中大脳動脈域の脳梗塞を発症し，左片麻痺と意識障害が出現した。その後肺炎となり，頻回な吸引が必要になった。肺炎が治癒し，喀痰量も減少したが，ADL は全介助になり，嚥下障害も重度で，胃瘻からの経管栄養となった。

1）厚生労働省：令和 4 年（2022）人口動態統計（確定数）の概況. （https://www.mhlw.go.jp/toukei/saikin/hw/jinkou/kakutei22/index.html）（参照 2023-12-04）
2）厚生労働省：2019 年　国民生活基礎調査の概況. （https://www.mhlw.go.jp/toukei/saikin/hw/k-tyosa/k-tyosa19/index.html）（参照 2021-10-26）

また入院中に痙攣発作あり，抗痙攣薬で落ち着いている。退院後も内服治療と胃瘻からの経管栄養，継続的な吸引が必要な状態である。処方薬は，抗凝固薬，降圧薬，HMG-CoA 還元酵素阻害薬(スタチン類)，抗痙攣薬，利尿薬，去痰薬となっている。

2 地域包括ケア病棟のある病院への転院

リハビリテーションを継続し，妻と長男が吸引や経管栄養，日常のケアに関する手技を習得するため，自宅近くの病院の地域包括ケア病棟❶に転院となった。

◆ 転院時の状況

▮ 意識レベル

この時点で意識レベルは，ジャパン-コーマ-スケール(JCS)で「Ⅰ-3」だった❷。痛み刺激に関しては表情で反応がみられていたが，追視もなく声かけにも反応がなかった。地域包括ケア病棟に入院中に徐々に表情が出てきており，とくに家族に対しては笑顔が見られることもあった。

▮ 日常生活動作(ADL)

左半側空間無視は，重度であり改善はない。四肢麻痺も重度で，自動運動はまったくみられず，ADL は「ベッド上全介助」である。リハビリテーションによる改善はほとんどみとめられない。車椅子はフルリクライニングを使用し，移乗には 2 人介助もしくはリフトが必要である。

▮ 栄養・代謝

家族の希望もあり摂食訓練を行っていたが，食物の認知がほとんどみられず，経口摂取は困難と判断されている。現在は治癒しているが，一時，仙骨部に 褥瘡があり，継続して体圧分散エアマットレスを使用している。

3 地域包括ケア病棟の退院計画

◆ 家族面談

地域包括ケア病棟への転院から 2 週間目に，担当看護師，医療ソーシャルワーカー(MSW)による家族面談を行った。「今度どのようにしたいと考えているか」という，家族の意向を確認するための面談である。家族は，「少しでも回復してほしい。そこで，基本的には自宅で介護をしたいと考えているが，介護方法を知らないので不安」と話があったため，家族が介護方法を学ぶ支援を行うことになった。

◆ 介護保険サービスの導入支援

介護保険の申請は急性期病院入院中に行っており，要介護 5 と認定されている。しかし，まだ介護支援専門員を選任していなかったため，地域の居宅介護支援事業所の一覧を渡して説明し，希望の事業所に連絡して契約を行うことをすすめた。また，訪問診療や訪問看護などの介護保険サービスについ

▭ NOTE

❶地域包括ケア病棟
　2014(平成 26)年の診療報酬改定で新設された。急性期治療を終え，病状が安定した患者が自宅や施設に移行するための支援を行う機能をもつ病棟である。退院後を見すえたリハビリテーション，自宅療養を見すえた家族の支援などを提供する。
❷「自分の名前，生年月日が言えない」意識レベルである。

ても説明を行ったところ，入院中の病院と連携のある訪問診療を行う診療所や，訪問看護事業所の紹介を希望されたため，Cさんの自宅近くの在宅支援診療所と訪問看護ステーションを紹介することとなった。

▍介護支援専門員と家族との初回面談

● **Cさん家族の介護に関する現状把握**　家族の依頼により，対象者の自宅で介護支援専門員と家族が初回面談を行った。介護支援専門員が把握したCさんの家族の現状は，次のようであった。

　1 **家族の介護力**　主介護者は妻である。自宅にはほかに，うつ病で自宅にこもりがちとなっている長男がおり，頼めば手伝いはしてくれるとのことである。次男は他県におり，子どももまだ小さいため，手伝いは困難とのことである。

　2 **介護上必要な手技の習得状況**　おもな手技の習得状況は以下のとおりであり，訪問看護や訪問介護のニーズが確認された。

　①**経管栄養（胃瘻）**　妻も長男も問題なくできる様子だった。

　②**吸入・吸引**　何度か行っているが，鼻から奥に入れるのに抵抗があり，有効な吸引ができていない場合があるとのことで，訪問看護によるフォローを希望した。

　③**移乗・移動・体位変換**　妻1人では移乗や移動は困難であり，長男と協働して行う必要がある。介護リフトとスリングシート（つり具）の導入を検討して練習し，妻・長男が練習中とのことである。介護用リフトとスリングシートは，使い方にコツがあり，まだ安全に行える自信はないようであった。Cさんは定期的に除圧やポジショニングの調整のための体位変換が必要だが，これについては妻も長男も問題なくできるとのことであった。

　④**清潔・排泄などの日常生活の介護**　妻も長男も口腔ケアやおむつ交換は問題なくできるが，更衣や清拭（せいしき）は負担が大きいとのことだった。

　⑤**在宅での医学的管理体制**　Cさんは，定期的な診療と経過観察が必要な状況である。現在入院中の病院から，訪問診療を行う診療所と，訪問看護ステーションを紹介してもらう予定であることを確認した。

● **介護保険サービスの家族への説明**　介護支援専門員は，面談の際に介護保険制度と各種のサービスについて家族に説明した。そして，Cさんが自宅に戻った際，どのような手だすけが必要かを考え，使いたいサービスを家族の間でよく話し合ってほしいと依頼した。また，福祉用具のパンフレットを渡し，必要と思われる次の3つの福祉用具について，特徴や種類，介護保険の適用などについて説明した。

(1) 車椅子：フルリクライニング，体圧分散マットレスつきのものがよい，などを説明した。

(2) 寝具：電動ベッド，付属品，褥瘡予防用の体圧分散エアマットレス，体位変換用の枕などが必要になると説明した。

(3) 移動・移乗用具：介護リフトとスリングシートについては，Cさんに適したタイプを，スリングシートはレンタルではなく介護保険を利用した購入になることなどを説明した。

▊ 導入サービスの検討

　前回の面談で浮かび上がった退院後の課題（次の①〜④）の解決に向けて，具体的にどのようなサービスを導入するか，介護支援専門員と家族，看護師で打ち合わせを行った。その結果，次のような方針が決まった。

　①**疾患管理・服薬管理，吸引・経管栄養などの医療処置の継続**　現在入院中の病院からの紹介で訪問診療と訪問看護を依頼する。

　②**日常生活の介助の支援**　訪問介護（ホームヘルプサービス）を利用し，清拭や排泄の介助を受ける。入浴サービス（訪問入浴介護）を利用する。そのほか，ショートステイなどを利用し，介護負担の軽減をはかる。福祉用具貸与事業者に，介護用ベッド，褥瘡予防のための体圧分散エアマットレス，移動・移乗のための介護用リフトなど福祉用具のレンタルを依頼する。スリングシートは購入する。

　③**外出時の支援**　車椅子などの福祉用具，福祉車両を利用する。

　④**身体機能の維持・改善**　訪問看護（理学療法士・看護師）の利用により在宅でリハビリテーションを継続する。

　この方針を受けて，介護支援専門員が居宅サービス計画書の下案を作成することとなった。

◆ サービス担当者会議による多職種連携

　介護支援専門員は，2回の家族面談をふまえて作成した居宅サービス計画書（ケアプラン）の原案を検討するため，入院先の地域包括ケア病棟でサービス担当者会議を開催した。会議には，家族，病院から医師と担当看護師，MSW が出席し，在宅サービスの担当者では介護支援専門員，在宅療養支援診療所❶の医師と看護師，訪問看護ステーション・訪問介護事業所・入浴サービス事業所の担当者，福祉用具貸与事業者が参加した。

　在宅サービス側の参加者が確認したのは，それぞれ次のようなことである。

　1 **在宅療養支援診療所**　退院後に医療を引き継ぐことになる医師・看護師は，内服薬についてや，薬や処置材料などが退院時にどの程度処方されるのか，胃瘻チューブの交換はいつぐらいに行うべきか，疾患管理上の注意事項はなにかなどについて引き継ぎを受けた。また，緊急時の入院対応について確認した。

　2 **訪問看護ステーション**　訪問看護ステーションの看護師は，次の(1)〜(6)に関する情報を確認し，一部の処置内容について変更を提案した。

(1) 在宅用の吸引器の手配，吸引カテーテルの支給本数，管理方法
(2) 経管栄養の注入時間，電解質補正の有無，微量元素や食物繊維の補給方法，排便コントロールの方法，摂食訓練や経口からの食事摂取の可否と注意点，胃瘻の状況と処置方法，次回の胃瘻チューブ交換時期
(3) 褥瘡の有無，現在使用中の体圧分散用具
(4) リハビリ上の注意点
(5) 家族指導の進行状況や注意点
(6) 本人の疾患管理上の注意点やおこりうる合併症など

NOTE
❶**在宅療養支援診療所**
　在宅療養支援病院とともに，地域における在宅療養者への医療提供に責任をもつ医療機関として，厚生労働省地方厚生局に届出を行っている医療機関である。
　24時間365日体制の対応（往診・訪問看護），緊急時の入院受け入れ，または連携医療機関への入院手配の確保などが要件となっている。

　③**訪問介護事業所**　訪問介護事業所は，介護上必要な技術に関して確認し，退院までに家族と同様に病院で指導を受けたいと希望した。とくに介護用リフトやスリングシートなどは操作方法に自信のない介護職が多いとのことであった。そこで，病院の理学療法士が家族と介護職に研修を行うこととなった。

　④**入浴サービス事業所**　入浴サービス事業所の担当者は，感染症の有無や入浴上の注意点(血圧など入浴中止基準)について確認した。

　⑤**福祉用具貸与事業者**　福祉用具貸与事業者は，スライディングボードなど操作のむずかしい器具が利用できるかを確認した。体圧分散用具については褥瘡のリスクアセスメント結果を確認したうえで選定し，多職種で確認を行った。

　⑥**家族**　家族は，退院後の生活について，現時点で不安に思っていることを述べ，それぞれ専門の職種からアドバイスを受けた。また，必要物品の入手方法などを確認した。

　会議ではこのように，家族と多職種がサービスの調整や，退院までの課題を確認した。今後サービスの利用までに，各サービスの管理者は家族に提供するサービスや契約の内容を説明し，契約を交わしていく。

4　在宅療養の開始

　在宅療養の支援体制が整ったところで，Cさんは地域包括ケア病棟を退院し，自宅での生活を開始することとなった。

◆ 退院当日の看護師の支援

▌退院日訪問

　訪問看護ステーションの看護師は，退院時❶に自宅を訪問し❷，福祉用具や備品の設置状況を確認し，退院後すぐに安全な療養生活を送れる状態か，アセスメントした。

▌初回訪問

　初回訪問は，管理者と担当看護師の2名で行った❸。病院からの申し送り事項を確認しながら，足りない情報を家族から聞いて補足をした。薬剤や備品の確認をし，「足りないものがないか」「すぐにそれぞれの処置ができる状態になっていて家族が対応できるか」を確認し，必要に応じて説明と指導を行った。

◆ 初期計画の作成

　訪問看護師は，初回訪問のあと，2週間以内に看護計画を作成する。担当看護師は以下の計画を作成し，主治医・家族に説明して了承を得た❹。

▌看護計画

　①**看護目標**　Cさんと家族の状況から，以下を目標とした。
（1）治療やケア計画を在宅で継続して実行できる。
（2）必要な栄養と水分を摂取できる。

▭ NOTE
❶退院日の設定
　医療処置などが多い，はじめての退院のケースでは，最初は訪問回数を多く設定し，家族の対応状況を確認しながら回数を減らしていくことが望ましい。そのためにも，退院日を週のはじめの月曜日〜水曜日に設定してもらうとよい。週末に退院すると対応が困難になり，家族の不安も大きくなりがちである。
❷退院日当日は入院日扱いになるため，病院による退院支援として看護職員などが訪問する場合以外，訪問看護は診療報酬の算定対象とはならない。ただし，厚生労働大臣が認める条件に該当する場合には，訪問看護ステーションからの退院日当日の訪問が可能である。Cさんは胃瘻から成分経管栄養を受けているため，該当する。
❸初回訪問は可能な限り，管理者と担当する看護師の2名以上で行うようにする。訪問看護の制度上の制約や，急な訪問への対応，契約事項などを説明するほか，対応に不足がないようにするためである。
❹看護計画書は，カルテに保管して計画を管理するもの，医師に向けて発行するもの，利用者に向けて発行するもの，の3通を用意する。

（3）合併症のリスクを軽減する方法を理解し実施できる。

（4）本人および家族のストレスが適切な範囲内にある。

　②**問題点**　4つの看護目標のもとで次の 10 の問題点を抽出し，ケアを展開することとした。

#1 嚥下障害があり，肺炎の既往があり，寝たきりの状態であることに関連した呼吸器感染の可能性

#2 嚥下障害があり，経管栄養であり，自力での体位変換がまったくできないこと，心疾患があることに関連した褥瘡発生の可能性

#3 高血圧，心房細動，慢性心不全があるための，心不全悪化の可能性

#4 心房細動があり，心筋梗塞と脳出血・脳梗塞の既往があり，抗凝固療法施行中で寝たきりの状態に関連した再梗塞・再出血の可能性

#5 重度の麻痺でまったくの寝たきり状態であり，筋緊張も強く，拘縮^{こうしゅく}も進行していることに関連した身体運動性の障害

#6 嚥下障害があり経管栄養であり，自分からは水分や栄養の要求ができないことに関連した脱水や栄養失調（とくに微量元素や食物繊維など）の可能性

#7 麻痺が重度であり，日常生活のすべてにおいて介助が必要なことに関連したセルフケア不足

#8 日常生活のすべてに介護が必要で医療依存度も高く，主介護者は高齢であり，副介護者の長男はうつ状態の既往があることによる家族介護者の役割緊張

#9 遷延性の意識障害がありながらも家族の言葉に少しずつ反応がみられてきている慢性混乱，痙攣再発の可能性

#10 重度の麻痺，寝たきり，経管栄養に関連した便秘

▌居宅サービス計画との整合性の確認

　介護支援専門員から送付された居宅サービス計画と看護計画との整合性を確認した。その結果，とくに問題点はみられなかったため，看護計画に基づいて訪問看護を開始・展開していった❶。

3 事例のポイントと今後の展開

◆ 事例の訪問看護上のポイント

● **利用者のニーズの代弁**　まったくの寝たきりで発語もなく，胃瘻からの経管栄養で，吸入・吸引も行っている。このような療養者の場合，日常生活のすべてを他人に依存することになる。たとえばおなかが減っても訴えることができず，本人にとって，そのときどきでなにが必要なのかを介護者が判断してケアを提供していく必要がある。介護がはじめての経験である家族にとっては，まず「いま，なにがおこっており，本人がなにを必要としているのか」を読みとれるようになることが必要である。看護師は訪問時に利用者のニーズを代弁し，家族や介護職などの介護者に伝えることが必要となって

□NOTE
❶介護支援専門員の居宅サービス計画に問題があると感じたときは，介護支援専門員に連絡をとり，双方の計画について話し合い整合性のあるものにする。

くる。

●**家族の医療処置の支援**　Cさんのケースのように医療処置の多い対象者の場合，病院で訓練を受けていても，いざ，家族が1人で行うとなると，さまざまな不安や疑問が生じてくるものである。家族の質問へ適切に答えていくためには，患者の病態をしっかりと把握し，今後おこりうることがらなどを予測して，必要があれば主治医と連絡をとり，事前の指示を受けておくことも大切である。

◆ 今後の展開

●**体重・栄養状態のモニタリング**　家族が医療処置に慣れ，質問が少なくなったころ，訪問看護を週1回に減らした。今後は継続して体重や栄養状態を観察し，体重が減少したり褥瘡の出現があったり，反対に体重の増加がみられるようであれば，経管栄養の内容や量の見なおしが必要である。

　Cさんのように重度の麻痺があり寝たきりで経管栄養の場合は，とくに長期にわたる排便コントロールが必要である。長期経管栄養を使用する場合は食物繊維や微量元素などの欠乏にも注意が必要になる。

●**長期間の介護における家族の支援**　介護が長期にわたると家族に気のゆるみが出て，それが事故につながったりすることにもなる。介護者が疲労していないか，無理をしていないかを観察し，適宜，ショートステイなどの利用によって休息がとれるよう，介護支援専門員と調整していく必要がある。

　また，病状が進行したり，いままでとは違った症状が出たり，医師の診察や検査が急に必要になったり家族が対応をかえなくてはならない必要も出てくる。このようなときに家族が気軽に看護師に相談でき，医師ともよく連携ができる関係性を構築しておくことが重要である。

D　慢性閉塞性肺疾患（COPD）の療養者の事例展開──介護力の高い家族と療養者の支援

1　慢性閉塞性肺疾患（COPD）を取り巻く現状

●**疾患の概要**　慢性閉塞性肺疾患（COPD）は，タバコ煙を主とする有害物質を長期に吸入曝露（ばくろ）することで生じた肺の炎症性疾患である。労作時の呼吸困難，慢性の喀痰（かくたん）や咳嗽（がいそう）といった症状が進行性に引きおこされる。また，労作や不安による呼吸困難感により，抑うつ気分を生じやすい。

●**患者の特徴と病みの軌跡**　わが国のCOPD患者は高齢者が多いため，さまざまな疾患の合併がみられやすい。未診断のCOPD患者の多さが指摘されているため，看護師はさまざまな看護場面でCOPDの可能性を念頭において支援する必要がある。

　COPD の病みの軌跡は，慢性の経過をたどりながら増悪を繰り返し，徐々に機能が低下して死にいたるというものである。増悪をきっかけにして致命的な状態となることも多く，予後の予測はむずかしい。

● **療養者の訪問看護**　COPD の療養者の訪問看護は，労作時の呼吸困難などの症状により日常生活に支障をきたしたり，急性増悪を繰り返したりすることをきっかけに開始されることが多い。急性増悪の早期発見と対応，日常生活援助，精神的支援，環境調整，服薬確認，呼吸リハビリテーション，セルフケアの指導，意思決定支援など，援助内容も多岐にわたる。

2 訪問看護導入初期の看護展開

1 療養者についての初回（依頼時）の情報

- **1 療養者**　D さん（83 歳，女性）
- **2 職業**　なし
- **3 趣味**　和裁・読書
- **4 家族**　長男夫婦と同居している。夫とは死別。長男の妻が介護を担う予定である。
- **5 経済状況**　老齢年金
- **6 住環境**　マンションの 10 階に住む。寝室は洋室で，寝具はベッドとエアマットレスである。
- **7 診断名**　COPD，慢性気管支炎，肺炎

(1) 病状：肺炎を繰り返して完治しない。少し体調が安定している，いまが退院のチャンスになっている。トイレ動作でも呼吸困難感が出現するため，膀胱（ぼうこう）留置カテーテルを挿入中である。

(2) 治療：内服療法と在宅酸素療法（HOT）を受けている。HOT は，安静・就寝時には 2～3 L，労作時には 4 L で設定している。

(3) 血液検査：C 反応性タンパク質（CRP）10.21 mg/dL，白血球数（WBC）7,700/μL，ヘモグロビン（Hb）濃度 10 g/dL

(4) 処方薬：プレドニゾロン錠 5 mg を朝 1 回 1 錠，エリスロマイシンステアリン酸塩錠 200 mg を朝 1 回 1 錠，レボフロキサシン水和物（クラビット®）錠 500 mg を朝 1 回 1 錠，アンブロキソール塩酸塩錠 15 mg を朝・昼・夕に各 3 錠，デキストロメトルファン臭化水素酸塩水和物錠 15 mg を朝・昼・夕に各 3 錠，ブロチゾラム（レンドルミン®）錠 0.25 mg を眠前 1 錠，インダカテロールマレイン酸塩・グリコピロニウム臭化物合剤（ウルティブロ®）吸入用カプセルを 1 日 1 回，朝吸入。

(5) 介護保険：要介護度 5

2 初回訪問時の状態

● **訪問の目的**　退院直後は，生活の再構築が必要となり，病状が不安定になりやすい時期である。そのため，呼吸困難感などの症状を軽減して自宅で

安定して暮らせるように，環境調整や療養生活のアドバイス，症状を緩和するケアの実施，Dさんと家族の不安の軽減を目的に初回訪問を行った。

● **訪問時の情報収集**　その際，看護師はDさんの呼吸困難感などの症状，息苦しさへの対処方法について医師の指示を確認し，日常生活動作（ADL）とそれに伴う症状を評価した。また，入院前の生活様式と，これからの希望を確認した。

　① **ADL**　とくに呼吸困難感を生じやすい動作である食事や排泄について，ていねいに聴きとった。

　② **栄養**　COPDになると呼吸筋の仕事量が増えてエネルギーを消費するため，食事摂取状況や量を確認した。

　③ **治療**　Dさんと家族が指示された内服や吸入薬の管理ができているか，HOTの酸素濃縮装置を指示どおりに取り扱えているかを確認した。

　④ **その他**　療養生活にかかわる家族の介護力，Dさんと家族の病識や暮らしの不安，状態悪化時の希望を確認した。

　初回訪問において看護師が集めた情報は▶**表4-1**のとおりである。

● **訪問時の看護**　Dさんは，安静時の呼吸困難感と口内炎による強い痛みがあり，食事や水分摂取がしづらい状況が確認されたため，急いで訪問診療医に安静時の緩和医療，訪問歯科診療を提案した。また，退院直後で病状も不安定なため，頻回な訪問と24時間緊急連絡がとれる体制の必要性を伝え，訪問看護の契約を結んだ。そして，次回の訪問までに困らないよう，呼吸困難が増強したときの対応や緊急連絡先，症状緩和の方法，おむつ交換について伝えた。

3 訪問看護導入経過

● **COPD発症までの歩み**　Dさんは自立心があり，しっかりしているが，精神的に弱い一面もある。夫の後妻として2人の子どもを産み育てた。身体はじょうぶで，よく働いたという。喫煙歴はなかったが，夫がヘビースモーカーだった。次男が亡くなり，夫をがんで亡くしてからは，長男夫婦と同居している。長男の妻と家事を協力して行いながら，仲よく暮らしていた。趣味は和裁と読書で，ほかに俳句を習い，友達も多いほうであった。

● **発症と初期の療養生活**　60代でCOPD，慢性気管支炎の診断を受けた。以降，X病院への外来通院を続けている。HOTの開始以降も，何度か肺炎による増悪を繰り返したが，家族のサポートを得ながらデイサービスに通い，和裁や読書などの趣味を継続し，おだやかに療養生活を送っていた。

　しかし半年前に肺炎を発症し，それによりCOPDが増悪して入院することになった。抗菌薬を使用しても増悪と改善を繰り返す状況となり，完全な回復はむずかしいと判断された。誤嚥^{ごえん}性肺炎も疑われたが，「食べられるうちは食べさせてあげたい」という家族の希望が強く，経口摂取の継続となった。主治医からは症状が増悪する可能性も伝えられたが，Dさんと家族は退院を希望し，呼吸状態の安定を見はからって退院となった。そして，退院後から体調管理の目的で訪問診療と訪問看護が導入されたのである。

◐ 表 4-1　初回訪問の情報収集内容

バイタルサイン	血圧：130/62 mmHg，脈拍：95 回/分（整），呼吸回数：30 回/分（頻呼吸），SpO_2：99%（HOT 3 L），ジャパン-コーマ-スケール（JCS）：Ⅰ-0
病状	湿性咳嗽あり。喀痰の喀出は可能で，痰の性状は黄色，粘稠度は低い。 安静時の呼吸困難感あり（ヒュー-ジョーンズ分類Ⅴ度）。 修正ボルグスケール（Borg Category-Ratio〔CR〕-10）：9/10 胸膜摩擦音，左下葉吸気末に断続性副雑音あり。 胸鎖乳突筋の発達，頸静脈怒張なし。 チアノーゼなし。 安静時に「両胸の下が苦しい」との訴えあり。 眼瞼結膜蒼白，バチ状指 酸素濃縮器の操作は家族が実施している。
栄養・食事	身長 141 cm，体重 28.5 kg（BMI 14） 長男の妻が調理し，味つけは D さんの好みに合わせている。 退院後は，やわらかいうどんを小茶碗 6 分目程度，昼食として摂取している。 口内炎があり，痛みで食事がとりにくい。 やせたために義歯が合わず，使用していない。 食事をすると息切れが出現する。
排便	以前より便秘がちである。便意はあるが，すっきりとした排便はなく，寝室とトイレを何度も往復する状況である。トイレの際の歩行後には，息切れがある。 トイレ（洋式）に座ると，足が床につかない。 トイレ移動時は，家族が酸素量を 3 L から 4 L に調整できているが，たまに流量を上げ忘れて呼吸困難感が出現することもある。 おむつを着用している。
排尿	膀胱留置カテーテルを施行しており，家族が尿量の確認と破棄を行っている。
清潔	週 1 回の入浴サービス（訪問入浴介護）が居宅サービス計画（ケアプラン）に盛り込まれる予定である。 口腔ケアは，長男の妻が実施している。
睡眠	夜間は入眠しにくく，睡眠薬を内服しているが熟眠感はない。
移動	トイレは寝室から 5 m の距離である。 ポータブルトイレはあるが，使用されていない。 寝室から食卓まで 3 m，寝室から洗面台（浴室）まで 5 m の距離である。 浴室内には手すりがある。 排泄後はトイレの中で呼吸を整えてから出る。 移動時は家族が手を引き，酸素チューブを持ちながらトイレや食卓まで歩行している。
日常	トイレと食事のときだけベッドを離れる。 入院前に利用していたデイサービスは休止しており，外出予定はない。
コミュニケーション	息切れがあるため，会話は最小限である。 うなずく，首を振るなどによって返答することが多い。
服薬	家族が管理している。錠剤の内服は可能である。吸入方法に問題はない。
家事	長男の妻が実施している。
その他	家族と寝室は離れている。 家族は，入院中に食事や酸素濃縮器の操作などの教育を受けている。 家族関係はよく，とくに嫁-姑関係がよい。介護に協力的である。

4 ▎療養者・家族の希望する暮らしや医療・介護

[1] **D さんの希望**　「周囲の人に迷惑をかけない限りは自宅にいたい。苦しさは可能な限りとってほしい」「自分のことは自分でやりたいので，排便は

トイレでしたい」。

　②家族の希望　「本人の希望をなるべくかなえてあげたい」「食べられるうちは，誤嚥の可能性があってもご飯を食べさせてあげたい」「息苦しさがなく過ごせるのなら，病院に入院すると動けなくなってしまうことが想像できるので，できるだけ自宅でみてあげたい」。

5　アセスメント

　これまで急性増悪を繰り返し，現在は安静時にも呼吸困難感を生じるほどCOPDは重症化しており，予後不良であることが予測される。まずは，安静時の呼吸困難感をやわらげること，呼吸困難感が強くなる排便に関連した要因に対して支援することが，自宅で安心して生活を送るために必要である。また，食事の際の息切れや口内炎の痛みが食事摂取量を低下させている原因と予測される。口内炎の改善と食事摂取量の維持・向上に向けた検討が必要となる。

　COPDは，増悪することで生命予後を短くするため，原因となる感染症を予防することが必要である[1]。そのため，新たな呼吸器感染症の予防や異常の早期発見が重要である。また，呼吸状態の急速な変化が生じることもあり，今後の治療や療養の場所に関する希望を繰り返し確認し，チームで共有することが必要である。

◆ Dさんの療養生活における課題

　アセスメントの結果，浮かび上がったDさんの療養生活における課題と，それぞれに必要な看護について述べる。

> **呼吸困難感や口内炎による痛みの緩和が十分でなく，排便コントロールや活動に合わせた酸素量の調整ができないことが呼吸困難感を悪化させている**

● **症状の改善**　安静時の呼吸困難感や，免疫機能の低下に伴う口内炎の痛みに対して緩和医療を行い，症状の改善を目ざす必要がある。

● **排便の状況と対応**　残便感があり寝室とトイレを往復するため，酸素消費量が多くなっている。排便の際は10分程度，努責するため，呼吸困難感が増強される。さらに酸素流量を上げ忘れることがあり，状況を悪化させる。

　排便姿勢，水分や食事量の確認，下剤の調整を行い，排便をコントロールする必要がある。排便前の酸素量調整ができるよう，Dさんや家族と相談して工夫する。また，トイレ前後に息切れや呼吸困難感がないか，低酸素血症が生じていないかなどを家族に観察してもらうことにする。

> **COPDが進行しており，いつ増悪してもおかしくない**

● **増悪の予防**　QOLや呼吸機能の低下を防ぐためにCOPDの増悪を予防する必要がある。増悪する原因は，一般的に大気汚染と呼吸器感染症が多く，

1）日本呼吸器学会COPDガイドライン第5版作成委員会編：COPD（慢性閉塞性肺疾患）診断と治療のためのガイドライン2018，第5版．p.84，メディカルレビュー社，2018．

予防には薬物療法と患者教育，ワクチン接種と手洗いや口腔ケアなどによる感染予防，身体活動性の維持と呼吸リハビリテーションが重要である[1]。つまり，新たな感染症の発生を予防し，体調変化に早期に気づき，治療につなげることが必要である。家族には，肺炎予防のための口腔ケアの方法，体温やSpO$_2$のモニタリングについて説明し，なるべく早めに呼吸困難感に気づくように依頼する。

● **病みの軌跡の説明とACP**　また家族には，今後おこりうる感染症や，呼吸困難感など症状の急激な悪化の可能性について，「急な悪化を繰り返し，徐々に機能が低下し死にいたる。悪化をきっかけに致命的な状態に陥ることも多い」というCOPDの病みの軌跡も合わせて説明する。そのうえで「いざというとき」にどの程度の治療を望み，療養の場所の選択，どの程度で入院を考えるか，意思疎通がはかれないときには誰に判断をゆだねるかなど，家族やDさんの意向を聞いておく。この段階からのアドバンスケアプランニング（ACP，● 65ページ）が重要である。

▌食事中の呼吸困難感のために食事摂取量が不足している

Dさんは，BMI 14とやせが進行し，呼吸筋の仕事量の増加に伴うエネルギー消費の増大や，食事中の呼吸困難感に伴う食事摂取量の減少から栄養障害が生じている。可能な限り高カロリー・高たんぱく質の食事を摂取し，体力を保つことが必要となる。

食事中の呼吸困難感への対応として，食事を分割食にする，高エネルギー・高たんぱく質の食品や栄養補助食品を使用する，これまで以上に食べやすいよう調理を工夫し，好きな味つけにしたり，好きな食品を使用したりするようにする。これらについて長男の妻の協力をあおぐ。

6　看護目標・計画

アセスメントの結果，「家族の協力を得ながら呼吸困難感を緩和し，急性増悪をできる限り予防して，Dさんの希望する暮らしを送ることができる」を長期目標に設定した。看護問題 #1，#2と短期目標，期待される成果は● 表4-2のとおりである。

7　訪問看護の実践経過と評価

▌#1　COPDと排便調整不良，酸素量不足による呼吸困難感や口内炎による痛みがある

● **短期目標(1)・(2)の実践経過**　実践経過は次のとおりである。

① 実践の内容　次の①〜③を実践した。

①**緩和医療の導入**　退院直後の訪問で，安静時にも息苦しさが生じており，口内炎もつらそうであった。そのため，すぐに症状を緩和させる必要があると判断し，迅速に訪問診療医に緩和医療を依頼した。当日中にモルヒネ塩酸塩水和物のシロップの朝・昼・夕・眠前各1回ずつの服用が開始となった。

1）日本呼吸器学会COPDガイドライン第5版作成委員会編：前掲書. p.140.

○表4-2 Dさんの看護問題・短期目標と期待される成果

看護問題	短期目標	期待される成果
#1 COPDと排便調整不良，酸素量不足による呼吸困難感や口内炎による痛みがある。	(1)息苦しさや痛みが薬剤使用をはじめとした適切な対応により緩和できる。	• 息苦しいときに口すぼめ呼吸や服薬，休息を行うなど，セルフケア能力が高まる。 • 脈拍が安定し，自律神経が整う。 • 家族が従手的呼気介助を行い，苦しさが改善する。 • 苦しくなく暮らしを送ることができる。 • 口の中が清潔に保たれ，痛みが改善して経口摂取量が増える。 • 息苦しさによる不安が生じない。
	(2)日常生活と息苦しさに合わせ，本人と家族が酸素量をかえることができる。	• 苦しさを強く感じずに日常生活動作ができ，身体活動性の維持・向上につながる。 • 低酸素血症による呼吸困難感，意識障害，不安などの症状が生じない。 • 脈拍が安定し，自律神経が安定する。
	(3)水分・食事量を増やし，蠕動運動や腸内環境が整い，適切な緩下薬の使用により排便がコントロールできる。	• 自然な排便ができることで，努責時間が短くなり，何度もトイレまで往復せず，排便時に苦しくなくなる。
#2 COPDの急性増悪の可能性がある。	(1)呼吸器感染症の予防，手洗いやうがい，抗生物質などの服薬，排痰のためのリハビリテーション，予防接種などを行い，感染症によるCOPDの増悪を予防できる。	• 新たな感染症をおこさず，肺炎を悪化させないことでCOPDの増悪を防ぐ。
	(2)体調変化に早期に気づき，治療につなげる。	• 重症化による呼吸状態の悪化を軽減する。 • セルフケア力が高まる。
	(3)今後の病状変化を予測し，本人と家族の希望について，医療職とともに事前の話し合いができる。	• 希望にそった暮らしを送り，治療を受けることができる。

また，訪問歯科診療の導入を提案した。

　②**酸素量の調整**　1日のなかで，息苦しさがいつ，どの程度あらわれるか，Dさんと家族の話を注意深く聞いた。「急いでトイレに行くときに酸素量の調整を忘れてしまい排便時に苦しくなること」や「家族がそばにいない朝方に強い息苦しさがあるが，声をかけるのが申しわけなくて苦しさと不安にじっと耐えていること」がわかった。

　酸素量の調整については，トイレ移動時に酸素量が調整しやすい位置を相談して酸素濃縮器の配置を変更した。また，ベッドやトイレからも調整できるよう，リモコン式の酸素濃縮器への変更を提案して導入された。そのほか，活動前に酸素を上げて体に取り込む必要性をDさん・家族へ繰り返し説明した。

　③**息苦しいときの対応**　苦しいときにDさんがすぐにモルヒネ塩酸塩水和物シロップを内服できるよう，枕もとのケースに1回分の薬と内服用の水を入れて準備する方法を長男の妻と検討した。また，安静にしたままリモコンを操作して酸素量を調整しやすいよう，酸素濃縮器のリモコンの必要なボタンにだけ印をつけ，枕もとに置くことにした。これならば，あせっているときでも操作しやすい。このほか，Dさんがひとりで息苦しくなったときに

対応できるよう，日々のケアのなかで，息が苦しくなったら口すぼめ呼吸を行うこと，安静にして呼吸を整えることなどが身につくようにはたらきかけた。家族にも，苦しさを緩和する呼気介助の方法を教えて実践してもらった。

　②実践の結果　次のような結果がみられた。

　①**息苦しさの軽減**　安静時に生じていた息苦しさは，モルヒネ塩酸塩水和物シロップの内服で，9だった修正ボルグスケールが7❶まで改善した（◯表4-1, 275ページ）。また，Dさんがひとりでシロップの頓服ができるようになったおかげで，朝の息苦しさについても軽減がみられた。

　②**酸素量の調整**　まだDさんはトイレ移動時に酸素量の調整を忘れることがときおりあるようだが，Dさんも家族も以前より意識して実施するようになった。これにより症状の出現頻度も減少した。

　③**口内炎の改善と食事量の増加**　訪問歯科診療が入ることで口内炎の痛みも落ち着き，食事の量が少しずつ増えた様子だった。

　④**QOLの改善**　休みながらも会話が可能となった（ヒュー-ジョーンズの分類ではⅤ度からⅣ度に改善された❷）。日中はベッドから離れて洗濯物をたたんだり，洗い物をしたりする時間がもてるようになった。塗り絵や読書などの趣味の時間も，もてるようになった。いま，自分が着るための死装束を少しずつ縫っているとのことである。

● **短期目標(3)の実践経過**　実践経過は次のとおりである。

　①**実践の内容**　残便感により頻繁にトイレへの移動が必要となっていたため，長男の妻に排便状況を記録してもらい，それに合わせた下剤調整を行った。また，自然な排便を目ざすため，食事に油をひとさじ混ぜて摂取してもらうなど，スムーズに排便できる方法を提案した。水分・食事量を聞きとり，腸内環境を整えるための食事の工夫について説明し，Dさんの嗜好に合わせて実現可能な方法を家族と検討した。またDさんとの会話のなかで，「便座に座ると足が床に届かずにいきみにくい」ことがわかったため，Dさんがいきみやすいように足台を設置することにした。

　②**実践の結果**　排便後にすっきりする感じまではないが，足台の設置で効果的にいきめるようになり，努責時間は短くなった。また，トイレへの移動回数は1～2回/日と大きく減少し，息切れが改善したとのことである。

● **短期目標の評価**　退院後早期の緩和医療の導入，排便のコントロール，訪問歯科診療の導入などの介入によって，息苦しさや痛みなどの症状を緩和することができた。このことで，Dさんの活動に対する意欲が向上し，趣味の時間が増え，できる範囲で家事を手伝うなどの行動につながった。自宅のお風呂に入ることや，トイレでの排尿を希望されており，少しずつ，Dさんらしい暮らしを取り戻せている状態にある。

　また，苦しくなったらシロップを飲むこと，呼吸を整えること，酸素を活動前に調整することなどをDさんが家族の協力を得ながら実施できるようになり，セルフケア力が高まった。息苦しさや痛みがやわらいだことで，食事摂取量が上がり間食もまめに行う変化がみられ，エネルギー摂取量は増加した。

NOTE

❶修正ボルグスケール（Borg CR-10）は，対象者が直接，自身の呼吸困難の程度を評価するスケールである。
　0：感じない
　0.5：非常に弱い
　1：やや弱い
　2・3：弱い
　4：多少強い
　5・6：強い
　7・8・9：とても強い
　10：非常に強い
以上で評価する。数字が並ぶ評価は程度をあらわす。つまり，Dさんの呼吸困難は「とても強い」のままではあるが，程度が低くなったということとである。

❷ヒュー-ジョーンズの分類は，観察者が評価する間接的評価スケールである。以下の4段階で評価する。
　Ⅰ：同年齢の健常者とほとんど同様の労作ができ，歩行，階段昇降も健常者並みにできる。
　Ⅱ：同年齢の健常者とほとんど同様の労作ができるが，坂，階段の昇降は健常者並みにはできない。
　Ⅲ：平地でさえ健常者並みには歩けないが，自分のペースでなら1マイル（1.6 km）以上歩ける。
　Ⅳ：休みながらでなければ50ヤード（約46 m）も歩けない。
　Ⅴ：会話，衣服の着脱にも息切れを自覚する。息切れのため外出できない。

▌#2 COPD の急性増悪の可能性がある

● **実践経過** 実践経過は，次のとおりである。

□1 **実践の内容** 短期目標ごとの実践の内容は，次のとおりである。

①**短期目標(1)への実践** 感染を予防する必要性を伝え，家族に手洗いやうがいなどの基本的な感染予防策の重要性を説明して実践してもらうことにした。また，訪問のたびに，抗生物質などの服薬ができているかを確認し，主治医と相談して予防接種を受けるようにすすめた。また，痰をしっかり出すことの重要性を説明し，家族に排痰ケアを実践してもらうように依頼した。

誤嚥性肺炎を予防するため，家族から食事中のむせの有無について聞き，水分摂取の状況を観察した。また，誤嚥しにくい食形態の説明を行った。

口腔ケアについては，歯科医の指示どおり，食事の前後にアズノール®うがい液を使った含嗽（がんそう）が行えていることを確認した。

②**短期目標(2)への実践** Ｄさんと家族が呼吸困難感の程度や頻度を客観的・主観的に評価し，体温やパルスオキシメータで観察する重要性を説明した。発熱や痰の量の増加，SpO_2 の低下，同じ活動量で強い息切れを感じるなどの変化があった際は，医療職への連絡を依頼した。

③**短期目標(3)への実践** 症状が落ち着いてゆっくり話のできるときの日常会話のなかで，Ｄさんのこれからの暮らしへの希望，急変時の対応や治療の希望，意思疎通がはかれなくなったときの代理意思決定者，看取りの場について話を聞いた。そして，これらの情報をＤさんや家族の承諾を得て，多職種チームと共有し，いざというときに入院する病院の医療職とも共有した。

□2 **実践の結果** Ｄさんと家族は，感染予防策や服薬を適切に実施できていた。発熱や息苦しさの訴えが増したときは，家族がＤさんの変化に気づいて医師へ報告することができ，適切な治療につながった。

● **短期目標の評価** 家族は，新たな感染症や肺炎の増悪が呼吸状態を悪化させることを理解し，意識して感染予防行動をとることができていた。Ｄさんも排痰を意識し，体調の変化があれば医療職に話してくれるなど，セルフケア力が高まった。Ｄさんの体調が変化したタイミングで，今後の希望について家族とともに話す機会をもち，それを訪問診療医や病院の医療職と共有するといった，アドバンスケアプランニングを実施した。これらの変化と対応が，Ｄさんと家族の希望にそった暮らしや治療の実現につながった。

8 チーム全体のケア

息苦しさなどの症状の緩和，感染症による病状進行の予防，Ｄさんの希望にそった暮らしを実現するために，Ｄさんと家族，多職種がチームとしてかかわった。

□1 **Ｄさん** 「いつもより痰が多い」「トイレの歩行で以前より息苦しさが強い」などの体調の変化を家族や医療職に伝え，モルヒネの内服，安静，口すぼめ呼吸を意識的に行った。これが，異常の早期発見と予防につながった。

□2 **家族** 酸素量の調整や呼吸介助，送風などによりＤさんの息苦しさを

緩和した。また，心配性なＤさんを不安にさせないように声をかけ，読書や塗り絵など楽しめるものを提案するなどした。また，Ｄさんが安楽に過ごせるように室温や湿度に気を配り，寝具調整や物品配置などを行った。

とくに長男の妻は，Ｄさんをよく観察して呼吸状態や皮膚状態，排便状況などの小さな変化に気づき，医療職に相談することで体調悪化前の治療につなげた。また，やせの進行するＤさんの食事摂取量と摂取カロリーを増やすために，看護師と相談しながら，さまざまな工夫をした。Ｄさんの好む食事，食べやすい食事を試行錯誤してつくり，家族全員で食卓を囲めるようにして，Ｄさんの食欲が出るように努力した。豆腐や飲み物タイプの栄養補助食品を取り入れるなど，食事内容も工夫し，Ｄさんの摂取カロリーを増加させた。

また，これまで家族は呼吸困難感の出現をおそれ，Ｄさんに家事や身のまわりのことをまかせてこなかった。しかし看護師がＤさんの「自分で自分のことをやりたい気持ち」の尊重を促した結果，Ｄさんの体調に応じて，内服の準備や酸素調整，下膳や食器洗い，洗濯物をたたむなどの一部をまかせた。このことは，Ｄさんの自尊心を高め，身体活動性の向上につながった。

③**看護師**　Ｄさんの日々の生活を聞きとり，息苦しさを緩和し誘因を取り除く方法を，医師や理学療法士と検討した。Ｄさんの日常生活の動線に考慮し，ベッドや手すり，食卓や椅子の位置の変更，洗面台の前の椅子の設置，排便時に努責がしやすいようにトイレへの足台の設置といった環境調整を行った。また，酸素量の調整忘れや便秘への対応を行い，薬剤の適切な利用について家族に説明した。

看護師は，「家族に迷惑をかけている」という心配がＤさんの息苦しさを増強させていることに気づき，不安の軽減に努めた。そして，介護支援専門員に相談し，家族の介護量が多くならないようにサービスの調整を行った。また，今後の暮らしや治療，療養場所の希望についてＤさんに適宜確認し，他職種と共有することで，希望にそえるように調整した。

④**理学療法士**　排痰や呼吸リハビリテーションを実施し，息苦しさを感じないような活動方法や呼吸法の指導を行い，トイレや浴室の環境調整や，転倒予防のための筋力維持を目ざした支援を行った。

⑤**薬剤師**　「モルヒネは苦みがあるから飲みにくい」というＤさんの話を聞き，Ｄさんが飲みやすいようにシロップ剤の処方を医師に提案した。

⑥**主治医**　看護師から生活状況や身体症状に関する情報を聞き，Ｄさんと家族の意向にそって，薬剤の調整をこまやかに行った。また診療時には，検査結果をもとに病状に関する説明をていねいに行い，治療方針の希望を確認した。そのほか，訪問歯科診療と連携したり，レスパイトや緊急入院のための病院を確保したりするなど，Ｄさんの支援体制づくりのための連携を行った。

⑦**介護支援専門員**　退院後の暮らしが安定するように，福祉用具や訪問入浴介護などの調整を行った。症状が落ち着いてからは，Ｄさんと家族が希望にそった暮らしを送れるよう，自宅での入浴やデイサービスの再開に向け

た調整を行った。

9 評価

　息苦しさなどの症状がある状態での，退院後からの看護介入である。「あまり家族に迷惑をかけずに，苦しさをなるべくとって自宅にいたい」「自分でできることは自分でしたい」というDさんの希望にそうように，まずは症状緩和をはかることが必要だった。

　Dさんは緩和医療と並行し，家族と協力しながら，症状出現時の服薬や酸素量調整，呼吸法を行うといったセルフケアを行った。症状が緩和されることで，家事を手伝いたい，自宅の浴槽で入浴したい，膀胱留置カテーテルを抜きたいといった発言が聞かれ，意欲も高まっていった。そして自宅内での活動範囲が拡大し，食事摂取量も増加した。COPDの増悪をできる限り予防しながら，少しずつ自分のことを自分で行えるようになっていった。

3　その後の展開

　退院後，約2週間程度で安静時の息苦しさも改善し，排便時や食事の際にも強い息苦しさを感じないようになった。

　退院後2週間が膀胱留置カテーテルの交換時期であったが，Dさんからは「外したい」との希望があった。看護師は，「排尿のためのトイレ歩行が増えても息苦しさの増強はない」と判断し，医師に相談してカテーテルを抜去した。その後，尿閉にはならず，トイレ歩行でも強い息苦しさは出現せずに過ごせている。

　続いてDさんからは，「お風呂（訪問入浴）もリビングでおおぜいの人に入れてもらうなんていや。お家のお風呂に入りたい」と希望があり，自宅浴槽での入浴を実施した。入浴前には安静を保ち，入浴の少し前から体内に十分酸素を取り込めるようにした。また，脱衣所に椅子を配置し，休憩がとれるようにした。浴室環境については福祉用具を活用して環境を整えた。そして，看護師が入浴にかかわるすべての動作を介助し，短時間の入浴から始めて活動が負荷となりすぎないように配慮して実施した。Dさんは「やっぱりお家のお風呂が一番ね」と喜んだ。

　その後，体調に合わせて入浴時間や方法を変更したが，しだいにその判断をDさん自身が行えるようになった。夏場は皮膚トラブルが増えるため，家族にシャワー浴の方法を伝えて実施してもらった。入院前に通っていたデイサービスも週2回の短時間で再開し，「久々に仲間と再会することができた」と話していた。

　症状の増悪がみられることが何度かあったが，体調の変化を早期に発見して医療職に報告でき，投薬と酸素量，モルヒネの量の調整によって対応することができている。息苦しさや体調に合わせて活動量や介護サービスを調整しているが，自分でできることはDさん自身が行い，裁縫や読書など趣味の時間をもちながら，Dさんと家族の希望したとおりの生活が送れている。

E 筋萎縮性側索硬化症（ALS）の療養者の事例展開──経口摂取の希望をかなえる支援

1 筋萎縮性側索硬化症（ALS）の療養者の状況

　筋萎 縮 性側索硬化症（ALS）は，全身の骨格筋が筋力低下と筋萎縮をきたす疾患である。根治療法はなく，つねに進行性で，最初は一側の手や足の筋萎縮などから始まり，しだいに四肢麻痺や嚥下障害が生じ，通常 3～5 年で呼吸不全にいたる。人工呼吸器を装着すれば，5～15 年前後の生存が可能である。

　ALS の療養者は，病状の進行によってさまざまな機能を失い，自立した生活が徐々にむずかしくなる。その結果，他者に多くのことをゆだねることになり，日々の生活のなかでさまざまな意思決定を行う必要が生じる。そのため，病状の変化を適切に判断し，療養者や家族の理解や意向を確認しながら，適切な医療や介護が受けられるよう，意思決定を支援していくことが必要である。

　訪問看護は，生命維持や合併症予防，セルフケアへの支援，QOL の向上への支援を担う。また，介護者の負担を軽減するために，医療・介護・福祉が協働し，支援体制を整えていくことも重要である。

2 訪問看護導入初期の看護展開

1 療養者についての初回（依頼時）の情報

◆ 基礎情報

1 療養者　E さん（69 歳・女性）
2 職業　なし
3 家族　長女。夫はすでに他界している。
4 経済状況　遺族年金など。とくに経済的な不自由はない。
5 住環境　一戸建ての 1 階部分に居住する。すでに介護保険で電動介護用ベッドをレンタルしている。トイレは洋式。脱衣場と浴室には 10 cm ほどの段差がある。
6 診断名　筋萎縮性側索硬化症（ALS）
7 治療　内服療法
8 処方薬はリルゾール。
9 介護保険　要介護 4

2　初回訪問時の状態

●**訪問看護の導入経緯**　3年前，転倒を繰り返したことがきっかけで神経内科を受診し，精査の結果，ALSとの診断を受けた。その後は徐々に両下肢の筋力低下が進行し，1か月ほど前から歩行困難になった。それまでは，娘が1人で介護を行ってきたが，Eさんの生活全般において介助が必要となり，介護負担も大きくなっていた。そのため，今後の疾患の進行に伴う病状変化への早期対応，生活を継続するための意思決定支援，症状に応じたセルフケアへの支援（とくに入浴の支援）を目的に訪問看護が導入となった。

●**初回訪問時の看護**　初回訪問では，これまでの生活状況，疾患が全身に及ぼしている影響（呼吸障害，嚥下障害，運動障害，自律神経障害，構音障害など），日常生活動作（ADL）の状況を確認した。これまでの生活状況を聞くなかで，Eさんの病気に対する思いや今後の生活での希望，大切にしていることなどの価値観，自宅の環境，長女による介護状況などを確認した。そのうえで，これまでの入浴方法，浴室環境，居室から浴室までの動線の確認を行い，具体的な入浴方法の提案や，新たに必要になる福祉用具などの検討を行った。

　介護者である長女（45歳）は出版関係の仕事をしているが，Eさんの病状の進行によって週3日程度の出勤に変更していた。

3　初回訪問時の情報収集内容

　看護師の初回訪問での情報の収集の結果は，以下のとおりである。

　① **バイタルサイン**　血圧：136/70 mmHg，脈拍：72回/分（整脈），呼吸数：20回/分，SpO_2：95%

　② **病状**　呼吸障害はなく，呼吸困難感もなし。両下肢は弛緩性の麻痺。両上肢の運動機能は比較的保たれている。構音障害と嚥下障害はなし。

　③ **食事**　朝8時，昼12時，夜19時に規則的にとれている。嚥下機能が保たれているため，和食中心の常食を摂取している。おもに長女が調理しているが，昼食は電子レンジであたためるなど，準備も自分でできる。ときどき，長女と外食を楽しんでいる。

　④ **水分**　むせ込みなく摂取できている。のどの渇きを感じるとのことで，牛乳，お茶など1,000 mL/日程度とれている。

　⑤ **排尿**　ポータブルトイレを使用しており，1人で移乗できる。5〜6回/日程度の排尿がある。

　⑥ **排便**　腹圧が弱いようで，出にくい感じがするという。漢方茶を飲んでいる。1回/2日の排便がある。

　⑦ **清潔**　長女の介助によって，毎日，入浴できていたが，Eさんの両下肢の筋力低下が著しいことから，最近は困難になってきている。

　⑧ **睡眠**　「ときどき，眠れないことはあるが，それほど苦痛ではない」と話している。

　⑨ **移動**　自宅内も車椅子を使って移動している。ベッドから1人で移乗

することができている。

10 **コミュニケーション**　口を動かす際に重たさを感じるとのことであったが，発音は明瞭で，会話に支障はない。

11 **服薬**　処方薬はリルゾール❶のみで，自己管理できている。

12 **家事**　ほとんどを長女が担っている。食事をあたためる，洗濯物をたたむなど，一部は行える。

13 **日常**　長女が仕事に出かけている間は，日中1人で過ごしている。車椅子に乗り，新聞を読んだりテレビを見たりしている。長女の休日には，外出し，買い物や食事を楽しんでいる。

14 **その他**　身近に親族はおらず，介護者が長女1人のため，長女の介護負担を心配している。

▭ NOTE
❶リルゾール
　グルタミン酸拮抗作用をもち，ALSの病状の進行を少し遅らせる効果がある。わが国では1999(平成11)年に認可された。

4　訪問看護導入経過

初回訪問後にわかった訪問看護導入までの流れとEさんの歩みは，次のようであった。

事例❶

　Eさんは，63歳のときに，がんであった夫を自宅で介護して看取り，1人娘の長女と2人暮らしとなったが，娘との生活を楽しんできた。しかし，66歳になったころから転倒を繰り返すようになり，それをきっかけに近隣の病院の神経内科を受診したところ，精査の結果，ALSと診断された。進行を遅らせるためにリルゾールの内服治療を受けたが，下肢筋力は徐々に低下する一方だった。

　そこで長女が地域包括支援センターに相談し，68歳のときに介護保険を申請した。要介護度は4との結果であった。早速，介護支援専門員によってケアプランがつくられ，ベッド，車椅子，玄関から公道へ出るための昇降機などの福祉用具のレンタルが開始され，ポータブルトイレも購入した。両上肢は筋力低下がなかったため，日中は車椅子で過ごし，ベッドから車椅子への移乗，車椅子からトイレへの移乗も自分でできたため，しばらくは調理の一部なども行えていた。そして，週1〜2回の長女との散歩や外食を楽しみにしていた。

　しかし，1か月ほど前から，さらに下肢筋力低下が進み，立位保持もむず

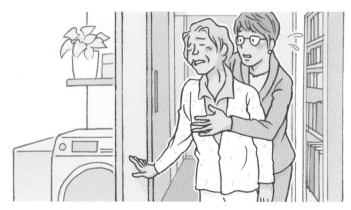

かしくなった。長女による入浴介助が困難となったため，介護支援専門員から訪問看護の利用をすすめられて開始となった。

5 療養者・家族の希望する暮らしや医療・介護

1 Eさんの思い・希望　「いとこに徐々に身体が動かなくなる病気にかかった人がいたので，この病気のことは知っていた。だから，さほどびっくりはしなかったし，しかたがないと思っている。診断されてから，この病気について書いてある本を読んだ。くよくよしてもしょうがない。でもいまは，足が動かないだけだけど，今後どうなるかは心配だ。娘に負担はかけたくないが，気持ちよく生活したい」

2 長女の思い・希望　「これまで母はなんでもきちんとしていたので，自分でできないことがくやしいだろう。母を最期まで家で看たいと思っている。いまは週3回出勤しているが，いずれは仕事をしないで介護するつもり。親類はほとんど遠方にいるため，いずれは，ヘルパーさんにも手伝ってもらいたいと考えている。とにかく母には快適に生活してほしい」

6 アセスメント

　EさんのALSの症状は，球麻痺❶よりも四肢麻痺のほうが先行しているが，今後も症状は進行していくと考えられる。まずは，四肢麻痺に対しては安全にADLが行えるよう支援が必要である。また介護者は長女1人であるため，長女の介護負担の軽減をはかることが必要である。そして，いずれあらわれる呼吸障害，嚥下障害に対する気管切開，呼吸器装着，胃瘻造設といった医療処置についての意思決定支援が必要である。

◆ 四肢の麻痺の進行によるADLの低下，セルフケアへの支援

● 支援の方向性　訪問時すでに両下肢に麻痺があり，車椅子を使用しての生活であった。両上肢の筋力低下も始まっていたが，ベッドへの移乗，ポータブルトイレへの移乗は自身で行うことができていた。しかし入浴は，介助が必要な状況であった。清潔を保持し，爽快感が得られる入浴を安全に行うことができるよう支援していく必要がある。また，上肢の筋力低下が始まっていること，日中1人で過ごすことが多いため，ADLのすべてにおいて安全かどうかを確認し，環境調整，安全な方法の提案をする必要がある。また自身でできること，できないことを確認し，セルフケアの不足している部分を明らかにして支援内容を決める必要がある。

● アセスメントのポイント　ALSの症状の進行の仕方，症状のあらわれかたは人それぞれであり，そのうえ，在宅ではALS療養者の過ごす環境や暮らし方は個別的なものである。本人の症状と希望する暮らしを確認し，安全なADLについてアセスメントする。

NOTE
❶球麻痺
　延髄と橋にある脳神経核の障害により，口・舌・喉の運動障害が生じることでおこる，構音障害（おもにろれつがまわらない状態），嚥下障害，呼吸障害，循環障害などをいう。

◆ 今後，予測される呼吸障害，嚥下障害に対する医療処置への意思決定支援

● **支援の方向性**　Eさんは，ALSであることは受けとめているが，今後の進行によってあらわれる症状に対して不安をもっている。Eさんと長女が安心して生活できるよう支援することが重要である。病状進行に対する不安や受けとめ方を理解し，いずれあらわれる呼吸障害，嚥下障害に対する医療処置について，必要な情報提供を行い，Eさんを中心に長女，主治医をはじめとした医療職，介護支援専門員などの他職種と情報を共有しながら，意思決定支援を行う必要がある。

● **アセスメントのポイント**　ALSの場合，確定診断されたときから，今後予測される呼吸障害，嚥下障害に対する医療処置に関する意思決定支援は始められている。その後の病状の進行や環境の変化によって，意思も変化するものである。患者・家族の病気の受けとめ方や不安などに寄り添いながら，必要な情報を提供しつつ，患者が意思決定できるよう支援しつづけることが重要である。

◆ 1人で介護にあたる長女の介護負担軽減への支援

　長女は，仕事をしながらEさんの介護にあたっている。訪問看護が開始になるまでは，四肢麻痺の進行によって介助量が増えてきているなか，独学で介護方法を学び，母親を1人でかかえて入浴させているほど積極的に介護をしてきた。長女はEさんを最期まで自宅で看たいと話していることから，長女が健康で安心して介護が継続できるよう，長女の心身の健康管理を行うとともに，介護支援専門員と必要なサービスの検討を行い，支援体制を構築する必要がある。

7 看護目標・計画

　アセスメントの結果，「残存機能をいかし，自分らしく安全で安楽な日常生活を送ることができる」を長期目標に設定した。看護問題，短期目標と期待される成果は，▶表4-3のとおりである。

8 訪問看護の実施経過と評価

◆ 残存機能をいかし，安全なADLが確立できる

● **実施経過**　EさんのADLの評価をていねいに行い，車椅子で日常的に行う生活動作，トイレ・ベッドへの移乗動作を確認した。

　両下肢の運動機能はほとんどないが，両上肢の筋力は比較的維持できていたため，ベッドと車椅子間の移動については移動時のベッドの高さの調整について指導した。また，ポータブルトイレへの移乗については，安全に移乗できる設置場所の検討を一緒に行った。そのほか，移乗しやすいように，肘置きが上がる車椅子への変更を行った。

▶表 4-3　訪問看護導入初期の E さんの看護目標と期待される成果

看護問題	短期目標	期待される成果
#1 下肢麻痺, 上肢の筋力低下に関連した身体損傷のリスク状態	残存機能をいかし, 安全な ADL が確立できる。	・自尊感情の維持 ・転倒, 転落予防 ・QOL の維持 ・長女の介助量の軽減
#2 下肢の麻痺, 上肢の筋力低下に関連したセルフケア不足	安全な入浴方法で清潔を保持できる。	・皮膚の清潔の保持 ・気分転換, リラクセーション効果 ・長女の介護負担の軽減
#3 病状の進行や今後の治療方針に対する不安がある。	病状の変化や療養生活に関する不安を軽減し, 今後の生活についての適切な情報を得ることができる。	・不安を軽減し, 安心した生活につながる。 ・今後の治療や生活を考える機会になる。

　E さんは訪問当初, ベッド上での起き上がりや, 体位変換ができていた。しかし徐々に介助が必要になってきたため, 電動介護用ベッド(▶第 2 章 E-1「療養環境調整に関する地域・在宅看護技術」, 86 ページ)をレンタルしたところ, 自身で操作を行うことができた。

　そのほかの機能については, 口の開閉に重たさを感じることがときおりあるようだったが, 嚥下機能は維持されていたため, 経過観察とした。

● **短期目標の評価**　日々, 少しずつ運動機能が低下していくなかで, 不安が増したり, 自信をなくしたりする様子がみられたが, 福祉用具の導入や動作確認をていねいに行うことで, 車椅子, ポータブルトイレへの移乗は自身で安全にできていた。また, 電動介護用ベッドの導入, 車椅子の変更によって, 介助者である長女の介助負担も軽減できていた。

◆ 安全な入浴方法で清潔を保持できる

● **実施経過**　長女の介護負担の軽減を考え, 入浴の援助は訪問看護で行うことになっていたため, 浴室の環境と浴室までの動線を確認し, これまでの長女の介助方法について説明を受けたうえで, 安全な介助方法を検討した。

　下肢の運動機能がほぼ全廃のため, 長時間の立位の保持ができない。そこで安全を確保するために看護師 2 名で介助した。脱衣所と浴室に段差があったため, 浴室の入り口の手前まで車いすで移動し, 看護師が介助しながらバスボードへ移乗してもらうことにした。また浴室が狭いため, シャワーチェアは使用せず, 浴槽にバスボード❶を置き, そこに座ってもらい, 洗体と洗髪を行うこととした。浴槽から出るときも, いったんバスボードに腰をかけてもらい, 水分をふきとってからガウンを着用し, 看護師の介助で車いすに移乗し, 居室に移動してから着衣を行うようにした。浴槽内では座位が安定するよう手すりにつかまっているが, 「浮力でリラックスできる」と, 週 2 回の入浴を楽しみにしていた。

● **短期目標の評価**　週 2 回の訪問看護での入浴は, 事故もなく安全に行う

NOTE
❶**バスボード**
　浴槽がまたぎにくくなってきた高齢者などが, 座ったままの姿勢で浴槽に出入りできるようにつくられた板である(▶第 2 章 E-2「活動・休息に関する地域・在宅看護技術」, 93 ページ)

ことができていた。ただし体幹を支える筋力が低下してきているため，洗体や洗髪時の姿勢の保持に工夫が必要となってきている。

　下肢の末梢循環障害があり，入浴で一時的にだが改善することができ，保温効果も得られていた。なによりもEさんから「入浴でリラックスできる」との発言があり，気分転換できていた様子であった。

◆ 病状の変化や療養生活に関する不安を軽減し，今後の生活についての適切な情報を得ることができる

●実施経過　Eさんは，上肢の筋力の低下や，流涎（りゅうぜん）など病状の変化を自覚すると，訪問時に伝えてくれた。病状の変化によっておこる困りごとに対しては，長女を含めて対処方法を相談し，介護負担の軽減も考慮した。また日中，訪問看護だけでなく訪問介護のサービスも導入し，1人で過ごす日の食事の準備，ポータブルトイレへの移乗が不安なくできるよう介護支援専門員とともに調整を行った。

　初回訪問時から2か月ほど経過したころ，Eさんから「気管切開は自分の意識があるならしたい。植物状態になるのならしたくない」との話があり，気管切開は意識があるときに行うものであることを説明した。その後しばらくして「このままいくと，意識のある状態で人工呼吸器や胃瘻をつけることになるんですね。いま，人工呼吸器をつけたALSの方々が雑誌に書いた手記を読んでいて，自分のこれからのことを考えています」と話した。人工呼吸器装着後の介護について，心配する言葉も聞かれた。Eさんの今後についての不安や思いをゆっくりと聴く時間をもつように心がけ，疑問にはていねいに答え，実際に人工呼吸器を装着した人の事例をもとに，利用できるサービスや制度の紹介などを行った。

　長女もEさんと同じ本を読んだり，テレビでALSに関する番組を視聴したりしており，母親の今後について考えているようであった。連絡ノートを活用し質問に答えたり，情報の提供を行ったりした。

●短期目標の評価　病状が徐々に進行することで，Eさんの今後の生活に対する不安が増すようであった。入浴や排泄（はいせつ）介助だけでなく，マッサージなどでリラクセーションを促しながら，ゆっくりと話をする時間を定期的につくり，Eさんの思いや考えを聞くことができた。また，さらなる病状の進行によって必要となる医療処置の選択に関しても，Eさん自身がALS療養者の体験談を読むなどして真摯（しんし）に向き合っていることが確認でき，Eさんの思いに寄り添いつつ，必要な情報提供を行うことができた。

⑨ チーム全体のケア

　①看護師・介護支援専門員・介護職　Eさんが残存機能を十分にいかしながら，安全な療養生活を継続できるよう，介護支援専門員が中心となって，サービスの調整をはかった。Eさんと長女の希望する生活を介護支援専門員とともに聞く機会を設け，必要な支援，サービスの検討を行った。長女は週の半分は仕事で不在のため，まずはEさんが1人の時間を安全に過ごすこ

とができるよう，訪問看護と訪問介護サービスを調整した。訪問看護では病状管理，入浴や排泄などのケアを行い，訪問介護では食事の準備や排泄の介助を行った。また連絡ノートを作成し，長女，看護師，介護職それぞれが情報を共有できるようにした。

②理学療法士　運動機能が少しでも維持でき，また残存機能がいかせるように理学療法士の訪問がケアプランに組み込まれ，関節可動域の維持訓練などのリハビリテーションが実施された。看護師も理学療法士に同行し，移乗動作や安全な室内環境の調整を一緒に行った。理学療法士からは，上肢の運動機能の低下の進行に合わせた，ベッドから車椅子，ポータブルトイレへの移乗方法の見直しや，車椅子の変更などの助言を行った。それにより，転倒などなく生活することができた。

③主治医　主治医は訪問看護が開始されたあと，Eさんは四肢麻痺が進行していて，長女には仕事があるため，すぐに通院するのは困難という状況をふまえ，訪問診療に切りかえた。主治医はEさんのかかりつけの病院に非常勤として勤務していた神経内科専門医であったことから，Eさんや長女はとても安心した。訪問診療日は長女の休日の土曜日であり，主治医から看護師にEさんや長女の思いや考えが情報提供されることもあった。Eさんから気管切開の話が出たことを，看護師が主治医に報告すると，主治医からは「Eさんと長女に正確な病状と進行について説明する。予後についてはタイミングを見はからって説明を行いたい」との返事があった。

　このように，Eさんの病状の変化に合わせてチーム全体で情報を共有し，Eさんの希望する生活を安全に送ることができるよう協働することができた。

10 評価

　Eさんの希望した「気持ちよい暮らし」は，病状の進行に伴い，徐々にむずかしくなってきているが，福祉用具の導入や介助方法の工夫などによって安全な生活は維持できている。またリハビリテーションや訪問看護での入浴支援によってセルフケアは充足できていた。

　しかし，病状の進行による不安は完全には解決できるものではなく，不安な気持ちに寄り添いつづけることが重要である。また今後，必要となる医療処置の選択について，Eさんがよりよい意思決定ができるような支援の継続が必要である。

3　訪問看護開始から1年後の病状の進行に合わせた看護展開

1 訪問看護開始から1年後の変化

◆ 病状の進行と入院

　訪問看護開始から1年後，Eさんの病状は進行し，両上肢，体幹の運動障

害によるさらなる ADL の低下と呼吸障害の出現によって，生活のすべてにおいて介助が必要な状況となっていた。そのようななか，E さんは，誤嚥性_{ごえん}肺炎により入院し，入院中に胃瘻造設，非侵襲的陽圧換気(NPPV)❶の実施を提案された。

嚥下機能の低下は軽度であり，食形態を工夫することで経口摂取することはできていたが，呼吸障害の状況から，この時期を逃すと胃瘻造設はできないとの説明を受けた。食べることが好きな E さんは迷ったが，胃瘻を造設しても経口摂取はでき，経管栄養による栄養状態の改善が全身状態の安定につながるとの説明を受け，胃瘻造設を受け入れた。呼吸筋の休息のためのNPPV の実施については迷いなく受け入れ，入院中は，慣れるために 1〜2時間/日程度，装着した。

E さんと長女はともに，退院して自宅での生活を希望した。長女は，胃瘻による栄養管理方法，NPPV のマスクの装着方法と口腔内の吸引方法などの手技の獲得に意欲的であった。退院に向けてカンファレンスが行われ，病状と新たに必要となった医療処置についての説明が行われ，E さんと長女の希望する生活を実現するため，看護・介護サービス内容の検討が行われた。

NOTE

❶ NPPV
　マスクを装着して行う人工呼吸療法のことをいう（◉第 2 章 E-7「呼吸・循環に関する地域・在宅看護技術」，174ページ）

◆ 退院後の看護・介護サービス内容の検討

E さんは，誤嚥性肺炎による入院中に胃瘻を造設し，短時間ではあったが NPPV のマスクを装着するようになり，かつ，痰_{たん}の喀出が困難なときの吸引が必要となった。また，四肢，体幹の運動障害の進行により，ADL のすべてにおいて介助が必要となっていた。長女の介護負担は大きくなっており，介護支援専門員を中心に医療・介護サービス内容や利用頻度の検討が行われた。

E さんは病状の進行によって経口摂取が困難になることは理解していたが，「口から食べること」を強く望んでおり，それを長女も支持していた。そこで看護師は，E さんの「口から食べる」ことへの支援を中心に，長女，主治医，介護支援専門員など，E さんにかかわるすべての職種と連携をはかった。

② 退院後の E さんの状態，生活の変化

E さんは，病状の進行によって，身体の自由がきかないことの葛藤_{かっとう}や不安を感じることもあったが，胃瘻造設後も口から食べることを楽しみとし，意欲的に生活していた。

□1 **病状**　呼吸障害が出現して NPPV を実施している。呼吸苦は臥床状態のときに出現する。四肢は弛緩性の麻痺である。構音障害が出現しているが，嚥下機能は比較的保たれている。

□2 **食事**　おかゆ，きざみ食でとろみをつけたものを経口摂取。また，食事量に合わせて栄養剤 1〜2 バッグ(300〜600 kcal)を胃瘻から注入している。

□3 **水分**　増粘剤を使用して経口摂取。飲水量が足りなければ胃瘻から注入している。

□4 **排尿**　ポータブルトイレ移乗が困難なため，おむつを使用している。

□5 **排便**　腹圧がかけられないため，緩下剤，浣腸を 1 回/2〜3 日使用して

いる。

　⑥ 清潔　全介助であり，訪問入浴サービスの利用を開始している（週2回）。それ以外は訪問時に看護師が清拭している。

　⑦ 睡眠　寝返りが困難なため，中途覚醒あり。睡眠導入剤を服用中。

　⑧ 移動　全介助である。

　⑨ コミュニケーション　構音障害による聞きとりにくさがある。

　⑩ 服薬　リルゾール，緩下剤，睡眠導入剤を胃瘻から注入している。

　⑪ その他　退院後は，ベッドで過ごす時間が長くなったため，ベッドからよく見える位置にテレビが新たに設置された。また長女も在宅でできる仕事に変更し，介護中心の生活となった。

3　アセスメント

　Eさんは，病状の進行によって呼吸障害の出現，ADLの著しい低下があった。そのため，NPPV，胃瘻造設，吸引といった医療処置が必要となり，日常生活動作のすべてにおいて介助を必要とする状態となった。しかし，嚥下機能が比較的保たれているEさんは，「口から食べること」を強く希望した。これは，さまざまな機能が失われているEさんにとっての，かけがえのない楽しみであった。この願いをかなえることは，EさんのQOLを維持し，生きる意欲を支える重要な看護である。

　また，胃瘻の管理，NPPV，吸引といった新たな医療処置まで担うことになった長女の介護負担はかなり大きい。Eさんと長女の希望する自宅での暮らしが継続できるような支援が必要である。

◆ 呼吸状態の安定をはかり，安全に経口摂取を継続するための支援

　Eさんは呼吸障害が出現しはじめ，経口摂取量が減り，栄養状態が悪化したことにより胃瘻造設を行っている。嚥下機能は比較的保たれているとはいえ，その機能も徐々に低下することが予測される。また，誤嚥による肺炎をおこせば，呼吸障害がさらに悪化し，生命に危険を及ぼすことになる。しかし，Eさんにとって口から食べることはなによりの楽しみであり，生きる意欲につながっている。経口摂取を継続するために，現状の呼吸機能・嚥下機能を維持する訓練を行いながら，定期的に嚥下機能を評価する必要がある。また食事時の姿勢，食形態の工夫によって安全な経口摂取を進め，口腔内の保清，吸引などを行い，誤嚥性肺炎を予防することが必要である。

◆ 構音障害の進行によるコミュニケーション障害への支援

　Eさんは構音障害の出現によって，発語によるコミュニケーションに障害が出現しはじめている。自分の意思を伝達し，必要な支援を受けることは可能であるが，今後，発語によるコミュニケーションが困難になる可能性がある。コミュニケーションは，Eさんの意思が尊重された生活の継続には欠かせず，支援する側にとっても重要である。Eさんの状態に合ったコミュニ

ケーションツールを検討し，導入できるような支援が必要である。

◆ 新たに医療処置が増えた長女の介護負担軽減への支援

　入院中に学んだとはいえ，長女にとってははじめてのことばかりである。長女が安心して行えるように，手技の確認や不安の軽減をはかることが必要である。また，看護師や介護職の不在時にも，おむつ交換や体位変換，食事時の姿勢の保持などが必要となってきているため，長女に技術の指導や助言が必要となってきている。いずれも，長女がはじめて行う介護技術であり，ていねいな支援が必要である。

　また，在宅ワークに切りかえたとはいえ，長女が仕事や自分のための時間を確保できるよう，介護支援専門員と相談し，サービスの調整をし，支援体制を構築する必要がある。そして，Eさんの病状の進行や介護に対する不安が表出でき，心身の健康を維持しながら，Eさんとの生活が継続できるよう支援する必要がある。

4 看護目標，計画の修正

　アセスメントの結果，「残存機能をいかし，自分らしく安全で安楽な在宅療養生活を継続できる」を長期目標に設定した。看護問題，短期目標と期待される成果は，◯表4-4のとおりである。

5 看護の経過とケアの実際

◆ 安全に食事ができ，誤嚥性肺炎を予防できる

● **実施経過**　Eさんは入院中，呼吸筋の筋力低下に伴い，1日2時間ほどNPPVを行うようになっていた。自宅ではルームエア❶でSpO$_2$ 92〜95%を維持できていたが，二酸化炭素を吐き出しきれなくなっていることをふまえ，1日2〜3時間の装着を行った。

▭ NOTE
❶ルームエア
酸素投与を受けずに，室内の空気を吸った状態をいう。

◯表4-4　訪問看護開始から1年後のEさんの看護目標と期待される成果

看護問題	短期目標	期待される成果
#1 呼吸障害，嚥下機能の低下に伴い，誤嚥するリスクが高い。	安全に食事ができ，誤嚥性肺炎を予防できる。	・呼吸機能の維持 ・入院の回避，自宅での生活の継続 ・生きる意欲，楽しみの維持(QOLの維持)
#2 構音障害，呼吸障害によるコミュニケーション障害。	発語以外のコミュニケーション方法を取得し，意思を伝達できる。	・意思や気持ちが伝達できることによる，欲求不満状態の回避 ・長女をはじめとした他者とつながる安心感
#3 介護者が長女1人のため，介護負担が大きい。	長女の介護負担を軽減するための支援体制を整える。	・長女の心身の健康維持と介護に対する不安の軽減 ・Eさんの在宅療養の継続

　また，入院中に胃瘻を造設したが，Eさんは退院後も口から食べることを希望し，それを長女は一生懸命支えていた。長女は，Eさんの入院中に管理栄養士から誤嚥予防のための調理方法や増粘剤の使用方法について指導を受け，退院後はそれに従って調理していた。また，食事時のポジショニングについても，病院で指導を受けていた。看護師は，理学療法士の訪問時に，食事時のポジショニングについて，自宅にあるクッションなどを活用しながら，ベッドの角度や頸部の角度などの確認と再調整を理学療法士とともに行った。そして，適切なポジショニングの状態を写真にとり，Eさんにかかわるすべての職種で共有した。

　訪問時間が食後になるときには，看護師がていねいに口腔ケアを行い，同時に嚥下リハビリテーションを実施した。口の重たさを感じはじめていたEさんは，嚥下リハビリテーションに積極的に取り組んでいた。呼吸状態の影響を受けて食事量が少ないこともあったが，その際には胃瘻からの栄養剤の注入を増やして補った。

● **短期目標の評価**　Eさんは発声が弱くなり，1回換気量が減ってきて，ときおり呼吸苦が出現することもあった。そのため，食事摂取量にはむらがあったが，食べることはEさんのQOLの維持につながっていたため，Eさんの食べたい物のリクエストを聞いて，長女が調理を工夫したりするなどにより，経口摂取が継続できていた。

　また，食事時の適切なポジショニングの保持や口腔ケアを，長女を含むチームで共有し，徹底して行うことができ，また胃瘻からの栄養補給によって栄養状態が改善に向かったために，誤嚥性肺炎を予防することができた。

◆ 発語以外のコミュニケーション方法を取得し，意思を伝達できる

● **実施経過**　Eさん自身も構音障害が進んでいること，発声が弱くなっていることを自覚していた。たすけを求めるために長女を呼んでも，聞こえないといったことがときどきみられた。そのため，ベッド柵に鈴をつけて，音で知らせることができるように工夫した。短い発語は理解でき，コミュニケーションはなんとかとれていたが，構音障害のさらなる進行を考え，クリア板で文字盤を作成し，目で文字を追ったり，まばたきで知らせたりする練習を始めた❶。

　Eさんは，最初は一文字ずつ確認しながらのコミュニケーションにいらだったり，途中であきらめたりすることがあり，思うようには進まなかった。そこで，Eさんが日常生活でよく希望するケアや介助のカードをつくっておき，Eさんの発する一文字から連想し，カードを見せて確認するといった方法を取り入れた。長女もさまざまな種類の意思伝達装置が展示してある施設に見学に行き，情報を収集していた。

● **短期目標の評価**　発声が弱いときはカードと文字盤を活用することでコミュニケーションをはかることができていた。両上下肢の運動障害が進行し，自分で自由に体位変換ができないなど，日常生活の大部分を他者にゆだねな

<hr />

NOTE

❶療養者とともに，わかりやすいサインを決めておく。一般的には，YES，NOのサインにまばたきを使うことが多い。

ければならない状態であるため，自分の希望を伝えられなくなることは大きな苦痛である。そのため，Eさんに合ったコミュニケーション手段を取得しておくことは重要であり，引きつづきよりよい方法を考えながら支援をしていく必要がある。

◆ 長女の介護負担を軽減するための支援体制を整える

●**実施経過**　Eさんが入院にNPPVと胃瘻造設を行ったことで，長女には新たな介護が加わった。長女は入院中の説明をていねいに聞き，手技を獲得していたが，最初から1人で行うには不安があるため，退院後1週間は栄養剤注入時に毎回訪問し，手技の確認を行うようにした。また，EさんのADLの低下が進み，介助量が増えたことのストレスに加え，構音障害による意思疎通困難などがあり，Eさんとけんかになることもあった。

　長女の介護負担の軽減とストレスの低減のため，看護師は介護支援専門員と相談して介護職の訪問回数を増やしたり，長女が長時間休息や外出ができるよう看護師と介護職の訪問時間を調整したりした。夜間に水分摂取や体位変換の希望が多い日は，睡眠不足となることもあった。そのため，週に2日，22時〜翌朝8時まで長時間の訪問介護を導入することにした。長女は最初，介護職が自宅につぎつぎと訪問することに疲労を感じたり，長時間の外出中にEさんに急変がおこるのではと不安をいだいたりしたが，しだいに「自分の時間をもつことが介護の継続には必要と感じられるようになった」と話すようになった。

●**短期目標の評価**　長女の生活が介護だけにならないよう，また介護によって健康をそこなわないよう，介護支援専門員と連携をはかりながら，介護体制を整えることができた。介護職がEさんの病状を理解し，安全に介助できるよう，看護師は介護職との同行訪問を行って介助手技を確認したり，介護中の困りごとが発生した際の連絡先を掲示するなどの支援を行ったりしたことで，Eさんや長女に安心してもらうことができた。

⑥ チーム全体のケア

　Eさんは退院後，呼吸障害の進行により呼吸苦がときどき出現し，不安が強くなって緊急で訪問診療を依頼することもあった。看護師は医師から，生活上で気をつけることや訪問看護で評価すべきことなどの指示を受けた。また，看護師からは訪問時の状態を医師に報告するなどして，密に連携をはかった。

　また，新たに増えた医療処置（胃瘻やNPPV）によって介助量が増え，そのためにかかわる支援者が増えたため，情報共有がむずかしくなったり，ケアにばらつきが生じたりするようになってきた。そこで，Eさんが食事や水分を安全に摂取できるようなポジショニングを理学療法士がつくり，それを写真にとって共有したり，介助方法を統一するために写真を入れた手順書を作成したりした。

　そのほか，長女の介護負担を軽減し，プライベートの時間が確保できるよ

う，介護支援専門員と相談しながらさまざまな制度を活用し，支援体制を整えた。

7　評価

　Eさんは退院後も食形態の工夫やポジショニングによって希望していた経口摂取を継続でき，Eさんの意思が尊重された生活を送ることができた。また，看護師や介護職の訪問によって，Eさんと長女の健康を管理し生活を支える体制を整えることができた。長女は自分の時間をもてるようになり，介護負担の軽減につながった。それに伴い，長女の介護疲労へのEさんの心配も緩和された。

　しかし，Eさんの病状の進行はとまることはない。今後，コミュニケーションの障害が進むことで，「伝えたいことが伝わらない」「かかわる人たちがEさんの訴えを聞きとれない」といったことや，それに伴う葛藤やストレスが生じることが予測される。EさんのQOLを維持するため，新たなコミュニケーション手段を獲得していくことが喫緊の課題である。

F　パーキンソン病の療養者の事例展開 ——ロングタームでのケア

1　パーキンソン病の療養者の状況

　パーキンソン病は，治療法の進歩により長期にわたり自立した期間があるものの，進行期には振戦（ふるえ），筋肉のこわばり，動きにくさ，姿勢反射障害といった運動障害だけではなく，自律神経障害や認知機能障害，うつ状態や幻覚・妄想などの精神症状，睡眠障害など非運動障害の進行が課題になる。また，進行期には，認知機能障害の進行により意思決定が困難となり，本人の意向を推しはかった意思決定支援が必要になることも多い。さらに高齢化に伴う全身機能低下や認知症を合併する場合が多いため，医療・介護・福祉といった幅広い職種からなるケアチームの支援が必要である。

　パーキンソン病の療養者の訪問看護は，姿勢保持の困難や食欲不振や体重減少，便秘など自律神経障害による身体症状をきっかけに開始されることが多い。看護師は，この開始時期に，十分に本人と家族の価値観や，今後どのような医療を受け在宅で療養したいかを確認し，その後の寝たきり状態となる終末期のケアに反映できるよう，ケアチーム全体の調整をはかることも重要な役割である。

2 訪問看護導入初期の看護展開

1 療養者についての初回（依頼時）の情報

1 療養者　Ｆさん（61 歳・男性），身長 165 cm，体重 50 kg
2 職業　薬剤師（現在は退職）
3 趣味　ジャズ音楽
4 家族　会社員の長男と同居。妻とは死別。次男と三男は実家を離れている。
5 経済状況　障害年金
6 住環境　マンションの 8 階。ベッドはなく，ふとんを使用，トイレは洋式，浴室は 8 cm の段差あり。
7 診断名　パーキンソン病（ホーン-ヤールの重症度分類Ⅲ❶）
8 治療　内服療法
9 処方薬　レボドパ，トリヘキシフェニジル塩酸塩，セレギリン塩酸塩
10 介護保険　要支援 1

◻NOTE
❶ホーン-ヤールの重症度分類は，パーキンソン病の病期分類である。Ⅲ度は，姿勢反射障害がみられ，活動はある程度制限されるが，職業によっては仕事が可能。機能障害は軽度あるいは中等度であるが，ひとりでの生活は可能な状態である。

◈ 初回訪問時の状態

　今後の病態の進行に伴う病状変化や生活障害を予測し，在宅で安全・安楽に生活を継続するための生活様式の改善を目的に，初回訪問を行った。初回訪問では，本人や家族のこれまでの暮らし方，生活習慣，価値観を十分に確認したうえで，自宅の環境，家族の社会生活，看護師の受け入れの状況などを把握する。その様子によって，初回訪問では大きな生活習慣の変更は提案せず，本人・家族と看護師との相互の信頼関係を構築し，話し合いながら変更する。

　Ｆさんは，3 年前に妻と死別しており，その後は長男とふたり暮らしで，2 人で家事を分担していた。食事は長男と別にとるなど，生活の時間はそれぞれ違っていた。

　初回訪問において看護師が集めた情報は，◐表 4-5 のとおりである。

◈ 訪問看護導入の経緯

　Ｆさん（61 歳・男性）は長年，薬剤師として働き，パートで働く妻と共働きで 3 人の子どもを育ててきた。ジャズ喫茶に行くことを生活の楽しみとして過ごしてきた。52 歳のときから右足の振戦があり，複数の医療機関で本態性振戦やうつ病，不安症などと診断されてきたが，55 歳のときにパーキンソン病との診断を受けた。その後，内服を続けながら薬剤師の仕事を継続していたが，57 歳のときに妻が末期のがんと診断された際，退職して介護に専念し，病院で妻を看取った。59 歳ごろから，薬物の有効時間が 1〜3 時間に短縮したため，1 日 5 回のレボドパの内服を開始した。61 歳のとき，病院の主治医のすすめで介護保険を申請し，要支援 1 となった。介護支援専門

●表4-5　初回訪問の情報収集内容

バイタルサイン	血圧：120/80 mmHg，脈拍：64 回/分（整脈），呼吸数：15 回/分，Spo_2：97%
病状	筋肉のこわばり，手のふるえ，すり足歩行あり
食事	朝8時，昼12時，夜18時に規則的にとれている。長男がコンビニで購入したお弁当や惣菜が冷蔵庫に入っており，電子レンジであたためて食べている。摂取量は一定で，むせなどはない。
水分摂取	以前からお茶を飲む習慣がなく，長男も準備はしない。内服時にはコップ1杯のスポーツドリンクを飲用している。1Lのペットボトルが3日に1本のペースでなくなっている。
排便	便秘あり。3日ごとに本人が下剤でコントロールしている。
排尿	むらがあるが夜間の2回程度の排尿を含めて6回/日程度
清潔	2日に1回程度，自身でシャワー浴をしている。
睡眠	深夜0時に内服したあと布団に入るが，午前2時と6時にトイレに起きる。起きてもすぐに眠れると本人は話す。
移動	すり足で，歩き出しに時間がかかる。室内では手すりや家具につかまり歩いている。
日常	手のふるえがあり，洗濯の際，靴下をピンチに挟むことがむずかしい。ソファーに座ってテレビを見ていることが多く，立ち上がりの困難はない。
コミュニケーション	以前から冗談を言うのが好きで，会話はスムーズにできている。
服薬	長男が毎日時間ごとの薬入れボックスに入れる。時間になったら本人が服用し，メモ帳に時間を記載するなど，自己管理している。飲み忘れの場合は，長男が声をかけている。
家事	自身で洗濯を行い，食事も惣菜を電子レンジであたためて準備するなど，自立している。
その他	薬剤師であったため，薬を自身で選択することがある。長男に飲み忘れなどを指摘されると感情的におこってしまうことがあり，長男は葛藤していた。

員がすすめるデイサービスは拒否したため，訪問リハビリテーションを週1回開始した。しかし，その後，体重減少が進み，夏に脱水状態になったため，主治医と介護支援専門員のすすめで訪問看護が開始された。

2　療養者・家族の希望する暮らしや医療・介護

　①Fさん　薬剤は副作用があり，体調をくずしてしまうからなるべく内服薬は少なくしたい。自分のことはできるだけ自分でしたい。デイサービスは高齢者が行くところだし，自分には合わない。家でこれまでと同じように暮らしたい。人にやせた身体を見せたくない，こんな身体になった自分が恥ずかしい」

　②長男　「1日5回の内服薬をよく飲み忘れ，それを指摘するとおこるため，困っている。なるべくパーキンソン病の進行が遅くなるとよい」

3　アセスメント

　Fさんは，長男とふたり暮らしである。長男に1日5回の内服薬の飲み忘れを指摘されると，薬剤師としての自尊心が傷ついてしまい，感情的になり，筋肉硬直や手のふるえがひどくなる。

　Fさんの自尊心を尊重できる服薬の自己管理方法を検討し，現在の暮らしのなかでFさんがどのようなことに困っているのか，どうしたら安全で安

楽で安心な生活が継続できるか判断することが必要である。

◆ 運動障害が進み ADL の低下がある

　診断から 6 年間でしだいに，すり足歩行となり，最近では動作緩慢や，ウェアリング-オフ wearing off 現象❶による日内変動が出現するようになった。これまで外出は自立していたが，「急に外で動けなくなると困る」という F さんの不安から，いまでは自宅で引きこもる生活になっている。

　前屈姿勢がさらに進み，首下がりや全身の筋固縮，不随意運動（ジスキネジア❷）もあることから，自宅内の転倒リスクがある。リスクを回避するためにはベッドの導入が望ましい。しかし F さんの自立心や希望を尊重し，筋力低下を防ぐリハビリテーションの目的で，現在のふとんからの立ち上がり動作とふとんの出し入れ動作を継続してもらい，長男や F さんの負担感の変化や動作を確認していく必要がある❸。

　長年ふとんで寝ていた習慣を変更することになるため，ベッド導入のメリットを説明したうえで，慎重に合意を得られるようにする。とくに F さんが「できなくなった」と感じないような配慮が必要である。

◆ 治療薬に対する F さんの考えと内服状況

　F さんの薬剤師としての考え方や，これまでの薬の使い方を理解する必要がある。F さんは若いときから，発熱などの症状があって解熱剤が処方されたり，高脂血症などの薬が処方されたりしたときに，副作用を心配して自己判断で内服しないことも多かった。薬箱にはこれまで内服しなかった薬が多く残っている。

　抗パーキンソン病薬の副作用（便秘など）に対する F さんの不安を十分傾聴したうえで，治療薬の効果と日常生活の自立を話し合い，F さんが納得して服薬行動ができるようにする必要がある。

◆ 内服に関する問題

●**起床時間と朝の内服**　F さんは退職してから起床時間が徐々に遅くなり，いまは朝 11 時前後に起き，午前 0 時過ぎに就寝する生活である。そのため，医師の処方は，朝・昼・夕食後の 1 日 3 回服用であったが，朝の薬を飲めないことが多かった。こうした内服状況が F さんの症状を悪化させていると考えられるが，入眠障害のある F さんは床についてもなかなか寝られず，朝の内服の時間に起きることはむずかしい状態だった。

◆ 食事に関する問題と体重減少

　食事に時間がかかり，摂取量が減少し，体重が減少している。以前のように自分で買い物もできず，長男の購入するからあげなどのコンビニの弁当が F さんの好みに合わないことも，摂取量減少の原因となっている。煮物や刺身など F さんの好みを尊重した食事内容への変更と，嚥下（えんげ）機能の低下を予防するリハビリテーションが必要である。また，F さん自身の身体の変化

◻ NOTE

❶ウェアリング-オフ現象
　レボドパの長期服用によって生じる現象である。しだいに薬のきく時間が短くなり，次の薬を服用する前に効果が薄れてくる。これにより，1 日のなかで症状が改善している時間帯と，症状が悪化する時間帯がみられるようになる。

❷ジスキネジア
　身体各部に生じる持続性の不随意運動である。手足や首が意図せず動いてしまうなどがみられる。

❸地域・在宅で行う看護師のアセスメントは，病院と異なり，安全のみを優先して暮らしを管理し変更するのではない。本人の希望する暮らし方，心身の変化，安全などについて，総合的に考える視点が重要になる。

○表4-6 Fさんの看護問題・短期目標と期待される成果

看護問題	短期目標	期待される成果
#1 朝の起床時間が遅くレボドパの内服ができない。	生活リズムが整い睡眠障害が緩和され,レボドパが内服できる。	・スムーズに入眠でき,良眠できる。 ・昼間の活動,定時の食事摂取により生活リズムが整う。 ・内服した時間がわかるチェック表により自己管理ができる。 ・家族の声かけにより朝起床時のレボドパが内服できる。
#2 抗パーキンソン病薬の副作用による便秘がある。	便秘が解消する。	・食事や水分を十分にとれる。 ・自律神経が適切にはたらいて蠕動運動が活発化し,また腸内細菌によって形成される腸内環境が整って,自然排便が生じる。 ・必要時,適切な緩下剤を使用して排便できる。
#3 転倒のリスクがある。	転倒せず在宅療養生活が継続できる。	・段差などで転倒しない。 ・下肢の筋力低下やすり足などがこれ以上進まないようなリハビリテーションができる。

(やせ)への気持ちを十分に理解し,1日3食に間食も入れて,総カロリーが減少しないようにする。

4 看護目標・計画

アセスメントの結果,「身体の運動症状や非運動症状が緩和でき,療養者が希望する自立した日常生活を送ることができる」を長期目標に設定した。看護問題と短期目標,期待される成果は,○表4-6のとおりである。

5 訪問看護の実施経過と評価

◆ 生活リズムが整い睡眠障害が緩和され,レボドパが内服できる

▊ 実施経過
● 生活リズムの状況と看護師の提案　訪問看護師は,Fさんと長男から1週間の生活を聞きとり,表にして客観的にFさんに自身の生活を確認してもらった。Fさんは入眠障害のため,睡眠導入剤を毎日,深夜0時にふとんに入る前の最後のトイレの際に内服していることがわかった。看護師は,Fさんに睡眠と自律神経の関係を説明し,薬をなるべく使わない方法を提示した。Fさんや長男と話し合った結果,起床時に日光を浴び,日中は洗濯やできる範囲での家事を行って活動量を増やし,夕食後,副交感神経が優位になるように軽い体操をすることにした。また,ふとんに入ったあと,長男が電子レンジでつくった温タオルで手足をふいてから寝ることにした。
● 結果　この結果,Fさんの就寝時間は以前よりも早くなり,起床時間も早くなった。起床した際もしっかり覚醒できるようになり,レボドパの内服がしやすくなった。

▊ 短期目標の評価
Fさんは,生活を長男とともにふり返ったことで,睡眠導入剤を習慣的に使用していたことに気がつくことができた。そして,看護師との話し合いで

長男とともに睡眠と自律神経の関係について理解できたことが生活習慣をかえようという動機づけになった。Ｆさんは，長男の協力もあり，あらたな睡眠習慣を獲得することができた。

また，Ｆさんは，自身の睡眠がよくなるよう，これまで長男にまかせていた家事を行ったが，それにより長男の家事負担が減少することができた。その結果，長男からはＦさんへの感情が変化したという言葉が聞かれた。

◆ 便秘が解消する

▌実施経過

● **便秘の状況**　Ｆさんは，薬剤師として働いていたときから便秘傾向であった。便秘は，抗パーキンソン病薬を内服してから，さらに深刻になった。Ｆさんは自身の判断で下剤を服用し，排便管理をしていたが，そのうち下剤の内服を忘れるようになり，腹痛が出現して排便時間も延長するようになり，排便に困難を感じていた。

● **看護師の提案**　まず，長男の協力のもとＦさんに排便日誌を記載してもらい，日常生活のできごとや食事，水分量と排便についてふり返った。その結果，Ｆさんは，野菜などの食物繊維の摂取が少なく，水分量も少なかったことを自覚することができた。そこで，食物繊維も多く，腸内細菌を増やせるひじきやもずくを少量，食事に足してもらい，また10時と15時にお茶を飲んでもらうことにした。小分けされたパックのもずく酢は，簡単に追加ができて，継続しやすかった。長男の協力で，好きな紅茶も飲めるようになった。このような食事内容の改善に加え，朝食後には便意がなくてもトイレに座ってもらうことにした。

▌短期目標の評価

Ｆさんは，自分でもヨーグルトを朝食に取り入れるなどして，腸内環境を整えようとするようになった。2週間後には，これまでつねにあった腹部のはりが緩和されたと話し，そして，ついには自然に排便することもできるようになった。朝トイレに座ったとき，ゆっくり大きく深呼吸してリラックスできるようになったことも，排便に効果的であった。

長男も，Ｆさんとともにもずくを食べるようになり，「もずくを食べるようになってから排便がスムーズで，からだも軽くなって調子がいい」と話すなど，体調の向上につながったようである。

こうしてＦさんだけでなく，長男も新しい健康的な食習慣を獲得することができた。

◆ 転倒せず在宅療養生活が継続できる

▌実施経過

● **屋内環境と転倒の状況**　自宅内の段差のうち，5 cm 以上の段差の場合は，Ｆさんも意識して注意するため，転倒はない。しかし，トイレ入口の小さな段差で転倒することがあった。このときはとっさに手が出ず，転倒して便器の横で額を打ったとのことである。歩行をみると，Ｆさんはすり足のため

につねに靴下をはき，滑るように歩行していて，それで尖足傾向にある足先が仕切りに引っかかっていることがわかった。

● **対策**　幅5 cm，長さ40 cm程度のマジックテープで，足の裏を足の先が上がるように固定すると❶，小さな段差に引っかからず転倒しなくなった。この足のマジックテープ固定を行うためと，内服薬の確認などが安定してできるように，朝10時の訪問介護サービスを導入することにした。また，家の中の小さな段差にはテープをはって，つまずきを予防した。

　筋固縮も進行していることから，訪問リハビリテーションや訪問看護で全身の関節可動域訓練やストレッチ，マッサージを実施した。本人もケアを受けたあとは動きやすいと話している。

　このほか，気温が下がると下肢の筋肉が冷え，より硬直してしまうため，Fさんと相談してレッグウオーマーをはいてもらうことにした。

NOTE

❶足の背屈をたすけて，つま先を上げることで，転倒しにくくする方法である。

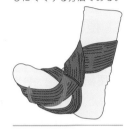

▌短期目標の評価

　Fさんは歩行時に小さな段差を慎重にこえるようになり，訪問介護の導入で足のテープ固定ができるようになったため，とくにリスクが高かった朝のトイレ時も含めて転倒が予防できるようになった。起床時と10時のレボドパを安定して内服できるようになったことも転倒予防に効果があった。

　週1回のリハビリテーション，週1回の看護師による温罨法（あんぽう）を併用したROM訓練やストレッチ，マッサージは，Fさんの循環の改善やリラクセーション効果による緊張緩和をもたらし，転倒予防に効果があった。

6　チーム全体のケア

　Fさんが自立した療養生活を継続できるよう，チームのメンバーは次のような取り組みや支援を行った。

　1 **Fさん・長男**　内服治療の継続を目的として，自身で内服時間を表に記載してチェックし，長男もそれを毎日確認した。またFさんは，生活リズムや睡眠の質を向上させるため，起床時にカーテンを開けたり，料理などの活動を活発に行ったりするなどの行動変容ができた。長男は，Fさんの睡眠導入が改善できるよう，寝る前に温タオルを作成するなど新たな介護を実施した。

　2 **看護師**　1週間の療養生活を聞き，Fさんと長男とともに療養生活を評価し，エンパワメントした。Fさんはなじみの理髪店に行き，好みの髪型にしてもらうことにこだわりがあったが，自力で行けなくなったことにストレスを感じていた。そのため，看護師は長男や理学療法士と連携してFさんがその理髪店で再び好みの髪型にできるような支援の方法を考えた。長男がその店まで車でFさんを送り，看護師が店の前で迎え，散髪前にFさんがレボドパを内服することで，散髪を無事に終えることができた。

　3 **理学療法士**　看護師から散髪前にレボドパを内服する方法を聞き，理髪店での散髪をリハビリテーションとして位置づけ，数か月ごとに実施した。また，FさんのADLを安定させるため，週に1回全身の関節可動域を拡大して大腿（だいたい）四頭筋の筋力増強を行い，姿勢保持ができるようにリハビリテー

ションを継続した。

　④**病院主治医**　Ｆさんの主訴や長男の話から，療養生活の変化を確認し，Ｆさんの状態に合わせた処方を行った。また，パーキンソン病の今後の病態変化についてインフォームドコンセントを実施した。

　⑤**介護支援専門員**　主治医の説明内容を確認し，Ｆさんと長男の希望にそったケアが統合されて提供されるよう，ケアチーム全体にフィードバックした。

7　評価

　Ｆさんの「家でこれまでどおりの生活を送りたい」という希望を実現し，自立した療養生活が継続できるようにするためには，まず定時で薬を内服することが必要であった。Ｆさんや長男，看護師が話し合って，さまざまな行動変容を行い，環境を調整し，あらたな支援を導入した結果，Ｆさんは睡眠がうまくとれるようになり，朝に起床しやすくなり，朝の内服ができるようになった。これにより，生活や疾病管理は大きく改善した。また，リハビリテーションを継続したことで，Ｆさんの ADL は介入前よりもスムーズになった。

3　訪問看護開始 3 年後の変化に対応した看護展開

　訪問看護開始から 3 年が経過し，Ｆさんの ADL は徐々に低下し，レビー小体型認知症の合併もみられるようになった。そのことにより，Ｆさんは支援に抵抗を示すようになり，長男の介護疲労が高まる状況になった（◉事例❶）。

事例❶

　Ｆさんは，オン-オフ on-off 現象❶が 1 日のうち何回も繰り返しおこり，ADL が低下して料理などの家事もできなくなってきた。これまでどうにか自立していたシャワー浴も困難になったが，長男が手伝おうとすると大声でおこるそうである。また，1 年ほど前に発症したレビー小体型認知症が悪化し，人から排泄支援を受けることにこれまで以上の抵抗を示すようになった

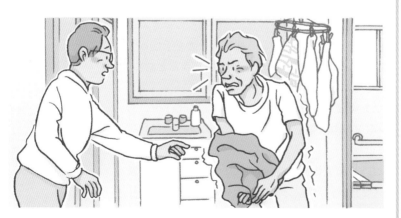

NOTE

❶**オン-オフ現象**
　服用時間や量とは関係なく，急にスイッチが切れたように薬の効果が切れる現象である。ウェアリングーオフ現象が悪化した状態と考えられている。

ため，長男の介護負担は大きくなっていった。

　看護師は，Fさんの自尊心を尊重しながらケアを実施し，ケアマネジャーは長男の介護負担を軽減できるよう，Fさんの好きなジャズを聴くことができる認知症専門の通所サービスをさがした。しかしFさんは，通所サービスに申し込みをしても，当日の朝，「行きたくない」と拒否し，頻回にキャンセルしたため，とうとう通所サービスを利用できなくなってしまった。長男はしだいに介護ストレスが増加し，「もう疲れてきました。できれば施設に入所させたい」などと口にするようになった。

　在宅での療養生活の継続には，医療・介護・福祉サービスのケア内容を変更することが必要になるような状況が生じた場合に，適切なタイミングをとらえ，かつじょうずに変更を行うことが重要である。

　看護師は，新たな支援体制が必要と判断し，介護保険による福祉用具や訪問介護サービスの導入，在宅医療の導入について，Fさんと長男の希望を確認し，それを介護支援専門員に知らせて新たなケアチームを形成することにした。また看護師は，認知症を含めた全身の医学的管理ができる，Fさんに合った地域の訪問診療医を紹介し，病院のパーキンソン病の専門医との連携をはかった。そして，訪問看護を週2回に増やし，Fさんが介護されることに抵抗感をいだいていた清潔支援や排泄支援を行うことを提案し，それ以外の生活支援を行う訪問介護と連携することとした。

1 訪問看護開始3年後の変化と対応

　①Fさん　「身体が思うように動かなくなり，長男がときどき大声でおこることがあって情けない気持ちになっている。先週，リビングで転倒した。ふとんの上げ下げもできず立ち上がりも困難になった」

　②長男　「トイレでの排便後，壁に便がついていたが，本人に問うと，自分ではないと言いはる。排泄や食事，入浴などの介護負担が増えた。本人はこれまでのように家事をしようとして，先日，鍋をこがした。認知症の症状に対する対応が，精神的につらい。ストレスからうつ病になってしまい，自分の生活もたいへん。父を今後もずっと見まもることはむずかしい」

　③家族・親族　次男は結婚して他県に住んでいるため，近郊に住む独身の三男が長男を支援するために同居することになった。看護師が，Fさんとの関係は良好だがしばらく連絡をとっていないという姉にも介護を手伝ってもらってはどうかと提案したところ，ときどき姉が訪問してFさんと話し，長男の相談にものるようになった。

　④病院専門医　パーキンソン病は，ホーン-ヤールの重症度分類Ⅳ❶にあるように，認知症を伴う。レボドパの内服を2時間ごとに切りかえ，認知症治療の貼付薬を開始した。

　⑤訪問診療医　発熱など誤嚥性肺炎の診断や治療，すり足で生じた胼胝（たこ）のサリチル酸絆創膏（スピール膏）処置を実施した。栄養状態を判断し，必要時に栄養剤を処方するなどの全身管理と24時間緊急対応をした。

▭NOTE
❶立ち上がる，歩くなどがむずかしくなる。生活のさまざまな場面で，介助が必要になってくる状態である。

[6]**看護師**　環境整備や支援体制をFさんの身体の状態に合わせる時期と判断している。また，パーキンソン病だけではなく認知症も含めた全身状態についての医療支援が必要と判断し，訪問診療を紹介した。Fさんの尊厳をまもり，長男との家族関係をこれまでと同様に継続していけるような家族看護が重要であると考えている。

[7]**介護支援専門員**　介護保険の再審査申請を行い，Fさんの要介護度が要支援1から要介護1に変更となったのに合わせ，ケアプランを見直し，1日2回（週5日）の訪問介護，週2日の配食サービスを導入した。

[8]**理学療法士**　姿勢保持，筋力維持や関節可動域拡大のリハビリテーションを実施している。

[9]**訪問介護**　週5日，1日2回の訪問中。朝はおむつ交換，トイレ誘導と内服の確認を実施し，夕方はおむつ交換，トイレ誘導と内服の確認に加え，夕食準備を実施している。

[10]**福祉用具**　介護用ベッド，褥瘡予防マットレス，杖，滑りどめバスマットを導入した。

2 アセスメント

◆ 必要な支援体制とリラクセーションケア

Fさんは，嚥下機能が低下し，誤嚥性肺炎のリスクが高まり，症状の日内変動が進んだ。起床時や内服薬の薬効が切れた際に無動が悪化した。長男から起きないことを指摘されるなどのストレスがかかる場面で，Fさんの不随意運動はよりひどくなった。起立性低血圧も重なり，起床時にふらつくなどの自律神経障害の進行がみられた。また，夜間に起きて大きな声をあげたり，外に出ようとしたりするなど，レム睡眠行動障害も悪化した。

このような変化から，長男の介護負担が大きくなっている。内服薬の管理や食事支援，トイレ誘導，家事行為の見まもりを支援する必要がある。Fさんは，人に身体を見られることを恥ずかしいと感じる気持ちが強いことから，身体にかかわるケアは看護師が支援する配慮が必要である。

Fさんは，長男に「できないこと」を指摘されると興奮し，ストレスが高まり不随意運動や振戦，うつ状態がみられる。看護師は，Fさんの自尊感情を尊重した声かけや対応をする必要がある。また，足浴後のマッサージなどのリラクセーションケアを行い，認知症による不安や興奮症状を緩和することで，便秘などの自律神経障害による問題の緩和につなげることが必要である。

◆ 環境整備

身体症状の進行により転倒リスクは高まり，Fさん本人もそれを自覚してきたことから，ベッドや褥瘡予防のマットレスを導入するタイミングとなった。

Fさんが，長男や三男から介護を受けるより専門職から支援を受けたほう

○表 4-7　初回訪問から 3 年後の F さんの看護問題，短期目標と期待される成果

看護問題	短期目標	期待される成果
#1　レビー小体型認知症による情動変動がある	自尊心が傷つかないような対応で興奮を予防できる。	・幻視や妄想，記憶障害を否定しない。 ・記憶障害によるもの忘れを否定しない。 ・タッチングなどによるリラクセーションケアでおだやかに過ごせる。
#2　嚥下障害による肺炎のリスクがある	食事の工夫や姿勢調整により肺炎を予防できる。	・食材にとろみをつけ，嚥下しやすくなる。 ・嚥下リハビリテーションと姿勢保持リハビリテーションにより誤嚥を予防する。

がストレスにならないと話したため，F さんに合った幅広いサービスの導入を行う必要がある。また，F さんのことをよく知っている姉などの支援も受け，今後のことを F さん，長男，三男が決定しやすくする必要がある。

3　看護目標・計画の修正

　アセスメントの結果，「パーキンソン病による身体症状や認知症症状による苦痛緩和を目的に医療，介護サービスを整え，在宅療養が継続できる」を長期目標に設定した。看護問題，短期目標と期待される成果は，○表 4-7 のとおりである。

4　看護の経過とケアの実際

◆　自尊心が傷つかないような対応で興奮を予防できる

▌実施経過

　F さんが「『アルプスの少女ハイジ』のペーターのような少年がいて，こっちを見ている」と話すようになったが，長男はそのたびに「そんなのいないよ」と否定し，「しっかりしろよ」と指示的口調で話していた。また長男は，F さんの認知障害や記憶障害を改善しようと，よく F さんに「今日は何日？」「何年生まれだった？」などと質問し，F さんが答えられないと「わかんないの？　今日は 20 日だよ。覚えるようにしてよ」などと注意していた。このような会話のたびに F さんの表情はかたくなり，興奮して振戦が強くなり，すくみ足も強くなった。

　看護師は，長男と三男の認知症の正しい理解を支援し，否定しないような言葉かけなどの適切な対応について伝えた。そして実際，看護師が F さんに「ペーターさんのような男の子と一緒にトイレに行きましょうか」と声かけをして見せたところ，F さんは笑顔で「そうだね」とスムーズにトイレ移動ができた。このほか看護師は，部屋のタンスに「下着」「タオル」など本人がわかりやすいようにはり紙をして，F さんが部屋中をさがさなくてすむようにした。

▌短期目標の評価

　長男や三男にとって，父親の認知症の受容には葛藤(かっとう)がある。また，24時間の認知症療養者の介護は，精神的な負担が大きいのは当然である。長男や三男の気持ちをくみながら適切な声かけの仕方を伝えたほか，そのような声かけの結果，実際にFさんの行動もスムーズになることを見せることができた。その結果，とくに三男はじょうずに声かけができるようになり，Fさんはよりおだやかに過ごせるようになった。

◆ 食事工夫や姿勢調整により肺炎を予防できる

▌実施経過

　配食サービスにより，とろみをつけるなどの工夫がされた弁当をとることで，家族の負担が軽減した。食事は必ずリビングのテーブルで椅子に座ってとっている。

　寝る前を中心に口腔ケアを毎日実施してもらい，夜間の唾液の誤嚥による肺炎の予防を行った。看護師は定期的に4cc水飲みテスト❶を行い，嚥下障害の変化を観察した。また，Fさんに水分を十分とってもらったうえで，唾液腺マッサージや，唾液分泌反射を活用した唾液の確保❷，嚥下筋のリハビリテーションを行い，肺炎予防に努めた。嚥下リハビリテーションは楽しく継続できるよう，毎回Fさんの好きな歌を一緒に歌って行った。

▌短期目標の評価

　食事は，Fさんの楽しみの1つとなっている。配食サービスを何社か試し，Fさん自身が選んだ現在の事業者の弁当は，Fさんの好みに合う味のようである。配食日以外の日も，Fさんの好みに合う惣菜(そうざい)を長男や三男が準備できていた。

　Fさんの食事動作はゆっくりだが，いまのところ誤嚥もなく食事ができている。食事前に唾液腺マッサージを行い，水分を食事の合間に無理なくとり，日ごろも自身で嚥下体操❸を実施できていたため，その効果が出ていると思われる。食事中は意識も明瞭である。

　現在，寝る前の口腔ケアをとくに重要と位置づけて，毎日欠かさず行ってもらっている。肺炎の原因の多くは就寝中の唾液の誤嚥であるため，継続は効果があると思われる。

5 チーム全体のケア（新たなサービス導入とケアチームづくり）

　1 Fさんと家族　Fさんは，これまで長男や三男がしていた介護を訪問介護に切りかえてから情動が安定し，長男と三男の精神的負担も軽減した。訪問介護の導入により，配食サービス以外の食事の準備，寝る前の口腔ケアなど，家族がする介護が一部分になり，かつ明確になったことで負担感も減った。遠方にいるFさんの姉は，長男や三男と頻繁に連絡をとり，月に1回程度，Fさん宅に来て介護をした。長男のうつ状態が悪化した際には，Fさんを約2週間引き取り，家族のレスパイト❹に協力した。

NOTE

❶4cc水飲みテスト
　とろみをつけた4ccの水を飲んでもらい，その後，空嚥下をしてもらって触診し，嚥下の状態を観察するテスト。
❷レモン汁をなめてもらうなどして行う。

NOTE

❸対象者の状態によってさまざまな方法が行われる。Fさんの場合は，首を上下，左右，斜めに首を動かすリハビリテーションである。

NOTE

❹レスパイトrespiteは，小休止，息抜き，一時的な中断などを意味する言葉である。介護や育児などの場面では，家族介護者や親の過度な疲労を予防するために，一時的に介護者・養育者役割から解放するなどの意味で使われる。

②**看護師**　訪問回数を増やし，自宅の浴室で入浴を介助した。それによりＦさんの全身の皮膚状態，片足立ちをして浴槽内へ入る動作，洗髪動作などを観察して身体機能の変化を把握し，リハビリテーションを担う理学療法士への情報提供や福祉用具の提案などにつなげた。また，Ａさんは認知機能の低下により入浴動作の手順を忘れることがあるが，本人の自尊心を保つように助言しながら，なるべく自身でできるように支援した。

③**介護支援専門員**　看護師と連携をとりながら，介護サービス内容や時間を適正に判断し，介護認定の再審査申請のタイミングをはかり，Ｆさんの介護状態に合ったサービスを受けることができるようにした。

④**理学療法士**　身体機能や嚥下機能をなるべく維持できるよう，看護師と協力して週１回のリハビリテーションを継続した。Ｆさんとの関係も長く，本人の希望をよく理解しており，希望していた外出を積極的に声かけするなどして，ＦさんのIADLの向上に努めた。

⑤**訪問介護**　Ｆさんにやさしく声かけをしながらトイレ誘導をするなどした。介護負担が軽減したことで，Ｆさんと長男，三男との関係は改善した。

⑥**福祉用具事業所**　介護支援専門員や看護師と連携し，今後の動作変化を予測して，転倒予防のための手すりの設置や室内の段差の対処などを行った。

⑦**医師**　病院の医師と訪問診療の医師が連携し，パーキンソン病と認知症の進行に伴う全身状態の変化に対応した。とくに訪問診療の医師は，看護師と情報共有しながら，爪白癬（はくせん）や胼胝（べんち）（たこ）などを治療したり，認知症治療の貼付薬を処方したりするなど，Ｆさんに在宅療養生活を維持するために必要な医療をていねいに行った。

6 評価

看護師や介護職の訪問により，週５日はＦさんと家族の心身や暮らしを支える体制が整い，Ｆさんの好みに合う配食サービスも導入することができて，長男や三男の介護負担を減らすことができた。Ｆさんの姉の協力で２週間，姉の介護を受けながら実家で過ごすことができたことは，長男と三男の今後の長期にわたる介護の意思決定にとって重要なできごとであった。

Ｆさんは現在，ほとんどの支援を専門職から受けるようになった。その結果，Ｆさんの興奮は少なくなり，おだやかに生活できるようになっている。また，長男と三男の負担感は大きく軽減し，在宅療養生活の継続が可能な状況になっている。

G 統合失調症の療養者の事例展開 ——地域生活の継続に向けた支援

1 統合失調症の療養者の状況

● **統合失調症と服薬**　統合失調症の療養者は，抗精神病薬の服用を継続し，症状をコントロールして再燃を予防することが必要である。しかし，療養者の病識の低さ，副作用への不安，病状の変化などの理由で服薬が中断されることがある。その結果，精神状態が悪化し，日常生活が乱れ，地域生活の継続が困難になる例は多い。統合失調症の療養者が地域生活を継続するためには，家族や地域の支援者のサポートが必要である。

● **看護の方向性**　統合失調症の療養者の訪問看護の役割は，療養者の望むその人らしい生活を中心にすえて，日常生活の自立を目標にサポートすることである。療養者とのコミュニケーションや生活の様子の観察から，療養者の思いや考えを知り，意思決定や生活を支援していく。その過程は長期に及ぶ場合が多く，「待つこと」「見まもること」が看護の大切なポイントになる。

　地域では介護支援専門員（ケアマネジャー），精神保健福祉相談員❶（精神保健福祉士などが担う），相談支援専門員，保健師，ヘルパー，ピアサポーターやボランティア，主治医や病院スタッフなどの他職種と連携し，生活をサポートしていく。家族も支援チームの一員ととらえ，家族のかかえる困難や不安を受容しながら，療養者のサポートが継続できるようにかかわっていくことが必要である。

□NOTE
❶精神保健福祉相談員
　「精神保健及び精神障害者福祉に関する法律」（精神保健福祉法）第48条第1項に規定される，精神保健福祉センターおよび保健所などに配置される職員である。精神保健および精神障害者の福祉に関する相談に応じ，精神障害者およびその家族を訪問して必要な指導を行う。精神保健福祉士の有資格者が配置されることが多い。

2 訪問看護導入初期の看護展開

1 療養者についての初回（依頼時）の情報

　1 **療養者**　Gさん（64歳・女性），身長155 cm，体重40 kg。現在，1年の長期入院中。3週間後に退院予定。

　2 **職業**　無職

　3 **趣味**　ガーデニング

　4 **家族**　3年前に夫と死別し，独居になる。隣町に長女夫婦が住む。長女（36歳）は，育児をしながら日中は夫の会社で事務職をしている。

　5 **経済状況**　障害年金

　6 **診断名**　統合失調症

　7 **社会的・職業的・心理的機能**　GAF：40（●plus「GAF尺度」）

　8 **治療**　内服治療，内服自己中断あり。

　9 **通院**　退院後は週に1回予定。

⑩ **処方薬** 抗精神病薬を1種類。
⑪ **自立支援医療制度** 利用している❶。

NOTE
❶自立支援医療（精神通院医療）は，「障害者の日常生活及び社会生活を総合的に支援するための法律」（障害者総合支援法）に基づく公費負担医療制度で，通院による精神医療費の自己負担を軽減するものである。

2 初回訪問時の状態

● **入院中の状況** Gさんは，3年前の夫との死別後から精神状態が悪化し，それ以来，退院と再入院を繰り返している。今回の入院はすでに7回目であり，これまでよりも長期の1年に及ぶ入院になった。主治医は，Gさんの服薬中断が退院後の精神状態の悪化をまねいて，これまでの再入院につながっていると判断しており，今回の入院中には，とくに服薬指導や服薬管理を中心においた治療を行ってきた。しかし，Gさんの薬に対する考えや思いは強く，入院中も拒薬をみとめる状況であった。

● **退院前カンファレンス** 病棟では，Gさんの退院の準備が整った時点で，退院前カンファレンスを開催した。主治医は退院後，在宅生活が継続できるように，訪問看護，訪問介護などの地域のサービスを利用していくことをGさんと長女に提案した。Gさんと長女の了承が得られたため，Gさんに適した地域のサービスの説明，看護師やヘルパーの訪問日の日程調整，病状悪化時などの緊急時の連絡体制の確認などを行った。また，Gさんと長女の退院後の生活の不安について確認した。

カンファレンスの結果，長女，訪問看護を担う看護師，ヘルパー，精神保健福祉相談員，主治医，外来の看護師，医療相談室のケースワーカーが，チームとしてGさんの退院後の生活を支援し，定期的にカンファレンスを行って連携をはかっていくことになった。

● **訪問看護師の初回訪問** Gさんは退院前カンファレンスから3週間後に自宅に退院した。訪問看護師の初回訪問では，看護師はGさんのこれまでの生活や希望を聞き，訪問する看護師や介護職の受け入れに対するGさんの認識などを確認した。Gさんは「決まった時間に他人が来ることに緊張や不安はあるが，困ったときに相談できることはたすかる」と話して今後の訪問に同意したため，今後，訪問看護が開始されることになった。

初回訪問で看護師が集めた情報は，●**表4-8**のとおりである。

---

plus	**GAF（global assessment of functioning）尺度**

GAF尺度は，全体的な機能レベルについて客観的に評価した尺度である。社会的・職業的・心理的機能を評価するスケールで，1～100の範囲で点数をつける。評価尺度は10ランク（10点ごと）に分かれ，数値が低いほど健康度が低い。
2020（令和2）年4月の診療報酬改定で，精神科訪問看護の算定要件にGAF尺度による判定が加えられた。精神疾患患者の訪問看護では，月の初日にGAF尺度を判定し，看護記録に記載することになった。
本節の療養者Gさんは，会話がときどき非論理的で，あいまいだったり，前後の関係性がなくなったりするという，現実検討とコミュニケーションに若干の問題があるため，GAF：40と判定された。

◦ 表 4-8　初回訪問の情報収集内容

項目	内容
病状	妄想状態が持続している。隣人に対する被害妄想がある。
食事	3 食は規則的にとれているが，妄想状態が悪化すると摂取量が減る。
水分摂取	妄想状態が悪化すると飲水量が減り，脱水傾向になりやすい。
排便	便秘あり。3 日ごとに本人が下剤でコントロールしている。
清潔	週 3 回の入浴。妄想状態が悪化すると清潔の保持が困難になる。
睡眠	20 時に就前薬を服用し，22 時に就寝。1 時ごろに中途覚醒があり，睡眠薬を服用後，再入眠。3〜4 時ごろに「隣人が盗聴している」「隣人が騒音を出している」などと感じて覚醒することがある。
ADL・家事	ほぼ自立しているが，妄想状態が悪化すると買い物，掃除が困難になる。
コミュニケーション	緊張があり，人とのかかわりは慣れるまで時間を要する。
服薬	薬の副作用に不安がある。抗精神病薬については，入院中に処方された 1 種類の薬しか受け入れられない。
困難と感じていること	隣人が生活をじゃましてくること，長女が入院をすすめること。
楽しみ・希望	毎日のガーデニングで花の成長を感じられることが楽しみ。

3　訪問看護導入経過

◆ 結婚と夫の死後の変化

● **隣人への被害妄想の出現まで**　G さんは，20 代で不眠，被害念慮❶が出現し，統合失調症の診断を受けて長く通院治療をしていた。30 代で結婚し，出産後は比較的安定していたため，治療を中断した。その後，夫の海外勤務に伴って海外に在住し，子育てと夫の会社の事務仕事を担った。G さんはいまでも当時を「多忙ながらも充実した日々だった」とふり返っている。50代で帰国し，長女は結婚して家を離れた。その後，夫が肺がんと診断され，約 2 年の間，夫の治療や介護に専念し，最後は病院で夫を看取った。G さんに再び精神症状があらわれたのは，夫が亡くなった翌年のことである。徐々に被害妄想が出現し，「隣人が私を追い出そうとしている」「隣人が夜中に騒いでいやがらせをしてくる」などの発言があった。

● **隣人への被害妄想の要因**　隣人とは，海外に移住する前から家族ぐるみの交流があった帰国後もかわらず付き合いがあり，徐々にあいさつ程度の関係にはなったが，両者の間にとくに問題はなかった。以前ほどの付き合いではなくなったことについて，隣人は特段大きな理由はないと，長女に話しているという。しかし G さんは，「隣人は私が精神病だと差別し，避けている」と思い込み，長女の訂正も受け入れなかった。これには，G さんの過去の経験が影響していると思われる。

　G さんには，統合失調症の弟がいて，現在は施設に入所している。入所までの施設さがしや金銭的な支援は，G さんが担ってきた。いくつもの施設から，精神疾患を理由に入所を断られることが続き，弟の受け入れ先の確保に

NOTE

❶念慮とは妄想まではいかない思い込みをいう。つまり，被害念慮は，被害的な思い込みである。被害関係念慮ともいう。

はたいへん苦労した。このときの体験から，人間関係においてなにかトラブルが生じると，「精神疾患による偏見や差別を受けている」と強く思い込むようになった。徐々にGさんの隣人への思い込みはますます強くなり，隣人との付き合いは完全になくなった。隣人は不安に思い，「Gさんを入院させてほしい」と長女に依頼するようになるなど，隣人との関係は大きく変化した。

◆ 初回の入院から現在まで

● **初回の入院**　Gさんの妄想状態は重度を増し，妄想による不安や恐怖心から警察へ頻回に通報するようになり，隣人宅を訪ねては攻撃的な言動をするようになったため，困った隣人の通報によって警察が介入し，医療保護入院❶になった。これが初回の入院である。しかし退院後も，隣人に対する同様の被害妄想が繰り返し出現し，長女が介入しても状態は安定せず，精神状態の悪化と再入院を繰り返した。

● **薬に対する姿勢**　入院中は，服薬指導を受けても，抗精神病薬への不信感や抵抗が強く，拒薬が続き，睡眠・精神状態が安定しないために入院期間が長引くことが多かった。しかし，ある看護師との信頼関係ができ，その看護師の根気づよい服薬指導のかいがあって，1種類の抗精神病薬は受け入れるようになり，この薬の服用で睡眠が改善した。長女は，Gさんの妄想状態の持続や，精神状態の悪化時の対応などに不安があり，入院の継続を希望しているが，Gさん本人は退院を強く希望し，今回の退院となった。

4　療養者・家族の希望する暮らしや医療・介護

　1 **Gさん**　趣味のガーデニングをして自宅で過ごしたい。薬は眠けやふらつきが出現し，家事やガーデニングができなくなるため，1種類だけにしたい。隣人には静かな生活をじゃまされたくない。隣人は私の話を盗聴している。早朝に音を出して大声を出して騒いで，私の眠りを妨げようとしている。長女との関係はよい。けれど，入院を繰り返して迷惑をかけていて，いらだたせてしまっている。長女には育児と仕事があり，そのたいへんさはよくわかるので，できるだけ迷惑をかけたくない。

　2 **長女**　父が亡くなりひとりになってしまった母を支えたい気持ちはあるが，自分の生活が忙しくて，とても追いつかない。それに，私にとって「しっかりしたお母さん」だった母が，ときどき現実感のないことを言ったり，とめても不可解な行動をしたりする。それを見ると，「私にはどうにもできない」と思って，いらだって悲しくなる。支えたい気持ちと支えるのは困難という気持ちの両方を感じている。母が警察に頻回に通報することや，隣人への衝動的な行動については，そのつど，私に連絡がくるので対応している。母の実家での生活を支えたいが，繰り返す精神状態の悪化への対応には困っている。精神状態が不安定なときは入院してもらって，隣人とはトラブルなく，迷惑をかけずに生活してほしい。

5 アセスメント

◆ 全体的なアセスメント

　Gさんは，薬の副作用に対する不安感が強く，そのために服薬を中断し，その結果，被害妄想が出現して精神状態が悪化するということを繰り返していた。精神状態や被害妄想の悪化が服薬の中断のためにおきているという認識は低く，そのために，妄想による不安や恐怖感が他者への攻撃的な行動に向かったと考えられる。長女は，たび重なるトラブルの対応に追われ，精神的な疲労が強い状況である。

　まずは，Gさんの妄想が悪化しないように服薬の継続が必要である。Gさんの服薬への考えや思い，服薬の状況を確認し，Gさんの希望する生活が継続できるように支援していく。長女の不安や困りごとを聞き，一緒に支援を続けることができるようにしていく必要がある。そのために，まずは地域におけるGさんの支援体制を整える必要がある。一番そばでGさんを支える長女，継続した治療を行う主治医，心身の状態をサポートする看護師，日常生活を支援するヘルパー，病院と地域の連携や療養者と家族の相談援助にかかわる精神保健福祉相談員がチームとなって支援していく。

◆ 個別の課題と対応のポイント

▌服薬の中断により妄想状態の悪化がある

　抗精神病薬は，服薬の継続が症状の軽減や改善，病状のコントロールにつながる薬である。Gさんは，退院しても服薬の中断により妄想状態が悪化し，地域生活が継続できずにいた。Gさんにとって抗精神病薬は，「飲むと副作用が出現し，身体や生活に影響を及ぼす実感が強くあるため，服薬したくない」ものである。入院中の服薬指導により，ようやく1種類の薬を服用できるようになり，退院後は重点的に服薬の継続を支援する必要がある。

　服薬の支援においては，服薬できていなかったことだけに焦点をあてるのではなく，対象者の服薬への考えや思いをていねいに聞いて受容したうえで，服薬の必要性を伝えつづけていく。また，「この人の言うことなら聞いてみよう」と思えるような，対象者との信頼関係の構築が重要である。

▌精神症状による身体面への影響がある

　服薬が中断されると，妄想に左右される状態になりやすい。活発な妄想状態は過活動につながりやすく，疲労感が増大し，食事摂取量の低下や体重減少が生じる。妄想状態は夜間も続くため，入眠困難や中途覚醒，早朝覚醒などにより睡眠リズムが乱れやすく，精神面だけではなく身体面への影響が生じてくる。

　服薬の継続を支援したうえで，食事摂取量や体重の増減，睡眠時間や睡眠の質などの身体面の変化を観察し，ケアしていく必要がある。

▌支援する家族の不安と疲労感

　長女は，Gさんの生活を支援したい気持ちがある一方で，たびたび精神状

態が不安定になり隣人とのトラブルを繰り返すGさんの自宅での独居生活に大きな不安をかかえている。隣人や警察からの問い合わせや対応に，長女自身も強い疲労感をいだいている状態である。

　これまでの経過，長女の思いや困りごと，不安などをていねいに聞いて，定期的に情報共有することで長女の不安や疲労感を軽減し，引きつづきGさんの生活を支援できるように支えていくことが必要である。そこで，精神保健福祉相談員が中心的に長女にかかわり，長女の思いを受容したうえで，長女だけがGさんのことをかかえなくてもよいこと，チームでサポートしていくことを伝え，長女の負担が軽減するような社会資源などを紹介することとした。

　精神疾患の多くは再発を繰り返して慢性に経過するため，家族は長期にわたって不安や疲労感をもちつづける。家族の大半は精神疾患の知識がなく，相談や受診までに時間を要することが多い。対象者の病状が悪化した際に，どう対応したらよいかわからず，途方に暮れていることもある。家族は療養者の地域生活の継続に大きな役割を果たすことから，家族をケアチームの一員としてとらえつつ，家族も同時に支えていくという視点が重要である。

6 看護目標・計画

　アセスメントの結果，「服薬の継続により精神状態が安定し，療養者が希望する生活を継続することができる」を長期目標に設定した。看護問題，短期目標と期待される成果は◉表4-9のとおりである。

◉表4-9　Gさんの看護問題・短期目標と期待される成果

看護問題	短期目標	期待される成果
#1　服薬中断により妄想状態が悪化し他者とトラブルになる。	服薬が継続できる。	・服薬への思いを支援者に話すことができる。 ・十分な睡眠がとれ，精神状態が安定する。 ・妄想の内容，困りごとを支援者に相談できる。 ・妄想の悪化を予防でき，他者とのトラブルが減る。 ・精神状態が安定し，再入院が減る。
#2　精神症状により日常生活が維持できなくなり身体的な不調が出てくる。	身体的な不調をきたさず日常生活が維持できる。	・休息を心がけることができる。 ・食事摂取量，体重が安定する。 ・不眠時は頓服薬を服用し睡眠を整える。 ・体調の変化時は早めに支援者に伝えることができる。
#3　支援する家族の不安・疲労感がある。	家族の不安・疲労感が軽減し支援を続けることができる。	・困りごとや不安なことを支援者に相談することができる。 ・疾患に対する理解を深めることができる。 ・病状悪化時の対応，連絡体制を明確化する。 ・定期的なカンファレンスに参加を促す。 ・支援の一員として認識できる。

7 訪問看護の実施経過と評価

◆ 服薬が継続できる

▌実施経過

看護師はGさんに服薬への考えや思いを確認した。Gさんは，抗精神病薬を服用すると眠けやふらつきが出現して，趣味のガーデニングや家事に支障が出ることが一番の困りごとであると話した。現在の薬は，眠けやふらつきが少ないと実感できているため，服薬できているとのことである。

訪問時に服薬状況を確認する際は，趣味のガーデニングや家事に影響がないかを確認することとした。そのうえで，「服薬したくない気持ちが出てきた」など，Gさんの服薬への思いが変化したときや，服薬の中断が確認できたときは，Gさんの話をよく聞いたうえで，臨時の受診につなげるなどの早めの対応をはかるようにした。

Gさんは服薬への思いを正直に看護師に話せるようになり，早期の対応ができるようになった。その結果，服薬の中断が長引かずにすむようになり，身体・精神状態の悪化が予防できるようになった。また，趣味のガーデニングや家事が順調に継続できるようになって生活が安定し，それが服薬の継続につながるという好循環が生まれた。

▌短期目標の評価

看護師は，Gさんがどのような生活を希望しているのかを一緒にふり返り，Gさんが希望する生活には継続した服薬が必要であることを伝えた。また，定期的な訪問看護で服薬について一緒に考える機会をもち，服薬が継続できるよう支援することができた。そのうえで，ガーデニングや家事が順調に進んでいることについて，Gさんの服薬の継続が希望する生活につながっているとフィードバックし，地域生活の継続への動機づけとした。その結果，精神症状のあるなかでもGさんの他者とのトラブルは減り，再入院せずに希望する自宅での生活を継続することができた。

◆ 身体的な不調をきたさず日常生活が維持できる

▌実施経過

Gさんの妄想状態は不安や恐怖感が伴うため，精神的な余裕をなくして過活動や不眠が生じやすい。休息がとれない状況が続くと，身体的な不調が出てくるようになる。食事摂取量，体重の増減，睡眠状態など身体面の変化を観察し，食事摂取量が少ない場合は，飲料タイプの栄養補助食品などを補食として取り入れ，不眠がみられたら頓服薬を使用するなどの具体的な対策を伝え，日常生活と身体の健康が維持できるように支援した。

この結果，妄想状態が持続していても日常生活を継続できるようになり，身体的な不調をきたすことは少なくなった。

▌短期目標の評価

Gさんは，精神状態と日常生活，身体の健康がつながっていることを意識

できるようになった。精神状態が不安定なときは早めに休息することができ，不眠のときも早めに頓服薬を服用して睡眠の乱れが生じないようにすることができた。これまでは日常生活や身体の変化を他者に伝える環境はなかったが，訪問看護や訪問介護など地域の支援者が入ったことで，Gさんは自身の変化を早めに発信することができるようになった。その結果，身体状態は安定し，日常生活のバランスをくずすことなく安定した生活を維持できるようになった。

◆ 家族の不安・疲労感が軽減し支援を続けることができる

▉ 実施経過

● **長女の思い**　長女はこれまで，Gさんの妄想状態による他者への行動化やトラブルへの対応をひとりで行ってきた。たとえば，早朝に隣人が騒音をたてて自分の睡眠を妨害しているとGさんが警察に通報を繰り返したり，騒音はたてていないという事実に納得できないGさんが，確認のために隣人家を何度も訪問したりなどの行動化があり，そのたびに警察や隣人から長女に連絡が入り，謝罪やGさんへの対応などを行ってきたのである。そのため，長女にはGさんの病状悪化に対する不安が強く，入院を希望しないGさんの対応に苦慮し，疲労感をいだいていた。

● **看護師の対応**　看護師は，長女のこれまでの対応やかかわりをねぎらい，Gさんの退院や地域生活に対する不安をあらためて確認した。看護師は，Gさんの精神状態の悪化は疾患による症状であり，服薬を継続できれば症状はおさまると予測できること，Gさんは自宅で生活していきたいという希望が強いことを伝えた。そのうえで，いままでは長女がひとりで対応してきたが，今回は支援体制が整っていることを説明した。

　看護師は長女に，Gさんや長女が病状の悪化に気づき，不安が生じた際は，夜間も含めて訪問看護ステーションに連絡して相談してほしいこと，必要に応じて看護師の臨時訪問などの対応をとること，また定期の訪問時に把握したGさんの生活状況や精神状態，健康面について看護師から長女に報告し共有していくことなどを伝えた。

● **結果**　このような対応の結果，長女は自分ひとりだけで対応するのではなく，さまざまな支援者が連携・共有しながら支えてくれることを知り，不安感や疲労感が軽減していった。

▉ 短期目標の評価

　訪問時のGさんの生活状況や精神状態，健康面を長女に伝えていくなかで，長女も自身の困りごとや不安を看護師や精神保健福祉相談員に相談することができるようになった。長女はGさんの希望や健康的な面を知る機会も増え，Gさんの疾患についても理解を深めていった。自宅で生活したいというGさんの希望にも徐々に寄り添えるようになり，病状の悪化時は地域の連絡体制を活用して早期に相談できるようにもなった。

　看護師は，最も身近な支援者である長女の役割を大切に考え，長女にも定期カンファレンスの参加を促し，Gさんの病状や気持ち，治療や支援の方向

性を知る機会をつくった。これらの取り組みの結果，しだいに長女の不安感や疲労感は軽減していき，ほかの支援者とともにGさんの自宅での療養生活の継続を応援できるようになっていった。

8 チーム全体のケア

Gさんの希望する「自宅で生活を続けること」ができるよう，服薬の継続を目標としてかかわった。

1 **Gさん**　服薬への考えや気持ち，思いの変化を看護師に話せるようになった。そして，自分の精神状態の悪化が生活や身体にも影響することを理解し，早めに相談できるようになった。その結果，看護師が早期に服薬支援を行い，服薬中断と精神状態の悪化の予防ができるようになった。

2 **長女**　自身の仕事や育児がたいへんななかで，Gさんの自宅での生活が続くように支援した。看護師や精神保健福祉相談員から現在の状態を聞き，病状の理解を深め，助言をもとに対応した。妄想を訂正せずに話を聞き，Gさんが不安にならない環境づくりや声かけを行い，不調時だけではなく健康なときも電話や訪問をするなどのかかわりを継続した。

3 **看護師**　Gさんの妄想状態，服薬の状況を確認し，日常生活や身体面への影響をアセスメントした。隣人に対する被害的な感情や思い込みによる不安感や恐怖感に対して，定期的にGさんの気持ちを傾聴して受容し，不安感や恐怖感が軽減するような方向で助言をした。また，Gさんの服薬への気持ちが変化した際には，服薬が中断しないよう早めに受診を促したり，服薬の中断による影響を再度説明したりして，精神状態の悪化の予防に努めた。このほか，定期的にGさんの病状や日常生活の様子を伝え，対応について助言することで，支援者の1人である長女を支えた。

4 **病院主治医**　週1回の診察でGさんの主訴や長女の話を聞き，地域の支援者からふだんの生活の様子や身体・精神状態に関する情報を得て，Gさんの状態に合わせた治療や処方を行った。病状の悪化がある場合は，短期間の休息入院を早めに取り入れるなど，Gさんの自宅での生活が継続できるように支援した。

5 **ヘルパー**　訪問による週2回の家事支援を通してGさんの生活状況を確認し，病状が変化して日常生活に影響が生じていないかを観察し，他の支援者に情報を共有した。

6 **精神保健福祉相談員**　Gさんの地域における支援体制を整備し，緊急時の連絡や対応などのルールをつくった。また，Gさんを定期的にモニタリングし，Gさんと長女の状況を把握したうえで，病院と地域の支援者の連携が進むように定期的にケア会議を開催し，チームの中心としてかかわった❶。

9 評価

ガーデニングや家事をしながらGさんらしい生活を継続するためには，抗精神病薬の服用を継続し，精神状態の安定をはかることが必要だった。支援チーム全体で服薬の支援を続けた結果，Gさんの精神状態の悪化が予防で

きるようになり，服薬・外来治療を続けながら自宅での生活が継続できるようになった。Gさんの不安感や恐怖感はしだいに軽減し，隣人への行動化は減少した。

また，Gさんの隣人への行動化が徐々になくなったことで，長女のかかわりも変化した。当初は強い疲労感をいだいていた長女であったが，看護師や精神保健福祉相談員と話す機会を多くもつことでGさんの健康な面にも目が向けられるようになり，Gさんの希望である自宅での生活を応援するようになった。

3 その後の展開

退院しても再入院を繰り返し，地域生活への定着がむずかしかったGさんは，今回の長期入院後に訪問看護や訪問介護，精神保健福祉相談員などの支援を受けることで病状の悪化を予防できるようになり，早期の治療で再入院を繰り返すことがなくなった。服薬を中断して病状悪化をまねき再入院になるというパターンから，服薬を継続し支援と早期の治療を受けることで病状悪化を予防するパターンにかえることができた。

看護師はその後も，定期的な訪問看護でGさんとのコミュニケーションをはかり，信頼関係を構築しながら生活状況や精神状態の把握，服薬状況を確認し支援した。妄想による隣人への行動化については一緒に具体的な対処法を考え，隣人とのトラブルはしだいになくなっていった。長女は安心してGさんにかかわれるようになり，子どもを連れてGさんの家に遊びにいくなど，家族としての交流も増えていった。

退院後3年を経て，Gさんの自宅での生活はすっかり安定し，この間，再入院はしていない。Gさんは最近，バラの鉢植え栽培にこっていて，今度開かれる地域の品評会に出品してみようと考えている。

H 認知症高齢者の事例展開──ひとり暮らしで身寄りが少ない療養者の支援

1 認知症の療養者の状況

● **認知症とは**　認知症は，記憶力や注意力，判断力が徐々に低下し，これまでできていた生活動作がスムーズに行えなくなり，日常生活に困難が生じた状態である。

認知症の人にあらわれる特徴の1つに，音や光のとらえ方などの知覚の変化がある。少しの音や光に敏感になる場合と，反対に鈍感になる場合がある。このほか，認知症の原因疾患によっては，平らな場所にもかかわらず段差が

あるように見えたり，枕が猫などの動物に見えたりするといった，錯視が生じる場合もある。

　本人は，異変を感じてはいるものの，病気の初期段階では，誰にも言わずに自分ひとりで不安を打ち消す努力をしていることが多い。そのため，周囲が異変に気づいたときには，かなり病気が進行しているということになりがちである。とくに高齢者の場合は，老化の問題が加わるため，病態をつかむのがむずかしくなる。

● **看護の方向性**　相手をこまやかに観察し，言わんとするところを感じとり，よき理解者として認めてもらうことが看護の第一歩である。家族と同居している高齢者の場合は家族との関係，ひとり暮らしの高齢者の場合は近隣との付き合いや，介護支援専門員（ケアマネジャー）などとの関係のなかにケアのヒントが隠れていることがある。視野を広げて，療養者を取り囲む人間関係に注意をはらう必要がある。

2 訪問看護導入初期の看護展開

1 療養者についての初回（依頼時）の情報

　1 **療養者**　Hさん（70歳・女性），身長160cm，体重48kg。
　2 **職業**　元銀行員
　3 **家族**　結婚歴はなし。幼いころ叔母の家に養子に出された。実家は2歳下の実弟が継いだが，3歳のときに別れたきりで，ずっと疎遠だった。Hさんが結核で入院したころに手紙のやりとりがあったが，そこからまたしばらく音信不通になり，60歳を過ぎてから年賀状のやりとりを再開した。
　4 **趣味**　生け花
　5 **経済状況**　厚生年金
　6 **住環境**　木造1軒家
　7 **診断名**　前頭側頭型認知症❶，糖尿病
　8 **既往歴**　結核（20代に発症し，手術）
　9 **治療**　内服治療
　10 **処方薬**　グリメピリド，シタグリプチンリン酸塩水和物，クロピドグレル硫酸塩，メマンチン塩酸塩，リスペリドン（いずれも朝1回服用）
　11 **介護保険**　要介護2

2 初回訪問時の状態

　初回訪問では，なんらかの介入や援助を行うよりも，Hさんの現在の様子を全体的にとらえ，Hさんに「次回も来ていいよ」と言ってもらえる関係をつくることを目標とした。

　初回訪問で看護師が集めた情報は，●**表4-10**のとおりである。

□ **NOTE**
❶**前頭側頭型認知症（FTD）**
　かつてはピック病とよばれた認知症で，前頭葉と側頭葉が変性し，萎縮する。記憶障害は目だたないことが多く，性格の変化，発語の困難，脱抑制（社会的な逸脱行為），常同行為などの症状が特徴的である。

◉表4-10　初回訪問時の情報収集内容

項目	内容
バイタルサイン	血圧：130/78mmHg，脈拍：72回/分（整脈），呼吸数：15回/分
病状	・記憶：看護師が自分の名前を名のるとメモし，「Aちゃんっていう名前だね」と看護師の下の名前を覚えた。 ・生年月日，季節は答えることができたが，自分の年齢や今日の日にちはあやふやであった。 ・妄想：年金を盗まれた，退職金を誰かがねらっているといった妄想がある。
食事	・配食サービス（糖尿病の献立）を昼・夕2食活用 ・歩いてコンビニエンスストアに行き，お弁当や菓子類を手あたりしだい買って食べている。 ・義歯をつけている。常食の場合は，かんだり飲み込んだりするのに問題はない。
水分摂取	・お茶が好きということで，緑茶をよく飲んでいる。お茶のペットボトルもたくさんあった。
排便	・本人によると毎日快便とのことだが，実際のところは不明である。 ・訪問当日に腹部の聴診・触診をしたところ，膨満感なく，異常はみられなかった。
排尿	・自分でトイレに行っている。布の下着を着用している。
睡眠	・よく眠れているとのことである
移動	・ふらつきはあるものの，自力歩行である。 ・とっさに行動することが多く，転倒のリスクが高い。
清潔	・自分でお風呂をわかして入っているとのことだが，髪は洗えていない様子である。
日常	・まだ「仕事を続けている」という意識があり，「出勤しないといけない」と思っている一方で，「退職金をもらって，もう年金暮らし」という意識もあり，そのときどきで本人のとらえている世界に変化がある。出勤という意識があるときは着がえをし，身なりを整えている。
コミュニケーション	・妄想やとらえ違いはあるものの，ユーモアのある会話ができる。
服薬	・5種類の薬を朝1回服用している。薬剤師が服薬管理カレンダーに日々の薬を1か月分入れ，それを本人が管理している。正確に飲めているかは不明である。1か月に1度，介護支援専門員がモニタリングで訪問する際に，薬が残っていないかは確認している。
家事	・自分で洗濯機を使用し，洗濯ができている。また，食器などの洗い物もできている。 ・同じ洋服だけを何回もローテーションして着ている。 ・部屋は散らかっている。

3　訪問看護導入経過

◆　発病前

　Hさんは，若いころに結核を発症して胸郭形成術を受け，前胸部から背中にかけ，裂釮（けき）がけの大きな傷あとがある。このせいで婚約が解消になったという。本人は「それで結婚はあきらめた。私は家庭というものとは縁がないと思い，キャリアウーマンとして生きることにしたの」と言う。その言葉どおり，当時の女性としてはめずらしく，銀行の女性管理職となった。Hさんはめんどう見がよく，後輩たちからも好かれたそうである。その銀行で定年まで勤め上げ，定年後は非常勤として65歳まで後輩の育成や書類整理などの業務を担った。それも終わってからは，自宅の庭で花を育て，絵画を見に行くなどして趣味の時間を楽しんでいた。

◆ 発病後から現在

　67 歳のときに健康診断で血糖値の高さを指摘され，月に 1 度，近所のクリニックに通うようになった。血糖値のコントロールがなかなかできず，状況はむしろ悪化していき，しだいに外来受診日を間違えたり，忘れたりするようになった。近所のコンビニエンスストアでお弁当や菓子類を購入している姿が，1 日に数回も確認されている。

　その後，夕方になると「年金を盗まれた」と最寄りの交番に訴えに行くようになり，最近では街中で迷子になることも増えてきた。ごみの収集日を間違えたり，ごみの分別ができなかったりして近所の人から指摘を受けると，いきなり「なんだと，ばか野郎！」と暴言を吐いたという❶。

　糖尿病の主治医から「認知症の疑いあり」と診断され，民生委員が市町村の高齢福祉課，地域包括支援センターに相談して，医療や支援が動き出すようになった。地域包括支援センターの担当者が，すでに疎遠になっていた実の弟に連絡し，介護保険の申請を行って要介護 1 と認定された。しかし，本人はかたくなに訪問介護やデイサービスを拒否している。今回は，糖尿病の観察や治療支援の目的で，介護支援専門員を通じて訪問看護の依頼がきたところである。

4 療養者・家族の希望する暮らしや医療・介護

　1 Hさん　「これまで一生懸命に働きつづけてきた。まわりからいろいろ言われたくない。自分が稼いだお金をどのように使おうがかまわないじゃないか。好きな物を買って食べて，なんでおこられなくてはいけないんだい？

　他人が家に入り込んで，家事だの風呂だのやってほしくない。ただ，昔大病したから，健康面だけはちゃんとしたい。もうあんな思いはしたくない。私は手術で傷ものの身体になったから，この身体を見せるのはプロしかだめ」

　2 実弟　「ずっと会っていなかったものだから，なにをどうしていいかわからない。私も年で腰痛はあるし，医者通いをしている身だから，まわりの皆さんのお力を借りて，本人のよいようにしてほしい」

5 アセスメント

　Hさんには，「自分の力で生きてきた」という自負がある。他人から指示的にかかわられると，そのプライドが傷つけられてしまう。Hさんの言葉に耳を傾け，Hさんの望みを聞き出しながら，そのためにすべき行動を提案していくことが必要である。

　また，それにあたっては，前頭側頭型認知症という認知症のタイプの特徴をとらえた援助を考え，糖尿病の進行・悪化を防ぐようにケアを行う必要がある。たとえば，前頭側頭型認知症の人の場合，本人と相談しながら日課とスケジュールをつくり，それを達成していくというかたちにすると，本人が課題の達成に安心感や充実感を得られ，うまくいきやすい❷。

　NOTE
　❶認知症の症状として，易怒性（おこりっぽくなる）があるほか，前頭側頭型認知症は感情や理性をつかさどる側頭葉が萎縮するため，感情抑制能力が低下しやすい。

　NOTE
　❷決まった時間に決まったことをしようとする，「時刻表的生活」とよばれる行動パターンがみられるのも，前頭側頭型認知症の特徴である。常同行為の一種であり，これを制止しようとするとおこりだす。このような行動パターンに合うようなはたらきかけが大切である。

　以下，アセスメントの結果，浮かび上がった，Hさんの療養生活の継続のために対応が必要な課題をあげる。

◆ 転倒のリスクがある

　立ち上がり時や歩行開始時に，ふらつきが見られる。ふらついたとき，なにかにとっさにつかまろうとするが，それが可動式の机であったり不安定な家具だったりすることがあるため，今後，転倒するリスクは高い。本人の下肢筋力の程度，視力の状態，注意力，空間見当識能力をアセスメントし，室内での歩行の様子を観察して環境整備を行う必要がある。また，外出するときのはき物の調整も重要である。

　万一，転倒して負傷した場合，Hさんには糖尿病があるため，傷の治りが遅く，感染のリスクも高いと予測できる。転倒予防は，Hさんの療養生活の継続のための重要課題と考える。

◆ 糖尿病の食事療法・服薬コントロールが不十分

　近所のコンビニエンスストアに行き，買い食いをしている。薬については，記憶障害があるため，定期的に服薬できているか不明瞭である。現在，血糖コントロールがうまくいっていない状態であり，今後は食事・服薬・運動といった糖尿病の治療をどのように進めていくか，検討する必要がある。

◆ 頼る人がいないことから感情が不安定化し，妄想が出現

　これまでずっとひとりでがんばってきたHさんだが，他人に頼らなかったぶん，現在の困りごとを共有する相手がいない。上述の「年金を盗まれた」などの妄想は，Hさんが孤独を感じた際に出現しやすいように思える。前頭側頭型認知症の人は，病状の初期には人の顔や名前をしっかりと覚えることができるため，この段階でHさんがかかえている不安やつらさ，今後について語ってもらえるような関係づくりに努め，Hさんが孤独に陥らないようにする支援が必要である。それによって妄想の出現に変化があらわれ，感情も徐々に安定していくと期待できる。

6 看護目標・計画

　アセスメントの結果，「Hさんが転倒や糖尿病の合併症におびやかされるリスクを最小限にし，これまでがんばって生きてきた自分を認めながら暮らしを続けられる」を長期目標として設定した。看護問題，短期目標と期待される成果は◯表4-11のとおりである。

7 訪問看護の実施と経過

◆ 転倒せずに自宅で暮らしつづける

▍実施経過

　Hさんの自宅に通い，下肢筋力・視力・空間見当識能力について，フィジ

◎表4-11　Hさんの看護問題・短期目標と期待される成果

看護問題	短期目標	期待される成果
#1　転倒のリスクがある。	転倒せずに自宅で暮らしつづける。	・下肢筋力の維持・向上を目ざしたリハビリテーションができる。
#2　糖尿病の食事療法，服薬コントロールができていない。	糖尿病が現在より悪化しない。 現在：空腹時血糖値130， 　　　HbA1C 6.7%	・1日のカロリー制限に準じた食事をとることができる。 ・決まった時間に服薬できる。
#3　不安や孤独を感じ，妄想によってさらに孤独になっている。	不安感や孤独感が緩和される。	・妄想をぶつけるのではなく，自分の思いを話すことができる。

カルアセスメントを行った。その結果，視力・空間見当識能力に問題はないが，下肢筋力がやや衰えていることがわかった。自宅に通うなかで，Hさんから「健康面だけは大事にしたい」という発言があったので，「そのために，週に1回リハビリテーションをしてみませんか」と提案したところ，本人から「プロがみてくれるのなら」と了解を得られたため，リハビリテーションを導入することができた。リハビリテーションは，日課を紙に書いておいたため，Hさんはそれを達成しようと意欲的に取り組んでくれた。

　また，立ち上がり時にめまいがして，ふらついていることがわかったため，服用薬の1つ，メマンチン塩酸塩の副作用を考え，医師と相談して減量を行った。このほか，Hさんの生活動線に合わせて，転倒の原因になりそうな危険物や障害物などがないかを観察し，環境調整を行った。

▌ **短期目標の評価**

　自宅に通うなかで，Hさんと関係を築くことができた。それにより，「Hさんがめまいに苦しんでいたこと」「それがふらつきを引きおこしてきたこと」などがみえてきた。Hさんの「健康面を大事にしたい」というニーズを満たせるようにリハビリテーションを提案し，本人も進んで取り組んでくれている。

　「時刻表的生活」を行うと落ち着けるという，前頭側頭型認知症の人の特徴をふまえ，リハビリテーションに日課を提示したことは，目標達成に貢献したと思われる。短期目標は達成したといえるが，転倒のリスクは今後も継続して把握していかなくてはならない問題である。

◆ 糖尿病が現在より悪化しない

▌ **実施経過**

　Hさんがコンビニエンスストアで好んで買っている商品を確認した。購入する商品はおおむね決まっていることがわかったため，それらの商品のカロリー計算を行い，配食サービスで提供されている食事と合わせ，総カロリー量を算出した。続いて，その結果をもとにHさんが毎日歩く距離，活動範囲などを考え，医師，管理栄養士，薬剤師の協力を得て薬の見直しや，配食サービスの献立の見直しを行った。

▍短期目標の評価

　上記を実施後に血液検査の結果をみていくと，空腹時血糖値，および HbA1c の値が上昇することはなく安定していたため，目標は達成したといえる。

◆ 不安感や孤独感が緩和される

▍実施経過

　訪問するたびに，H さんのこれまでの人生について話を聞くことにした。看護師自身もときおり自分の子どものころの話をして，H さんに自分の背景を知ってもらうようにした。

　会話のなかで，「叔母の家に養子に出されて悲しかった」「家の手伝いをするのは仕方ないと思ったけれど，叔母に子どもができてからはいづらかった」などの幼少期の思い，「結婚したかったけれど，当時は不治の病と考えられていた病気になったから」「ざっくり胸と背中と切りきざまれて，傷ものになった女性を進んで奥さんにしようとする男性はいないよ」「青春時代を結核にささげた」などの，結核にかかったことや結婚に対する思いを語ってくれた。

　結核が治ってからの人生については，「輝かしいキャリアウーマン時代」と明るい表情で当時を生き生きと語り，H さんにとっていかに仕事が楽しいものであり，生きがいであったか，そして，その当時が誇らしいものであったかが伝わってきた。

　話のなかで「仕事をやめるときはさびしかった」「仕事をしていない自分のこれからを想像できなかった」などの発言があったため，「H さんは，これからなにをしていきたいと思いますか？」と，H さんの希望について話をつなげた。そして2人で，「なにをするのがよいだろうか？」などと話し合った。その後，介護支援専門員にも話に入ってもらい，「H さんのやりたいこと」について，3人で一緒にさがしていこうという話になった。

　このようなかかわりを続けた結果，「物を盗まれた」といった訴えが少なくなり，激しい感情の爆発もみられなくなっていった。

▍短期目標の評価

　自分のこれまでの話をじっくりとするなかで，H さんの表情は初回訪問時よりも明るくなり，それに合わせて物盗られ妄想が影をひそめていった。これは，不安感や孤独感が緩和されたためと考えられる。

8 チーム全体のケア

　1 医師　H さんのふらつきの背景にはめまいがあることをふまえ，処方を見直した。また，H さんの買い食いの習慣をもとに，糖尿病の薬を再検討した。

　2 理学療法士　めまいがある人の下肢筋力増強のための運動を検討し，日常生活のなかでできるプログラムを考案し，それを日課表としてまとめた。そのほか，H さんが自分から意欲的にリハビリテーションに取り組めるよう

にプログラムにさまざまな工夫を盛り込んだ。

　③ **管理栄養士**　買い食いをしたぶんのカロリーを計算し，配食サービスの献立を確認し，食事内容を検討した。Hさんの買い食いを一方的に禁止するのではなく，買い食いを前提にして食事のあり方を工夫する方向で支援した。

　④ **介護支援専門員**　Hさんがこれから，どのような生活を送りたいと考えているのかを，Hさん，看護師とともに考え，ケアプランをつくり，さまざまなサービスや社会資源の導入を検討するなど，その実現を具体化する役割を担った。

　⑤ **民生委員**　地域をよく知る存在として，Hさんが好んで購入する商品を知るためにコンビニエンスストアなどに連絡をした。

　Hさんが望む在宅療養生活の継続のために，さまざまな職種が上記のような役割を果たした。看護師は，これらの協力がHさんの状況の変化にどのように結びついたか，短期目標に対する成果はどうだったかをまとめ，チーム全体に共有して，今後の協力も依頼した。

⑨ 評価

　「Hさんが転倒や糖尿病の合併症におびやかされるリスクを最小限にし，これまでがんばって生きてきた自分を認めながら暮らしを続けられる」という長期目標に近づくことができた。認知症は進行するため，今後は徐々に進行していく記憶障害，認知機能の低下，運動能力の低下を見すえてプランを修正し，継続していくことが必要である。

3　その後の展開

1　訪問看護開始から3年後のHさんの状態の変化

　訪問看護開始から3年後，Hさん（73歳）の前頭側頭型認知症は進行し，脳の萎縮（いしゅく）が運動野や言語野に及んだ。歩行がすり足になり，膝（ひざ）を曲げるという動作がなめらかにできなくなった。さらに，失禁があらわれ，言葉に詰まるようになった。

　Hさんのこのような状態の変化に対し，看護師は自助具・補助具の活用や，現在のHさんに適したサービスについて，後見人❶となる実弟，介護支援専門員と相談した。その結果，訪問介護や訪問入浴サービスを導入し，住宅改修を行うことになった。また，こうした自宅での暮らしを整えながらも，Hさんの1日の暮らしぶりを知るため，ショートステイを利用することとなった。

> **事例❶　担当の看護師からみた最近のHさんの印象**
> 　これまでの3年間，大きなトラブルもなく自宅での生活を続けることができていたHさんだったが，ここ最近，認知症の進行による影響が目だっ

□ **NOTE**

❶後見人
　疾患や障害などにより判断力が十分でない人にかわり，その人を保護する目的で，財産の管理や契約などかわりに行う者である。「民法」に基づく成年後見制度に規定されている。

てきた。歩行がすり足になり，尿意と便意があいまいになり，失禁回数が増えた。そこで，リハビリパンツ❶をはくようになったのだが，自分で取りかえられるときもあるが，交換を忘れてしまうこともあるため，誰かの声かけや介助が必要な状態である。夜間はベッド脇にポータブルトイレを置き，尿意のある時にはトイレまで行かずにすむようにしている。いまのところ問題はなさそうである。

　会話中も「あれ……，えっと……あれが……」などと，物や人の名前が出にくくなり，話しづらそうになってきた。それでも冗談を言い，「教養がじゃましちゃって言葉が出ない」などと笑うところは，やっぱりHさんらしい。まだ，コミュニケーションは高いレベルでとれている。会話中に息苦しそうなときがあるが，もともと過去に患った結核とその治療のために片肺の機能が低下しており，最近は負荷がかかると息苦しさが出現してしまうようである。

　最初は自立への自負が強く，看護師・介護支援専門員・理学療法士などの医療職やケア職の介入をきらったHさんだったが，この3年の間に困りごとをケアチームに話してくれるような関係になっていた。心身の不便さは増えたものの，Hさんの思いや生活への希望を共有することはできていた。今後もできるだけ，Hさんの希望する生活を支えていきたいと考えている。

NOTE
❶下着のような感覚ではくことができる失禁用品のことをいう。

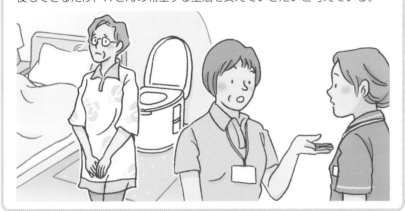

2　Hさんの暮らしの変化と支援者の視点

①Hさん　「おしっこまでもらすようになって，恥ずかしい。でも，Aちゃん(看護師)もいてくれるし，これまでがんばってきたぶん，人様に頼ろうかなと思ってさ。でも，だんだん身体全体が弱ってきたらどうなっちゃうのかね……。心配だよ」

②実弟　「だいぶ身体が動かないようだけれど，皆さんがよくやってくれているので，姉のことをおまかせできる。この3年でだいぶ姉の様子もわかってきた。私も姉も先は短いので，少しでもよい方法で，楽しく暮らしてもらいたい。私にできることがあれば言ってほしい」

③医師　「脳の萎縮が運動野や言語野に及んでいる。しかし，脳の萎縮の程度に比べて状態は安定している。肺の機能が少し低下しているので，かぜをひいたり誤嚥をおこしたりしないように注意が必要だ。糖尿病は落ち着いている」

　④**理学療法士**　「呼吸しやすいように，上半身のリハビリテーションも始めている。体が前傾になりやすくなっているので，姿勢を保持できるポジショニングについても工夫している」

　⑤**訪問介護員**　「リハビリパンツの交換，トイレ誘導，薬の飲み忘れがないかの確認(空袋の確認)をしている。パンツの交換時，冗談を言ってなごませてくれる」

　⑥**介護支援専門員**　「要介護度が3に変更になった。身体の動きがよくないのと，息切れが目だつようになったので，24時間の状態を確認できるようショートステイを取り入れていくことにした」

　⑦**看護師**　「3年の間に，身体面の機能が低下している。前頭側頭型認知症は，アルツハイマー型認知症の人に比べ，寝たきりになりやすいので，今後そうした状態になることも視野に入れてケアをしていきたい。息切れがつらそうなので，どの程度の負荷がかかると息切れをおこすのかをアセスメントしてきたい。言葉がなめらかに出なくなっていて，自分の思いを伝えることに困難が生じてきている。Hさんの思いをくみとってケアをできるようにしていきたい」

3 アセスメント

◆ 症状緩和ケア

●**失禁**　Hさんは，尿意・便意があいまいになり，失禁が増えている。本人はリハビリパンツを交換してもらうときなどに冗談を言っているというが，恥ずかしさをまぎらわしている側面もあるだろう。Hさんの自尊心が傷つかないように配慮する必要がある。

●**言語**　言葉がなめらかに出なくなり，もどかしさを感じたり，言いたいことをがまんしたりしていると思われる。なんらかの方法で，感情の発散や気分転換を促していく必要がある。

●**呼吸**　呼吸苦に関しては，日常生活動作のなかでどのような行為が負荷になるのかを把握し，負荷が極力かからないようにしていく。そして，呼吸がらくになる姿勢を表現，呼吸リハビリテーションを取り入れる。心身の緊張も呼吸苦の原因になることから，副交感神経優位の状態になるようリラックスできるようにすることも重要である。肌に触れるケア，深呼吸などを，Hさんの暮らしのなかに取り入れていく。

◆ 環境整備

　歩行に不安が出てきたため，すり足歩行でもつまずかないような環境整備を行う必要がある。また，トイレでの立ち上がりなどがスムーズにできるよう，住宅改修の制度を使って，手すりを設置する。また，「とっさのときに言葉が出ない」という状況も考えられるため，緊急用ボタンを準備する。

○表4-12　Hさんの看護問題，短期目標と期待される成果（初回訪問から3年後）

看護問題	短期目標	期待される成果
#1　前頭側頭型認知症の進行により排泄・会話がスムーズにできなくなったことに伴う自尊心の低下	自尊心を傷つけられない。	• 排泄援助中，あるいは会話に詰まったときに本人の表情が暗くならない。 • 自分にいまできること，もっている力について語ることができる。
#2　転倒のリスク	転倒しない。	• 転倒予防のリハビリテーションを続けることができる。 • とっさのときに手で支えられるよう上肢をきたえる。
#3　呼吸苦の出現	呼吸苦が最小限となる。	• 呼吸リハビリテーションができる。

4 看護目標・計画の修正

　アセスメントの結果，「前頭側頭型認知症の進行に伴う生活の不便さ，および過去の結核治療による呼吸苦が最小限になり，Hさんが誇りをもって暮らしつづけられる」ことを長期目標とした。看護問題，短期目標と期待される成果は○表4-12のとおりである。

5 看護の経過とケアの実際

◆ 自尊心が傷つけられない

▌実施経過

● 失禁に対する手当て　訪問介護の介護職と協力し，Hさんの排尿パターンを確認した。「時刻表的生活」で安定するHさんの病の特性をもとに，パンツ交換の目安の時間を日課表に記載して，Hさん自身が尿意や便意がなくとも，その時間帯にパンツ交換を行えるようにした。また，Hさんがパンツ交換を忘れたときにどのように言葉をかけるかや，交換のタイミング，すばやくパンツ交換をする手順などを，訪問介護のメンバーと打ち合わせた。

● 会話に対する手当て　Hさんが会話に詰まったときには，少し待ち，そのときの話の文脈や状況から，Hさんの言いたいことを予測して，「○○ということですか？」とゆっくり聞き返すようにした。また，会話のなかでは，Hさんのできることについて目を向け，それを伝えるようにした。

● その他　看護師や介護職が協力してHさんの自尊心を高めるようなかかわりをするほか，Hさんの弟にも協力を仰いだ。弟は訪問の際，「姉さんは銀行員としてりっぱに仕事をまっとうした。えらいなあ」と声をかけるなど，Hさんの自尊心が高まるように努めた。

▌短期目標の評価

　Hさんは「まだまだ私でもできることはありそうだ」と笑顔で話してくれる場面が増えた。Hさんらしさを失わずに過ごせていると思われる。

◆ 転倒しない

▌実施経過

　3年前同様，理学療法士による下肢筋力のリハビリテーションを日課として行うとともに，今回は，上肢の反射神経をきたえる運動も取り入れた。

▌短期目標の評価

　Hさんは積極的にリハビリテーションを行い，上肢の運動も継続している。いまのところ転倒はおこしていない。

◆ 呼吸苦が最小限となる

▌実施経過

　理学療法士の支援のもとで，呼吸苦を緩和するために日常生活での負荷が最小限になるような動作を取り入れ，呼吸リハビリテーションを行った。看護師は，呼吸苦が高じた際にとる体位や，できるだけ呼吸がらくになるような呼吸法をHさんとともに実践した。そのほか，リラクセーションのために，香りの提供，触れるケア，あたためるケア，深呼吸などを取り入れた。

▌短期目標の評価

　現在のところ，重篤な呼吸苦はあらわれていない。

6 チーム全体のケア

　①医師　Hさんの認知症進行状況，呼吸機能の評価をもとに，今後予測されるリスクを提案した。

　②理学療法士　下肢の運動のみならず，上肢の運動，呼吸機能を維持するリハビリテーションを実践した。

　③介護支援専門員　少しずつ身体機能が衰えていくHさんのために，ショートステイなどの24時間過ごせる場所をさがした。また，自宅での生活に役だつ排泄用具，移動に関する環境整備に使えるサービスなどを提案した。

　④看護師　これまで家族と縁の薄かったHさんの孤独感を癒すために，Hさんの弟に，Hさんとの時間を少しでもつくってもらえるよう依頼した。また，呼吸をらくにする体位や呼吸法を取り入れてHさんの呼吸苦を緩和し，触れるケア，あたためるケアなどの提供を通じてHさんがリラックスして過ごせる時間をつくった。

7 評価

　3年前の訪問看護開始時と同じ多職種チームが，いまのHさんの状態に合わせた支援を行ったため，Hさんは安心感をもって自分の身をゆだねてくれた。認知症が進行すると，新しい環境や人に対して混乱が生じやすくなる。同じ多職種チームによる継続したケアが，Hさんの自宅での療養生活の継続に大きな役割と果たしたと考える。

　また今回は，3年前には「これまであまり縁がなかった」と，Hさんの支

援に消極的だった弟さんが,「姉にとってよい環境を」と自分の意見を述べるほど, 積極的に参加してくれた。今後も続く H さんの人生に, 弟さんが家族としてかかわってくれる可能性がみえてきたことは, 養家育ちの H さんにとって非常に大きい意味がある。H さんも, 弟さんとの時間を楽しんでいるようにみえる。

I がん終末期の療養者の事例展開 ——在宅での看取りの支援

1 がん終末期の療養者の看取りの支援

　がんの終末期には, さまざまな様相がある。ひとくちに, がん患者の在宅療養といっても, 年齢, 性別, 疾患の部位, 家族構成および介護状況などにより, その経過は個別性に富む。ここに提示する事例は, 地域の急性期病院から退院し, 亡くなるまで訪問看護を利用し, 在宅での看取りをしたケースである。

　訪問看護師は, がん治療の拠点である急性期病院の退院支援看護師との連絡調整からかかわり, 治療にあたった急性期病院の医師と在宅訪問診療の担当医との連携にもかかわることが多い。療養者の年齢によっては介護保険が適用され, その場合は医療保険での訪問看護と, 介護保険での福祉用具などのサービス利用との組み合わせが生じ, 介護支援専門員(ケアマネジャー)との連携も重要になる。

　さらに, 家族調整の部分では, 意見の異なるそれぞれの家族に配慮したうえで, 家族会議への参加なども必要になる。

　看取りの支援では, 対象者が「いずれ亡くなる」というゴールがみえている時間の流れのなかで, タイムリーに計画を見直しながら, 必要な看護の提供をしていく。本人や家族の悔いを残さないように支援することが重要である。

　そこで本節の事例は, 対象者が亡くなるまでの一連の過程を, 終末期のがん患者のそれぞれのステージに分けて提示することとする。

2 療養者の情報と退院までの経過

1 基礎情報

1 **療養者**　I さん(70 歳, 女性)。身長 156 cm, 体重 56 kg。
2 **職業**　ホームヘルパー
3 **家族**　次男(調理師)との 2 人暮らしで, 東京都に在住。次男は仕事の

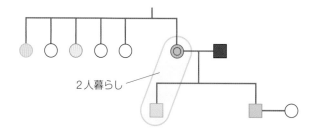

◎：療養者（70歳），6人姉妹の長女。
□：次男（36歳），主介護者，単身，調理師だが現在は休職中。
□：長男（42歳），既婚（子どもなし），夫婦ともに仕事をもち，あまり介護に参加できない。
○：妹，近隣に在住（介護に参加），この夫が精神的には息子たちの父親がわり。
○：妹，九州在住（介護に参加）。

◎**図4-6　Hさんの家族関係図**

自由がきくため，主介護者となる。長男は既婚で別居しており，夫婦ともに仕事をもつため，介護はほとんどできない。夫を脊髄損傷による10数年の介護のあと見送っている。九州に兄弟姉妹が5人いて，ときどき妹がたずねてきて介護に参加する。東京都内に住む妹もときおり介護に参加し，次男を精神的に支援している（◎図4-6）。

4 **既往歴・現病歴**　40代で子宮筋腫・卵巣囊腫（のうしゅ）の手術を受けている。胆石の既往があるものの，手術はしていない。更年期症状と重なり，夫が亡くなったあとに気分の落ち込みがひどく，うつ傾向があり内服治療中だったが，腹痛による緊急入院のために中断していた。

69歳時に腹部膨満，腹痛を主訴に救急搬送されて緊急入院となる。腹部CTの結果，膵臓がんで，腹膜播種（はしゅ），腹水貯留，ステージⅣの診断となった。抗がん薬による化学療法が検討され，本人の希望により内服薬であるテガフール・ギメラシル・オテラシルカリウム配合剤（ティーエスワン®）の単剤投与を開始し（2週間内服，1週間休薬），さらに腹水穿刺（せんし）を1週間に1度，1回穿刺量1,000 mLで実施した。

腫瘍による背部痛に関しては，非ステロイド性抗炎症薬（NSAIDs）と，麻薬の内服（オキシコドン塩酸塩水和物10 mgを1日2回）でコントロール良好となった。

5 **ADL**　腹部膨満があり，倦怠感（けんたい）も強く，ほとんどベッドで寝ている状態である。座位の保持は可能だが，長時間は困難である。トイレは，介助すれば行くことができる。

6 **栄養**　食欲はなく，流動食に近いものを少しずつ摂取できる程度である。

2 退院前の病院訪問

病院からは，「病状は重篤であり変化が予測されるので，いましか家に帰

すときがない。急いで退院の準備をしてほしい」との依頼があったため，訪問看護師が病室を訪問した。本人は，退院したいという意思はあるものの，不安は隠せず，話しかけてもあまり表情が動かなかった。次男は，どのように介護したらよいか迷っていたが，本人の意思を尊重して退院準備を始めようとしていた。

病棟からは，看護サマリーが準備され，主治医からは「2週間後には外来に来てほしいが，無理をせず，場合によっては家族の代理受診でいい」と告げられた。また，訪問診療医師との連絡・調整を行い，退院したその日に往診できるように時間を合わせた。介護支援専門員を選定したが，まだ要介護度が決まらない状態のため，とりあえず，介護用ベッドをレンタルし，退院までに準備ができるように手配した。

● **看護問題**　退院時の看護サマリーによると，次の5つの問題（看護診断）は継続したまま退院となっていた。

- #1　疼痛
- #2　身体損傷のリスク
- #3　安楽の変調：腹部膨満感
- #4　皮膚統合性障害のリスク
- #5　非効果的治療計画管理

3 訪問看護導入経過

病院で化学療法と緩和治療を受けていたIさんは，入院中ずっと「家で過ごしたい」と希望を述べていた。Iさんの病状から「いましかない」と判断した担当医が退院を進め，訪問看護師が病院を訪問することになった。その後，4日間で退院の準備を行い，在宅療養が開始された。

3 終末期前期（初期）の看護 ── 退院後の訪問開始時

1 退院日当日の様子

退院当日より訪問開始となった。訪問診療を行う医師および診療所のケースワーカーと同行するかたちで訪問し，在宅ケアの方針を話し合った。主介護者の次男と，介護を手伝うために東京へ来ている実妹が同席した。

この時点のIさんの訴えは，「おなかがはって苦しいのであまり食事がとれない」だった。麻薬の使用もあり，疼痛の訴えは軽減されていた。ただし，表情の動きがなく，口数が少なかった。

2 看護計画

初期の訪問看護計画として，以下の問題を抽出した。主介護者の不安へも対応していくため，少なくとも週3日は訪問予定とし，緊急時や電話相談には，随時応じる体制をとった。医師は週1回の訪問診療と，緊急時に対応する体制をとった。

◻ NOTE

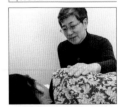

退院調整のために病院を訪問し，Iさんのベッドサイドを訪れる訪問看護師。

- #1　全身状態悪化のおそれ
- #2　便秘傾向で腹部膨満による苦痛がある
- #3　気分が落ち込みやすい

3 退院後 1 週間の看護展開

１全身状態悪化のおそれに対する看護　本人や家族と関係性を確立する目的もあって，1 日おきに訪問した。心理面と身体のケアを行い，苦痛の軽減に努めた。

２便秘傾向で腹部膨満による苦痛があることに対する看護　腹部膨満による「苦しい」「食べられない」という訴えに耳を傾けながら，温罨法（あんぽう）や腹部マッサージ，坐薬の挿入による排便の促進，必要時の浣腸（かんちょう）などを実施し，腹部膨満の改善や排便の促進を行った。

食事に関しては，介護者の次男が調理師ということもあり，口あたりのよい好みの物を，1 回量を少なくしながら，何回かに分けて食べられるような工夫を行った。これにより水分も含めて入院中よりも摂取が進んだ。

３気分の落ち込みに対するケア　退院後 3 日目に，看護師に「死にたくなる」「夫が他界して，更年期とも重なりうつ状態になって，精神科に通って定期的に薬も飲んでいたけど，今回の緊急入院で薬をやめてしまっていた。飲んでもいいだろうか」と訴えた。

もともとうつが潜在していたところに，がんであることがわかり，ますますうつ状態が悪化したにもかかわらず，適切な薬剤が処方されていないことがわかった。主治医とも連携し，以前に精神科から処方されて，手もとに持っていた抗うつ薬の服用を開始することにした❶。

その結果，気分も落ち着き，夜間の睡眠もとれるようになった。「入院中ではこんなにゆっくり話を聞いてもらえなかった。病気になったことは残念だけれど，家に帰れてよかった」という感想も聞かれ，まったくの無表情から少し笑顔がみられるようになった。

4 終末期中期（安定期）の看護 ──訪問開始 2 週目から約 1 か月

■ 家族調整への援助

介護者は不安ながらも日々の介護に慣れ，看護師に不安を訴えられるようになり，落ち着いて介護ができるようになった。ただし，今後の療養について，長男と次男の間で意見の不一致がみられるようになった。長男は「病院へ戻したほうがよい」と言い，次男は「本人の希望にそいたい」と言った。しかし，次男も自信をもって「家でみる」と言いきれず，悩みはじめた。

◆ 家族会議の設定と看護師の参加

次男の悩みに気づいた看護師は，長男・次男と，父親がわりをしてくれて

NOTE

❶がん患者のうつ状態

　がん患者は，うつ状態に陥ることが多いとされる。Ｉさんの場合には，もともとあったうつが，「がん」という診断を受け，しかも，かなり重篤であることに気づいたことにより悪化し，一層のうつ状態に陥ったにもかかわらず，急性期症状が出ているときには見逃されていた。

　Ｉさんの場合，看護師との信頼関係に基づく「傾聴」が効果的に機能して改善がはかられた。在宅の環境は，療養者が自分のふだんの居場所にいるため，素直な感情を吐露しやすく，訴えを聞きやすいという環境要因もある。

いる叔父（Iさんの妹の夫）を一緒に会わせるかたちで，今後の方針を話し合う場を設けることを提案した。

● **家族の意見** 叔父は，「つい最近，義父を病院で看取ったときに，医療機械に囲まれて，声もかけられずに見送って残念な思いをしたので，兄弟の力を合わせて，家でみてやったらどうか」と提案した。

長男は，妻が両親を早くにがんで亡くしたことから，「とても家ではみられないし，弟のみに負担をかけるようで申しわけない，病院に入れば平等にお見舞いに行ける」と主張した。

● **看護師の調整** ここで，看護師は「入院していたときに比べ，家で過ごしているときのほうが，Iさんの表情はよく，症状の軽減がはかれているように思います。お母様にとって，どこにいることがベストでしょうか」と投げかけ，再度，よく話し合ってもらった。

● **結果** 叔父と長男・次男は，お互いの時間的な制約も十分に理解していた。そのうえで，「本人の残された時間は短いのだから家でみていこう」との結論になり，協力体制をとることになった。実際の介護はこれまでどおり次男が中心に行うが，週末には長男が手伝うほか，叔母（Iさんの妹）が週に何日か手伝いに来ることになった。

次男は心配ばかりかけてきたこれまでの母親への感謝の思いを，最期の介護というかたちで伝えることができればと，気持ちを新たにできた。

◆ 生活の幅を広げる援助

看護師が，Iさんに，会いたい人ややりたいことがないか聞いたところ，Iさんは入院前に友人と小旅行を計画していたことがわかった。これを実現するには体調が整わなかったが，せめて家族だけでと，近隣での1泊旅行を試みた。

看護師は，「なにかあったときにはいつでも電話で連絡してほしい」と伝え，臨時の薬や使い方などについて十分に説明した。看護師の支援と長男・次男・妹夫婦の協力により，近場だが泊まりの旅行を実現することができた。本人からは「温泉には入れなかったけれど，行けてよかった」という感想が聞かれた（▶plus「安定期における生活の幅を広げる援助」）。

5 終末期後期（終末期・臨死期）の看護 ——死亡前10日間

1 夜間の不穏状態への対応

Iさんには肝機能の低下とともに，夜間の不穏状態が出現するようになった。また，肝性脳症がみられはじめた。

がんばって介護をしてきた次男も，夜間の不穏への対応が続き，「家でみるのは無理かもしれない」と弱音をもらすようになった。長男は，その様子を見て「やっぱり家は無理」と考え，妻を連れて入院の説得にかかったが，

Iさんは「家にいたい」と主張した。

　看護師は，この状況について主治医と相談し，不穏な症状に対する鎮静薬などの処方や，安全対策，妹への支援要請などを行った。また，訪問を毎日に切りかえ，次男を支えることとした。

2 終末期・臨死期の状況と心理的な準備

　Iさんは傾眠がちとなり，痛みの訴えもなくなってきて，呼吸状態も一時的に無呼吸となることがみられるようになった。兄弟が泊まり込んで介護にあたった日の翌日，退院してきてからちょうど2か月後に，Iさんはおだやかに自宅で息を引き取った。

　次男はその3日前に，「病院へ入れるか揺れたけれど，もう覚悟はできた。2～3日寝なくてもがんばってみる」と決意を表出しており，心理的にも，母を見送る準備ができていた。そのようななか，Iさんは子どもたちに見送られながら，自宅で旅立つことができたのである。

6 死亡直後の看護

1 死亡直後の訪問

　次男から「兄弟2人で見送ることができた」と涙声で連絡があり，医師が死亡診断書交付のために往診した。看護師もご遺体のケアのために訪問し，家族をねぎらいながら，ご遺体の清拭・更衣などを行った❶。

　看護師は，「きっとお母さんも満足されてお父さんのもとへ旅だたれたと思いますよ」と声をかけた。グリーフケアは，死亡前から予期悲嘆を引き出しながら行い，それが死亡直後のケアで十分にいかされなければならない。

2 遺族ケア

　遺族へのケアは，在宅ターミナルケアにおいて非常に重要である。

◻NOTE
❶医療保険や介護保険では，在宅ターミナルケアにおいて算定要件を満たすと，ターミナルケア加算が算定できる。このターミナルケア加算は，ほかの加算よりも高い点数がついている。在宅での看取りをさらに進めるためにも，このような配慮がなされている。
　ただし，遺体のケアは，遺族ケアのはじまりとして重要な意味をもつにもかかわらず，診療報酬の対象ではなく，訪問看護師が通常の看護の一環として行っているのが現状である。

plus	安定期における生活の幅を広げる援助

　安定期には一見，がん自体がよくなってきているかのようにみえることもある。しかし症状が落ち着いているだけで，病気は徐々に進行している。このことを念頭におき，予測される緊急事態への対処は怠らないようにする。
　安定期は，症状の緩和によって生活の幅が広がり，本人の希望を実現できる時期でもある。この事例のIさんのように家族で旅行したり，気になっていたことをやり終えたり，会いたかった友人とゆっくり話をするといった時間がとれる貴重な期間である。看護師は，この時期の時間を無駄にしないようにマネジメントし，身体症状に配慮しつつも，生活の幅を広げる援助を行っていく。リスクやマイナス面のみでなく，プラス面をとらえて支援していくことが重要である。

　看護師は通夜の席に参加し，家で看取ることに反対だった長男の妻の反応をみながら，介護に専念した次男が慰労されるように場を調整した。また，1か月後に自宅を訪問し，あらためて次男の思いを聞きとり，看取りに満足していることを確認した。

　次男はその後，仕事に復帰し，「これからは結婚できるようにがんばる」と言った。それは故人が最も気になっていたことであり，看護師は「お母様も応援していると思います。がんばってください」と励ました。

　長男は，「もっと，介護に参加したらよかった」と言いながら，毎週泊まりに来るそうである。いずれにせよ，母親を子ども2人で，自宅で看取ることができたことは，長男と次男にとって大きな意義があったようである。

7 まとめ

　病院で「いましか帰すときがない」と言われ，不安のなかで退院してきた，息子が主介護者の事例だった。家族に「自宅で看取りたい」という強い思いがない状態で退院の話が急に持ち上がり，病院とのあわただしい連携や退院調整を経て，すぐに訪問看護が開始される事例は増えてきている。

　Ｉさんの場合は，その後の症状緩和や家族調整のなかに訪問看護の機能が発揮され，最終的に自宅で看取ることができた。その後のグリーフケアでも訪問看護の機能が発揮されている。高齢化に伴う多死社会のなかで，このような急な退院での看取りという，終末期の経過に対応する訪問看護の体制の整備が今後，望まれる。

　終末期前期から看取りまでの経過における患者の変化，家族にすべきアドバイス，必要な支援を▶**表4-13**に示す。

◯表 4-13　看取りまでの経過のまとめ

時期		患者の変化	家族へのアドバイス	この時期に行っておくこと
終末期前期	看取りまで6か月から数か月	**精神的苦痛の表出** 「治るのではないか」と常に心が揺れ動く時期。死を受けとめきれず，つらい現実に傷つきやすい状態	患者さんの気持ちに寄り添うように接し，心を支えていきましょう。また，介護する側も辛いため，気持ちを受け止め，支えとなってくれる人を見つけましょう。	• 患者さんとの十分な会話 • 自分自身の辛さの表出
		社会的苦痛の表出 徐々に自分を振り返り，大切なことを探したり，自分が亡くなった後のこと，やり残したことなどを考えるようになる	「自分が死んだら」などと口にする時は話をそらさずに聞きましょう。元気なうちに気持ちを確かめておくことが大切です。それが後に大切な言葉としても残ります。	• 財産整理 • 遺産相続 • 遺言作成
		身体的苦痛に対して 比較的安定する時期。薬での症状緩和が可能なため，安定した症状のもと日常生活を送ることができる	この時期には自立した生活や通院が行なえます。旅行や趣味など，本人の意思を尊重した生活を送りましょう。	• 趣味の充実
終末期中期	看取りまで数週間	**身体的苦痛の悪化** 日常生活が制限される。食欲低下や倦怠感などが生じ，身の回りの世話が徐々に必要になってくる	医師や訪問看護師と相談したり，本やブックレットなどの冊子を参考しながら，生活の中にケアを組み込んでいきましょう。	• 日常生活のケア • 症状のケア • 医療処置
		スピリチュアルペインの表出 日常生活の制限や症状悪化から，死が近いことを実感してくる時期。喪失感，罪責感をもちやすくなる	まずは，患者さんの喪失感，無価値感，罪責感などの思いを話してもらい，受け止めましょう。それに伴う自分の気持ちを誰かに表出し，抱え込まないようにしましょう。	• スピリチュアルペインについての会話 • 自分自身の辛さの表出
終末期後期	看取りまで数日から数時間	**状態の変化** 意識レベルが低下し，会話がとりにくくなる	左記の変化を観察し，心配なことがあれば医師や看護師に相談しましょう。	• 状態の観察
		食物や水分を飲み込みにくくなる	⬇	
		眠っている時間が多くなる		
		落ち着きがなく，おかしなことを言ったり，よく眠っていたりと意識が時間ごとに変化していく	数週間の疲れが蓄積してくる頃です。家族間で介護を交代し，休息の時間を作りましょう。看護師やヘルパーが毎日入ることも可能です。 それぞれの心残りがないように，最期の場所や呼ぶ人について家族間の意思を確認しておきましょう。 緊急連絡先も確認してください。	• 家族間の連携強化 • 訪問頻度の検討 • 親戚・知人への連絡 • 葬儀や着替えの準備 • 医師・看護師の緊急連絡先を確認
		尿量の減少や便失禁など排泄に支障が出てくる		
		10〜30秒間呼吸をしないなど呼吸が不規則になる		
		脈が触れにくくなる		
		血圧が測りにくくなる		
		手足が冷たく，紫色になる		
	お別れ直前	**状態のさらなる悪化** 徐々に家族の呼びかけに反応しなくなる	最期までかけられた言葉は聞き取ることができます。安心して旅立てるように話しかけましょう。	
		水から出された魚のように口だけで呼吸するようになり，徐々に呼吸の回数が減ってくる	家族で最期を見守りましょう。	
	お別れ	**亡くなったことを示すサイン** 身体をゆすっても，大声で呼びかけても反応がない 脈が触れない 呼吸が止まっている 瞼が半分開く。瞳孔が大きく広がっている あごがゆるみ，口が半分開いてしまう	家族だけで最期を看取る場合は呼吸が止まった時間を見てください。その後，医師に連絡し死亡の確認をしてもらいましょう。	• 亡くなった時刻の確認（分からなかった場合は把握した時刻の確認） • 医師・看護師に連絡 • 死亡診断書を医師に依頼

（福井小紀子・田中千賀子：看取りのケア法②　終末期のケア．訪問看護と介護 12 (12)：1041，医学書院，2007 による）

第 5 章

地域共生社会における
多職種連携・多職種チーム
での協働

本章の目標	☐ 地域・在宅看護実践において，どのような多職種連携・協働があるかを理解する。
	☐ 地域・在宅看護実践における多職種連携・協働のなかで看護師が果たす役割，多職種でかかわる意義を理解する。
	☐ 医療・福祉・介護関係者との連携について学ぶ。
	☐ 医療・福祉・介護関係者以外の個人・団体・機関との連携について学ぶ。
	☐ 地域共生社会の実現のために地域で看護師が果たすべき役割を理解する。

A 地域・在宅看護における多職種連携・多職種チームでの協働

　本章では，多職種連携・他職種チームでの協働(以下，連携・協働)において，複数の専門職が「ワンチーム」(◯342ページ)になって働く方法と，専門職や住民その他のさまざまな人々がともに地域でケアシステムをつくる方法について説明する。その入り口として，医療職と介護職の法的なつながりを理解するために，各専門職の身分法についてふれ，次に1人の対象者に複数の専門職や施設・機関が協働してかかわる意味を概説し，最後に対象者や家族などの当事者も欠かせないチームメンバーであることを説明する。

1 看護師が連携・協働において果たす役割

1 それぞれの身分法に定められた業務範囲などを知る

　医療専門職や介護専門職は，それぞれ身分法❶に基づいて業務を行っている(◯表5-1)。表にあげたほかにも，歯科医師・歯科衛生士・薬剤師・管理

□ NOTE

❶国家資格などの資格について，それを保有する従事者の身分を示した法令である。一般的には資格法とよばれることが多い。職業法とよばれることもある。

◯表5-1　おもな専門職と身分法

職種	身分法
医師	医師法
保健師	保健師助産師看護師法
助産師	
看護師	
准看護師	
理学療法士	理学療法士及び作業療法士法
作業療法士	
社会福祉士	社会福祉士及び介護福祉士法
介護福祉士	

栄養士・精神保健福祉士・言語聴覚士など，国家資格で，身分法に業務が規定されている専門職が地域で活動している。連携・協働の前に，専門職どうしが相手の業務やその範囲，禁止行為，法的根拠などについて知ることが大切である。

2 役割を重ねる

　地域・在宅看護の実践では，専門職が施設の枠組みをこえて役割を発揮することがある。その際，とくに注意を要するのは，対象者に危害を及ぼすおそれのある医行為❶を行うときであり，身分法の構造を理解したうえで連携・協働すべきである。地域・在宅看護の場面でよく実施されるリハビリテーションや喀痰吸引等❷は医行為であり，もともとは医師の指示に基づく看護師の独占業務とされていたが，時代の流れとともに理学療法士・作業療法士・介護福祉士等にそれぞれ一部が解除された。

　これらの医行為の実施について，看護師は「他職種が役割を担うようになったから」とまる投げせず，看護師自身がリハビリテーションや喀痰吸引等について責任をもって実施できる力をつけることが重要である。なぜなら，連携・協働は役割分担ではなく，役割を重ねることに価値があるからである（◯第2章 A-2-1「チームで支えるという意識をもつ」，52ページ）。役割を重ねるとは，たとえば他職種が身分法の範囲で医行為を実施する際に安全に実施できるよう，必要に応じて看護師がたすけることなどがあげられるだろう。

2 多職種チームでかかわる意義

　歴史をたどれば，医療は医師によって実施されてきたが，19世紀にナイチンゲール F. Nightingale によって，医療のなかの看護という専門性をもつ役割が見いだされた。それから150年以上が経過し，わが国ではいま，それぞれ専門性をもった20をこえる医療専門職が存在する。

　こうしたプロセスを「医療の専門分化の進化」ととらえることができる。1人が多くの役割を担うのではなく，複数の専門職が枝分かれした専門分野を担うことで，それぞれの分野の研究が深まり，さらに質の高い医療提供が可能になる。とくに現代に入ってから，医療に関する知見は日進月歩である。これは，それぞれの分野の専門家が専門性を発揮して，新しい知見をつぎつぎと生み出しているためでもある。

　一方で，その対象者に最新の知見に基づく医療を提供することが，単一の職種だけではむずかしくなってきているともいえる。とくに地域・在宅看護実践においては，病気を治すだけでなく，その人の暮らしを重視し，病気や障害，加齢といった複雑な現象をとらえて支援していく。そのため，医療専門職だけでなく，介護や福祉の専門職，場合によっては栄養，心理などの専門職と協力し，広い視野で多角的に分析し，判断することが必要となる。地域・在宅看護ではとくに，多職種チームを意識した実践が欠かせないのである。

NOTE

❶医療処置ともいう。「医師法」第17条の厚生労働省の解釈のなかで医行為について「医師の医学的判断および技術をもってするのでなければ人体に危害を及ぼし，または危害を及ぼすおそれのある行為」と説明された。

❷一定の条件下で介護職員などに喀痰吸引等の実施を認める制度などにおいて使用される「喀痰吸引等」は，痰の吸引（口腔内・鼻腔内・気管カニューレ内部の吸引）と経管栄養（胃瘻または腸瘻栄養，経鼻経管栄養）が含まれている。

また，2007（平成19）年の第5次「医療法」改正以降，医療機関の機能分化が進んだ。医療機関とひと口に言っても，急性期，回復期，地域包括ケア，療養などとさまざまな機能があり，それぞれの施設が機能を集約し，医療機関どうしがつながり合うことで医療提供体制が強化されてきている。こうした地域完結型医療❶提供のシステムでは，対象者は病期に応じて複数の医療機関を移動していくことになるが，それぞれの場で適切な治療やケアが行われ，しかもそれが一貫したものになるためには，複数の機関に所属する多職種が連携し，協働して力を発揮することが求められるのである。

NOTE
❶**地域完結型医療**
　地域のなかでさまざまな医療機関がそれぞれの特長をいかしながら地域の医療機関全体で1つの医療提供システムをつくり，住民に切れ目なく医療を行うしくみをいう。

3　地域・在宅看護実践における多職種チーム

　チームとは，共通の目的をもち，協働する複数の人の集まりである。2019（令和元）年のラグビーワールドカップ日本大会以降，「ワンチーム」❷という言葉が流行したように，1つの目的のもとで団結し，互いにたすけ合いながら前進していくチーム運営の力が求められている。前述のとおり，地域・在宅看護におけるチームでの実践は，「他職種が役割を担うから」という役割分担ではなく，役割を互いに補い合って，対象者1人ひとりがよい状態になることをゴールに力を合わせるものである。

　そのうえで重要なのは，地域・在宅看護実践におけるチームのメンバーには対象者本人や家族が含まれるということである。基本的にはすべての医療現場で同様ではあるが，地域・在宅看護のゴールは「その人の幸せ」にあるため，その人を抜きにしたチームはありえない。地域・在宅看護実践では，その人のセルフケア力を引き出すためにチームがなにを目ざし，チームメンバーがなにをするのかを組みたてていき，そのチームがワンチームになるために自分がなにをすべきなのかを考える看護師になってほしい。

NOTE
❷通常のチームよりも一体感があり，円滑な意思疎通が行われる集団や組織のあり様をさす。各チームメンバーの意見や個性を大切にしたうえで一体性があることが重要な要素である。ラグビーワールドカップ2019日本大会において，ラグビー日本代表がチームスローガンにかかげて活躍したことで流行語となった。

B　医療・福祉・介護関係者との連携・協働

1　地域共生社会の実現に向けた連携・協働

　この節では地域共生社会の実現に向けた連携・協働，とくに療養者とその家族の暮らしを支える医療・福祉・介護の連携・協働について説明する。

　地域共生社会とは，「制度・分野ごとの『縦割り』や「支え手」「受け手」という関係を超えて，地域住民や地域の多様な主体が参画し，人と人，人と資源が世代や分野を超えてつながることで，住民一人ひとりの暮らしと生きがい，地域をともに創っていく社会」¹⁾をいう。少子高齢化が進む人口減少

1）厚生労働省地域共生社会のポータルサイト：地域共生社会とは．（https://www.mhlw.go.jp/kyouseisyakaiportal/）（参照2021-11-30）

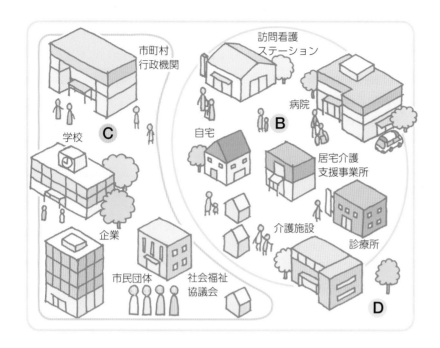

◎図 5-1　地域のさまざまな社会資源
図は，地域のさまざまな社会資源を示す模式図である。図中の B〜D の記号は，それぞれの資源と看護師との連携・協働を解説する本章の節(B〜D 節)をあらわす。

社会において，現状の医療・介護・福祉制度の維持が困難と予測されるなかで，その対応策として厚生労働省が打ち出した政策ビジョンである。2016(平成 28)年に政府が閣議決定した「一億総活躍プラン」に盛り込まれた。

　現在のところ，看護師は医療保険・介護保険という社会保険制度のもとで働くことが多く，連携・協働先もその枠内であることが多い。しかし今後は，地域共生社会の構築に向けて，個別のニーズや社会のニーズに合わせた看護を展開すること，そのために多様な人々と連携することが求められている(◎図 5-1)。

2 地域・在宅看護の現場における連携・協働

1 訪問看護における連携・協働の実際

◆ 訪問看護の開始の流れ

　訪問看護は，地域の療養者を訪問して療養上の世話や診療の補助を提供する実践である。訪問看護は，基本的には医療保険・介護保険に基づいて提供される。実施機関としては，独立した医療機関である訪問看護事業所(訪問看護ステーション)と，病院や診療所の一部署である訪問看護部門がある。

　医療保険・介護保険に基づく訪問看護は，医師の指示を記した訪問看護指示書の交付を受け，実施を開始するというのが一般的な流れである。病院の

退院支援部門と連携して入院中から対象者にかかわる場面もあるが、突然に訪問看護の依頼が来ることもある。その場合、医療機関の退院調整部門からだけでなく、本人あるいは家族、介護支援専門員（ケアマネジャー）、市区町村の保健師や相談員、地域包括支援センターなど、さまざまな経路で依頼に関する連絡が来る。依頼者から対象者の状況を聞き、訪問看護の必要性や緊急性などを判断し、介護保険の対象であれば介護支援専門員と相談のうえ、医師に訪問看護指示書の作成を依頼する。医師や介護支援専門員などと円滑に連携しながら、訪問看護の開始を進めることが重要である。

◆ 医師との連携・協働の実際

● **どのような連携・協働があるか**　訪問看護において医師との連携・協働は、療養者の希望する生活を継続あるいは実現していくうえで重要である❶。療養者の病状、生活状況などに関する定期報告・相談などの機会を通じて、連携を深めていく。また医療保険・介護保険の制度上、原則として医師による訪問看護の指示（訪問看護指示書、❹付章 B、400 ページ）がなければ、訪問看護を提供することができない。

　医師との連携・協働は、訪問看護指示書の交付を受ける前の情報提供の段階から始まっている。主治医のもつ対象者の病歴、経過や現状、治療方針などの情報は訪問看護実践において重要であり、対象者に質の高い看護を提供するためにも、積極的に情報共有をしてもらえる関係性を築く必要がある。

● **連携における留意点**　訪問看護における医師との連携についてのポイントを、以下にまとめる。

- 訪問看護の開始にあたっては、緊急時の連絡方法や対応について医師に確認しておく。緊急時には、電話で医師から指示を受けることになる。医師が適切な指示を出せるよう的確に状況を報告し、また、どのような指示を受けても対応できるよう日ごろから療養者の疾患や治療について理解を深めておく。実施後は必ず医師に報告する。
- 医療処置については、医師の指示が必要である。その際は、齟齬が生じないよう、なるべく書面で指示を受ける。
- 少なくとも月に 1 度、主治医に訪問看護報告書や訪問看護計画書を提出する。合わせて、対象者の療養生活を医師に伝える❷。

◆ 介護支援専門員（ケアマネジャー）との連携・協働の実際

● **どのような連携・協働があるか**　介護支援専門員（ケアマネジャー）は、介護保険を利用した訪問看護においては必ず連携・協働する他職種である。介護支援専門員は、介護保険の利用者やその家族の状況、家計の状況、介護給付の上限などを総合的に勘案して、介護サービス計画書（ケアプラン）を作成・決定する役割を担っている。また、療養の途中での状況変化を把握し、それに対応するようケアプランを更新する役割も担う。

　訪問看護師はケアプランの決定および更新の過程において、療養者の生活を総合的にアセスメントし、看護の専門性の観点から介護支援専門員に情報

NOTE

❶対象者の主治医が、訪問看護のことをあまり知らないという場合もある。そのときは、「訪問看護とはどのようなしくみなのか」「訪問看護でなにができるのか」をていねいに説明し、訪問看護を理解してもらったうえで、信頼関係を構築していく。

NOTE

❷医師に訪問看護実践への理解を深めてもらう機会でもある。

提供を行う。ケアプランに影響を与えるため，的確な情報を提供することが重要である。訪問看護実践の過程でも必要に応じて報告や相談を行う。

　また，介護支援専門員は，ケアプランの作成時や更新時に，サービス提供にかかわる職種を集めた全体会議（サービス担当者会議，●347ページ）を主催する。対象者やその家族に関する情報共有やケアプランの内容について話し合う会議であり，対象者の希望する生活により近づくサービス提供になるよう，看護師も積極的に参画する。

● **連携・協働における留意点**　介護支援専門員は，国家資格や業務経験などの一定の条件を満たす者が試験を受けて取得する。医療系の国家資格をもつ介護支援専門員もいるが，福祉や介護の専門職である介護支援専門員のほうがはるかに多い現状である。その場合は医療職以外の専門職であるため，専門性や視点には違いもある。看護師は同じ対象者の希望する生活を支えるチームのメンバーとして，相手の専門性を尊重し，その意向や情報分析を把握し，相互理解を基本としながら情報共有や相談を行う。互いの専門性や役割分担に対する理解を進め，円滑な連携ができるような関係性を醸成することが重要である。

◆ 保健師との連携・協働の実際

　訪問看護では，地域包括支援センターの保健師❶と連携・協働する機会が多い。地域包括支援センターの保健師は，対象者と地域のさまざまな社会資源をつなげ，対象者が地域でその人らしく暮らしつづけることができるように支援をコーディネートしている。また，市町村全体の地域包括ケアシステムの構築が進むように，各関係機関の連携を推進する役割を担う。

　したがって，地域包括支援センターの保健師の支援対象者と，訪問看護の対象者が重なる場合に，連携・協働することになる。その場合は，サービス担当者会議などを通じて情報共有を行い，必要に応じて連携・協働を進める。保健師のもつ情報には，身体機能だけでなく，これまでの療養者の生活の様子や社会参加，環境因子やその他個別因子も含まれており，訪問看護実践にとっても有益である。

◆ 介護職との連携・協働の実際

　訪問看護に限らず，地域・在宅看護の実践では，介護職と連携・協働する機会が非常に多い。たとえば介護施設においては，看護師と介護職が常時，協働して利用者の医療管理と生活ケアにあたっている。そこでは病院とは異なり，利用者と最も長い時間を過ごし，身近でケアにあたるのは介護職であり，看護師は心身のアセスメントや体調管理，医療処置などを中心に行っている。

　看護師と介護職では視点が異なるが，介護職も対象者の食事や水分摂取量，排泄の状態，皮膚の状態，その日の様子や行動，会話の内容，介護職が気づいたことなどについて記録していて，看護実践に役だつ情報も多い。

　A節-1-2「役割を重ねる」（●341ページ）で述べたように，法改正によっ

NOTE
❶「介護保険法施行規則」第140の66条第1項に，地域包括支援センターには原則として，保健師，社会福祉士，主任介護支援専門員をおくこととするとある。主任介護支援専門員とは，介護支援専門員の上位資格である。なお，保健師に準ずる者として，地域ケア，地域保健などに関する経験のある看護師も配置できる。

て一部の医療処置を介護職が行うことが認められた。看護師はそれを安全に行えるように支援する役割を担う。

在宅療養者の支援についても，多くの場合，看護師よりも介護職の訪問頻度のほうが高い。対象者や家族の様子，家の様子，褥瘡や胃瘻の様子，認知機能の様子，そのほか，ふだんと違った様子など，介護職のもつ情報は，対象者のアセスメントや訪問看護実践において重要であり，連絡ノートや会議の機会を通じて情報共有や連携の深化をはかる。

2　訪問看護以外での連携・協働場面

訪問看護以外でも，さまざまな地域・在宅看護の場面において連携・協働は重要である。たとえば，24時間365日体制で通い（デイサービス）・泊まり（ショートステイ）・訪問（訪問看護・介護）を組み合わせて提供する介護多機能型居宅介護では，看護と介護が一体となって介護保険サービス提供をしており，単独の訪問看護以上に密な連携・協働が必要である。

また，介護保険の対象とならない対象者の場合，その特性に応じて，さまざまな職種や支援者との連携・協働が必要になる。たとえば在宅療養の小児の場合は，医療的ケア児等コーディネーター❶や相談支援専門員❷，県や市区町村の担当保健師，児童相談所，幼稚園の教員や保育所の保育士，学校の教員や養護教諭などとの連携・協働が必要になる。

このほか，対象者によっては，心身障害者福祉センターの相談員，精神保健福祉士，就労支援事業所・養護施設・グループホームなどの福祉機関のスタッフ，民間ボランティアなどと連携・協働することがある。

日ごろは接する機会が少ない他職種との連係・協働の際も，すでに述べたように，互いの専門性や役割を尊重し，相手の意向や情報を把握したうえで，対象者の希望する生活を継続あるいは実現するためのパートナーとして理解を深め合い，円滑な連携・協働を行っていくことが重要である。

3　連携・協働のための会議

◆　地域ケア会議

医療・福祉・介護にかかわる多職種連携の手段の1つとして，市区町村や地域包括支援センターが設置する**地域ケア会議**❸がある。地域の行政・医療・介護・福祉などの関係者が集まり，個別ケースについて課題を共有し，それぞれの観点から知恵を出し合い，支援内容の検討を行う。また，地域包括ケアの実現に向けた地域の課題を共有して資源開発や政策形成につなげたりする会議である。自治体によってさまざまだが，おおむね数十人が参加する規模の大きい会議である。

会議にはさまざまな専門職が参加しているため，それぞれの専門性を尊重し，意見の背景や解決策の根拠を理解し合い，総合的にとらえた最適解を導き出すことを目的に，話し合いを進める姿勢が必要である。

看護師は，看護の視点で会議に積極的に参加し，解決策を共有するととも

NOTE
❶地域における医療的ケア児への支援を総合的調整するコーディネーターである（◖第4章B，252ージ）。
❷障害者福祉サービスのケースマネジメントを担当する相談者である（◖第4章B，252ページ）

NOTE
❸市町村が「介護保険法」第115条の45第2項3号にある地域支援事業を効果的に行うために，会議のメンバーは介護支援専門員などの専門職のほか，民生委員，町内会の代表者，消防署・警察署の代表者などで構成される。

に，会議の内容や多職種の意見を日々の看護実践にいかしていく。また，看護の立場で地域の課題や必要な社会資源について情報発信し，地域づくりにもかかわっていく。

◆ サービス担当者会議

サービス担当者会議は，在宅療養者にとってより効果的なケアプランを立案するため，介護支援専門員が作成したケアプランの原案を実施担当者とともに検討する会議である。利用者や家族なども参加する。前述の訪問看護における多職種連携（○343ページ）を進める重要な場の1つである。

会議では，対象者や家族の状況，生活課題，支援の目標や方針，計画などを共有し，ケアプランの原案を検討し，円滑にサービス提供が進むように意見交換を行う。すべてのサービスの実施担当者が参加するわけではなく，介護支援専門員が必要なメンバーを選定する。参加人数は，対象者の状況や介護支援専門員の考え方によってさまざまだが，おおむね5〜10人程度で行うことが多い。

サービス担当者会議は，ケアプラン立案の際だけでなく，ケアプランに大きな変更が生じた際など，さまざまな節目で開催される。地域ケア会議と同様に，看護師は看護の視点で会議に積極的に参加し，解決策を共有し，また多職種の意見などを看護実践にいかしていく。

C 医療・福祉・介護関係者以外との連携・協働

● **対象者の希望の実現には多様な力が必要**　対象者が希望する生活を継続あるいは実現するための支援を，医療・福祉・介護の枠内だけで考えるのはむずかしい。そもそも対象者は，さまざまな関係性のなかで，多様な暮らしを送ってきた人である。その支援においては，多様な組織や集団，個人の力を借り，多様な知恵や発想を求めることが必要である。

そのためには，看護師が日ごろから地域において，多様な人と関係性を築いておくことが重要である。たとえば，身体機能の障害により活動制限があり，自分ひとりでは社会参加もままならない対象者から「ずっと描きためてきた絵の展覧会を開きたい」という希望を聞いたとする。看護師がその希望をかなえたいと考えたとき，どのようにかなえればよいだろうか。関連病院のロビーや訪問看護事業所の中に飾るという方法があるかもしれない。しかしそれは，対象者の望む展覧会とは違うかもしれない。看護師が相談できる先が限られていると，ここで支援はとまってしまうだろう。逆に，相談先の候補がいくつも出てくるようなら，支援の可能性は広がっていく。

このように，地域で看護を行うにあたっては，医療・福祉・介護以外の地域資源との関係性が重要である。人は病とともに生きながらも，喜びがあり，

新たな活動があり，生活者としての社会とのつながりをもっている。地域共生社会の構築において，対象者のそのような生活を実現していくための多様な資源のつなぎ役として，看護師の活躍が期待されている。

1 地域資源の可視化

1 地域資源の可視化とは

医療・福祉・介護の関係者も，それ以外の関係者も，互いに知り合い，互いの専門性や役割を尊重して理解し合い，連携・協働していくというプロセスはかわらない。医療・福祉・介護の関係者とは，療養者のケアニーズをきっかけとして互いに知り合うが，医療・福祉・介護以外の関係者とは，どのように知り合っていけばよいだろうか。この場合，協力してくれそうな，あるいは協働相手として適切な個人・団体・機関を，看護師が地域でさがすことになる。これは，**地域資源の可視化**というプロセスである。すなわち，まだ地域資源ではないが，そうなる可能性のある「見えていない」存在を見いだすというプロセスであるといえる。

いくつかの実際の例から，地域資源の可視化がどのように行われ，その後，どのような活動に発展したかをみていこう。

◆ 対象者の希望をかなえるための協力者をさがす

まず紹介するのは，本節の冒頭で述べた「自分の描いた絵の展覧会を開きたい」という対象者の希望を，地域の人々の協力によってかなえた島根県雲南市のケースである。

看護実践において，病気や障害によって自由に活動できない，あるいは人生の最終段階を迎えている対象者からのこのようなニーズにふれることはしばしばある。しかし，訪問看護であれば業務範囲外であり，収益にならず，実現はむずかしいことが多い。また本節の冒頭で述べたように，看護師が「誰に相談してよいかわからない」ということもあるだろう。しかし，対象者の人生の質ということを考えれば，このような希望に寄り添うことは，看護において重要なことである。

島根県雲南市の例では，対象者から「絵の展覧会を開きたい」という言葉を聞いた看護師が，介護福祉専門員やその他の医療・福祉・介護関係者とそのことを共有し，協力してくれそうな団体や関係機関があるかたずねた。また，自分が個人として所属している市民サークルなどのメンバーにも同様の質問を投げかけた。

その結果，可視化された地域資源は，郵便局だった。対象者に「郵便局が展示室を貸してくれて展覧会に協力すると言っているが，協力を仰いでよいか」とたずねると，同意が得られたので，看護師と郵便局員が協力して「個性展」と名づけた展覧会を開催することとなった（●図5-2）。展覧会には地域の住民がたくさん訪れ，対象者はとても喜んでいた。

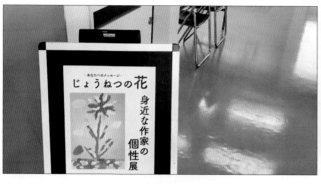 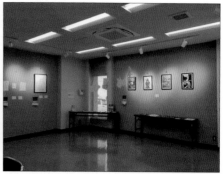

▶図5-2　「個性展」の様子（島根県雲南市）

◆ 自分の活動の協力者をさがす

　介護保険制度における地域支援事業の1つに生活支援体制整備事業がある。この事業によって，生活支援コーディネーター（地域支え合い推進員）❶の設置が各市町村で進められており，地域の看護師がこの役割を担うこともある。

　奈良県天川村の生活支援コーディネーターも，看護師が担っている（2021〔令和3〕年現在）。この看護師は観光業組合や環境関係の市民団体などと関係性をつくり，地域の自然環境をいかして，森林を活用した健康保養の活動や，介護サービス利用者の「青空デイ」❷などを企画している。この過程で，さらに天川村の林業組合などと連携できることがわかり，地域資源の可視化ができた。

　この事例は，地域の現状をふまえて看護師自身が「このような活動が必要」と考え，協力先をさがしたものである。ふだんかかわりのない団体であっても，趣旨を理解してもらえば，協力が得られることも多い。

◆ 地域の課題を解決するための拠点をさがす

● **空き店舗の利用**　愛媛県久万高原町では，町立病院の看護師が疾病予防の啓蒙や健康づくりを通じた町の活性化のために，空き店舗を利用して定期的に健康相談を行っている。町立病院の看護師たちは外来に来る患者をみて，「もう少し早い段階で相談できていれば病気の発症や悪化を防げたかもしれない人が多い」という思いをもっていた。そこで行政職との連携業務の際に，「地域住民が親しみやすく立ち寄りやすい身近な場所で健康相談を行いたいが，適した場所はあるか」と聞いてみた。その結果，商店街の空き店舗を使うという案にたどりついた（▶図5-3，350ページ）。空き店舗の利用は，商店街の活性化や資源の有効活用という物理的なメリット以外に，「思い出の場所でまた集まれると元気が出る」といった住民への心理的効果もあった。この健康相談は，久万高原町の地域包括ケアの活動の1つとして現在も実施されている。

● **ガソリンスタンドとの連携**　奈良県の山添村では，集落支援員❸の役割を担う看護師が，行政職と協働して，地域に新たな健康相談と見まもりの拠点をつくった。

NOTE
❶地域の高齢者の生活支援・介護予防サービスの提供体制の構築に向けたコーディネート機能を果たす。

NOTE
❷森林のなかでさまざまなプログラムを行うデイサービスとして企画したもの。

NOTE
❸**集落支援員**
　総務省は支援措置により地方自治体（県・市町村）に，地域おこし協力隊，集落支援員，地域力創造アドバイザーなどをおくことを推進している。このうち集落支援員は，自治体の委嘱を受け，集落への目配りとして，集落の状況把握・点検の実施，住民と住民，住民と市町村の間での話し合いの促進などを行う者である。

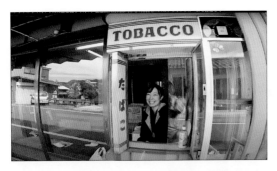

◐図5-3　空き店舗を利用した健康相談（愛媛県久万
高原町）

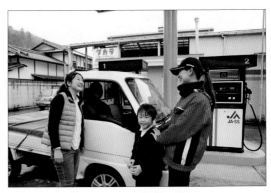

◐図5-4　ガソリンスタンドを利用した健康相談・
見まもり（奈良県山添村）

　同村では，住民の検診受診率の向上や認知症の高齢者の支援体制づくりの
ために，新たな取り組みを模索していた。そこで健康相談や見まもりの拠点
をつくろうという話になったが，問題はどの場所にそれをつくるかであった。
集落支援員の看護師と行政職は，「村民のほとんどが必ず利用する場所はど
こか」という視点で地域資源の洗い出しを行い，村に1か所あるガソリンス
タンドに着目した。

　ガソリンスタンドの店主に話をもちかけることになったが，その際は，今
回の提案の背景を説明するだけでなく，店主の思いを聞くことを重視した。
店主の，地域や村民に対する思い，今後の希望，地域課題についての意見な
どである。そのような話し合いの結果，店主が協力してくれることになり，
週に何日か看護師が常駐し，健康相談や見まもりの拠点としていまも機能し
ている（◐図5-4）。

◆ 既存のしくみを利用する

　既存の公的な戸別訪問のしくみも貴重な地域の資源である。島根県雲南市
三刀屋地区では，水道メータ検針員でもある地域住民が，確認業務と並行し
て，訪問先の住民に声をかけたり，ひとり暮らしの高齢者に変化がないか気
を配ったりする見まもり活動を行っていた。三刀屋地区の地域づくり活動に
従事していた看護師と，交流センター（旧公民館）の職員はこれに着目し，水
道メータ検針に看護師が同行し，住民への声かけ，健康管理の支援，健康
ニーズの把握などを行うしくみをつくった。すでに，健康の不安をかかえた
高齢住民を地域包括支援センターにつなぐなどの効果を上げている。

2　地域資源の可視化は地域共生社会の実現の第一歩

　これまでさまざまな事例を紹介したように，住民の健康ニーズや地域の健
康課題を把握し，必要な支援を考え，効果的な協働相手をさがし，信頼関係
を構築して，共同で新たな取り組みを行うというプロセスにより，地域資源
の可視化ができる。最初の取り組みにより信頼関係が深まり，成功体験を積
み重ねることができれば，連携・協働相手は今後も地域の重要な資源として，

地域共生社会の構築に力を発揮してくれるはずである。

●**1つのつながりから無数につながりが広がる**　地域資源の可視化により，1つのつながりができれば，さらにその資源につながる人々や集団，組織につながりが広がる可能性がある。最初の相手と信頼関係が構築できれば，その相手から別の相手を紹介してもらえることも多い。このようにしてつながりが広がれば，信頼関係で結びついたネットワークができる。

2 地域資源の開発プロセス

　可視化した地域資源は，単に「協力者リスト」にのせるような情報ととらえてはいけない。資源としてとらえた個人・団体・組織の経験や知識と可能性を引き出し，開発するというプロセスが必要である。このプロセスを通じて地域資源は，機能する存在になり，地域共生社会の重要な担い手になる。

1 相互理解

　医療・福祉・介護職の間であっても相互理解はむずかしい。対人援助職以外の一般の個人・団体・組織と相互理解を進めるのは，それ以上にたいへんなことである。しかし「地域の役にたちたい」「地域の人々をたすけたい」という共通の前提があれば，共感や経験の共有というかたちで相互理解を進めることができる。

◆ 問題意識の共有

　たとえば，郵便局の職員は，日ごろから多くの地域住民とかかわりがあり，なかには高齢者も多い。そのなかで，島根県雲南市の郵便局の職員たちは，「高齢のお客様に対して，いつもと様子が違う，なにかおかしいと感じることがあるが，どのようにかかわってよいかわからず，そのまま見まもるしかない。なんとかならないか」という気持ちをかかえていた。

　この郵便局は，すでに地域資源になる可能性を秘めた状況である。そして職員は，「いつもと様子が違う」と感じることができるノウハウをもっている。

　一方，この地域の訪問看護ステーションの看護師たちは，認知症を発症しているのに進行するまでなかなか気がつかれず，適切な支援を受けられないまま地域で過ごしている高齢者のケースが多くみられること，なかには自宅で転倒して入院し，ADL が著しく低下してしまうようなケースがあることに，問題意識をもっていた。その対応策をあれこれ考えているうちに，看護師たちは「郵便局が地域資源にならないか」と考えた。

　看護師が高齢者の多く住む地区の郵便局に，「地域で認知症を発症したまましばらく気づかれない高齢者が増えているという課題があり，協力のために意見交換をしたい」と申し入れたところ，職員たちは共通の問題意識をもっていたため，すぐに応じてくれることになった。

◆ 共感と暗黙知の共有

　意見交換会では，郵便局の職員たちが，日ごろどのような思いで地域の高齢の利用者と接しているかや，窓口での高齢の利用者との交流のエピソードなどを語り，看護師たちは訪問先での高齢者の生活の様子や，交流のエピソードなどを語って，互いに共感し合うことができた。

　非専門職との話し合いで重要なのは，専門職が指導的にかかわるのではなく，対等な立場で尊重し合い，相手の知識や経験に敬意をはらうことである。郵便局の職員の語る高齢の利用者への接し方や気配りは経験に基づくものであり，看護師にとっても参考になるものだった。このように，医療・福祉・介護の専門職でなくても，人や集団・組織は，それぞれに豊富な経験や知識をもっているのである。ただし，それらは暗黙知❶として言語化されていないことも多いため，それを引き出すようなかかわり方をして共有していくことが大切になる。

　このようなプロセスを通じて，両者に信頼関係が生まれ，認知症の高齢者も集まることができるような「保健室」が郵便局内に設置されることとなった。郵便局の職員が運営し，看護師が健康相談の補助スタッフとして参加するというものである。

2 チームとしての一体化と発展

　両者はこの取り組みで連携・協働することを通じて，さらに相互理解を深め，互いにさまざまな暗黙知を共有し，やがては1つのチームとして一体化していく。取り組みを長く続けていけば，職員と看護師が連携・協働して郵便局内に保健室を運営するための技術や知識が蓄積されていくだろう。これはマニュアル化できる形式知❷である。この形式知は，ほかの郵便局，あるいは別種類の店舗などでも応用可能なものであり，この知識自体が地域資源にもなる。形式知を生んだ地域資源はシステムとして機能し，地域共生社会実現の大きな核の1つになっていく。地域にさまざまな形式知が生まれれば，より大きな規模の形式知がつくられ，地域全体が支え合う互助のシステムに発展することができるだろう。

3 インフォーマルな資源とフォーマルな資源の連携・協働

1 インフォーマルな資源とフォーマルな資源の連携のかたち

　地域にインフォーマルな資源が多く開発されればされるほど，地域の人々のさまざまな個別性のあるニーズに対応するケアシステムが誕生する。しかし，インフォーマルな資源とフォーマルな資源の連携は，法的な制約や，行政組織の柔軟性・機動性などの問題から，うまく進まないこともある。

　地域共生社会の実現のために必要なかたちは，インフォーマル・フォーマルな資源が，相互に補完し合い住民の健康を支えることである。

NOTE

❶暗黙知
　個人の経験や感覚に基づく言語化しにくい主観的知識である。コツやノウハウなどが代表的なものである。

NOTE

❷形式知
　形式化(言語化・データ化・図示化)して伝達しやすい客観的な知識をいう。暗黙知と対比される。

●**「地域おせっかい会議」**　地域資源の可視化と開発のプロセスを連続的に行い，インフォーマルな資源とフォーマルな資源が相互補完し合っている事例の1つが，島根県雲南市で運営されている「地域おせっかい会議」である❶。この会議の中心メンバーには看護師がいて，看護師や住民が発見した地域の療養者や住民の健康に関する困りごとを，地域資源の可視化・開発によって解決していく実践である。

　先に紹介した特定郵便局での「個性展」（◗図 5-2，349 ページ）も，この「地域おせっかい会議」から誕生したものである。担当の訪問看護師が「地域おせっかい会議」の運営メンバーであり，対象者の同意を得て会議で共有したところ，同じく会議の構成員だった郵便局員が協力してくれることになった。

　現在，島根県雲南市では，1つの特定郵便局での「個性展」の経験が契機となり，市内 30 の郵便局が「郵便局の健康ステーション化」に着手し，局内の空きスペースの地域活動への開放，局内の一角での「まちの保健室」の設置などを進めている。開発により地域資源が定着し，新たな資源が誕生した事例である。

　「地域おせっかい会議」の構成員には，看護師，郵便局員，移動販売員，居酒屋オーナー，スナックの店長，公民館職員，鍼灸師，大学生，多文化共生事業者，NPO 関係者など幅広いメンバーがいて，それぞれ地域住民の健康に関する困りごとを集め，構成メンバーと議論し，地域資源の可視化・開発のプロセスを進めている。

●**看護師の役割の新たな定義**　「地域おせっかい会議」のような活動を通じておこるのは，看護師の役割の新たな定義である。一般的に考えられる看護師の役割は，医療施設あるいは介護施設などに所属し，入院患者や外来患者，訪問医療の利用者，入所者や来所者などに，医療保険制度や介護保険制度，障害者福祉制度などの範囲内で医療やケアを提供するというものである。そのような施設や制度の枠にしばられず，地域の人々の健康に関するニーズや困りごとに対応する地域資源という役割に再定義することである。

　「個性展」の事例では，看護師は療養者の希望を代弁し，地域資源が可視化されたあとは，その資源がよりよく機能するようにコーディネート役を務めた。また，この看護師はふだん，「地域おせっかい会議」の運営メンバーであり，会議で共有された困りごとの解決に役だちそうな地域資源の可視化や，その後の開発のプロセスをファシリテートしている。もちろん，訪問看護師として，日々，療養者に訪問看護を実践している。

　地域共生社会の実現に向けては，地域住民にかかわっていく看護師の役割に新たな定義が求められる。

NOTE
❶おせっかいは，地域共生社会の実現のための重要なキーワードである。「地域おせっかい会議」では，地域住民が困っている人の個別のニーズを感じとり，その人が喜ぶこと，必要とすることを率先して提案・提供すること，報酬を目的とせず，自発的に行うことととらえている。

D 地域共生社会を実現するために

1 ケアの総量を増やす

　現在のわが国は少子高齢・多死社会に突入し，単身世帯が増加して地域のつながりの希薄化が進んでいる。医療・福祉・介護の枠内だけでは，療養者や住民が最大限の健康を取り戻し，希望する生活が実現・継続できるように支援を行うことがむずかしくなってきている。そのため，これまで述べてきたように，さまざまな個人・団体・機関をつなぎ合わせ，地域におけるケアの総量を増やすことが不可欠である。ケアの総量を増やすとは，医療・福祉・介護の関係者などが公的サービスの枠内でケアを提供するだけでなく，住民どうしの互助，民間団体や非医療・福祉・介護関係者などの協力をあおぎながら，地域にケアの担い手や，ケアそのものの量を増やしていくことである。

　地域共生社会におけるケアは，みんながそれぞれ「得意」をもち寄り，創造するケアである（○図5-5）。看護師などの医療職は，自分たちの実践のすぐそばに別の資源と実践が存在していることを知る必要がある。地域資源と出会うためには，つねに開かれた心で可能性を見いだし，さまざまな相手と対話を重ね，共感し合い，信頼関係を構築することが重要である。自分たちの看護実践は，社会のなかで影響し合うものであり，社会を構成する一部であることを認識してほしい。

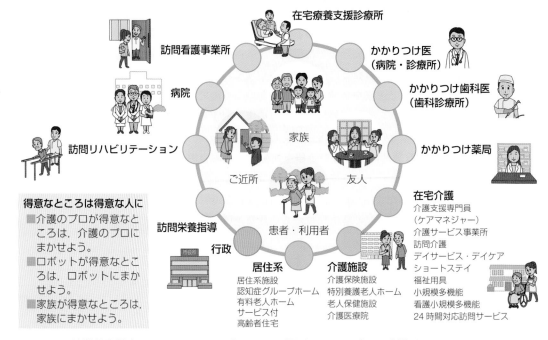

○図5-5　地域共生社会でのケアはみんながそれぞれ「得意」をもち寄り，創造する

2 動的な調和を繰り返す

　共感と対話によって，地域での連携・協働が開始されていくプロセスは，互いの調和がとれたものである必要がある。連携や協働が開始されるかどうかには，互いのタイミングも影響するため，知り合ったことがすぐになにかの成果につながるとは限らない。しかし，いま自分の目の前で話をしている人との出会いが，のちのち大きな活動につながることがある。これまで紹介した事例も，1回1回の出会いや対話を大切にするなかで生まれたものである。地域への思いや思い出などを語り合って同じ気持ちをもっていることがわかり，「なにか一緒にできることがあれば，またぜひお話ししましょう」などと言って別れた相手ならば，1年後，2年後に，将来的な地域資源の開発プロセスが誕生しているかもしれない。

　地域では，それぞれの人が影響し合って社会を構成している。看護師はそのことを理解し，さまざまな関係者との調和のとれた動的なかかわりを保ち，実践どうしをつなぎ合わせながら，地域住民ができる限り質の高い生活を送ることができるよう，ケアの総量を増やしていくことに寄与する。看護師は，そのような実践を行うことができる存在である。

3 地域共生の文化の醸成

　地域の特性やニーズをふまえて地域資源の開発のプロセスを進めていくなかで重要なのは，関係者どうしが互いを尊重し，認め合うことである。このプロセスを建設的に積み重ねることで，地域共生の文化が醸成されていく。それにより新たなつながりがつぎつぎと生まれ，理想を追求してそれを実現していこうとする気運が生まれ，互助によるケアシステムが機能し，地域には活気が生まれる。

　地域・在宅看護実践において看護師は，個別のニーズに対応しながら，必要に応じてさまざまな役割をにない，新たな資源をつくり出し，縦横無尽に他者とつながり，互いの知識や経験を分かち合い，認め合う。これを積み重ねることによって，連携や協働をエコシステム❶に発展させ，地域共生の文化を醸成する役割を担うのである。

NOTE

❶もともとは生態系システムを意味する言葉である。集団や組織，地域について，生態系のようにつねに進化し，環境に適合して姿をかえながら継続していくシステムを構築することの重要性が指摘されており，そのような集団や組織，地域のシステムをエコシステムと表現することがある。

第 **6** 章

地域・在宅看護マネジメント

A 地域・在宅看護マネジメントとは

1 マネジメントの考え方と地域・在宅看護マネジメント

● **マネジメントとは**　**マネジメント** management を日本語に訳すと「管理する」や「経営する」になるが，それらの言葉では management の意味を十分に言いあらわせているとはいえない。

　マネジメントの祖であるドラッカー P. F. Drucker（1909〜2005）❶は，マネジメントを「人間の本当の幸せとは何かを考えて，人と人とが成果をあげるために工夫すること」[1]と解説している。「幸せ」のとらえ方は人それぞれであると考えられるが，ここでは，自分の幸せと他人の幸せをはき違えてかかわるのではなく，自分だけが幸せならよいということでもなく，そこにいるみんなが幸せであることが自分にとっても幸せであるのだという感覚で「幸せ」をとらえたい。この「幸せ」は，「とても小さな幸せ」も含んでいるし，「少なくとも不幸せでない状態」も含めて考えていきたい。

● **マネジメントの考え方からみた地域・在宅看護マネジメント**　ドラッカーの言葉から地域・在宅看護マネジメントを考えると，人々皆が「それぞれに幸せを感じられることを目ざして，看護師として人々とともに，どうにかこうにかしてよい方向にもっていくこと」ととらえることができるだろう。

□ **NOTE**
❶**ドラッカー**
　オーストリア生まれの経営学者・社会生態思想家。「経営学の父」「マネジメントの発明者」などと称される。ニューヨーク大学教授などを歴任した。

2 ケアマネジメントの考え方と地域・在宅看護マネジメント

● **ケアマネジメントとは**　次に，**ケアマネジメント** care management という言葉から，地域・在宅看護を考えたい。ケアマネジメントを社会福祉の立場で長年研究している白澤政和は，ケアマネジメントを「利用者の社会生活上でのニーズを充足させるため，利用者と適切な社会資源とを結びつける手続きの総体」[2]と定義づけた。白澤は，わが国にまだケアマネジメントという概念がなかった時代から，欧米での実践モデルを研究し，わが国への導入を模索してきた人物である。白澤は，介護保険制度がつくられる過程で，「介

護保険法」のなかにケアマネジメントを位置づけ，ケアマネジメントの考え方が日本に定着することに貢献してきた。

● **ケアマネジメントの考え方からみた地域・在宅看護マネジメント**　ケアマネジメントの考え方には，「当事者本位にものごとを考え，その人が生活上の課題を自分で解決する能力をつけることを目ざす」という，ぶれない軸がある。こうしたケアマネジメントの機能は，地域・在宅看護マネジメントを考えるうえでも，おおいに参考になる。地域・在宅看護マネジメントとケアマネジメントは，ほぼ同義であるといってもよい。

3 地域・在宅看護マネジメントのとらえ方

● **個別性の高い看護実践**　これまでマネジメントやケアマネジメントの考え方から，地域・在宅看護マネジメントとはどのようなものかを考えてきた。そのうえでここでは，地域・在宅看護マネジメントを「病気や障害，加齢などによって暮らしにくさを感じている人々に対し，その人が希望する場所や方法で幸せに暮らすことを目ざし，"どうにかこうにか"して支えたりつないだりする看護過程」ととらえることにする。

　当事者本位，当事者の自立がゴールという基本的な考え方は，白澤の掲げた理念と共通である。"どうにかこうにか"という表現は，標準化された看護計画ではなく，対象者の複雑な状況にそって，対話をする，多様な場で展開するといった，個別性の高い看護実践を想定するからである。

● **複雑さと多様さ**　"どうにかこうにか"について，もう少し説明しよう。対話すると述べたが，皆さんが思い描くような「声で言葉を交わして行うも

---

column	看護師によるケアマネジメント

　序章(◯2ページ)に登場した佐藤さんは，看護師資格をもつケアマネジャーである。このように，近年は看護師がケアマネジメントを行う機会が増えている。

　看護師によるケアマネジメントについて2点あげておきたい。

　1つ目は，看護師は病気や治療が生活に及ぼす影響について深く洞察し，医療職として療養者の症状緩和などに直接かかわることができるため，医学的側面と暮らしの側面を融合する力を発揮しやすいという利点である。358ページに引用した白澤政和によるケアマネジメントの定義をみてみよう。白澤はケアマネジメントを「利用者と社会資源とを結びつける手続き」と表現したが，看護師はケア提供者であり社会資源と

しても機能できる。このような看護師がケアマネジメントを行えば，「結びつき」という面で一歩ふみ込んだケアマネジメントを行える資質があるといえるだろう。

　2つ目は，一般に看護師は，福祉に関連する制度の知識が不足していて，当事者に十分な情報提供ができない例が多いということである。そうでない看護師もちろんいるが，現実としてそのような例が多くみられる。本書で学ぶ皆さんは，社会保障制度をしっかり学んでほしいと願う。

　看護師と福祉職が，互いの強みを発揮しながら弱みを補い合えば，質の高いケアマネジメントが展開できる。今後さらに連携が進むことに期待したい。

1）上田惇生：ドラッカー──マネジメント(NHK「100分de名著」ブックス). NHK出版，2017.
2）白澤政和：ケースマネジメントの理論と実際──生活を支える援助システム. 中央法規出版，1992.

の」だけが対話ではない。たとえば，声を聞きとりにくい人，うまく話せない人と対話したことがあるだろうか。厚生労働省の調査[1]で聴覚・言語障害者の人数をみると，2016(平成 28)年には 34 万 1000 人とある。身体障害者手帳所持者だけの数字であるから，視覚や聴覚に困難のある人はもっと多いかもしれない。このようなことから，看護師が対象者の意をくんで尊重するためには，「話を聞くこと」「話をすること」がむずかしい人であっても，あの手この手で言葉を交わすという技術と根気が必要となる。十人十色，千差万別の個人を対象にする以上，マニュアルどおりにはいかないのがふつうである。ぶれない理念をもちつづけ，さまざまに試行錯誤しながらその人の人生にかかわることを"どうにかこうにか"という言葉で表現したのである。

これまで述べてきたことから，マネジメントを単に「管理する」とか「経営する」などという訳語におきかえられないことがわかるだろう。地域・在学看護におけるマネジメントは，簡単な言葉では表現できない深みをもつものである。次項では，いくつかの看護場面ごとに，地域・在宅看護マネジメントの実際を学んでいこう。

B 多様な場における地域・在宅看護マネジメント

1 病棟で行う地域・在宅看護マネジメント ──退院支援

1 退院支援について

病棟での地域・在宅看護マネジメントとして，退院支援を取り上げる。**退院支援**とは，病気などの治療を目的に入院し，その人が自分の暮らしに戻っていくことについて，専門的に支援することをいう。患者が入院する病棟は，暮らしから分断された非日常の世界である。その非日常から日常の暮らしに戻るとき，専門家の支援を必要としている人々がいる。

◆ 退院支援が重要な看護の 1 つとなった背景

▮「社会的入院」の解消への取り組み

退院支援が，診療報酬として入院中の患者への看護とは別の枠組みで評価されるようになったのは 2018(平成 30)年と，比較的最近のできごとである。その背景には，2007(平成 15)年の第 5 次医療法改正に盛り込まれた「医療

---

1) 厚生労働省社会・援護局障害保健福祉部：平成 28 年生活のしづらさなどに関する調査(全国在宅障害児・者等実態調査)結果. 2018(https://www.mhlw.go.jp/toukei/list/seikatsu_chousa_c_h28.html)(参照 2021-09-17).

機能の分化・地域医療の連携体制の構築」に基づく施策が関係している。

　この施策の背景として，1980年代ごろから注目されはじめた，高齢者の「社会的入院」の問題があった。1980年代の一般病床の平均在院日数は40日程度で，たとえば最新の2022(令和4)年の調査結果の16.2日[1]に比べると2.5倍近くも長かった。高齢者の「社会的入院」が平均在院日数の長い要因の1つとされ，彼らの生活の質を落とさず，早期の退院を推進することが政策的に目ざされたのである。彼らがリハビリテーションを受けることができる病院，介護を受けることができる施設，自宅での暮らしを支援する在宅医療や在宅介護のしくみなどが，たて続けに整備された。加えて，ドラッグデリバリーシステム drug delivery system(DDS)❶の発展，新薬の開発❷，在宅医療機器の開発推進❸などの成果が相まって，病院の平均在院日数が短縮されてきたのである。

　このような動きにより，「入院治療中に寝たきりになったが介護者がいない」などの理由で退院先が見つからないまま入院を継続しているなどという状況はずいぶんと改善されてきたのである。

人生を終える場の変化

　在宅医療・介護などの整備に伴い，人生の終わり方にも変化がみられるようになった。入院して長くわずらい，そのまま死亡するという終わり方ではなく，最期まで自宅で過ごす，できる限り自宅で過ごし最期は病院で迎える，特別養護老人ホームなどの施設で最期を迎えるなど，多様な場で人生の最終段階を過ごす例が増えてきている。

　病気を治療する病院(急性期病院)，治療後の体力の回復に力を入れる病院(回復期リハビリテーション病院)，自分の暮らしに戻ることを練習・準備する病院(地域包括支援病院)や介護保険施設(老人保健施設)が整備されたり，在宅医療も発展したりすることで，自宅は「病気を治してから戻るところ」ではなく，「治療半ばでも戻り，暮らしながら治療を続けることができる場」になった。一方，暮らしの場は自宅が基本とされながらも，それがむずかしい人のために，介護や医療を受けながら過ごすことができる「自宅ではない暮らしの場」として，特別養護老人ホーム，療養病床・介護医療院などが整備されている(◉plus「療養者のための自宅ではない暮らしの場」)。

　わが国の超高齢社会は，人々がこのような多様な場を行き来し，医療や介護といった社会保障システムとつながりながら，人生100年時代を暮らしていくという様相に組み立てられてきたのである。

◆ 多様な場を行き来するために必要な医療・介護連携

地域連携クリニカルパス

　◉図6-1は，患者が多様な場を行き来する際の流れと医療・介護連携のイメージを示したものである。この流れと医療・介護連携に一体性をもたらす

NOTE

❶ドラッグデリバリーシステム(DDS)

　薬物を必要最低限度の量で，必要な時間に，必要な部位に作用させる技術である。この技術の開発の進展により，服用回数や副作用の減少が進み，がん患者の在宅療養をはじめ，在宅医療の発展に寄与した。

❷新薬の開発

　たとえば，がんの在宅治療の分野では，上述のDDSの発展と，新たな治療薬の開発によって，少ない副作用で暮らしを続けることが可能になった。また，モルヒネ製剤の種類が豊富になり，鎮痛効果も高まり，自宅で管理ができるようになった。

❸在宅医療機器の開発

　たとえば在宅酸素機器の性能が向上し，人工呼吸装置の軽量化・消音化，多様な設定が可能になったことで，入院せずに自宅で呼吸管理できる範囲が広がった。

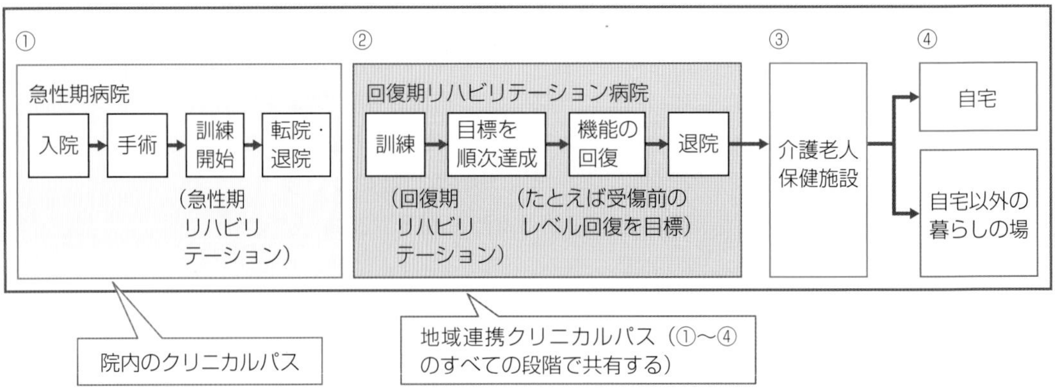

◆図6-1　地域連携クリニカルパスのイメージ

（厚生労働省：安心・信頼の医療の確保と予防の重視＜https://www.mhlw.go.jp/bunya/shakaihosho/iryouseido01/taikou03.html＞＜参照 2021-09-18＞による）

のに重要な役割を果たすものが地域連携クリニカルパスである。**地域連携クリニカルパス**は，各地域における多様な施設が話し合い，脳卒中や大腿骨頸部骨折といった疾患別ごとに，施設をまたいだ標準的な医療と介護の流れを示したチャート図のようなものである（◆plus「クリニカルパス」，363ページ，付章B，400ページ）。

　地域連携クリニカルパスは，地域の医療と介護が連携し，人々が暮らしに戻っていくプロセスをシステムとして支援した結果，生まれたものである。他機関の多職種がかかわる治療・リハビリテーション計画としてつくられたものが発展していった❶。これにより，患者が受けるケアの内容の標準化，専門職どうしの仕事の整理が進み，結果として密度の高い医療が提供されることになり，短い期間での退院が可能となったのである❷。

　患者は，基本的に地域連携クリニカルパスの流れにのって，施設を移動しながら暮らしの再構築をはかっていく。退院支援においては，まずその流れ

▭NOTE

❶地域連携クリニカルパスの整備の推進には，「医療法」の改正が関与している。入院期間短縮化の具体的な方法として，国の政策的なあと押しがあった。
❷このようなケアシステムをつくることも，地域・在宅看護マネジメントの1つということができる。

plus	**療養者のための自宅ではない暮らしの場**

①特別養護老人ホーム（介護老人福祉施設）：日常生活で常時介護が必要だが，自宅では介護が困難な人（原則要介護度3以上）を対象とした生活施設である。食事，入浴，排泄などの日常生活の介護や健康管理を受けることができる。
②療養病床：長期療養を必要とする要介護者に対し，医学的管理のもとで介護と医療などを提供する施設である。医療管理の必要性が高い人を対象とした医療保険適用の医療療養病床と，医療管理の必要性が比較的低い人を対象とした介護保険適用の介護療養病床がある。このうち介護療養病床は制度上廃止されており，2024年3月までに介護医療院に移行する予定である。
③介護医療院：2018（平成30）年4月に介護保険施設に追加された新しい施設である。長期的な医療と介護の両方を必要とする人を対象に，「日常的な医学管理」や「看取りやターミナルケア」などの医療機能と，「生活施設」としての機能を提供できる施設である。

---

plus	クリニカルパス

地域連携クリニカルパスに先だち，病院は院内クリニカルパスを整備してきた。クリニカルパスとは，「患者状態と診療行為の目標，および評価・記録を含む標準診療計画であり，標準からの偏位を分析することで医療の質を改善する手法」[*1] と定義されている。もう少し簡単にいうなら，入院患者が体験することを，治療内容，処置の内容とタイミング，日常生活動作や食事のステップアップ，入浴可能な時期など生活面に関することなどに分け，入院から退院までの期間を時間軸として，1つの工程表に整理したものである。クリニカルパスが医療提供方法に導入されたことで，それまで個別的にたてられていた治療計画が，治療行為別に統一された治療計画となった。それにより医療の業務整理が進み，結果として入院期間の短縮化につながったのである。

*1 一般社団法人日本クリニカルパス学会ホームページ(http://www.jscp.gr.jp/)(参照 2021-09-18).

を知らせ，患者が自分に合った医療や介護を選択していくプロセスを支援していくことが重要である。

2 退院支援における地域・在宅看護マネジメントの例

地域連携クリニカルパスの整備によって密度の高い医療が効率的に提供されるようになった一方，こうしたシステム化された医療現場で陥りやすい落とし穴がある。事例を使って解説しよう。

> 75歳の男性Aさん。脳梗塞を発症して救急入院し片麻痺となった。
> 同年代の妻は，「トイレまで歩けるようにしてくれないと家では引き取れません」と言う。

Aさんのその後について，物語1，物語2という2つのストーリーを考えてみよう。

事例❶ 物語1

Aさんは手足の感覚がないことにショックを受け，「自分はこれからどうなるのか」と思い悩んだ。入院した急性期病院で急性期リハビリテーションが行われたが，Aさんは将来に対して悲観的になり，リハビリテーションにあまり意欲的になれないでいた。担当医と看護師は，妻は高齢で持病があり，「トイレまで歩けるようにならないと自宅での介護は無理」との意思を示している状況から，回復期リハビリテーション病棟のある病院への転院をすすめた。Aさんは，回復期リハビリテーション病棟のある病院に転院することとなったが，リハビリテーションに意欲的になれない状況はかわらなかった。2か月が過ぎ，担当医と看護師は妻に「トイレまでの歩行は見込めないだろう」と言い，介護老人保健施設を紹介した。

　介護老人保健施設に入所すると，トイレまでの歩行はできないまま，むしろ状況は悪化していった。そのうち要介護度が上がり，介護老人福祉施設に入所することになって廃用が進み，とうとう寝たきりの生活になってしまった。人と話す機会もなくなり，飲み込む力が減退して誤嚥性肺炎を繰り返した。施設からは「胃瘻にしないと介護しきれない」と言われ，病院に入院して胃瘻を造設することになった。一時的に脱水と栄養状態は改善したが，胃に注入した栄養剤が口のほうに逆流し，再び誤嚥をおこすようになり，寝たきりのまま急性期病院と介護施設を行ったり来たりする生活になっていった。

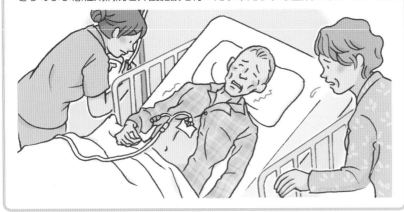

事例❷ 物語2

　急性期病院の担当看護師は，Aさんが入院した早い時期から，Aさんと妻のそれぞれと，麻痺が完全に回復しない可能性があるなかで，この先どのようにして暮らしたいと考えているかについて繰り返し話し合った。ときには，Aさんと妻の2人がそろって話をする場もつくった。

　Aさんと2人そろっての話し合いの場で，妻は「お父さんは家に帰りたいのね。私も実は病院や施設を転々とするよりは，家にいてもらったほうが，気持ちもからだもらくなんじゃないかと思いはじめて……。でも，私1人で病院の看護師さんみたいに世話を焼くことはできないから，やっぱりこのまま入院させてもらって，看護師さんのお世話になったほうがお父さんは幸せではないの？」と，迷う心境を明かした。

　するとAさんは，「看護師と同じようになんかしなくていいんだ。家に帰れば1人でトイレに行ける方法があるような気がする。どうにかやってみたい，そっちのほうがよっぽど幸せだから，帰りたい」と応じた。

　その後，不安の強い妻は，訪問看護ステーションの看護師に背中を押され，自宅退院をなんとか受け入れた。Aさんは自宅のトイレの近くのソファーをベッドがわりにし，壁伝いに数歩動いてトイレまで移動することができた。トイレでは，壁にからだを預け，健側に体重を乗せてズボンとパンツを下ろし，手すりにつかまりながら便器に座ることもできた。

　Aさんは「妻のつくったご飯はおいしい」と，食欲も旺盛だった。そのうち体力も回復し，しばらくしてAさんは趣味の油絵を再開した。訪問した看護師は，2人の暮らしぶりをみながら訪問回数を減らし，妻の笑顔が増えてきたところで契約を終了した。

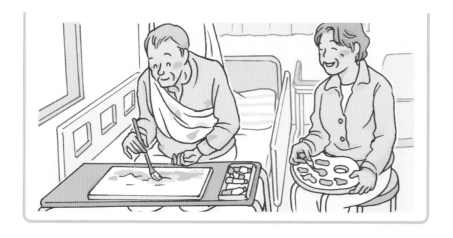

◆ 2つの物語の違いはなにか

　地域・在宅看護で目ざしたいのは，物語2である。

　クリニカルパスは，疾患別に必要なケアが網羅されているため，患者の個別性をそれほど重視しなくとも多職種による総合的な医療を提供することができる。その利便性の裏で，患者が看護師に質問したり，希望について語り合ったりする機会が少なくなりがちであると指摘されることがある。クリニカルパスにのっとったはずの物語1をみても，妻の思いの一部を聞いているほかは，Aさん本人の思いには注目していない。それに対して物語2は，Aさんの思いを基本にしたという違いがある。

　入院は多くの場合，その人の長い人生のなかでは，ひとときのできごとである。人々はそのできごとをもって暮らしを大きく変化させるのではなく，なるべく小さな変化にとどめ，自分たちの暮らしを取り戻していこうとする。それに向けて本人を含む家族が主体的にマネジメントしていくことをたすけるのが退院支援である。

2　外来における地域・在宅看護マネジメント

1　外来看護について

● **外来の機能**　外来は，患者の暮らしとつながる医療現場である。地域で暮らす老若男女，軽症者から重症者，死に瀕している人までと，あらゆる状況にある人が外来を訪れ，診断や治療を受ける。がんや難病など暮らしに大きな影響を与えるかもしれない疾患と診断されたとき，その説明を受ける場でもある。外来の機能は近年，拡大されており，とくに1990年代後半から入院期間の短縮が推進されたことに関連して，比較的高度な検査や治療を外来で行うことが増えている。加えて外来は，休日・夜間診療や，救急外来，救急搬送された患者の受け入れなどの機能も担っている。

● **外来における看護**　外来の機能は多様であり，そこに勤務する看護師の役割も多岐にわたる。看護師は外来で，採血や血管確保，傷のガーゼ交換，

カテーテル交換，治療の介助などの診療の補助行為に分類される処置を担うことが多い。それだけでなく暮らしとつながる医療現場であるという外来の特性から，外来看護における地域・在宅看護マネジメントも重要な役割である。

地域・在宅看護マネジメントを前述のように「病気や障害，加齢などによって暮らしにくさを感じている人々に対し，その人が希望する場所や方法で幸せに暮らすことを目ざし，"どうにかこうにか"して支えたりつないだりする看護過程」ととらえると，外来における地域・在宅看護は，来院する人々のなかから，暮らしにくくなってきている人，つまりセルフケアが破綻（はたん）しそうな人々をトリアージし，その人の幸せの価値観を聞きとりながら，その人らしく暮らせるようにかかわるということになる。

2　外来における地域・在宅看護マネジメントの例

外来においてどのような地域・在宅看護マネジメントが行われるか，いくつか具体例をあげて説明する。

◆ 予定入院患者への外来看護

▋ 予定入院について

前項では，退院支援について述べた。退院支援は，入院後できるだけ早い時期から始めることが重要とされている。近年はこれがさらに進み，あらかじめ入院が計画されている場合は，入院前から円滑な退院を目ざして支援することが推奨されている[❶]。

このような退院支援の対象となる，あらかじめ計画されている入院を，予定入院という。363ページのAさんのような脳梗塞などの急な発症に伴う入院ではなく，がんや慢性膝関節症，白内障などで予定の手術を行う場合などが，それにあたる。

▋ 予定入院患者への支援

● **リロケーションダメージの回避**　予定入院の場合，患者は入院前に外来で入院に向けたオリエンテーションを受ける。病院への入院は，患者や家族にとってストレスになるが，高齢者の場合はとくにリロケーションは大きなストレスであり，それによるダメージのハイリスク状況となるため，入院中の環境がどのようなものなのかをあらかじめ知ってもらうことが重要である（◔plus「リロケーションとリロケーションダメージ」）。

● **廃用と合併症予防**　入院中は活動量が減るため，筋力が落ちてADLが低下し，その結果，退院が延期になり，さらに動けなくなるなど，廃用が進むことも懸念される。できるだけ短期間で退院できるよう，入院前から筋力の増強をしておくことや栄養状態を改善しておくことができる。全身麻酔をする場合は，肺合併症を予防するために口腔内の衛生状態を整えておくことも外来でできる看護である。

● **退院後の暮らしの準備**　治療によって体力が落ちたり，ADLが一時的に低下することが予測される場合は，たとえば，入院前に食料を買いためてお

▭ NOTE
❶診療報酬でも評価されるしくみとなっている。入院予定患者が入院生活や入院後にどのような治療過程を経るのかをイメージし，安心して入院医療を受けられるよう，入院中に行われる治療の説明，入院生活に関するオリエンテーション，服薬中の薬の確認，褥瘡・栄養スクリーニングなどを，入院前の外来において実施し，支援を行った場合，「入院時支援加算」が算定される。2018（平成30）年度診療報酬改定で新設された加算である。

く，親族に家事を手伝ってくれるように依頼しておく，脱ぎ着しやすい服を準備しておく，尿もれパッドなどの介護用品を準備しておくなど，退院後の生活に向けて備えることも必要である。この場合，むだな準備をすることがないよう，看護師は治療後の暮らしでおこることを予測し，情報提供することができるだろう。

　このように，入院による影響が極力小さくなるよう，セルフケアを促し支えることが，予定入院の患者に対する外来での地域・在宅看護マネジメントとなる。

◆ 自宅で注射や点滴をしたり医療機器を使ったりしながら暮らしている人への支援

▌外来における在宅療養指導管理

　診療報酬には在宅療養指導管理料❶という項目があり，そのなかには，自己注射，透析，酸素療法，中心静脈栄養法，人工呼吸療法など，自宅で注射や点滴をしたり，医療機器を使ったりしながら暮らしている人を支えるための在宅医療システムが整理され，評価の対象となっている。

●**外来の看護師の役割**　たとえば自己注射のなかには，糖尿病患者が行うインスリン注射がある。多くの場合，外来でその導入がなされ，外来の看護師は主治医と連携・協働しながらインスリン注射が必要な理由を本人にわかるように伝え，投与方法を本人やその家族に指導し，低血糖などの危険な副作用と注意事項を伝え，注射針などの医療廃棄物の処理方法について伝えるなど，地域・在宅看護の実践のためのさまざまな役割を果たす。必要な薬剤，医療材料（注射針など），消毒薬，注射針の廃棄ボックスなど，必要な物品を渡すことも重要な役割である（ ▶ column「どんな準備が必要か調べてみよう」，368ページ）。薬剤と医療材料は，病院では院外処方を作成し，患者が病院とは別組織の調剤薬局から受け取ることもできる。

　糖尿病の治療の場合，外来医療は長期間その患者にかかわることが多い。そのため，外来の看護師は，受診の際に自宅での注射の実施状況や副作用の発生状況，食事の摂取状況などを継続的に観察し，インスリン治療が効果的に行われているかどうかを多職種とともに評価する役割も果たす。

□NOTE
❶在宅療養指導管理料
　医学管理のもとに，それぞれの在宅療養の方法，注意点，緊急時の措置などに関する指導を行い，あわせて必要な衛生材料，保険医療材料を支給した場合に算定できる。退院前在宅療養指導管理料，在宅自己注射指導管理料，在宅自己腹膜灌流指導管理料，在宅酸素療法指導管理料，在宅中心静脈栄養法指導管理料，在宅成分栄養経管栄養法指導管理料，在宅自己導尿指導管理料，在宅人工呼吸指導管理料，在宅悪性腫瘍等患者指導管理料など，さまざまな算定項目が含まれている。

plus	**リロケーションとリロケーションダメージ**

　リロケーションとは，英語の「relocation」（移転・転居・配置転換）からとった言葉で，医療分野では病気や障害，要介護状態などにより，入院や施設入所などで暮らしの場がかわることをいう。リロケーションダメージとは，なじみのない場所に暮らしの場を移すことがストレス源となり，心身に弊害をもたらすことをいう。年齢にかかわらずおこりうるが，とくに高齢者の場合に弊害が大きく，不安や混乱からせん妄をおこすリスクが高い。

▌外来における地域・在宅看護マネジメント

　独居の高齢者や高齢者のみの世帯の場合は，インスリンが安全に投与できないことも予測できる。その場合は，訪問看護の機能をもってその人の暮らしを支援することができる。そのうえで，インスリン治療がその人の暮らしのなかで最善の治療方法であるのかを多職種チームで話し合い，場合によっては治療方針を変更していくことも，地域・在宅看護マネジメントとして重要になる。たとえば施設への入所が必要になった場合，看護職の配置人数が少ない施設では，毎日定時に打たなければならないインスリン注射の管理がむずかしい。自己管理できていない場合は，施設に入所すること自体がむずかしくなってしまう。外来の看護師には，地域・在宅看護マネジメントとして，暮らしと治療を総合的に検討する視点が求められる。

---

column　どんな準備が必要か調べてみよう

　薬物療法や医療機器を使用した治療が必要となった人が退院するとき，どのような準備が必要なのか。それを支援する人には，どのような知識が必要なのか。それをイメージするために，たとえばインスリンの自己注射を自宅で行うためにはどのような準備が必要なのか，調べてみよう。

①インスリンとはなにかを調べてみよう。

②インスリンが血糖値を下げるしくみを調べてみよう。

③インスリン製剤の種類と特徴について調べてみよう。

④インスリン注射の際に注意すべき低血糖について，おこったときの対応も含めて調べてみよう。

⑤血糖値の自己測定の方法や機器の種類について調べてみよう。

⑥血糖値の自己測定からインスリンの自己注射までの一連の手技を，必要な物品とともに調べてみよう。

⑦インスリンの自己注射後，使用済みの注射針やその他の医療材料，衛生材料の処理について調べてみよう。

⑧自己注射の部位として適切な場所を，右の図に描いてみよう。

⑨インスリンの自己注射，血糖値の自己測定に必要な消耗品の種類を，医療材料（注射針など）と衛生材料（消毒綿など）に分けてあげてみよう。

⑩インスリンの自己注射が必要な人は，外出時にどのような準備が必要かを調べてみよう。

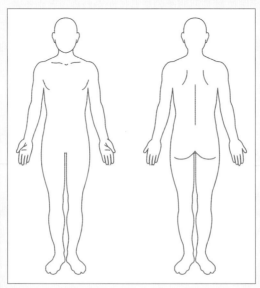

◆ 救急外来での支援

外来の機能の1つに，救命救急がある。救急外来は，突然の発症や受傷により救急搬送された重症度や緊急度の高い人の対応にあたるが，救命を最優先とする救命救急医療のシステムのなかで，治療方針の決定にあたって本人や家族の意思を十分に確認しにくい状況がある。とくに，「本人が意思表示できず，事前の意思も不明な場合にどうするか」というむずかしい問題がある。

たとえば，「家で最期を迎えたい」と希望する，がん末期の在宅療養者がいたとする。いよいよ終末に近づいてきたとき，家族が心配のあまり救急車を呼ぶことがある。搬送後，救急外来で心肺蘇生をはじめとする治療や処置があわただしくなされ，その結果，本人の希望に反するかたちで，病院の処置室で最期の時間を家族と一緒に過ごすこともなく亡くなってしまい，家族が後悔するという例はよくある。

本人の意思が不明な場合など，対応がむずかしい例も多いが，救急外来の看護師にも，本人の希望や意向を第一に考えて支援する地域・在宅看護マネジメントの視点が重要である。

◆ 認知症の人や認知症が疑われる人への支援

▌認知症について

超高齢社会においては，認知症を避けて通れない。65歳以上の認知症の人の数は約600万人と推計され（2020〔令和3〕年現在），2025年には約700万人（高齢者の約5人に1人）が認知症になると予測されている。

外来における認知症の人と看護との接点を考えてみよう。高血圧や糖尿病などの持病の治療で長年外来通院している人が高齢となり，しだいに認知機能の低下や認知症に見られる症状が観察される場合があるだろう。また通院している患者の，実はうちの家族が最近おかしくてといった相談から患者の家族成員が認知症を発症していることに接することもあるだろう。

認知症は，軽度認知障害 mild cognitive impairment（MCI）の段階から把握し，運動療法などを取り入れることで認知機能障害の進行を遅らせることが期待されるといわれているように，外来で患者やその家族の認知機能の低下した状況を把握したら，適切な医療につなげることが1つの看護となる。認知症の中核症状である，記憶障害や見当識障害，理解力・判断力の低下などを見逃さず，必要な地域・在宅看護実践につなげてほしい。

近年では，認知症看護認定看護師の育成も進んできており，看護師が運営する外来（看護外来）として認知症相談窓口を設置している病院が増えてきている。

▌認知症の人や認知症が疑われる人への外来での支援

認知症の人に対して，外来で看護師になにができるだろうか。

「もの忘れ外来」などの専門外来は，その名称から受診には心理的なハードルがある。まずは受診にたどり着いたことに敬意をあらわし，自尊心を傷

つけないように配慮しながら，診断のための検査を支援することができる。

　認知症の専門外来以外では，通院している人の認知機能に目を向けよう。糖尿病や高血圧などの慢性疾患で長期にわたり通院している高齢者は多い。その人たちの外見や立ち居ふるまいをよく観察し，認知症になっていないかを観察することができる。

　たとえば，「いつもと比べて身なりに無頓着（とんちゃく）になってきた」「薬をどうもうまく服用できていないようだ」「度をこして同じ話を繰り返している」「事務の人とトラブルをおこすようになってきた」など，これまでとの変化に注目し，異変に気づくことが大切である。もし異変を見つけたら，それを放置せずに声をかけ，継続的に観察し，折をみて認知症の専門外来につなげるか，外来の訪問看護機能をいかして暮らしぶりを実際に観察し，介護保険サービスなどにつなげていくことが，地域・在宅看護マネジメントとしてできることである（●plus「認知症の人が安心して買い物ができる環境づくり」）。

◆ 人生の終末期にある人への外来看護

　人生の終末期にある人も外来を利用する。このうち，がん末期の患者と心不全末期の患者への看護について述べる。がんも心不全も治療の選択肢が増え，外来での症状マネジメントが行われている。

▍がん末期の経過と外来看護

● 意思決定が必要な局面への移行　がんの治療は，入院ではなく外来で行うことが主流になってきており，がん発症後の生活は大きく変化している。一般の病院外来や診療所で内視鏡手術，点滴による抗がん薬治療，放射線治療などが行われ，抗がん薬の経口投与，皮下注射なども行われるようになった。

　このように多様な治療法を選択することができるようになり，治療を受けながら，がんと共存して生活する人々が地域で増加している一方，わが国の死因のトップは相かわらずがんである。治療を行ってもがん細胞の増殖に関連した不快な症状が消退せず，生命維持がむずかしくなる段階が訪れよう

---

plus	**認知症の人が安心して買い物ができる環境づくり**

　お金を支払わず店を出てしまうなどの行為が認知症のためであれば，本人に悪意があるわけではない。これを犯罪として取り締まるのではなく，家族や商店，警察が連携・協働し，認知症の人が困らずに買い物できるよう支えることが，地域包括ケアシステムとして重要である。認知症高齢者が安心して外出して買い物ができるような取り組みが，全国各地で行われている。たとえば福岡県大牟田市では「安心して外出できるまちへ」というキャッチフレーズで，地域の人々が町を歩く認知症の人に声かけをし，道に迷ったり，買い物でサポートが必要になったりしたときにたすけ合えるような町づくりが行われている[*1]。

＊1　認知症未来共創ハブ：安心して外出できるまちへ　大牟田市（福岡県）．（https://designing-for-dementia.jp/dfc/dfc005/）（参照 2021-09-20）

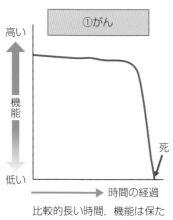
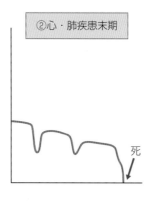
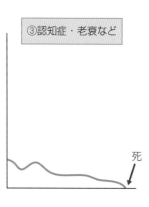

①がん	②心・肺疾患末期	③認知症・老衰など
比較的長い時間，機能は保たれ，最後の2か月で急速に機能が低下する経過をたどる。	急性増悪を繰り返しながら，徐々に機能低下し，最後は比較的急な経過をたどる。	機能低下した状態が長く続き，さらにゆっくり機能低下していく経過をたどる。

◉**図 6-2　病の軌跡**
（Lynn J, et al.: Living well at the end of life: Adapting health care to serious chronic illness in old age. p. 8, Rand Health, 2003. を参考に作成）

しているとき，がん患者が直面する意思決定事項とはなんだろうか。患者は新しい抗がん治療を望むのか，症状緩和に必要な治療を望むのか，その治療をどこで受けるのか，通院が体力的につらくなったら入院するのか，あるいは在宅医療を選択するのかといったことを選び，決めることが求められる。

　がん，心・肺疾患末期，認知症・老衰などの患者が亡くなるまでの病の軌跡を図示すると◉**図6-2**のようになる。がんの場合，身体機能が落ちはじめてから死亡までの期間が短い。とくに近年の傾向として，抗がん薬治療の選択肢がなくなった局面において病状の進行が速いことが指摘されており，腹水などの症状が出現したのち，数週間で死亡したという例もある。

●**外来看護の役割**　こうしたがん末期の特徴を考えると，不快症状が出現してから，終末期をどう過ごしたいと考えているのかといった意向を聞くのでは遅いこともある。看護師は，抗がん薬が功を奏しているうちからでも，人生の最期の時期の暮らし方について情報提供したり話し合う機会をつくったりして，本人とその家族の意思決定を支援することが求められる。

▌ 心不全の経過と外来看護

　がんのほかに死亡者数の多い心疾患の病の軌跡は，◉**図6-2**の②のとおりである。心疾患の末期は，心臓の機能が低下して体内に十分な血液を送り出せなくなった状態，すなわち心不全となる。

●**セルフケアのむずかしさ**　心不全の状態にある患者に多い特徴として，外来受診予定日まで体調がもたずに救急外来などで予定外の受診をしたり，入院治療で体調が戻って退院しても症状の再発を何度も繰り返したりすることが知られている。心不全の症状緩和には，水分と塩分の摂取量を制限し，毎日体重を測定し，心臓に負荷のかかることはしないなどが重要であり，セルフケアが深く関係している。こうしたセルフケアができれば，救急外来の受診や入退院を繰り返すことはおきにくいと考えられるが，当事者が高齢の

場合，患者指導の成果が上がりにくいことも相まって，症状のコントロールがむずかしいとされている。

●**心不全末期患者への医療・看護介入**　心不全の場合，治療することで症状が改善し，しばらくはいつものように暮らすことができる。そのため，がんに比べて終末期として看護を提供するタイミングをはかるのがむずかしい。超高齢社会において今後さらに急増すると考えられている心不全末期患者に対し，医療・看護がどのように介入するかについての議論は始まったばかりである。

▎慢性的な経過をたどる疾患の患者へのアドバンスケアプランニングの▎支援

　がんも心不全も，慢性的な経過をたどる点では同じである。治療期と終末期という病期を区別して扱うのではなく，病状が安定しているころから，終末期になにがおこるのか，なにを意思決定する必要があるのかについて情報提供し，本人とその家族がアドバンスケアプランニングをできるように支援することが重要である。

　外来看護の機能として，患者が外来に通えなくなる時期が必ず来ることを見こし，本人の気持ちがそこまでにいたっていなくても，在宅療養の可能性を検討しはじめることができる。自宅の写真を撮ってきてもらう，医師の指示をもらって外来の看護師が自宅の様子を見に行くなどもできるだろう。暮らしとつながる医療現場である外来こそ，その人が病気をもちながら暮らしている環境をアセスメントし，暮らし方の意思決定を促し，それを他機関のスタッフも含む多職種での支援に発展させる役割を担うことができる。

3　介護保険制度上の地域・在宅看護マネジメント

1　介護保険制度上の地域・在宅看護マネジメント業務にかかわる看護職

　介護保険制度において地域におけるケアマネジメントや相談支援などの役割を果たしている看護職として，居宅介護支援事業所などで働く看護師資格をもつ介護支援専門員（ケアマネジャー）❶，あるいは地域包括支援センターで働く看護師・保健師がいる。

　居宅介護支援事業所で働く介護支援専門員は，主として要介護1から5の高齢者などを対象に，介護保険制度に基づくケアマネジメントを行うことが役割である。地域包括支援センターの介護予防ケアマネジメント業務や相談支援業務に従事する看護師・保健師は，主として要支援者に対するケアマネジメント，あるいは要支援にいたらない高齢者に対する介護予防にかかわるほか，地域で働く介護支援専門員の相談窓口として，困難事例への対応などの役割も担う。

　このほか，訪問看護ステーションなどの介護サービス事業所で働く看護師も，介護保険制度という枠組みのなかで地域・在宅看護マネジメントの機能

□**NOTE**
❶介護支援専門員（ケアマネジャー）は，都道府県で行われる介護支援専門員実務研修受講試験（ケアマネジャー試験）に基づく公的資格で，看護師の場合は，看護師として5年以上の実務経験があれば受験資格を得られる。

を展開しているが，ここでは居宅介護支援事業所で働く介護支援専門員と，地域包括支援センターで働く看護師・保健師が行う地域・在宅看護マネジメントについて説明する。

2 居宅介護支援事業所で働く介護支援専門員が行う 地域・在宅看護マネジメント

◆ ケアマネジメント業務の流れ

● **居宅サービス計画（ケアプラン）の作成**　在宅ケアに携わる介護支援専門員が所属しているのは，居宅介護支援事業所である❶。介護保険は，市区町村が保険者となり，そこに住む 40 歳以上の住民が被保険者となる制度である。被保険者が加齢に伴う疾患などで要介護 1 から 5 のいずれかに認定された場合，自分で居宅サービス計画（ケアプラン）❷を作成することもできるが，多くの場合は居宅介護支援事業所に連絡し，介護支援専門員にケアプランの作成を依頼することになる。

依頼を受けた介護支援専門員は，依頼人やその家族の相談を受け，総合的にアセスメントしたうえで，ケアプランを提案する。依頼人がそのケアプランを受け入れた場合，介護支援専門員はケアプランにのっとり居宅サービス事業所❸などに連絡し，プランの実現に向けた調整を行う（◉図 6-3）。訪問看護ステーションや訪問介護事業所などの居宅サービス事業所は，介護支援専門員と相談しながら利用者となる人に必要な介護保険サービスをさらに検討し，それぞれが居宅サービス計画を立案してサービスを提供する。

● **サービスの評価**　介護支援専門員は居宅サービス事業所が提供しているサービスを定期的に評価する。評価の視点は，ケアプランにのっとりサービスが提供されているか，その内容が利用者にとって必要で適切であるのか，ケアプラン修正の必要はないかなどである。こうした定期的な評価は，ケア

□**NOTE**

❶**居宅介護支援事業所**
　「介護保険法」に基づき，要介護認定を受けた人が自宅などで介護サービスなどを利用しながら生活することを支援する事業所。介護支援専門員が常駐し，要介護者や家族の相談に応じ，居宅サービス計画（ケアプラン）の作成や介護サービス事業所との連絡・調整などを行う。現場では「居宅」と略してよばれることが多い。

❷**居宅サービス計画（ケアプラン）**
　自宅で介護保険サービスを受ける際に必要となる計画である。どのような介護保険サービスを，どの程度，どのくらいの期間利用するかを計画したものである。

❸**居宅サービス事業所**
　介護保険サービスを提供する事業所（介護サービス事業所）のうち，要介護者の自宅などで行う居宅サービスを提供する事業所である。

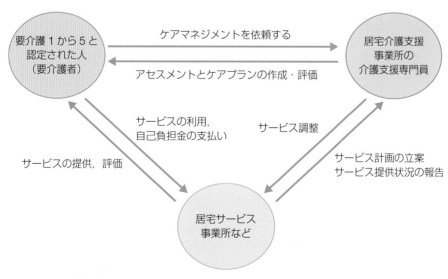

◉図 6-3　介護保険の居宅サービスの流れ

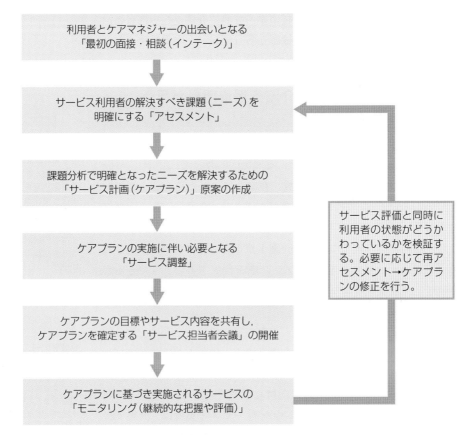

◉図6-4 ケアマネジメントの業務プロセス
（独立行政法人福祉医療機構：WAM NET「ケアマネジメントの業務プロセスとは？」＜https://www.
wam.go.jp/content/wamnet/pcpub/kaigo/caremanager/caremanagerworkguide/caremanager
workguide_05.html＞＜参照 2021-09-20＞による）

マネジメントのプロセスではモニタリング評価とよばれるものであり，継続
的にサービスの質を改善していくために重要な役割とされている（◉図6-4）。

◆ 介護支援専門員の役割

● **ケアプラン作成の視点** 「介護保険法」の理念は，人々が尊厳をもって自
立した日常生活を送れるように支援することである。そのため，「できない
ならやってあげる」という視点ではなく，「本人の力でできることを目ざす
にはどうしたらよいか」というセルフケア力を上げる視点，「家族が要介護
の人とともに暮らすための力をつけるためにはどうしたらよいか」という家
族介護力を上げる視点でケアプランを作成することが重要である（◉column
「ケアプランは誰のもの？」）。

● **ケアマネジメントの中立性** また，介護支援専門員のケアプラン作成で
は，利用者に不利益なことがおきないようにする，ケアマネジメントの中立
性が高く求められていることは重要な点である。介護支援専門員には，利用
者本位を前提としたうえで，さらに保険者や被保険者である国民に対しても
最善であるという方向性を模索し，必要なサービスを最低限に，効果的に，

効率的に提供するという，倫理性の高いマネジメントが期待されている。

　このように介護支援専門員の役割は，幅が広く奥が深い。看護師資格と実務経験は，介護支援専門員資格を取得するための介護支援専門員実務研修受講試験の受験要件の１つとなっているため，看護師として地域・在宅看護マネジメントを公的な立場で実践したいと考える場合は，介護支援専門員資格を取得してケアマネジメント業務に挑戦してほしい。

◆ ケアプランの実例

　ここでは，ケアプランの具体的な例について紹介する。序章(◐2ページ)に登場した斎田ひろ子さん(80歳)のケアプランである。

> **事例❸**
>
> 　ひろ子は腰椎圧迫骨折のあと，要介護２と認定され，介護保険サービスを受けることになった。そのとき，ひろ子の担当となった介護支援専門員は，ひろ子の娘，まさ子の看護師仲間である佐藤さんだった。看護師資格をもつ介護支援専門員の佐藤さんは，ひろ子やまさ子と話し合いながら，ケアプランを作成していった。佐藤さんが勤務する法人の訪問看護事業所には理学療法士がいなかったため，佐藤さんは理学療法士のいる別法人の訪問看護事業所に訪問看護を依頼することにした(これは中立性を意識したケアマネジメントである)。

● **ケアプランの作成**　佐藤さんが作成した居宅サービス計画書(1)を◐図6-5に示す。ひろ子さんには認知障害があり，言語的表現にも制限があるが，まさ子さんとともに，ひろ子さんがこれまで生きていくうえで大事にしていたことがらを確認しながら，援助の方針を表現している。そしてそれは，ひろ子さんもわかる範囲で同意している。

　居宅サービス計画書(1)は**第１表**とされ，ケアプランの大方針を示すものである。この第１表に基づき，第２表および第３表が作成される。**第２表**には生活全般の解決すべき課題が列挙され，長期目標と短期目標が整理されたうえで，それぞれに対する援助内容がサービス種別ごとに書き込まれる(◐付章B，400ページ)。**第３表**は，週間サービス計画書であり，月曜日から

> **column**　**ケアプランは誰のもの？**
>
> 　ケアプランは介護支援専門員が案をつくり，その案を利用者本人とその家族が納得して確定する。そのため，専門職でない一般の人がわかる言葉で書くことを心がける。これは，ケアプランに限らない。当事者が読み，同意する必要のある書類を一般の人がわかるような平易な表現で書くことは，介護保険でも医療保険でも，病院でも在宅医療でも同様に求められることである。皆さんは，新たに学ぶ看護用語にわくわくしていると思うが，それは同業者の間だけで使われる言葉なのか，一般の人でも理解できる言葉なのかを考え，区別して使うようになってほしい。

第1表		居宅サービス計画書（1）	作成年月日　　令和○年　　○月　　○日
			初回・紹介・継続　｜　認定済・申請中

利用者名　斎田ひろ子　　殿　　生年月日　　昭和9年　○月　○日　住所　　○県○市○町　1-2-3
居宅サービス計画作成者氏名　　　　佐藤
居宅介護支援事業者・事業所名および所在地　　　○県○市○町　5-6-7
居宅サービス計画作成（変更）日　令和○年　　○月　　○日　初回居宅サービス計画作成日　　年　　　月　　　日
認定日　　年　　月　　日　　認定の有効期間　　年　　　月　　　日　～　　　年　　　月　　　日

要介護状態区分	要介護1　・　⦿要介護2　・　要介護3　・　要介護4　・　要介護5
利用者および家族の生活に対する意向	本人：「食事は，食べたいと言えるまでは食べさせてほしい，管を入れてまでは食べたくない」（○年○月○日談） 長女：「母は，人の世話をするのが大好きな人で，人の世話を受けるという人生は考えておらず，そうなったときには，殺してしまいなさいと日ごろ言っているような人だった。母とは長年一緒に暮らしてきており，自分も看護の仕事をしているので，できるだけ家にいてほしいと考えている。ただ，自分が仕事をやめて介護に専念するのではなく介護サービスにたすけてもらいながら在宅ケアをやってみたい」
介護認定審査会の意見およびサービスの種類の指定	腰椎圧迫骨折後，寝たきりにならないようマネジメントが必要
総合的な援助の方針	命にかかわるような疾患はなく，大きなことがなければ10年単位で暮らしていけそうな高齢者である。家族は本人の元気だった時代の意向を大事にしつつ，自然の老化を受けとめながら一緒に暮らすことを望んでいるようだ。長女が自分の仕事も続けながら，ほかの家族員の力も得ながら家族として自立していけるよう，適宜居宅サービスの活用を検討することとする。
生活援助中心型の算定理由	1. ひとり暮らし　　　2. 家族等が障害，疾病など　　3. その他（　　　　　　　　　　　　）

▸**図6-5　斎田ひろ子さんのケアプラン**

日曜日，時間帯別に利用するサービスが整理されるようになっている（▸付章B，400ページ）。この3種の書式がケアプランとよばれるものである。

● **斎田ひろ子さんのケアプランのポイント**　ひろ子さんのケアプランでは，とくにADLの回復をどのようにはかっていくのか，認知障害があっても暮らしに困らないようにするにはどうするかという課題について具体的なプランをたてることが求められる。デイサービスを使った場合，そのなかでどのように過ごすのか，歩行機能を維持するためのリハビリテーションはどのようにプログラムするのか，排泄や食事の介助はどのように行うのか，このような詳細は，第2表をもとにしてサービス事業所と利用者の間で計画をたてていくことになる。

　さまざまな事業所の多職種がかかわるケアプランは，書面がすべてではない。関係者が集まって方針を確認し，詳細をつめていくことが必要となる。介護支援専門員は，利用者ごとに**サービス担当者会議**（▸347ページ）を招集し，サービス導入時はもちろん，それ以降も定期的に多職種会議を開いてプランを評価し更新していくという役割を担っている。

3　地域包括支援センターの看護師・保健師が行う地域・在宅看護マネジメント

◆ 地域包括支援センターについて

　地域包括支援センターは，市町村が設置主体となり，看護師・保健師，社

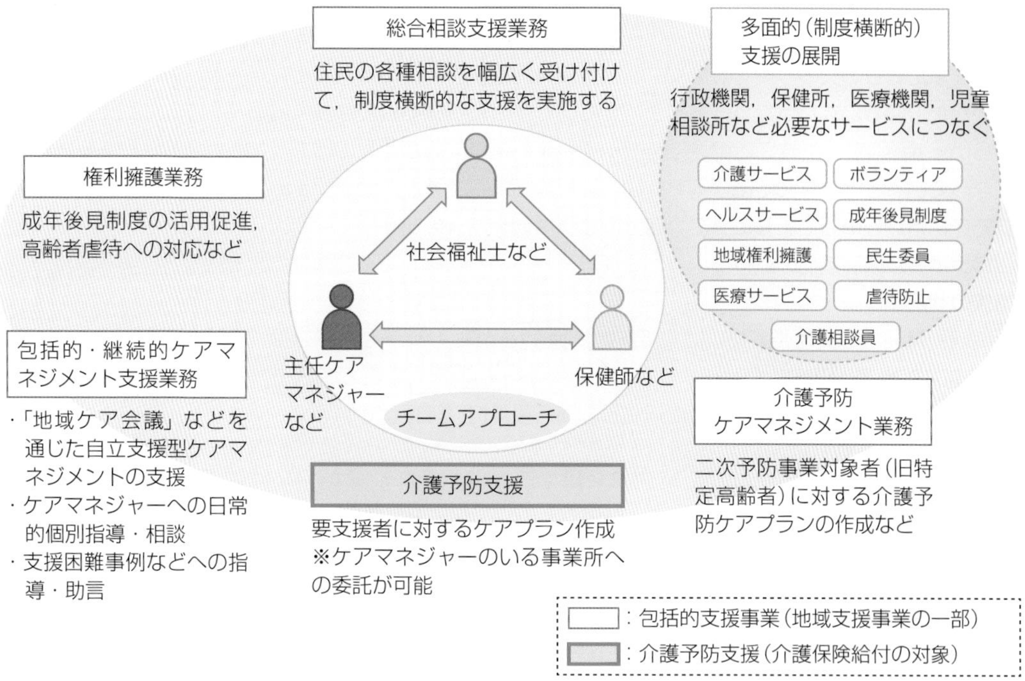

図 6-6　地域包括支援センターの業務

（厚生労働省：地域包括支援センターの概要<https://www.mhlw.go.jp/stf/seisakunitsuite/bunya/hukushi_kaigo/kaigo_koureisha/chiikihoukatsu/index.html><参照 2021-09-21>による）

会福祉士，主任介護支援専門員（主任ケアマネジャー）❶を配置し，この3職種のチームアプローチにより，保健・医療の向上および福祉の増進を包括的に支援することを目的とする施設である。地域包括支援センターのおもな業務は，①介護予防ケアマネジメント業務❷，②総合相談支援業務，③権利擁護業務，④包括的・継続的ケアマネジメント支援業務と多岐にわたる（図6-6）。地域包括支援センターの機能を簡単に説明することはむずかしいが，地域包括ケアシステムを構築するための拠点として，すべての関係者をつなぎ合わせ，それぞれが適切に機能するようにするセンターと表現できるだろう。

NOTE

❶主任介護支援専門員（主任ケアマネジャー）
介護支援専門員の上位資格で，自身のケアマネジメント業務のほか，ほかの介護支援専門員への助言や指導，ほかの保健・医療・福祉サービス提供者との連絡・調整，地域包括ケアシステム構築のための地域づくりなどの役割を担う。一定の実務経験のある介護支援専門員が研修を修了することで取得できる。

❷要支援者のケアプラン作成は，居宅介護支援事業所の介護支援専門員ではなく，地域包括支援センターの職員が行うことになっている。

◆ 支援困難事例への対応

図6-6中の「包括的・継続的ケアマネジメント支援業務」のなかに「支援困難事例等への指導・助言」がある。これは，居宅介護支援事業所のケアマジャーが対応困難と考えている事例について地域包括支援センターが相談にこたえるというコンサルテーションの業務である。たとえば，どのような相談があるのかを事例で示そう。

事例❹

介護支援専門員の相談内容

両親と同居している息子からの相談にどのようにかかわったらよいかわからず困っている。

▶ **息子の困りごと**

　母が寝たきりの父の介護をしなくなった。自分が仕事から帰ってくると，家がかたづいていなかったり，食事ができていなかったりすることが多くていらいらする。やるべきことのメモを置いて出勤したりするが，そのとおりになっていることはなくて気が気でない。職場から帰宅すると，父が便まみれで床に倒れていることもあった。自分の仕事は観光バスの運転手で，新型コロナウイルス感染症の流行により仕事が激減している状態である。

▶ **家族の状況**

　両親と息子の3人世帯。父親は骨折を機に徐々にADLが低下し，いまは要介護2である。母親が介助をすればなんとかトイレに行くことができていた。母親には持病があり，病院に通院しながら長く自己管理している。

● **相談者のかかわり**　相談者である介護支援専門員は，まだ経験が少ない。これまでのかかわり方を聞いたところ，次のような点をアセスメントし，支援策を考えようとしたが，行きづまってしまったとのことだった。

　①母親の健康状態について詳しく知ろうとした　これまでできていたことができなくなっていることから，認知機能の低下を疑った。持病との関連を明らかにしたかったため，通院の理由や服用している薬の内容を知りたいと考えた。しかし，息子に聞いてもわからないということだった。そこで，通院している医療機関に問い合わせてみたが，個人情報のため情報提供できないとのことであった。

　②訪問入浴を担当している事業者に夫婦の様子を聞いてみた　この家庭では，週に2回訪問入浴を利用している。担当者に聞いたところ，父親の入浴のために訪問しているが，母親はとてもおこりっぽく扱いにくさを感じていたという。訪問しても鍵がかかっていて家の中に入れないことがあったそうだ。担当者は「なかなかねえ，むずかしい人ですから」と言葉をにごしていたとのことであった。

　③息子がこの状況をどのように考えているのか聞いてみた　息子は「コロナでたいへんなところに，こんなんじゃ共倒れですよ。もうどこかの施設に入ってほしいけど，要介護2では特別養護老人ホームには入れないし，自分の仕事なくなっちゃったら，両親の年金だけではホームなんか無理ですよね。もう，どうしようもない」と頭をかかえているとのことだった。

● **地域包括支援センターの看護師のかかわり**　介護支援専門員の相談を受けた地域包括支援センターの看護師（主任ケアマネジャーの資格を保持）は，以下のようにアセスメントした。

①母親の認知機能の低下については現病歴も含め状況を整理する必要がある。
②父親は適切な介護を受けることができず，ADLのさらなる低下をきたす危険がある。
③息子は両親の介護をひとりで背負っており，しかも自身も先の見えない社会的・経済的な不安をかかえており，具体策を考えるまでにいたっていない。

④相談者の話から，父親がこの状況をどのようにとらえているのかについての情報が不足している。

⑤相談者はまだ経験が少なく，地域の医療者と顔の見える連携ができていない。家族をひとかたまりとしてマネジメントすることに不慣れであるため，マネジメントを伴走する必要がある。

　このような状況判断から，地域包括支援センターの看護師は，まず父親にかかわり，父親の暮らしを安定させることを優先に考えた。そうすれば母親と息子のストレスが緩和され，その次に母親の認知症への対策をはかり，つづいて息子が今後のことを考えはじめる意思決定支援を進めるという流れを考えた。具体的な段どりは以下のとおりである。

①相談者の労をねぎらったうえで，以下の②～⑥を提案した。

②息子の労をねぎらう。

③相談者に父親と話をすることをすすめる。一家の主(あるじ)である父親に，家族が暮らす力を失いかけていることを理解してもらうためである。

④③がうまくいけば，介護保険サービスのリハビリテーションメニューを紹介する。

⑤③と④を行うにあたっては，母親に対してもていねいに説明する。母親の自尊心を傷つけないよう，夫婦の関係に配慮しながら，どのような声かけをすれば父親のケアプランの変更がうまくいくのか，この家族の歴史を理解しながらかかわる。

⑥息子に，母親の外来に同行できないかを提案してみる。息子自身が母親の基礎疾患や内服の状況を理解すること，最近の状況から認知症が心配だと主治医に伝えることが目的である。

　これらを提案する際は，相談者の反応をよく観察し，「必要時には地域包括支援センターの看護師が一緒にかかわるため声をかけてほしい」と伝えた。すると，相談者の介護支援専門員は，「息子からの相談がせっぱつまっていて，自分も一緒に困りはててしまっていた。自分でできることがまだありそうなことがわかったので，やってみます」と答えた。

　経験を積んだ介護支援専門員でも，ひとりでは対応に苦慮したり，よい支援策が思いつかないことがある。ましてや，この事例の相談者は，まだ経験が浅く，どうすればよいかわからずに途方に暮れてしまっていた。地域包括支援センターは，このようなときに相談できる機関である。このような個別事例の相談に対応するだけでなく，その経験をいかしながら，地域のケアマネジメントの底上げや，地域包括ケアシステムの構築を進める役割も担っている。

4 地域住民とともに行う地域・在宅看護マネジメント

● 公的システム以外での地域・在宅看護実践　地域・在宅看護マネジメン

ト は, 医療保険や介護保険といった公的なシステムのもとで行われるものばかりではない。地域包括ケアシステムの考え方からすれば, こうした公的なシステムの枠組みをこえて人々とともにあることが求められている。つまり, 公的なシステム以外の場面でも, 暮らしている人々のセルフケアを促し, 人々が互いに助け合うことを促すことも地域・在宅看護である。

その具体的な例として,「暮らしの保健室」がある。「暮らしの保健室」は, 誰でも予約なしに無料で, 医療や健康, 介護, 暮らしのなかでのさまざまな困りごとを相談できる, 新たな地域の資源である。訪問看護ステーションや介護保険施設などが母体となって, 有志で運営されていることが多い。これは, 秋山正子氏の着想によって 2011(平成 23)年に東京都内に開設されたのが最初❶であり, その後, 趣旨に賛同した人々が全国各地に「暮らしの保健室」を展開し, 2019(令和元)年には全国 50 か所に広がっている[1](◉第 7 章「地域・在宅看護活動の創造と展開例」, 382 ページ)。

◆ 看護の本質と「暮らしの保健室」

「暮らしの保健室」は, 病気を予防する機能を明確に意識しながら, 病院という非日常的な空間のなかで患者を待つのではなく, 暮らしのなかに看護師がいて, 暮らしを支える看護を実践している。看護の本来の姿は, 人々がセルフケア力を発揮し, 病気を予防することにある。ところが現在の病院や介護施設は「病気や障害になってから行くもの」である。そこから看護が始まるモデルになっているのは, 看護の本来の姿に合致していないのかもしれない。

こうした地域住民とともにあるような地域・在宅看護実践がもっと増えてくることが期待されるが, 増えるのをただ待つのではなく, みずから増やすことにかかわるという意識をぜひもってほしい。

現代の私たちは, 地球的な環境問題にさらされながら, 少子化と超高齢化が進むこの国の社会に暮らしている。暮らすこと自体が困難なケースもたくさん生じている。どうすればそれらの問題を回避できるのかという問いに対する明確で確実な解はないなかで, 私たち看護師もこの社会で暮らす人間の 1 人である。「暮らしの保健室」の実践からは, 私たち看護師がこの社会のなかでなにができるかという問いが投げかけられているのである。

▣NOTE

❶最初の暮らしの保健室は, 東京都新宿区にある大型団地, 都営戸山ハイツの空き店舗に開設された。1968 (昭和 43)年から順次建設された戸山ハイツは, 住民の高齢化が進み, 4 割以上の住民が 65 歳以上となっていた。

1) 米澤純子:「暮らしの保健室」は未来型共生社会への入り口. コミュニティケア 21(7): 14-21, 2019.

第 7 章

地域・在宅看護活動の創造と展開例

本章の目標	□ 地域・在宅看護活動の創造とはなにかを理解する。
	□ 地域で新たな看護活動を創造する意義や方法を理解する。
	□ 看護師が創造した地域・在宅看護活動の展開例を学ぶ。

A　地域・在宅看護活動の創造

　地域・在宅看護活動は，人々の暮らしの場で展開する看護活動である。対象者を生活者とみて，生活全体を包括的にとらえ，「その人がその人らしく，いきいきと生きていくこと」を支える看護実践である。

地域・在宅看護活動の創造とは

● **対象者の意思や希望の実現のための創造**　対象者の生活の場で話によく耳を傾け，よく観察していくと，対象者が「なにに困っているのか」，対象者に「なにがおこっているのか」がみえてくる。看護師は，たとえば対象者がさまざまな困難をかかえながらも「自宅で暮らしつづけたい」という意思や希望をもつことがわかったならば，それが実現するように，対象者の力を引き出し，環境を整え，支援者の力をつなげていく。介護保険や医療保険，福祉サービスなどの既存の制度だけでは支援が困難な場合もある。そのときは，地域の多種多様な資源を活用して支援にあたる。既存の制度がなければ，新たな看護活動の創造を検討する。

● **地域の予防的活動のための創造**　地域・在宅看護活動においては，予防という視点も重要である。地域の人々が心身ともに健やかに暮らしつづけるためには，誰もが孤立せず，見まもられ，早期に必要な支援が受けられる環境づくりが重要である。看護師は，多職種，民生委員❶や児童委員❷，健康推進員❸などの公的ボランティア，そのほかの民間ボランティアと連携・協働しながら，地域の予防的活動に参画し，必要に応じて新たな看護活動を創造する。

　このような既存の医療・介護・福祉制度の枠外における創造的な看護活動は，自助・互助・共助・公助のうちの，互助に相当するものである。

地域・在宅看護活動の創造の方法

　新たな看護活動の創造は，看護師が1人で始めることもできるし，仲間を集めて展開していくこともできる。目的に応じて，商店街や行政施設，医療資源の乏しい地域など，さまざまな場所で相談活動，集合教育などが展開できる。電話やインターネットを活用した相談・発信活動，コミュニティづくりなども考えられる。活動が軌道にのれば，組織化や法人化などもできるだろう。地域で活動を始めるには，地域住民の理解を得たり，場所や資金を確保したりといった立ち上げのむずかしさもあるが，やりがいは大きい。

　本章では，「暮らしの保健室」を中心に，看護師による地域・在宅看護活動の創造の例，活動の例について紹介する。

NOTE

❶民生委員
　「民生委員法」に基づく非常勤の地方公務員。担当区域内の生活困窮者，高齢者，障害者などの援護にあたり，行政機関との橋渡しを行う。

❷児童委員
　「児童福祉法」に基づき，担当区域内の児童や妊婦の援護にあたり，行政機関との橋渡しを行う。民生委員をかねることになっている。

❸健康推進員
　地域住民の健康寿命延伸のために市区町村から委嘱を受けて活動するボランティアである。

B 「暮らしの保健室」の例

1 「暮らしの保健室」とは

1 「暮らしの保健室」の役割

　「暮らしの保健室」は，秋山正子氏によって2011（平成23）年7月に東京都新宿区に開設された，地域の新たな資源である。誰でも予約なしに無料で，医療や健康，介護，暮らしのなかでのさまざまな困りごとを相談することができる。「ちょっとした困りごと」を誰にも相談できず過ごし，重症になってから訪問看護につながるという事例が多いことから，「もっと早い段階で看護とつながることができたら」という思いでつくられた場である。

　地域にはすでに，健康に関する公的な相談窓口として保健所や市町村保健センター，高齢者の総合的な相談窓口として地域包括支援センターなどがある。これらは，生活習慣病の相談，栄養相談，こころの健康相談，認知症の相談，介護の相談など，目的がはっきりした相談には向いている。それに対して「暮らしの保健室」は，暮らしのなかで困っていても「誰に相談したらよいかわからない」，あるいは「病院や診療所を受診するほどではないが，ちょっと気になる」などの相談ニーズに対応するものである。そんな相談や困りごとがあったとき，看護師❶や介護福祉士，栄養士などの専門職スタッフやボランティア❷がじっくり話を聞き，一緒に考え，場合によっては医療機関や福祉機関，そのほかの公的機関など，必要な支援に結びつける。

　相談内容に限定はなく，自身の健康や医療に不安をもつ人，認知症やがんの患者や家族，発達障害をもつ人など，さまざまな人が相談に訪れる。また，相談や困りごとがなく，誰かと話がしたいときにも立ち寄ることができる地域に開かれた場である。

2 「暮らしの保健室」の機能

●**予防と早期介入**　「暮らしの保健室」には，看護師などの医療職のスタッフが常駐している。そのため，足を運んでくれる人が体調をくずしたり要介護状態になったりする前の元気なうちから，かかわることができる。予防的な介入を行ったり，早期に必要な支援に結びつけたりできる。継続的に足を運んでくれる人ならば，わずかな変化に気づき，体調をくずしたり要介護状態になったりする前に対処することができる。

●**つながりの構築**　「暮らしの保健室」で対応するような相談や困りごとは，その人が地域で他者とのつながりに乏しく，孤立していることから生じている場合も多い。病気や加齢によってセルフケア力が低下し，相談相手や話し相手もいない環境のなかで意欲や判断力が低下して，自身では健康や生活のコントロールや自己決定ができなくなっているという状況である。そのため，

NOTE

❶医療の専門知識をもち，かつ友人のように話を聞き，伴走する存在として機能する。「暮らしの保健室」には不可欠なスタッフである。

❷「暮らしの保健室」にとって，ボランティアは，来所者の話の傾聴や，保健室の運営になくてはならない存在である。ボランティアの核となっているのは，訪問看護を利用して，自宅で家族を看取った人たちである。

気軽に立ち寄ることができる居場所が確保でき，人々とのつながりが生まれれば，セルフケア力や自己決定力を取り戻すことが多いのである。

●**コミュニティの再生** 訪れた人々の悩みや困りごとをくみ上げ，必要な支援や資源とつないでいくことで，孤独な状態になっていた人に，他者とのつながりが生まれる。また，「暮らしの保健室」自体が訪問者どうしの交流の場になる。つながりがつながりを生み，コミュニティの再生にもつながっていく。このように「暮らしの保健室」は，地域共生社会の実現に向けた，地域再生の資源としても機能する。

2 「暮らしの保健室」の創設の経緯

1 在宅療養者への早期の支援・予防的かかわりの不足

「暮らしの保健室」は，東京都新宿区の集合住宅（戸山ハイツ）内の空き店舗を利用して開設された。新宿区は，「暮らしの保健室」の創設者である秋山正子氏が，訪問看護制度の誕生した1992（平成4）年から訪問看護実践を積み重ねてきた地域であった。

新宿区は，東京都内23の特別区の1つであり，2022（令和4）年12月現在の人口は34万7千人で，20〜30代の若年人口の割合が高いのが特徴である。高齢化率は19.3％であり，全国平均より低いが，老年人口割合は年々上昇している。大規模な急性期病院が区内に7か所あって，そのうち3か所は大学病院と，医療資源は豊富な地域であり，在宅医療も比較的早期から整備されてきた。

このような環境のなか，訪問看護の対象者のなかで，90歳をこえた超高齢者の看取り事例が増加していく。2000（平成12）年の介護保険制度の開始以降，医療・介護連携を含む制度の変遷はめまぐるしく，そのなかで高齢者はみずからの医療や介護に対する選択を表明することが求められるようになり，それに伴う意思決定支援のニーズが高まってきた。

また，介護支援専門員や病院関係者の訪問看護に対する理解が乏しく，在宅療養の安定期を終えて，重症化した時期から導入されることが多くあり，もっと早期に介入できていれば重症化を防ぐことができたと悔やまれる事例も発生していた。さらに，がん医療が外来中心に変化した2005（平成17）年ごろからは，情報や支援の乏しいまま入院から在宅療養に移行せざるをえないがん患者が増加し❶，しかも訪問看護につながるまでに時間がかかり，その間，つらい症状や生活の困難さをかかえたまま過ごさざるをえなかったという事例も多く発生した。

これらの状況を訪問看護の現場で実際に見た秋山氏は，在宅療養者が早い段階で訪問看護につながることができ，早期に予防的なかかわりや支援を受けられるようにしていく取り組みが必要と考えた。そして，そのための方法の1つとして，在宅療養者や，まだ健康な時期にある高齢者その他の地域住民が気軽に安心して自分の意思を伝えられたり困りごとを話したりできる場

NOTE
❶この時期の急速な在宅移行については「病院から放り出された」という印象をもった療養者も多かった。

があるとよいと考えるにいたったのである。

2　訪問看護の予防的な役割についての情報発信

　まず，地域において訪問看護の予防的なかかわりの重要性が理解される必要があった。そこで，市民向けに「在宅療養とはどのようなものか」「住み慣れた街で最期まで暮らすためにはどうすればよいか」をテーマとしたシンポジウムを企画した。実際の在宅での看取り事例に基づき，当事者である家族介護者や，かかわった主治医・訪問看護師・ケアマネジャーなどがふり返りを行うというものである。

　参加した市民には，自身や家族に療養が必要になった場合，あるいは最期を迎える際に，在宅療養という入院以外の選択肢があることを知ってもらったうえで，「在宅療養生活とはどのようなものか」「家族に囲まれた最期というのはどのようなものか」「看取った家族はどのような思いだったか」をイメージしてもらうことを意図した。また，医療・介護・福祉関係者に，在宅療養支援における多職種連携を学習してもらう機会にすることも意図した。

　このシンポジウムは 2006（平成 18）年に始まり，2010（平成 22）年からは重要性が認識されて新宿区の主催となり，現在も続けられている。

3　「暮らしの保健室」の誕生

　「暮らしの保健室」誕生の直接のきっかけとなったのは，2010 年のシンポジウムである。秋山氏が「地域のなかにがんの相談窓口をつくりたい」と発言したところ，聴衆の 1 人から「そのような活動のために自分のもっている空き店舗を安く貸したい」という申し出があったのである。

　その空き店舗は，戦後まもなく建設された大規模団地，戸山ハイツの 1 階にある商店街にあった（●図 7-1）。戸山ハイツは全 35 棟あり，約 5,300 人，約 3,300 世帯が暮らす。当初は若い夫婦向けだった戸山ハイツも高齢化が進み，すでに住民の半数近くが高齢者という状態になっていた[1]。

　戸山ハイツの近隣には大きな病院が複数あり，団地に暮らす人だけでなく，それらの病院を受診する人たちも立ち寄ることができるため，新たな相談の

NOTE
[1]その後も高齢化は進み，2021（令和 3）年 1 月現在の高齢化率は 57.0% になっている。

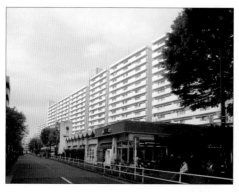
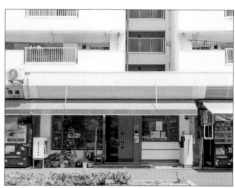

●**図 7-1　戸山ハイツと「暮らしの保健室」**
（写真提供：神保康子氏〔暮らしの保健室事務局〕）

場の開設にふさわしい場所だった。また，相談に来た人々が交流できるほどのスペースが必要だったが，新宿区の家賃は高く，そのような場所の確保はむずかしいと思われていたのだが，広さの点でも十分だった。こうして，戸山ハイツに最初の「暮らしの保健室」が開設されることになったのである❶。

4 「暮らしの保健室」の名前の由来とモデル

「暮らしの保健室」という名前は，「学校に保健室があるように，町のなかに大人が行ける保健室があってもいい」という発想からつけられた。気軽にちょっとした相談ができ，行けば誰かに出会えて会話がはずむ。相談料は無料で，予約なし。このようなコンセプトにも合致した名称だった。

「暮らしの保健室」がモデルとしたのは，1996年にイギリスで生まれたマギーズキャンサーケアリングセンター(以下，マギーズセンター)である。乳がんで余命宣告を受けたイギリスの造園家・造園史家のマギー＝ジェンクス M. K. Jencks(1941〜1995)が入院中の病院の敷地内に「誰でも立ち寄れる場所」をつくったのがはじまりである。彼女が1995年に他界したあと，建築評論家である夫のチャールズ C. A. Jencks や協力者だった看護師らが，マギーズセンターを設立した。

マギーズセンターでは，がんの当事者や経験者，その家族・友人，医療職など，がんにかかわるすべての人が，予約なしでいつでも訪問でき，カウンセリングや医療相談，福祉相談，栄養指導などの専門的支援を無料で受けることができる。また，サロンとしてゆったりお茶を飲んだり，本を読んだりして過ごすこともできる。

マギーズセンターの活動は，しだいに多くの医療職やがん関係者の共感をよぶようになった。チャールズや知人の建築家たちがかかわった「癒し」と「闘病」の要素を織り込んだ独創的な建物のデザインも注目を浴びた。その後，イギリス国内にマギーズセンターの開設が広がり，現在はイギリス外にも広がりつつある。わが国でも2016(平成28)年に，マギーズ東京が開設された❷。

「暮らしの保健室」は，このマギーズセンターの活動をもとに，対象をさらに「地域で暮らす人々」に広げた場である。室内の雰囲気もマギーズセンターをモデルとして，居ごこちよくくつろげる環境を整えている。

3 「暮らしの保健室」の活動

「暮らしの保健室」の機能は，▶図7-2に示す6つに整理することができる。それぞれの機能は，重なり合う輪のように重層的に一体化している。

1 暮らしや健康に関する相談窓口

●「暮らしの保健室」の相談ニーズ　地域には，高齢者の総合相談支援を担う公的機関として地域包括支援センターなどがあるが，非常に多くの相談事例に対応しており，相談に十分に時間をとりにくい現状にある。そこで，

NOTE
❶「暮らしの保健室」の運営資金は，厚生労働省の「在宅医療連携拠点事業」に応募して採択され，その事業費が開設資金となったあと，東京都のモデル事業，新宿区からのがん相談支援窓口事業などにも選定され，これら行政の事業費を活用しながら運営を行っている。

NOTE
❷元テレビキャスターで乳がん経験者の鈴木美穂氏と，秋山氏が共同代表を務めている。

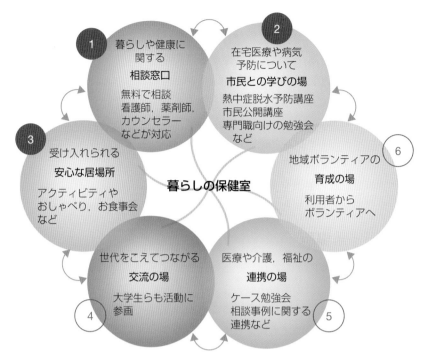

● 図 7-2　「暮らしの保健室」の 6 つの機能

すぐになんらかの支援が必要というよりも,「じっくり話を聞いてほしい」「いまは健康だが将来に不安がある」といったニーズの人には「暮らしの保健室」を利用してもらうという連携体制がつくられた。

　「暮らしの保健室」の来訪者をみると,現在はセルフメディケーション❶ができているが,将来への心配や不安をかかえる後期高齢者が多い。健康レベルは,外来通院はしているが,在宅医療を受けるまでではない介護予防の段階にある人が多い。また,居住形態で中心になるのは,ひとり暮らしである。「暮らしの保健室」は,このような人々の潜在的な相談ニーズにうまく合致したのである。

●**「暮らしの保健室」における相談支援**　「暮らしの保健室」では,相談に来る人々が,これからも地域で安心して暮らしていくために必要なのは「安心を感じられるつながり」であり,その人の現状を認めてくれる聞き役だと考えている。そのため,それぞれの人生の物語に耳を傾け,いままで生きてきたことを称賛し,「どうすれば今後,安心して暮らせるか」を一緒に考えていく方向性で支援する。できていることを認め,自信を取り戻してもらい,自身のセルフケア力を最大限に発揮することで,来訪者が今後のことを自身で設計できるように手だすけをしていくのである。

　「暮らしの保健室」の相談支援のあり方は,これまでの疾病給付に基づく医療保険,要介護度に基づく介護保険における相談支援とは異なり,病気や要介護状態になる前から来訪者のもつ力を引き出す予防的な活動である。

▭NOTE

❶**セルフメディケーション**
　世界保健機関(WHO)により,「自分自身の健康に責任をもち,軽度な身体の不調は自分で手当てすること」と定義されている。

2　市民との学びの場

　「暮らしの保健室」は，疾病予防や介護予防，在宅医療に関する講座を定期的に開催している。とくに熱中症・脱水予防は，保健室の開設当初から継続して力を入れているテーマであり，講座だけでなく，地域の高齢者施設や小学校に出向いて情報の提供を行っている。

　また，「暮らしの保健室」開設のきっかけとなった在宅療養推進シンポジウム「住み慣れたまちで最期まで暮らすために～在宅で療養すること～」も毎年開催し，市民や地域の専門職に看取りの事例や在宅療養に関する最新の知識を提供し，在宅療養やその支援を話し合う場としている。

3　受け入れられる安心できる居場所

　「暮らしの保健室」は，地域の人々が気軽に立ち寄れ，そこに行けば誰かと話すことができる，安心できる居場所としての環境を整えている。

　木のぬくもりが感じられる外装で，窓ごしに中の様子を見ることができ，ドアは平日の朝9時から夕方5時までの間，いつでも開かれている。入り口が見える位置に看護師の机が置かれ，訪れた人や，入り口で入るのをためらっている人に，看護師とボランティアがさりげなく声をかけて招き入れる。中に入ると，中央には大きなテーブルが配置され，自由にお茶を飲んでくつろげるような空間が整えられている（◉図7-3）。看護師やボランティアはあ

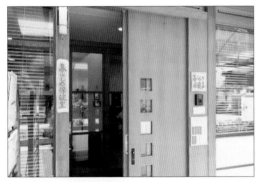
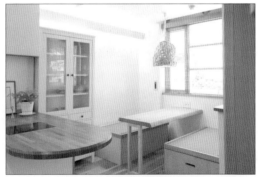
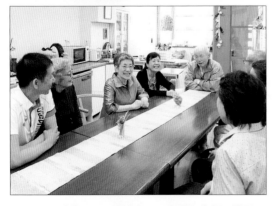
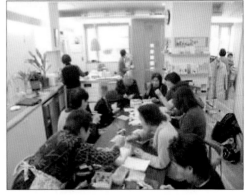

◉図7-3　「暮らしの保健室」の玄関と内部の様子
（写真提供：神保康子氏〔暮らしの保健室事務局〕）

たたかく迎え，訪れた人の話を傾聴する。

　このような，安心できる居場所，いつでも相談ができ，困りごとに対応してくれる場所の存在は，訪れる人の力を引き出すだけでなく，地域につながりと安心をもたらす資源として機能し，地域住民の互助の力を引き出す効果ももつのである。

4 世代をこえてつながる交流の場

　「暮らしの保健室」は，ヨガや整体，メイク，ストレッチなどさまざまなアクティビティや食事会などのイベントを行っており，誰でも好きなものを選んで自由に参加することができる。これらの活動への参加は，生活の楽しみにもつながり，相互交流の機会にもなる。来訪者どうしが仲よくなり，足腰の元気な前期高齢者の人が，友人になった後期高齢者の人を毎回，送り迎えしているなどといった例もある。

　ボランティアのなかには学生もおり，また戸山ハイツの子どもたちが訪れたり，学生が実習に来たりするため，「暮らしの保健室」は地域の世代間交流の場にもなっている。実習に来た学生に感謝され，「自分の話が若い人の役にたった」と自信をつける高齢者がいるなど，世代間交流はさまざまな効果を生んでいる（●図7-4）。

5 医療や介護，福祉の連携の場

　「暮らしの保健室」では，毎月1回，医療・介護関係者が集って事例検討を中心とした勉強会を開催している。毎月約40人もの専門職が参加し，開催回数も2021（令和3）年11月現在で100回をこえた。勉強会は，在宅医療・介護の専門職が連携上の課題を共有し，それぞれの専門性を理解する場，顔合わせの場となっている。

　勉強会で，「暮らしの保健室」での相談事例を参加者とともに検討していくことで，地域の課題がみえ，それぞれの専門職からいろいろな知恵が生まれ，地域の医療・介護の底上げにつながっている（●図7-5）。

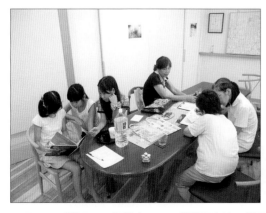
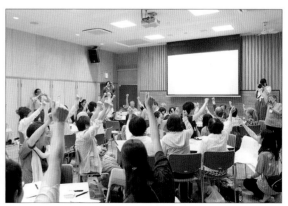

●図7-4　「暮らしの保健室」での世代間交流の様子
（写真提供：神保康子氏〔暮らしの保健室事務局〕）

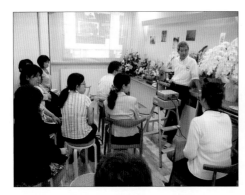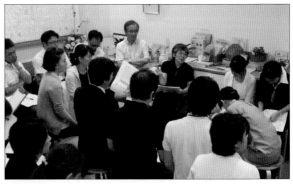

▶図7-5　「暮らしの保健室」での講習会・勉強会の様子
（写真提供：神保康子氏〔暮らしの保健室事務局〕）

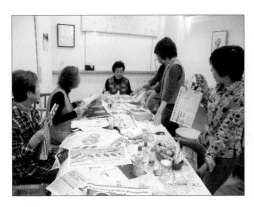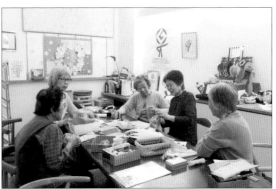

▶図7-6　「暮らしの保健室」を支えるボランティア
利用者からボランティアになった人も多い。
（写真提供：神保康子氏〔暮らしの保健室事務局〕）

6 地域ボランティアの育成の場

　ボランティアは，「暮らしの保健室」になくてはならない存在である。「暮らしの保健室」が居ごこちのよい空間になるように場を整え，訪れる人をあたたかく迎え入れるという日々の運営の多くは，戸山ハイツとその周辺に住む高齢女性ボランティアが担っている。ボランティアの人々の参加の仕方もさまざまであり，それぞれが無理なくできることや，得意なことをいかし，力を発揮している（▶図7-6）。人生経験のゆたかさからくる包容力と，それぞれの個性で，訪れる人々を力づけている。なかには，認知機能が低下したボランティアもいて，植木の水やりなどで力を発揮している。

　コロナ禍にみまわれた2020（令和2）年の7月，開設当初からボランティアリーダーとして活躍している77歳の女性が，自分の住むマンションで仲間たちと「暮らしの保健室」をつくる活動を始めた。「暮らしの保健室」でのボランティアの経験は，仲間や専門職を巻き込みながら新たな活動を始める知恵と行動力をもたらし，コミュニティの絆を強めている。

C　さまざまな地域・在宅看護活動の展開例

1　子どもが地域の人々とつながる場としての展開例

　広島県福山市にある「暮らしの保健室ふくまち」では，地域密着型の特別養護老人ホームの入り口に地域交流スペースが設置されている。ふだんは住民が自由に出入りできるカフェとして開放し，看護師などのスタッフが健康・介護・看取りなどのさまざまな相談に応じている。また高齢者向けの体操教室，子育て中の母親向けの相談会などを定期的に開催している。

　地域交流スペースでは，学校の夏休みに合わせて子どもたちが参加できるよう，デイサービスの高齢者の協力でヨーヨー釣りや金魚すくいといったイベントを開催したり，地域の子ども会と合同で大人や高齢者が子どもたちに勉強を教える「寺子屋」を設置したりしている。そのような子どもたちと特別養護老人ホームの高齢者との交流は，地元の小学校との連携に発展し，現在では総合学習の一環として6年生の児童と特別養護老人ホームの高齢者とが共同でイベント企画を実施する試みなどが行われている。また，地域交流スペースでの活動が，地元中学校の学生の職場体験の場の1つにも選ばれるようになっている。

2　がん患者や家族の相談の場としての展開例

　東京都江東区豊洲にあるマギーズ東京は，がん患者とその家族，友人，医療者などが気軽に訪れ，安心して話ができる場として，2016（平成28）年に開設された。前述のとおり，イギリスのマギーズキャンサーケアリングセンターを手本にした施設である。マギーズ東京は，東京湾を背景にした場所にあり，自然を感じられるよう小さな庭が設けられ，訪問者が居ごこちよく，やすらかに過ごせるように工夫された空間が用意されている。

　訪問者はここで，庭をながめながらお茶を飲んだり，本を読んだりして静かに過ごす。がん患者のケアを専門的に学んだ看護師や心理職が常駐しており，病院や自宅では話しにくいようなことも相談することができる。看護師や心理職は，訪問者に寄り添いながら，訪問者が自身の考えを整理し，自身がもつ力を取り戻す支援を行う。また，リラクセーション，ストレスマネジメント，食事と栄養，ノルディックウォーキング，メイクやウィッグの使い方，頭皮ケアなどを学ぶグループプログラムや，グリーフケア，リンパ浮腫や放射線療法の有害事象への対処方法の相談の場などを提供している。

3　地域の高齢者と看護学生との交流としての展開例

　「健康カフェ・ナースのたまご」は，東京家政大学の看護ボランティア

サークルの学生たちが立ち上げた活動である。この活動は，埼玉県狭山市内のコミュニティサロンに参加した学生たちが，コミュニティサロンのような交流の場がもつ力や，開催の必要性を実感し，自分たちも同様の場をつくりたいと，市内の老人福祉センターの協力を得て始めたものである。

　看護ボランティアサークルの学生たちは，月に1回，老人福祉センター内に会場を借り，訪れる地域の高齢者にお茶やコーヒーを出したり，ハンドトリートメントや血圧測定を行ったりして交流をはかっている。参加した高齢者からは「若い人と話す機会は楽しい」「リラックスできた」などの声が聞かれ，好評である。学生たちは，地域で暮らす高齢者との交流を通じ，高齢者のふだんの暮らしの様子や，生活を楽しむことが健康につながることなどを知り，病院実習で患者として出会う高齢者とは違った，その元気でいきいきとしたすがたに，地域で暮らすことの大切さを実感している。

D 地域・在宅看護活動の創造のための考え方

　地域・在宅看護活動においては，地域で暮らす対象者やその家族などが，生活を送るうえでかかえている困りごとを単に解決するのではなく，「どのような生活を送りたいと願っているのか」を理解したうえで，必要な支援を考えていく。対象者や家族などの願う生活のすがたを思い描きながら，その姿に近づけるために必要な支援を自由に発想し，既存の社会資源だけでは不足する場合には新たにつくり出すことも必要になる。

▍地域・在宅看護活動の創造のための考え方の例

　地域・在宅看護活動の創造のためには，対象者とその家族の「現状の様子」と「ありたい姿」の情報を整理し，順序だてて考えていくとよい(◉図7-7)。

　まず，◉図7-7の左側の「現在の様子」のアセスメントから始め，対象者とその家族がかかえる困りごとを明確にする。そして，もしその困りごとを放置したら，健康面・生活面に，どのような「生活上の問題」が生じるかを考える。健康面では病気や障害などによる心身への影響，生活面では住まい方や家族などの人間関係，経済への影響などについて考えてみる。

　そのうえで，誰がどのような支援を行えば現状を改善できるか，フォーマルとインフォーマルの両面から支援を考える。その際には，その困りごとが「生活上の問題」を引きおこさないようにという予防的な視点からも考えることが重要である。

　次に，右側の「ありたいすがた」についてアセスメントする。まず，対象者がもっている力(強み)を整理する。力には，行動や思い，支えてくれる人などが含まれる。そして，対象者と家族が望む生活(ありたい姿)をしっかりととらえる。対象者が自身のもつ力をいかして，困りごとにみずから対応し

現在の様子	ありたい姿
1. 困っている人と困りごと 事例から，困っている人と困りごとについて整理する。対象者個人だけでなく，家族や周囲の人についても考えてみる。	**4. もっている力（強み）** 困っている人がもっている力（強み）について整理する。困りごとを改善するためによい影響を与えてくれるもの，たとえば，困りごとに対処するためにすでに行っている行動や改善したいという思い，支えてくれる人などが強みになる。
2. 今後引きおこされる問題 困りごとを放置すると，今後どのような問題が生じることが考えられるのかについて健康と生活の視点から整理する。 健康面では，すでにかかえている病気や障害や新たな健康問題の可能性を心身への影響について考える。生活面では，住まい方や家族などの人間関係，経済への影響などについて考える。	**5. ありたいすがた** 困っている人がどのような生活を送れるようになることがよいと思うのかについて整理する。困っている人がもっている力（強み）をいかして，困りごとに対処しながら安心して暮らしているすがたを想像してみる。

3. 現状を改善するために必要な支援 現状の困りごとを解決するために，誰がどのような支援を行うことができるのかを整理する。支援の提供者はフォーマル・インフォーマルな既存の社会資源から考える。	**6. ありたいすがたに近づけるために必要な支援** ありたいすがたに近づけるために，さらにどのような支援が必要なのか整理する。誰がどのような支援を行うことができるのか，既存の社会資源にとらわれずに自由な発想で考える。

7. 地域で安心して生活するために必要なしくみを考える
支援提供者（社会資源）が連携することにより，どのような支援が行えるようになるかについて考える。さらに，それにより，困っている人にはどのような影響が出るか考える。

○**図 7-7　地域・在宅看護活動の創造のための考え方**

ていくすがたを想像してみるとよい。

　そのうえで，その実現のために，誰がどのような支援を行うことができるかを整理する。既存の社会資源では十分な支援が行えない場合には，新たな支援を創出する。

　最後に，一番下の「地域で安心して生活するために必要なしくみを考える」に進む。「現状を改善するために必要な支援」「ありたいすがたに近づけるために必要な支援」の，それぞれの支援を行う者どうしが連携すると，どのような支援が行えるようになるだろうか。また，どのように連携すれば，より効果的な支援を行うことができるかも考えてみるとよいだろう。

　こうした流れで対象者に応じた支援をつくり上げていく発想が，地域にお

けるさまざまな看護の創造につながる。

参考文献

1. 秋山正子編：「暮らしの保健室」ガイドブック――相談/学び/安心/交流/連携/育成の場．日本看護協会出版会，2021．
2. 暮らしの保健室ホームページ：https://kuraho.jp/
3. 鈴木美穂：HUG マギーズ東京1周年記念号．NPO 法人マギーズ東京，2017．
4. マギーズ東京ホームページ：https://maggiestokyo.org/
5. 米澤純子：私が考える安心して暮らせるまちづくり看護学生による元気高齢者との交流と健康づくり活動．埼玉県委託事業　看護系大学と連携した健康づくり人材育成事業　平成28・29年度総括報告書，2018．

付章

資料編

A　訪問看護実習の手引き

1　実習に向けた心構え

　訪問看護ステーションでの実習では，対象者の自宅を訪問することになる。学生は見知らぬ家族や家庭環境にはじめて足を踏み入れ適応していくとともに，対象者や家族へ提供される訪問看護の実際を学ぶ機会を最大限いかせるように，事前に十分な準備を行う必要がある。

　また，対象者・家族が，期待を込めて初対面の学生を自宅に迎え入れていることを理解したうえで，実習に協力する対象者・家族から見て学習意欲や真摯（しんし）な姿勢が伝わるような態度と身だしなみを整える必要がある。

　この実習の手引きには，訪問看護実習における一般的な注意事項や心構えを示した❶。

🔲 NOTE
❶当然のことながら所属する教育機関ごとに実習内容や実習方法の詳細については異同が生じるため，教員や実習施設からの指示に従う必要がある。また，実習の進行においても，みずからの疑問については事前学習の成果をふまえたうえで，主体的・積極的に実習指導者や教員に質問をすることが重要である。

2　服装や身だしなみ

　服装については実習施設ごとに適した服装が異なるが，一般に訪問看護では実習衣ではなく私服での訪問となることが多い。その場合には，各自が以下のような条件を吟味（ぎんみ）して身だしなみを整える必要がある。自分の好みだけではなく，訪問先の対象者や家族の目線で考えることが重要である（◐図ⅰ）。
（1）清潔感があり，相手に学生としての誠実さが伝わるようにする。
（2）化粧は自然で薄めにし，髪型も含め相手に好印象を与えるようにする。
（3）訪問する際の服装として適切で相手に不快な印象を与えないものを選ぶ。
（4）相手を身構えさせてしまうようなマークや奇抜なデザインを避ける。
（5）看護援助を行うことを考え，動きやすさを考慮する。

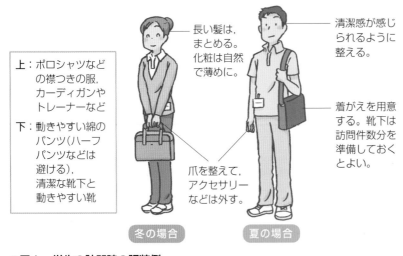

上：ポロシャツなどの襟つきの服，カーディガンやトレーナーなど
下：動きやすい綿のパンツ（ハーフパンツなどは避ける），清潔な靴下と動きやすい靴

長い髪は，まとめる。化粧は自然で薄めに。

清潔感が感じられるように整える。

着がえを用意する。靴下は訪問件数分を準備しておくとよい。

爪を整えて，アクセサリーなどは外す。

冬の場合　　夏の場合

◐図ⅰ　学生の訪問時の服装例

（6）実習中によごれることも考え，よごれてもよいと考える衣類を選択する。

（7）入浴介助や汚染により着がえが必要となることがあるため，必要に応じて予備を準備する。

（8）季節に適した服装とし，温度調節のしやすい衣類が望ましい。

（9）脱ぎはきがしやすく，動きやすい靴が望ましい。

3 態度と行動

　訪問看護では対象者の居宅を訪問し，居室に入って看護を提供する。もし自分の部屋に他人が入ってきて，無断で自分の物に触れたり，持ち出したりすることがあったら，気分のよいものではないだろう。また，居宅は対象者と家族の生活の場であるがゆえに，訪問時に対象者の居室に貴重品や対象者個人の秘密にかかわる重要書類が無造作に置かれている場合や，家族と対象者との複雑な人間関係を垣間見るような場面に出会うこともある。

　こうしたケースはやや極端ではあるが，病院や施設とは違う対象者の生活の場に入って看護を提供するうえで，看護師が留意すべき態度や行動について示唆を与えている。以下にあげる基本的な事項について，具体例を参考に，訪問時の態度や行動に留意する必要がある。

1 あいさつ

　学生が留意すべき点の1つ目として，あいさつがある。実習施設でのあいさつは言うまでもなく行われると思うが，訪問先では初対面の対象者とはじめての環境を前にして緊張してしまい，躊躇しているとあっという間に訪問看護師が対象者とのコミュニケーションを始めてしまい，学生がコミュニケーションをとれないまま訪問が終了してしまうことがある。

　そこで，訪問の最初に，あいさつと学生であることの簡単な紹介を意識的に行うとよい。一度，自分の存在を場にアピールできれば，自然とコミュニケーションの輪に入れるものである。

2 態度や行動

　とくに居宅を訪問している場面を中心に，実習中の学生として望ましい態度や行動の例を以下に示した。この例を参考に，留意する必要がある。

（1）適切な敬語や言葉づかいを心がける。敬語は，ふだんから使い慣れていないとむずかしいが，丁寧語を基本として会話ができればよい。

（2）訪問中は対象者や家族を無視した言動をとらないよう，自分が行動をおこす前に自然な会話の中で了解を得るようにする。かってに部屋にあるものを持ち出したり，学生どうしでひそひそ話を始めたり，了解を得ずに急にメモをとりはじめたりしてはならない。

（3）実習指導者が席を外している際に，対象者から看護上重要な情報を得たり，相談を受けたりした場合などは，メモをとるなどして実習指導者に正確に報告をする。また，そうすることを対象者に確認する。

4 実習における学習方法

　病院や施設で行われる実習では，学生が担当する対象者が継続的に入院・入所しており，適宜，訪室して情報収集やケアの提供を行うことができる。だが，訪問看護の場合には，訪問の頻度が週に1度であったり，訪問時間も1時間程度であったりするため，それ以外の時間に対象者・家族とコミュニケーションをとったり，観察やケアの提供を行うことは困難である。

● **学習した内容の再確認**　それゆえ，講義や教科書などで学んだ地域・在宅における看護での視点を訪問前に再確認し，対象者の症状や障害，対象者と家族の生活状況などを，一度の訪問でできるだけ的確に把握できるように準備しておくことが重要である。

● **訪問前後の情報収集**　また，できる限りの準備をして訪問にのぞんでも，一度の訪問で把握できる内容には限界がある。訪問前後に実習指導者や記録物から，対象者や家族に関する情報を可能な限り得ておく。そして，それらの情報と訪問時に経験した内容とを合わせてよく吟味して理解を深めることや，複数の対象者・家族への訪問を通じて，共通点や差異を見つけていくことも有意義である。

　訪問中に看護援助を行う際には，講義で学んできた基本的な援助方法のポイントを押さえながらも，居宅にある物品をうまく活用することや，手順を対象者の個別性に合わせて変更しながら看護援助を行うことも多い。そのため，事前に実習指導者にふだんの方法を確認しておくことも有益である。

● **訪問時以外の学習機会**　訪問看護ステーションなどに掲示してあるもののなかには，掲示が義務づけられているものなどもあり，施設や法制度の理解に役だつ。訪問看護師が医師や介護支援専門員(ケアマネジャー)・保健師・介護職などと電話などで連絡をとっている場面なども，保健・医療・福祉の専門家がどのように連携をとっているのかを学ぶよい機会であるので，見逃さないようにする。

5 感染予防

● **手洗い・手指消毒**　感染予防の観点から，訪問中は対象者への接触の前に，また訪問終了時に，必ず手洗い，または手指消毒を行う。予防の対象は，肝炎ウイルスなどの血液を媒介とするものだけでなく，疥癬虫などにも留意する必要がある。手指消毒剤やディスポーザブル手袋などを携帯し，適宜用いるとよい。

● **体調管理**　また学生自身の体調管理も重要である。発熱や悪寒，下痢，嘔吐など，感染性の疾患が疑われる症状がみられた場合には，すみやかに教員や実習指導者に報告し，医療機関の受診など必要な対策を講じるとともに，無理な実習への参加を行わない。

6 事故・災害等発生時の対応

● **訪問中の事故への対応** 訪問中に学生の不注意などにより，対象者の体調に悪化がみられた場合や，居室の物品を破損してしまった場合などには，実習指導者の指示に従い，可能な範囲での対応をとる。また，自転車での移動となる場合，交通事故をおこすことがないよう，周囲の状況にも十分に留意する。事故発生時には教員にもすみやかに連絡をとり，状況を説明する。

● **訪問中の災害発生時の対応** 訪問中に地震などの災害が発生する可能性もある。基本的に実習指導者の指示に従うが，実習指導者が被災した対象者の救護に専念しなければならないことが考えられるため，自分の身を自分でまもる必要がある。災害時には電話がつながりにくくなるため，教員などと連絡がとれるよう，「災害用伝言ダイヤル」などのサービスの利用方法などをあらかじめ確認しておくとよい。

● **実習中の連絡先・連絡方法の確認** 実習開始時には，実習施設や実習指導者との連絡方法や連絡先，および教員の連絡先を把握し，すぐに連絡がとれるようにしておく。実習開始や実習指導者との待ち合わせなどに間に合わない場合にも，すみやかに連絡をとる必要がある。

7 個人情報の取り扱い

看護師には守秘義務が課せられている。学生の実習において知りえた療養者・家族の個人情報およびそのほかの秘密についても同様と考え，取り扱いに留意しなければならない。実習施設ごとに個人情報保護に関する方針が定められており，必要に応じて誓約書などに署名を求められる場合もある。このような方針についても理解をしておく必要がある。

また万が一，実習記録やメモ帳を紛失した場合に備えて，情報の組み合わせによって個人が特定されてしまう情報については，記載をしないほうが望ましい。取り扱いに注意する例を以下に示すが，問題が生じた場合には，教員と実習指導者にただちに報告をする。

(1) どうしても必要な場合を除き，固有名詞(対象者・主治医・医療機関・地域など)をそのまま記載することはせず，記号などにおきかえる。

(2) 疾患・年齢・施設名などの個人の特定がなされやすい情報については，とくに留意する。詳細な記録が必要な場合を除けば，年齢を〇歳代などと表記する方法もある。

(3) 教員の指示があった場合を除き，原則的に実習記録のコピーは行わない。

(4) インターネット上への実習に関連する情報の掲載や，公共交通機関の利用時や休憩中の飲食店などでの実習内容に関する会話や実習記録の記載などを行わない。

(5) 実習記録やメモ帳などを置き忘れたり，紛失したりすることがないよう，厳重に管理する。

B　参考資料

表　日常生活用具「車椅子」の導入

パス使用開始時期：歩行障害
利用制度・事業：身体障害者福祉制度

パス使用開始の条件：1　身体障害者手帳を取得していること
2　車椅子の給付を受けられる等級であること

支援チーム	情報入手	支援のためのアセスメント	療養者・家族への情報提供	療養者・家族の利用意思決定	車椅子機種の申請	使用開始	QOL向上支援 社会参加
療養者・家族				○		・使用法を習得する	支援
保健所保健師	・下肢障害(歩行) ・自律神経障害(血圧変動) ・頸部保持状態 ・全身の残存機能 ・日常生活状態 ・人工呼吸器など医療機器搭載の有無	リクライニング式、頸部保持機能付、電動車椅子等の機種のアセスメント	・利用の必要性 ・機種説明と選択支援 ・制度利用説明	意思決定支援		・使用法を指導、支援する ・臀部クッションの必要性など安楽な状態を保つ支援をする	支援
訪問看護師	・下肢障害(歩行) ・自律神経障害(血圧変動) ・頸部保持状態 ・全身の残存機能 ・日常生活状態 ・人工呼吸器など医療機器搭載の有無	リクライニング式、頸部保持機能付、電動車椅子等の機種のアセスメント	・利用の必要性 ・機種説明と選択支援 ・制度利用説明	意思決定支援		・使用法を指導する ・臀部クッションの必要性など安楽な状態を保つ支援をする	支援
介護支援専門員	療養者・家族の希望、必要性を把握し、看護師、保健師に報告						
理学療法士 作業療法士	・下肢障害(歩行) ・自律神経障害(血圧変動) ・頸部保持状態 ・全身の残存機能 ・日常生活状態 ・人工呼吸器など医療機器搭載の有無	リクライニング式、頸部保持機能付、電動車椅子等の機種のアセスメント	・利用の必要性 ・機種説明と選択支援 ・制度利用説明			・使用法を指導する ・臀部クッションの必要性など安楽な状態を保つ支援をする	支援
介護提供職	療養者、家族の希望を把握し、保健師に報告						支援
医師	(障害程度による車椅子選定の意見)				・申請書		
福祉職員					・手続事務 ・制度説明		
車椅子製造会社職員						・搬入する	

◉**図 ii　ALS患者の療養生活支援パスの例**

(牛込三和子ほか：ALS患者の療養生活支援パスの作成に関する研究(その3)難病関連事業活用に関するパス，厚生労働省難治性疾患克服研究事業特定疾患の生活の質(Quality of Life, QOL)の向上に資するケアの在り方に関する研究総括・分担研究報告書．2005 による，一部抜粋)

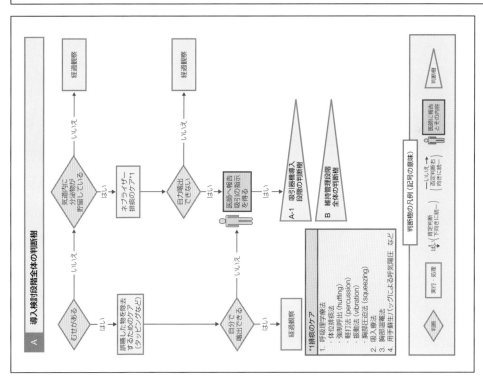

● 図ⅲ　**医療処置管理看護プロトコール例（気管内吸引法）**

◎ 図ⅲ　**つづき（1）**

（川村佐和子ほか：在宅療養支援のための看護プロトコールの研究．平成15年度厚生労働科学研究費補助金医療技術評価総合研究事業．2004による，一部抜粋・改変）

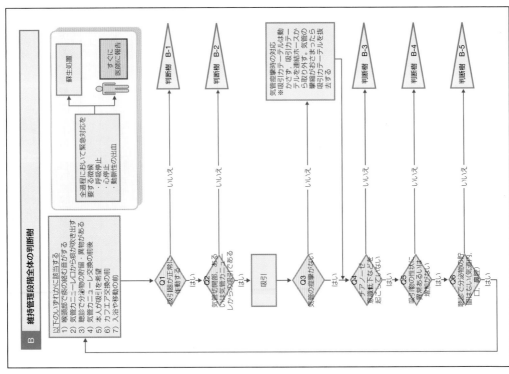

●図ⅳ　訪問看護指示書

●図ⅲ　つづき(2)

別紙様式1

訪問看護計画書

患者氏名		生年月日	明・大・昭・平　年　月　日（　歳）
要介護認定の状況	自立　要支援（1　2）　要介護（1　2　3　4　5）		
住所			

看護・リハビリテーションの目標	

年月日	問題点・解決策	評価

衛生材料等が必要な処置の有無		有	無
処置の内容	衛生材料（種類・サイズ）等		必要量

備考	

上記の訪問看護計画書に基づき指定訪問看護又は看護サービスの適用を実施いたします。

令和　　年　　月　　日

事業所名

管理者氏名　　　　　　印

　　　　　　殿

◎ 図 vi　訪問看護計画書

特別訪問看護指示書・在宅患者訪問点滴注射指示書

	特別看護指示期間（　年　月　日〜　年　月　日） 点滴注射指示期間（　年　月　日〜　年　月　日）		
患者氏名		生年月日	明・大・昭・平　年　月　日（　歳）

症状・主訴	

留意事項及び指示事項 （注：点滴注射薬の相互作用・副作用についての留意点があれば記載してください。）	

点滴注射指示内容（投与薬剤・投与量・投与方法等）	

緊急時の連絡先等	

上記のとおり指示いたします。

年　月　日

医療機関名

住所

電話・FAX

医師氏名　　　　　　印

◎ 図 v　特別訪問看護指示書・在宅患者訪問点滴注射指示書

別紙様式2

訪問看護報告書

患者氏名		生年月日　明・大・昭・平　令和　　年　　月　　日（　　歳）
要介護認定の状況	自立　要支援（1　2）　要介護（1　2　3　4　5）	
住所		

訪問日

令和　年　月							令和　年　月						
1	2	3	4	5	6	7	1	2	3	4	5	6	7
8	9	10	11	12	13	14	8	9	10	11	12	13	14
15	16	17	18	19	20	21	15	16	17	18	19	20	21
22	23	24	25	26	27	28	22	23	24	25	26	27	28
29	30	31					29	30	31				

訪問日を○で囲むこと。特別訪問看護指示書に基づく訪問看護を実施した場合は△で囲むこと。1日に2回以上訪問した日は◎で、長時間訪問看護加算を算定した日を□で囲むこと。
なお、右表は訪問日が2月にわたる場合使用すること。

病状の経過	
看護・リハビリテーションの内容	
家庭での介護の状況	
衛生材料等の使用量及び使用状況	衛生材料等の名称：（　　　） 使用及び交換頻度：（　　　） 使用量：（　　　）
衛生材料等の種類・量の変更	衛生材料等（種類・サイズ・必要量等）の変更の必要性：　有　・　無 変更内容
特記すべき事項（頻回に訪問看護が必要な理由を含む）	

上記のとおり、指定訪問看護の実施について報告いたします。

令和　　年　　月　　日

事業所名
管理者氏名　　　　　　印

殿

● 図vii　訪問看護報告書

令和 4 年 ○ 月分　　サービス利用・提供票

| 認定済・申請中 | | | | | | | | | | |

保険者番号		5 0 1 2 3 4	保険者名	○○県△△市	居宅介護事業者事業者名/担当者名	一条介護支援事業所	作成年月日	令和 4 年 ×月×日
被保険者番号	××××××		フリガナ	アンノ カナメ	保険者確認印	○○県△△市長	届出年月日	令和 4 年 ×月×日
生年月日	明・大・昭 5 年 6 月 7 日	性別 男・女	要介護状態区分 変更後（変更日）	要支援1.2 要介護1②345 要支援1.2 要介護1.2.3.4.5 平成　年　月　日	区分支給限度基準額 19,616 単位/月	限度額適用期間 令和 4 年 ○月から 令和 5 年 ○月まで	前月までの短期入所利用日数 0日	

月間サービス計画 及び 実績の記録

提供時間帯	サービス内容	事業者名	日付／曜日	1月	2火	3水	4木	5金	6土	7日	8月	9火	10水	11木	12金	13土	14日	15月	16火	17水	18木	19金	20土	21日	22月	23火	24水	25木	26金	27土	28日	29月	30火	31水	合計回数
10:00〜10:59	身体介護2	一条介護支援事業所	予定							1					1				1				1				1				1			1	8
			実績																																
9:40〜10:30	生活援助3	一条介護支援事業所	予定				1							1					1							1									4
			実績																																
14:10〜15:00	訪問看護 I 3	二木訪問看護事業所	予定				1							1					1							1									4
			実績																																
10:00〜15:45	通所介護 II 12	デイサービス三矢	予定			1					1			1				1			1				1			1				1			8
			実績																																
10:00〜16:00	通所介護個別機能訓練加算 I	デイサービス三矢	予定			1					1			1				1			1				1			1				1			8
			実績																																
	特殊寝台貸与	福祉レンタルよつば	予定																																1
			実績																																
	特殊寝台付属品貸与	福祉レンタルよつば	予定																																1
			実績																																
	訪問介護処遇改善加算 I	一条介護支援事業所	予定																																1
			実績																																
	訪問介護処遇改善加算 I	デイサービス三矢	予定																																1
			実績																																

図viii　サービス利用・提供票の例

居宅サービス計画書（1）

	作成年月日	年　月　日
	初回・紹介・継続	認定済・申請中

利用者名　　　　　　殿　生年月日　　年　月　日　住所

居宅サービス計画作成者氏名

居宅介護支援事業者・事業所名及び所在地

居宅サービス計画作成（変更）日　　　　年　月　日　初回居宅サービス計画作成日　　年　月　日

認定日　　年　月　日　　認定の有効期間　　年　月　日　〜　年　月　日

要介護状態区分	要介護 1 ・ 要介護 2 ・ 要介護 3 ・ 要介護 4 ・ 要介護 5
利用者及び家族の生活に対する意向を踏まえた課題分析の結果	
介護認定審査会の意見及びサービスの種類の指定	
総合的な援助の方針	
生活援助中心型の算定理由	1.一人暮らし　　2.家族等が障害, 疾病等　　3.その他（　　　　）

図ix　居宅サービス計画書（1）

| 第2表 | 居宅サービス計画書（2） | 作成年月日　　年　　月　　日 |

| 利用者名　　　　　　　殿 |

生活全般の解決	目標				援助内容					
すべき課題（ニーズ）	長期目標	（期間）	短期目標	（期間）	サービス内容	※1	サービス種別	※2	頻度	期間

※1「保険給付の対象となるかどうかの区分」について，保険給付対象内サービスについては〇印を付す。
※2「当該サービス提供を行う事業所」について記入する。

▶図x　居宅サービス計画書(2)

| 第3表 | 週間サービス計画表 | 作成年月日　　年　　月　　日 |

| 利用者名　　　　　　　殿 |

		月	火	水	木	金	土	日	主な日常生活上の活動
深夜	0:00								
	2:00								
	4:00								
早朝	6:00								
	8:00								
午前	10:00								
	12:00								
午後	14:00								
	16:00								
	18:00								
夜間	20:00								
深夜	22:00								
	24:00								
週単位以外の サービス									

▶図xi　週間サービス計画表

訪問看護師の 1 日の流れ

訪問看護実習を前に，訪問看護師の 1 日のおおよその流れをつかんでおこう。このような訪問看護師の活動によって，さまざまな疾患や障害，ライフステージにある人々の在宅療養生活が支えられているのである。

訪問看護師の **1** 日

療養者の居宅で提供される看護に，訪問看護というサービスの形態がある。病院などの施設とは看護の提供の仕方が異なり，看護師の働き方もかわってくる。それらの違いや，訪問看護ならではのよさを知るために，ある訪問看護ステーションの 1 日をのぞいてみよう。

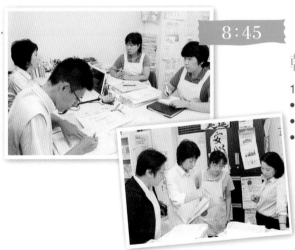

8：45

朝のミーティング

1 日のスケジュールと持ち物などを確認します。
- 訪問予定と利用者の情報の確認
- 前日までの訪問活動などの申し送り
- 必要物品の準備

9：15

訪問へ出発！

自動車や自転車で訪問先にうかがいます。遠いお宅へは車で向かいます。ときには，医師や理学療法士，介護支援専門員などとともに訪問することもあります。

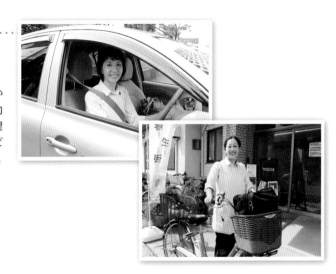

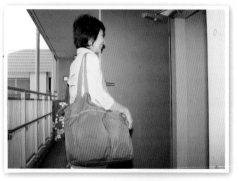

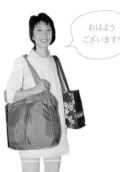

おはよう
ございます!

9:30
1件目の訪問

1件目の訪問先は101歳の高齢者のお宅です。利用者の信頼を得るためにはマナーをまもることが大切です。訪問の最初と最後には，必ず笑顔であいさつをします。1件あたりの時間は平均60分で，バイタルサインの確認が基本となります。

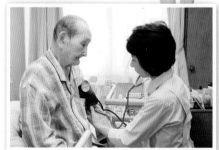

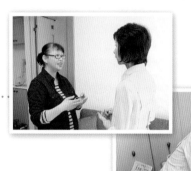

10:45
2件目の訪問

2件目はALSの療養者のお宅を訪問します。人工呼吸器の管理と排痰ケアを行います。病棟と比べて，訪問看護では利用者と家族の思いを聞く時間をきちんととることができます。なにげない会話から病状の変化や介護者の悩みを知ることも重要な看護です。

12:00 昼休み・昼食

訪問看護ステーションに戻って昼食をとります。ほかのスタッフとの会話のなかで情報交換もします。

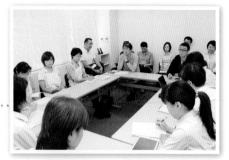

13:15
カンファレンスへの参加

連携している病院で，医療スタッフとのカンファレンスを行います。医師，看護師，薬剤師，理学療法士などが集まり，処方薬の変更やリハビリテーションなどの相談をします。

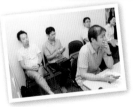

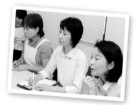

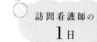

訪問看護師の
1日

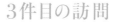

14：00

3件目の訪問

3件目は，がんの療養者のお宅を訪問します。浮腫の状態をみたり，服薬カレンダーの薬剤の補充を行います。ひとり暮らしなので，介護職との連絡ノートを活用して，連携をはかることも重要です。

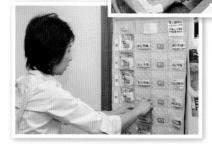

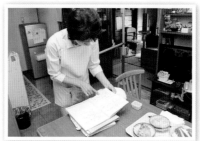

15：30

4件目の訪問

4件目は先天性の疾患をもつ小児のお宅を訪問します。今日は入浴の介助を行うため，複数名で訪問します。排便の状態を確認し，バイタルサインが落ち着いてから経管栄養を行います。

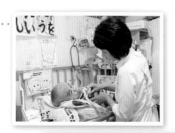

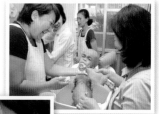

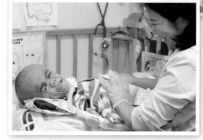

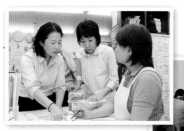

17：00

記録・報告

訪問看護ステーションに戻り，物品の補充・点検をします。報告書や看護計画などを作成し，管理者やスタッフに申し送りを行います。

このように地域で看護を行う訪問看護師に，訪問看護の特徴を質問したところ，退院後の生活に寄り添いつづけることで，療養者の成長を見まもることができたり，最期まで療養者の意思が貫けるように支援できることなどに仕事の魅力を感じているという。そのほかにも，短い時間に1人でケアを行うことになるために責任を感じる，スケジュールの組み方によって柔軟な働き方がしやすいなどの特徴があげられた。

索引